《医古文》（新世纪第二版） 编委会

出版说明

"新世纪全国高等中医药院校规划教材"是全国中医药行业规划教材,由"政府指导,学会主办,院校联办,出版社协办",即教育部、国家中医药管理局宏观指导,全国中医药高等教育学会和全国高等中医药教材建设研究会主办,全国26所高等中医药院校各学科专家联合编写,中国中医药出版社协助管理和出版。本套教材包含中医学、针灸推拿学和中药学三个专业共46门教材。2002年相继出版后,在全国各高等中医药院校广泛使用,得到广大师生的好评。

"新世纪全国高等中医药院校规划教材"出版后,国家中医药管理局、全国中医药高等教育学会、全国高等中医药教材建设研究会高度重视,多次组织有关专家对教材进行评议。2005年,在广泛征求、收集全国各高等中医药院校有关领导、专家,尤其是一线任课教师的意见和建议基础上,对"新世纪全国高等中医药院校规划教材"进行了全面的修订。"新世纪(第二版)全国高等中医药院校规划教材"(以下简称"新二版"教材)语言更加精炼、规范,内容准确,结构合理,教学适应性更强,成为本学科的精品教材,多数教材至今已重印数十次,有16门教材被评为"'十二五'普通高等教育本科国家级规划教材"。

当今教材市场"百花齐放""百家争鸣",新版教材每年层出不穷,但仍有许多师生选用"新二版"教材。其中有出于对老主编、老专家的敬仰和信任,当时的编者,尤其是主编,如今已经是中医学术界的泰斗;也有些读者认为"新二版"教材的理论更为经典;还有部分读者对"绿皮书"有怀旧情结,等等。为更好地服务广大读者,经国家中医药管理局教材建设工作委员会、中国中医药出版社研究决定,选取"新二版"中重印率较高的25门教材,组成"全国中医药行业高等教育经典老课本"丛书,在不改动教材内容及版式的情况下,采用更优质的纸张和印刷工艺,以飨读者,并向曾经为本套教材建设贡献力量的专家、编者们致敬,向忠诚的读者们致敬。

热忱希望广大师生对这套丛书提出宝贵意见,以使之更臻完善。

国家中医药管理局教材建设工作委员会

中国中医药出版社

2017年2月

再版前言

"新世纪全国高等中医药院校规划教材"是全国唯一的行业规划教材。由"政府指导，学会主办，院校联办，出版社协办"。即：教育部、国家中医药管理局宏观指导；全国中医药高等教育学会及全国高等中医药教材建设研究会主办，具体制定编写原则、编写要求、主编遴选和组织编写等工作；全国26所高等中医药院校学科专家联合编写；中国中医药出版社协助编写管理工作和出版。目前新世纪第一版中医学、针灸推拿学和中药学三个专业46门教材，已相继出版3~4年，并在全国各高等中医药院校广泛使用，得到广大师生的好评。其中34门教材遴选为教育部"普通高等教育'十五'国家级规划教材"，41门教材遴选为教育部"普通高等教育'十一五'国家级规划教材"（有32门教材连续遴选为"十五"、"十一五"国家级规划教材）。2004年本套教材还被国家中医药管理局中医师资格认证中心指定为执业中医师、执业中医助理医师和中医药行业专业技术资格考试的指导用书；2006年国家中医、中西医结合执业医师、执业助理医师资格考试和中医药行业专业技术资格考试大纲，均依据"新世纪全国高等中医药院校规划教材"予以修改。

新世纪规划教材第一版出版后，国家中医药管理局高度重视，先后两次组织国内有关专家对本套教材进行了全面、认真的评议。专家们的总体评价是："本次规划教材，体现了继承与发扬、传统与现代、理论与实践的结合，学科定位准确，理论阐述系统，概念表述规范，结构设计合理，印刷装帧格调健康，风格鲜明，教材的科学性、继承性、先进性、启发性及教学适应性较之以往教材都有不同程度的提高。"同时也指出了存在的问题和不足。全国中医药高等教育学会、全国高等中医药教材建设研究会也投入了大量的时间和精力，深入教学第一线，分别召开以学校为单位的座谈会17次，以学科为单位的研讨会15次，并采用函评等形式，广泛征求、收集全国各高等中医药院校有关领导、专家，尤其是一线任课教师的意见和建议，为本套教材的进一步修订提高做了大量工作，这在中医药教育和教材建设史上是前所未有的。这些工作为本套教材的修订打下了坚实的基础。

2005年10月，新世纪规划教材第二版的修订工作全面启动。修订原则是：①有错必纠。凡第一版中遗留的错误，包括错别字、使用不当的标点符号、不规范的计量单位和不规范的名词术语、未被公认的学术观点等，要求必须纠正。②精益求精。凡表述欠准确的观点、表达欠畅的文字和与本科教育培养目的不相适应的内容，予以修改、精练、删除。③精编瘦身。针对课时有限，教材却越编越厚的反应，要求精简内容、精练文字、缩编瘦身。尤其是超课时较多的教材必须"忍痛割爱"。④根据学科发展需要，增加相应内容。⑤吸收更多院校的学科专家参加修订，使新二版教材更具代表性，学术覆盖面更广，能够全面反应全国高等中医药教学的水平。总之，希冀通过修订，使教材语言更加精炼、规范，内容准确，结构合理，教学适应性更强，成为本学科的精品教材。

根据以上原则，各门学科的主编和编委们以极大的热情和认真负责的态度投入到紧张的修订工作中。他们挤出宝贵的时间，不辞辛劳，精益求精，确保了46门教材的修订按时按质完成，使整套教材内容得到进一步完善，质量有了新的提高。

　　教材建设是一项长期而艰巨的系统工程，此次修订只是这项宏伟工程的一部分，它同样要接受教学实践的检验，接受专家、师生的评判。为此，恳请各院校学科专家、一线教师和学生一如既往关心、关注新世纪第二版教材，及时提出宝贵意见，从中再发现问题与不足，以便进一步修改完善或第三版修订提高。

全国中医药高等教育学会
全国高等中医药教材建设研究会
2006 年 10 月

全国中医药行业高等教育经典老课本

普通高等教育"十一五"国家级规划教材

新世纪（第二版）全国高等中医药院校规划教材

新世纪全国高等中医药优秀教材

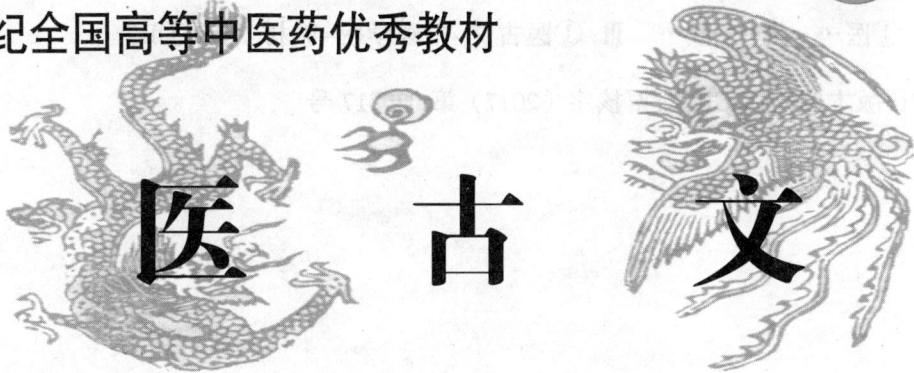

医　古　文

（供中医药类专业用）

主　编　段逸山（上海中医药大学）

副主编　许敬生（河南中医学院）

　　　　赖　文（广州中医药大学）

中国中医药出版社

·北京·

图书在版编目（CIP）数据

医古文/段逸山主编 . 一北京：中国中医药出版社，2017.3（2020.10 重印）

全国中医药行业高等教育经典老课本

ISBN 978 - 7 - 5132 - 4031 - 4

Ⅰ.①医…　Ⅱ.①段…　Ⅲ.①医古文-中医学院-教材　Ⅳ.①R2

中国版本图书馆 CIP 数据核字（2017）第 035817 号

中国中医药出版社出版

北京经济技术开发区科创十三街31号院二区 8 号楼

邮政编码　100176

传真　010-64405750

山东百润本色印刷有限公司印刷

各地新华书店经销

开本 850 × 1168　1/16　印张 27.25　字数 629 千字

2017 年 3 月第 1 版　2020 年 10 月第 4 次印刷

书　号　ISBN 978 - 7 - 5132 - 4031 - 4

定价　69.00 元

网址　www.cptcm.com

如有印装质量问题请与本社出版部调换（010-64405510）
社长热线　010 64405720

购书热线　010 64065415　010 64065413

微信服务号　zgzyycbs

书店网址　csln.net/qksd/

官方微博　http://e.weibo.com/cptcm

淘宝天猫网址　http://zgzyycbs.tmall.com

李佃贵（河北医科大学副校长　教授）

吴咸中（天津中西医结合医院主任医师　中国工程院院士）

吴勉华（南京中医药大学校长　教授）

张伯礼（天津中医药大学校长　教授　中国工程院院士）

肖培根（中国医学科学院研究员　中国工程院院士）

肖鲁伟（浙江中医药大学校长　教授）

陈可冀（中国中医科学院研究员　中国科学院院士）

周仲瑛（南京中医药大学　教授）

周　然（山西中医学院院长　教授）

周铭心（新疆医科大学副校长　教授）

洪　净（国家中医药管理局科技教育司副司长）

郑守曾（北京中医药大学校长　教授）

范昕建（成都中医药大学校长　教授）

胡之璧（上海中医药大学教授　中国工程院院士）

贺兴东（世界中医药学会联合会　副秘书长）

徐志伟（广州中医药大学校长　教授）

唐俊琦（陕西中医学院院长　教授）

曹洪欣（中国中医科学院院长　教授）

梁光义（贵阳中医学院院长　教授）

焦树德（中日友好医院　主任医师）

彭　勃（河南中医学院院长　教授）

程莘农（中国中医科学院研究员　中国工程院院士）

谢建群（上海中医药大学常务副校长　教授）

路志正（中国中医科学院　研究员）

颜德馨（上海铁路医院　主任医师）

秘 书 长 王　键（安徽中医学院院长　教授）

洪　净（国家中医药管理局科教司副司长）

办公室主任 王国辰（中国中医药出版社社长）

办公室副主任 范吉平（中国中医药出版社副社长）

修订说明

《医古文》是研究古代医药文献语言文化现象的一门学科，是高等院校中医药类专业的基础课程，是对学生进行素质教育的主要课程，也是对中医药从业人员进行终身教育的重要课程。本教材的编写目的，是通过古代医药文选与古汉语基础知识的学习以及阅读实践的训练，使学生在中学文言文知识的基础上，掌握古医籍常用词语及其主要义项、古汉语基础知识以及断句、今译与文意理解的基本技能，能比较顺利地阅读中医药古籍，为学习后续的古典医著课程与毕业后研读古代医籍，清除文理上的障碍。

本教材紧密围绕培养阅读理解能力这一根本目的，分为上编、下编与附编三个部分。上编为阅读文选。选注先秦至清代的古文，凡四十篇。选文原则为内容与医药相关，文理丰富，医理明易，并顾及历版教材的传统篇目，以求具有连贯性。按体裁分成四个单元，同一单元的文章依时代先后排列。下编为基础知识。介绍有助于提高阅读理解水准的基本理论、基本知识与基本技能，共八章。选材原则是不追求系统之绵密无遗，而致力于能切实有效地指导阅读理解。所用例句均出自于教材以及与医药相关的文章。上编每篇与下编每章后都设有阅读实践，计四十八组。主要内容是提示每一篇章的阅读理解要点，并提供与所属篇章相关的阅读素材，注重检验词语注释、句读、今译、文意理解的能力。附编为"简繁字对照表"与"异体字整理表"。按汉语拼音字母顺序排列，正字为简化字、正体字，括号内附字为繁体字、异体字，以便于读者查阅。

本教材较之普通高等教育中医药类规划教材（即六版教材），又有两方面的明显改进。一是在保持选文篇数的前提下，扩展选文的内容与体裁，收录药论、方论以及凡例、提要等古代医学著作中常见的内容体裁，以使读者扩大视野，更为全面地认识古代医书的概貌。二是突出文意理解能力的培养与训练。阅读古代医籍的能力应着重表现为读懂理解，读懂理解的对象并不限于字词句，更主要的是整篇文章的主旨所在。为此本教材在两个方面予以体现：一是基础知识。专门设立文意理解一章，阐述正确理解文意的方法，列举误解文意的表现，探讨误解文意的原因，并对文意理解的实例加以分析。二是阅读实践。在上编阅读文选的"本篇内容要点"以及上编与下编的"课外阅读"内都专列一项"文意理解"，提出一些须加以认真阅读分析后方能解答的问题。如此设计安排，有助于切实提高理解文句意义的水准，掌握文章的主旨。

本教材系普通高等教育"十五"国家级规划教材，自四年前出版以来，得到中医行业，尤其是医古文界的高度重视，又被列为"十一五"国家级规划教材。按照2006年全国高等中医药教材建设研究会提出的千锤百炼与瘦编缩身的总体修订要求，并充分地吸纳同仁对本教材的正确见解，本书主要从两个方面加以修订：

在千锤百炼方面，对文选部分稍有疑惑的注释，我们几乎都依据相关资料查核一过，也发现某些问题。如《〈汉书·艺文志〉序及方技略》："度箴石汤火所施，调百药齐和之所宜。"原注"齐和"为"调配和洽"。此系对偶句,"箴石汤火"是名词性词组,则"齐和"不当为动词词组,宜指药物的剂量。《晋书·皇甫谧传》:"仰迫天威,扶舆就道,所苦加焉,不任进路,委身待罪,伏枕叹息。"其中"扶舆"一语,未加注释,宜属失审。此属鱼部叠韵联绵词,勉强扶持义。文章注释不同于辞书释义。出现在文章中的词语,由于受到上下文的制约,义项只能唯一,而不能并列出现两个义项,原版中多有以二义训一词之弊,此次修订,斟酌选取最恰当的一个义项。基础与附编部分也作了相当多的修订。

在瘦编缩身方面,文选部分的"提要"中对作者与作品旁支末节的介绍,"注释"中意义较为显豁的词语,基础部分相对散漫的论述,皆在"瘦缩"之列。此外,文选的正文在不影响阅读的前提下,字体适当减小。文选部分"阅读实践·本篇内容要点"中的"句子今译"项予以删除,"词语注释"项所收词语减少至不超过40个,并均在正文注释中出现过。由于各篇章后"阅读实践·课外阅读"中的要求项皆同,因此仅在首篇表明,其余篇章不再赘出。《药论五则》删除其中文字比较浅显的一则,而为《药论四则》。

此外,鉴于学习医古文的一个重要目的是增强阅读古代医书的能力,而古书主要是用繁体字写就,因此为给学生识认繁体字提供更多的机会,此次修订,除个别篇章内容上必须使用外,全书不用简化字。

本教材供全国高等中医药院校中医药类专业使用。建议使用时注重阅读理解能力的培养与增强。具体来说,通过上编阅读文选的学习,增强感性认识,积累语言材料。熟读并理解全部文章,认识借字、古字与异体字,积累常用词语及其主要义项,包括实词和成语典故的意义、常用虚词的作用及其相应的意义,尤应注意古今意义不同的实词、同形词以及偏义复词和一词多义的现象。掌握常见固定结构的今译规律、实词的临时性语法功能和古人安排语序的惯例,理解各篇文章所提供的古代文化知识与所反映的古代文化信息。通过下编基础知识的学习,进一步熟悉古代汉语的基础知识,掌握有助于增强阅读理解古代医药学著作能力的方法,包括词义辨别、文意理解以及句读、今译、注释等方法,熟悉常用的工具书,掌握查检有关资料的方法,并了解古代与医药相关的文化知识,从理性认识上予以深化,进而用以指导阅读理解中医药古籍。

本教材的教学方法是:上编阅读文选以讲授文理为主,兼顾医理。在学生课外自学的基础上,着重提示性地讲解疑难的词句,说明理解文句意义的具体方法,而不宜逐字逐句地疏通。要求学生背诵某些脍炙人口的著名句段,以加深理解与提高素养。下编基础知识宜在学生课外自学的基础上,通过归纳分析上编阅读文选和中医药古籍的实例,讲清基本概念,阐述基本知识,传授基本技能,尤宜以后者为主。上下两编均可有选择性地开展多媒体教学。

《医古文》是一门实践性很强的课程,必须加强实践环节的教学,因而本教材设计的阅读实践内容相当丰富,学生应在老师的指导下主要在课外努力完成。

使用本教材的参考教学时数为 108~120。

时当酷暑炎日,虽用力较勤,然不周之处定仍有多端,祈望有关专家继续有以教正,期盼使用本教材的学生提出宝贵意见与建议,以便再次修订。

段逸山

2007 年 5 月

目　錄

上編　閱讀文選

下編　基礎知識

附　編

上編　閱讀文選

一、扁鵲傳

【提要】　本文節選自 1959 年中華書局校點本《史記·扁鵲倉公列傳》。作者司馬遷（公元前 145～公元前 86? 年），字子長，漢朝夏陽（今陝西韓城）人，我國古代杰出的歷史學家和文學家。《史記》又稱"太史公書"，是我國第一部紀傳體通史，記叙了上自黃帝下至漢武帝時長達三千多年的歷史，共一百三十篇，包括十二本紀，十表，八書，三十世家，七十列傳，不僅是歷史巨著，也是文學名著。《史記》有南北朝宋·裴駰集解，唐·司馬貞索隱，唐·張守節正義，通稱《史記》三家注。本篇通過三則醫案反映扁鵲的高明醫術，塑造了一位在歷史上享有盛譽，深受人民愛戴的古代名醫形象。文章提出"信巫不信醫"爲"六不治"之一的思想，以及扁鵲"隨俗爲變"的醫療風格，對後世醫家具有極大影響。

　　扁鵲者①，勃海郡鄭人也②，姓秦氏，名越人。少時爲人舍長③。舍客長桑君過，扁鵲獨奇之，常謹遇之④。長桑君亦知扁鵲非常人也。出入十餘年，乃呼扁鵲私坐，間與語曰⑤："我有禁方，年老，欲傳與公，公毋泄。"扁鵲曰："敬諾。"乃出其懷中藥予扁鵲："飲是以上池之水三十日⑥，當知物矣⑦。"乃悉取其禁方書盡與扁鵲。忽然不見，殆非人也。扁鵲以其言飲藥三十日，視見垣一方人。以此視病，盡見五藏癥結，特以診脈爲名耳。爲醫或在齊，或在趙。在趙者名扁鵲。

　　①扁鵲：黃帝時代即有神醫扁鵲，故後世尊稱良醫爲扁鵲。此指東周時名醫秦越人。因家於盧國，又稱盧醫。

　　②"勃海"句：對此句理解歷代有分歧。晋代徐廣曰："鄭當爲鄚。鄚，縣名，今屬河間。"其實鄭屬涿郡，不屬渤海郡。清代張文虎《史記札記》："據下文乃齊人而家於鄭。鄭字非誤。"西漢揚雄《法言》云："扁鵲，盧人也。"盧地在今山東長清境內。

　　③舍長：旅舍的主管人。

　　④謹遇：恭敬地接待。

　　⑤間（jiàn 見）：私下。

　　⑥上池之水：未沾到地面的水。《本草綱目·半天河》："上池水，陶弘景曰：此竹籬頭水及空樹穴中水也。"

　　⑦知物：謂見怪異。《史記索隱》："當見鬼物也。"

　　當晉昭公時①，諸大夫彊而公族弱②，趙簡子爲大夫③，專國事。簡子疾，五日不知人。大夫皆懼，於是召扁鵲。扁鵲入，視病④，出，董安于問扁鵲⑤，扁鵲曰："血脈治也⑥，而何怪⑦？昔秦穆公嘗如此，七日而寤。今主君之病與之同，不出三日必閒⑧。"居二日半，簡子寤。

①晉昭公：春秋時晉國國君，姓姬名夷，在位六年（公元前531～公元前526年）。

②公族：諸侯或君王的同族。

③趙簡子：即趙鞅，又名孟。本姓嬴，因封於趙地，故以趙爲姓。簡子爲其諡號。

④"扁鵲入"二句：扁鵲診趙簡子病，見《史記·趙世家》、《淮南子·齊俗訓》高誘注。時爲晉定公十一年，即公元前501年。而唐代陸德明《經典釋文》引《漢書音義》，以及《漢書·高帝紀》引韋昭語，均認爲扁鵲是魏桓侯時人，時爲公元前453年左右。

⑤董安于：又作"董安閼"。趙簡子的家臣。

⑥治：正常。

⑦而：代詞。你。

⑧閒（jiàn見）：病愈。

其後扁鵲過虢①。虢太子死，扁鵲至虢宮門下，問中庶子喜方者曰②："太子何病，國中治穰過於衆事③？"中庶子曰："太子病血氣不時④，交錯而不得泄，暴發於外，則爲中害⑤。精神不能止邪氣，邪氣畜積而不得泄，是以陽緩而陰急⑥，故暴蹶而死⑦。"扁鵲曰："其死何如時？"曰："雞鳴至今。"曰："收乎⑧？"曰："未也，其死未能半日也⑨。""言臣齊勃海秦越人也，家在於鄭，未嘗得望精光⑩，侍謁於前也。聞太子不幸而死，臣能生之。"中庶子曰："先生得無誕之乎⑪？何以言太子可生也！臣聞上古之時，醫有俞跗⑫，治病不以湯液醴灑、鑱石撟引、案扤毒熨⑬，一撥見病之應⑭，因五藏之輸⑮，乃割皮解肌，訣脈結筋⑯，搦髓腦⑰，揲荒爪幕⑱，湔浣腸胃⑲，漱滌五藏，練精易形⑳。先生之方能若是，則太子可生也；不能若是，而欲生之，曾不可以告咳嬰之兒㉑！"終日㉒，扁鵲仰天嘆曰："夫子之爲方也，若以管窺天，以郄視文㉓。越人之爲方也，不待切脈、望色、聽聲、寫形㉔，言病之所在。聞病之陽，論得其陰㉕；聞病之陰，論得其陽。病應見於大表㉖，不出千里，決者至衆㉗，不可曲止也㉘。子以吾言爲不誠，試入診太子，當聞其耳鳴而鼻張，循其兩股，以至於陰㉙，當尚溫也。"中庶子聞扁鵲言，目眩然而不瞚，舌撟然而不下㉚，乃以扁鵲言入報虢君。

①虢（guó國）：古國名。

②"中庶子"六字：喜歡方術的中庶子。中庶子，官名，負責諸侯卿大夫的庶子的教育管理，漢代以後爲太子屬官。方，古代指醫卜星相等方術。

③治穰（ráng）：舉行祈禱。穰，通"禳"，除禍消災的祭祀。

④不時：指（氣血運行）沒有規律。

⑤中害：內臟受害。中，中臟，古人謂內臟爲中臟。

⑥"陽緩"五字：精氣衰微，陰邪亢盛。

⑦蹷：通"厥"。氣逆上而暈眩倒地。

⑧收：殮葬。

⑨能：及。

⑩精光：指風儀神采。

⑪得無……乎：莫不是……吧。　　誕：欺騙。

⑫俞跗（fū 夫）：相傳爲黃帝時名醫。故又稱上古之醫。又，《鶡冠子·世賢篇》謂俞跗是楚王醫官，故《說苑》、《韓詩外傳》、《甲乙經序》等稱其爲中古之醫。又寫作俞柎、俞柎、臾跗等。

⑬醴灑（shī 師）：渾言藥酒。醴，甜酒。灑，通"釃"，濾過的酒。　　鑱石：鑱針、砭石。　　撟（jiǎo 角）引：導引。　　案扤（wù 務）：按摩。案，通"按"。扤，搖動。　毒熨（wèi 慰）：用藥物加熱熨貼。毒，指藥物。熨，一種熱敷療法。

⑭撥：診察。

⑮因：依循。　　輸：同"腧"。腧穴。

⑯訣：通"決"。疏導。

⑰搦（nuò 諾）：按摩。

⑱撽（shé 舌）荒爪幕：以手按治膏肓和膈膜。撽，持。荒，通"肓"。爪，用指甲掐。幕，通"膜"。

⑲湔（jiān 肩）浣：洗滌。下文"漱滌"義同此。

⑳練精易形：修練精氣，矯正形體。

㉑咳（hái 孩）：小兒笑聲。

㉒終日：良久。

㉓以郄（xì 細）視文：從縫隙中看圖紋。郄，"郤"的異體字。郤，通"隙"，空隙。

㉔寫形：謂從外形審察病人。

㉕"聞病"二句：診察到疾病的外在病狀，就能推論內在病機。陽，指體表症狀。陰，指體內病機。《靈樞·外揣》："故遠者，司外揣內；近者，司內揣外。"可以互證。

㉖大表：外表。

㉗決者：確診的根據。

㉘曲：詳盡。　　止：語助詞。

㉙陰：指陰部。

㉚"目眩然"二句：眼目昏花，不知眨動，舌頭舉起，不知放下。形容目瞪口呆的樣子。瞚，同"瞬"，眨眼。撟然，舉起貌。

虢君聞之大驚，出見扁鵲於中闕①，曰："竊聞高義之日久矣，然未嘗得拜謁於前也。先生過小國，幸而舉之②，偏國寡臣幸甚，有先生則活，無先生則棄捐填溝壑③，長終而不得反。"言未卒，因噓唏服臆④，魂精泄橫，流涕長潸⑤，忽忽承眹⑥，悲不能自止，容貌變更。扁鵲曰："若太子病，所謂尸蹶者也⑦。太子未死也。"扁鵲乃使弟子子陽厲鍼砥石⑧，以取外三陽五會⑨。有閒⑩，太子蘇。乃使子豹爲五分之熨⑪，以八減之齊和煑之⑫，以更熨兩脅下。太子起坐。更適陰陽，但服湯二旬而復故。故天下盡以扁鵲爲能生死人。扁鵲曰："越人非能生死人也，此自當生者，越人能使之起耳。"

①中闕：宮殿的中門。闕，建於宮門兩側的高臺，中間有道路，臺上起樓觀。
②舉：此謂救治。
③棄捐填溝壑："死"的婉言。壑，山谷。
④因：於是。　　服（bì 必）臆：心氣鬱結。亦作愊臆、腷臆等。
⑤長潸（shān 山）：長時間流淚。潸，流淚。
⑥忽忽：憂傷貌。　　承眹：（淚水）挂滿睫毛。眹，"睫"的異體字。
⑦尸蹶：古病名。突然昏倒，其狀如尸。
⑧厲鍼砥石：研磨鍼石。厲，同"礪"。厲、砥，皆研磨義。
⑨外：體表。此指頭頂。　　三陽五會：即百會穴別名。在頭頂正中部位。
⑩有閒（jiàn 見）：有頃。即一會兒。
⑪五分之熨：使藥力深入體內五分的熨法。
⑫八減之齊：古方名。

扁鵲過齊，齊桓侯客之①。入朝見，曰："君有疾在腠理，不治將深。"桓侯曰："寡人無疾。"扁鵲出，桓侯謂左右曰："醫之好利也，欲以不疾者爲功。"後五日，扁鵲復見，曰："君有疾在血脈，不治恐深。"桓侯曰："寡人無疾。"扁鵲出，桓侯不悅。後五日，扁鵲復見，曰："君有疾在腸胃閒，不治將深。"桓侯不應。扁鵲出，桓侯不悅。後五日，扁鵲復見，望見桓侯而退走。桓侯使人問其故。扁鵲曰："疾之居腠理也，湯熨之所及也；在血脈，鍼石之所及也；其在腸胃，酒醪之所及也；其在骨髓，雖司命無奈之何②！今在骨髓，臣是以無請也。"後五日，桓侯體病，使人召扁鵲，扁鵲已逃去。桓侯遂死。

①齊桓侯：據裴駰《集解》認爲是戰國時的齊桓公田午，公元前375～公元前367年在位。但上距趙簡子一百餘年，距虢太子時間更長，疑記載有誤。《韓非子·喻老》作"蔡桓公"。　　客之：把他當作客人。
②司命：古代傳說中掌管生命的神。

使聖人預知微，能使良醫得蚤從事，則疾可已，身可活也。人之所病，病疾多；而醫之所病，病道少。故病有六不治：驕恣不論於理，一不治也；輕身重財，二不治也；衣食不能適，三不治也；陰陽并①，藏氣不定，四不治也；形羸不能服藥，五不治也；信巫不信醫，六不治也。有此一者，則重難治也②。

扁鵲名聞天下。過邯鄲，聞貴婦人，即爲帶下醫③；過雒陽④，聞周人愛老人，即爲耳目痹醫；來入咸陽，聞秦人愛小兒，即爲小兒醫：隨俗爲變。秦太醫令李醯自知伎不如扁鵲也，使人刺殺之。至今天下言脈者，由扁鵲也⑤。

①并：偏聚。《素問·調經論》："血氣未并，五藏安定。"張景岳注："并，偏聚也。"
②重（zhòng衆）：很。
③帶下醫：婦科醫生。婦女所患諸病（經帶胎產），多屬帶脉以下，故名。
④雒陽：即洛陽。東周王都所在地，故下文言"周人"。
⑤由：遵循。

閱讀實踐（1）

（一）本篇內容要點

1. 詞語注釋

①謹（遇）　②（謹）遇　③聞（與）　④公族　⑤（血脉）治　⑥而（何怪）　⑦（必）聞　⑧治（穰）　⑨中（害）　⑩（未）能　⑪精光　⑫誕（之）　⑬因（五藏之輸）　⑭訣（脉）　⑮搦（髓腦）　⑯（揲）荒　⑰（爪）幕　⑱咳（嬰）　⑲終日　⑳寫（形）　㉑（聞病之）陽　㉒（論得其）陰　㉓大表　㉔曲（止）　㉕（曲）止　㉖（不）暝　㉗撟（然）　㉘（中）闕　㉙棄捐填溝壑　㉚服臆　㉛（長）潸　㉜忽忽　㉝屬（針）　㉞有閒　㉟司命　㊱重（難治）　㊲帶下醫　㊳由（扁鵲）

2. 文意理解

①怎樣理解扁鵲能"視見垣一方人。以此視病，盡見五藏癥結，特以診脉爲名耳"？
②扁鵲認爲自己"非能生死人也，此自當生者，越人能使之起耳"，反映什麼治學態度？
③文章提出"六不治"的具體內容是什麼？它對後世有何影響？
④怎樣理解扁鵲行醫"隨俗爲變"？

3. 背誦

首段與最後兩段。

（二）課外閱讀

扁鵲過趙趙王太子暴疾而死鵲造宮門曰吾聞國中卒有壞土之事得無有急乎中庶子之好方者應之曰然王太子暴疾而死扁鵲曰入言鄭醫秦越人能活太子中庶子難之曰吾聞上古之爲醫者曰苗父苗父之爲醫也以菅爲席以芻爲狗北面而祝發十言耳諸扶而來者舉而來者皆平復如故子之方能如此乎扁鵲曰不能又曰吾聞中古之爲醫者曰俞柎俞柎之爲醫也搦腦髓束肓莫炊灼九竅而定經絡死人復爲生人故曰俞柎子之方能若是乎扁鵲曰不能中庶子曰子之方如此譬若以管窺天以錐刺

地所窺者甚大所見者甚少鈞若子之方豈足以變駭童子哉扁鵲曰不然物故有昧掞
而中蛟頭掩目而別白黑者太子之疾所謂尸厥者也以爲不然入診之太子股陰當温
耳中焦焦如有嘯者聲然者皆可治也中庶子入報趙王趙王跣而趨出門曰先生遠辱
幸臨寡人先生幸而有之則糞土之息得蒙天履地而長爲人矣先生不有之則先犬馬
填溝壑矣言未已涕泣沾襟扁鵲遂爲診之先造軒光之竈八成之湯砥針礪石取三陽
五輸子容擣藥子明吹耳陽儀反神子越扶形子游矯摩太子遂得復生天下聞之皆曰
扁鵲能生死人鵲辭曰予非能生死人也特使夫當生者活耳夫死者猶不可藥而生也
悲夫亂君之治不可藥而息也詩曰多將熇熇不可救藥甚之之辭也（漢·劉向《説
苑·辨物》）

要求：

1. 給上文斷句

2. 注釋文中加點號的詞語

3. 今譯文中加橫綫的句子

4. 文意理解

①中庶子贊揚俞柎的一段文字，反映俞柎命名的含義是什麽？

②趙王所稱"糞土之息"與"犬馬"指什麽？反映古人稱謂上的什麽現象？

③"亂君之治不可藥而息也"與全文是什麽關係？

説明：以下各篇章凡"課外閲讀"要求皆同，從"要求"至"文意理解"五行均不再出
現。學生仍應按此要求斷句、釋詞、今譯與理解文意。

二、華佗傳

【提要】　　本文選自 1959 年中華書局校點本《三國志·魏志·華佗傳》。作者陳壽（公元 233～297 年），字承祚，巴西安漢（今四川南充）人。曾在蜀漢和晉初擔任觀閣令史和著作郎，撰有《三國志》。《三國志》反映漢末魏蜀吳三國鼎立的錯綜複雜的政治形勢，記事翔實，評價公允，是一部紀傳體的分國史，同時也是一部著名的歷史散文。後有南朝宋人裴松之爲《三國志》作注，援引魏晉之際有關著作達二百餘種，注文超過原文數倍。本文較全面地介紹了東漢末年杰出醫學家華佗的醫學及教育成就，記載他被曹操處死的不幸結局。他發明的"麻沸散"早於歐洲使用麻醉劑一千六百年，創造的"五禽戲"流傳於世界各國，至今仍被人們廣泛用於健身運動。

　　華佗，字元化，沛國譙人也①，一名旉。游學徐土③，兼通數經④。沛相陳珪舉孝廉⑤，太尉黃琬辟⑥，皆不就⑦。曉養性之術，時人以爲年且百歲，而貌有壯容。又精方藥，其療疾，合湯不過數種，心解分劑⑧，不復稱量，煮熟便飲，語其節度，舍去，輒愈。若當灸，不過一兩處，每處不過七八壯⑨，病亦應除⑩。若當針，亦不過一兩處，下針言"當引某許⑪，若至，語人"，病者言"已到"，應便拔針，病亦行差⑫。若病結積在內，針藥所不能及，當須刳割者，便飲其麻沸散，須臾便如醉死，無所知，因破取。病若在腸中，便斷腸湔洗，縫腹膏摩，四五日差，不痛，人亦不自寤，一月之間，即平復矣。

①沛國：漢代分封的一個王國，在今安徽、江蘇、河南三省交界地區，以宿縣爲中心。譙（qiáo 橋）：沛國縣名。今安徽亳（bó 博）縣。

②旉：同"敷"。

③徐土：今徐州一帶。

④經：指儒家經典著作。

⑤沛相：沛國的最高行政長官。漢景帝平定吳、楚等"七國之亂"後，改封國的丞相爲相，由中央直接委派，掌握實權。　　孝廉：漢代選舉人材的科目。孝指孝子，廉指廉潔之士，後合稱孝廉。

⑥太尉：官名。漢代掌握軍權的最高長官。　　辟（bì 必）：征召。

⑦就：依從。

⑧心解分劑：謂掌握合湯的藥物分量和藥物配伍比例。

⑨壯：量詞。一灸爲一壯。

⑩應：立即。下文"應便拔針"的"應"同此。

⑪引某許：謂針感循經絡延引到某處。許，處所，此指部位。

⑫行：即。　　差（chài）：病愈。

故甘陵相夫人有娠六月①，腹痛不安，佗視脈，曰："胎已死矣。"使人手摸知所在，在左則男，在右則女。人云"在左"，於是爲湯下之，果下男形，即愈。

縣吏尹世苦四支煩，口中乾，不欲聞人聲，小便不利。佗曰："試作熱食，得汗則愈；不汗，後三日死。"即作熱食，而不汗出。佗曰："藏氣已絕於內，當啼泣而絕。"果如佗言。

府吏兒尋、李延共止②，俱頭痛身熱，所苦正同。佗曰："尋當下之，延當發汗。"或難其異③。佗曰："尋外實，延內實④，故治之宜殊。"即各與藥，明旦並起。

鹽瀆嚴昕與數人共候佗⑤，適至，佗謂昕曰："君身中佳否？"昕曰："自如常⑥。"佗曰："君有急病見於面，莫多飲酒。"坐畢歸，行數里，昕卒頭眩墮車⑦，人扶將還，載歸家，中宿死⑧。

故督郵頓子獻得病已差⑨，詣佗視脈，曰："尚虛，未得復，勿爲勞事⑩，御內即死。臨死，當吐舌數寸。"其妻聞其病除，從百餘里來省之，止宿交接，中間三日發病⑪，一如佗言。

督郵徐毅得病，佗往省之。毅謂佗曰："昨使醫曹吏劉租針胃管訖⑫，便苦欬嗽，欲臥不安。"佗曰："刺不得胃管，誤中肝也，食當日減，五日不救。"遂如佗言。

東陽陳叔山小男二歲得疾⑬，下利常先啼，日以羸困。問佗，佗曰："其母懷軀⑭，陽氣內養，乳中虛冷，兒得母寒，故令不時愈⑮。"佗與四物女宛丸，十日即除。

彭城夫人夜之廁⑯，蠆螫其手⑰，呻呼無賴⑱。佗令溫湯近熱，漬手其中，卒可得寐⑲，但旁人數爲易湯，湯令煖之，其旦即愈。

軍吏梅平得病，除名還家⑳，家居廣陵㉑，未至二百里，止親人舍。有頃，佗偶至主人許，主人令佗視平，佗謂平曰："君早見我，可不至此。今疾已結，促去可得與家相見㉒，五日卒。"應時歸，如佗所刻㉓。

佗行道，見一人病咽塞，嗜食而不得下，家人車載欲往就醫。佗聞其呻吟，駐車，往視，語之曰："向來道邊有賣餅家㉔，蒜齏大酢㉕，從取三升飲之，病自當去。"即如佗言，立吐虵一枚㉖，縣車邊㉗，欲造佗㉘。佗尚未還，小兒戲門前，逆見㉙，自相謂曰："似逢我公，車邊病是也㉚。"疾者前入坐，見佗北壁縣此虵輩約以十數。

又有一郡守病，佗以爲其人盛怒則差，乃多受其貨而不加治，無何棄去㉛，留書罵之。郡守果大怒，令人追捉殺佗。郡守子知之，屬使勿逐㉜。守瞋恚既甚㉝，吐黑血數升而愈。

又有一士大夫不快㉞，佗云：“君病深，當破腹取。然君壽亦不過十年，病不能殺君，忍病十歲，壽俱當盡，不足故自刳裂㉟。”士大夫不耐痛癢㊱，必欲除之。佗遂下手，所患尋差㊲，十年竟死。

廣陵太守陳登得病，胸中煩懣，面赤不食。佗脈之曰：“府君胃中有蟲數升，欲成內疽，食腥物所爲也。”即作湯二升，先服一升，斯須盡服之。食頃㊳，吐出三升許蟲，赤頭皆動，半身是生魚膾也㊴，所苦便愈。佗曰：“此病後三期當發㊵，遇良醫乃可濟救。”依期果發動，時佗不在，如言而死。

太祖聞而召佗㊶，佗常在左右。太祖苦頭風，每發，心亂目眩。佗針鬲㊷，隨手而差。

李將軍妻病甚，呼佗視脈。曰：“傷娠而胎不去㊸。”將軍言：“聞實傷娠，胎已去矣。”佗曰：“案脈㊹，胎未去也。”將軍以爲不然。佗舍去，婦稍小差㊺。百餘日復動，更呼佗。佗曰：“此脈故事有胎㊻。前當生兩兒，一兒先出，血出甚多，後兒不及生。母不自覺，旁人亦不寤，不復迎㊼，遂不得生。胎死，血脈不復歸，必燥著母脊，故使多脊痛㊽。今當與湯，並針一處，此死胎必出。”湯針既加，婦痛急如欲生者㊾。佗曰：“此死胎久枯，不能自出，宜使人探之。”果得一死男，手足完具，色黑，長可尺所㊿。

佗之絕技，凡此類也。

①甘陵：縣名。故址在今山東臨清東。

②兒（ní 倪）：姓。　　止：居住。

③難（nàn）：質問。

④“尋外實”二句：當作“尋內實，延外實”。《太平御覽》和元刻本《類證普濟本事方》卷九《傷寒時疫》引此均作“尋內實，延外實”。

⑤鹽瀆：縣名。故址在今江蘇鹽城西北。

⑥自如常：猶自若。像原來一樣。

⑦卒（cù 促）：通“猝”。突然。

⑧中宿：半夜。

⑨督郵：官名。漢置。爲郡守佐吏，掌督察糾舉所領縣違法之事。

⑩勞事：房勞之事。下文“御內”、“交接”義同此。

⑪間：間隔。

⑫曹吏：官名。郡縣屬官。　　胃管：即中脘穴。在臍上四寸，治胃痛、嘔吐、泄瀉。

⑬東陽：縣名。治所在今安徽天長西北。

⑭懷軀：懷胎。

⑮不時：不及時。

⑯彭城：縣名。故址在今江蘇銅山境内。　　之：到。

⑰蠆（chài）：蝎類毒蟲。　　螫（shì 士）：刺。

⑱無賴：無奈。

⑲卒：終。

⑳除名：除去名籍，取消原有身份。

㉑廣陵：郡名。即今江蘇揚州。

㉒促：速。

㉓刻：通“剋”。限定。

㉔向來：剛才。　　餅：麵食的統稱。

㉕蒜齏：蒜汁。　　大酢：甚酸。酢，同“醋”。

㉖虵：“蛇”的异體字。此指寄生蟲。

㉗縣：懸掛。

㉘造：往。

㉙逆：迎面。

㉚車邊病：指車邊懸掛的寄生蟲。

㉛無何：不久。

㉜屬：同“囑”。囑咐。

㉝瞋恚（chēn huì 琛會）：憤怒。瞋，“嗔”的异體字。

㉞不快：有病。

㉟故自：還要。

㊱痛瘥：義偏於“痛”。

㊲尋：隨即。

㊳食頃：吃一頓飯的時間。

㊴膾（kuài 快）：切細的肉絲。

㊵期（jī 鷄）：一周年。亦作“朞”。

㊶太祖：指曹操。其孫曹叡稱帝後，定曹操的廟號爲太祖。

㊷鬲（gé 格）：同“膈”。膈腧穴。

㊸傷娠：小産。

㊹案：依據。

㊺稍：逐漸。

㊻故事：先例。此謂按照先例。

㊼迎：謂接産。

㊽多：常常。

㊾如……者：像……似的。

㊿可：大約。　　所：左右。表示約數。

　　然本作士人，以醫見業①，意常自悔。後太祖親理②，得病篤重，使佗專視。佗曰："此近難濟③，恒事攻治，可延歲月。"佗久遠家思歸，因曰："當得家書④，方欲暫還耳。"到家，辭以妻病，數乞期不反⑤。太祖累書呼，又敕郡縣發遣。佗恃能厭食事⑥，猶不上道。太祖大怒，使人往檢：若妻信病⑦，賜小豆四十斛⑧，寬假限日；若其虛詐，便收送之⑨。於是傳付許獄⑩，考驗首服⑪。荀彧請曰⑫："佗術實工，人命所縣⑬，宜含宥之⑭。"太祖曰："不憂，天下當無此鼠輩耶？"遂考竟佗⑮。佗臨死，出一卷書與獄吏，曰："此可以活人。"吏畏法不受，佗亦不彊，索火燒之。佗死後，太祖頭風未除。太祖曰："佗能愈此。小人養吾病，欲以自重，然吾不殺此子，亦終當不爲我斷此根原耳。"及後愛子倉舒病困，太祖歎曰："吾悔殺華佗，令此兒彊死也⑯。"

初，軍吏李成苦欬嗽，晝夜不寤⑰，時吐膿血，以問佗。佗言："君病腸臃⑱，欬之所吐，非從肺來也。與君散兩錢⑲，當吐二升餘膿血訖，快自養⑳，一月可小起，好自將愛㉑，一年便健。十八歲當一小發，服此散，亦行復差。若不得此藥，故當死㉒。"復與兩錢散，成得藥去。五六歲，親中人有病如成者，謂成曰："卿今彊健，我欲死，何忍無急去藥㉓，以待不祥？先持貸我，我差，爲卿從華佗更索。"成與之。已故到譙㉔，適值佗見收，怱怱不忍從求㉕。後十八歲，成病竟發，無藥可服，以至於死。

①見：立。《孟子·盡心上》："修身見於世。"趙岐注："見，立也。"

②親理：親自處理國事。

③近：大概。

④當：方才。

⑤數（shuò朔）：多次。

⑥食事：爲事。指侍奉曹操之事。

⑦信：確實。

⑧斛（hú胡）：宋以前以十斗爲一斛。

⑨收：拘捕。　　送：遣送。

⑩傳：遞解。　　許：許昌。漢獻帝建安元年（公元196年），曹操將東漢都城由洛陽遷至許昌。

⑪考驗：審訊驗實。　　首服：同"首伏"。猶言坦白。

⑫荀彧（yù玉）：曹操的謀士。字文若。後因諫曹不聽，爲曹所忌，遂服毒而死。

⑬縣：維系。

⑭含宥：寬恕。

⑮考竟：刑訊致死。《釋名·釋喪制》："獄死曰考竟。考得其情，竟其命於獄也。"

⑯彊死：同"强死"。謂死於非命。

⑰寤：當爲"寐"。入睡。《後漢書·方術列傳》作"寐"，是。

⑱臃：同"癰"。毒瘡。

⑲錢：指錢匕。古代量取藥末的器具。用漢代的五銖錢量取藥末至不散落爲一錢匕，約今 2 克餘。

⑳快：好。

㉑將愛：保養。

㉒故：必定。

㉓去（jǔ 舉）：藏。裴松之注："古語以藏爲去。"

㉔已：隨後。　　故：特地。

㉕怱怱：倉促。

　　廣陵吳普、彭城樊阿皆從佗學。普依準佗治①，多所全濟。佗語普曰："人體欲得勞動②，但不當使極爾③。動搖則穀氣得消，血脈流通，病不得生，譬猶戶樞不朽是也。是以古之仙者爲導引之事，熊頸鴟顧④，引輓腰體⑤，動諸關節，以求難老。吾有一術，名五禽之戲⑥：一曰虎，二曰鹿，三曰熊，四曰猨⑦，五曰鳥。亦以除疾，並利蹄足，以當導引。體中不快，起作一禽之戲，沾濡汗出，因上著粉⑧，身體輕便，腹中欲食。"普施行之，年九十餘，耳目聰明，齒牙完堅。阿善針術。凡醫咸言背及胸藏之間不可妄針，針之不過四分，而阿針背入一二寸，巨闕胸藏針下五六寸⑨，而病輒皆瘳。阿從佗求可服食益於人者，佗授以漆葉青黏散。漆葉屑一升，青黏屑十四兩，以是爲率⑩。言久服去三蟲⑪，利五藏，輕體，使人頭不白。阿從其言，壽百餘歲。漆葉處所而有⑫，青黏生於豐、沛、彭城及朝歌云⑬。

①依準：依照。

②勞動：活動。

③極：疲憊。

④熊頸鴟（chī 痴）顧：像熊那樣直立，像鴟鳥那樣回顧。頸，當爲"經"。《後漢書·方術列傳》作"經"，是。

⑤引輓：伸展。輓，"挽"的异體字。

⑥五禽之戲：華佗模仿五種動物的動作而創造的保健體操。禽，鳥獸總稱。

⑦猨："猿"的异體字。

⑧因：就。　　上：體表。

⑨巨闕：穴位名。在臍上六寸。

⑩率（lǜ 律）：比例。

⑪三蟲：多種寄生蟲。

⑫處所：處處。

⑬豐：今江蘇豐縣。　　沛：漢代縣名。今江蘇沛縣東。　　朝（zhāo 招）歌：漢代縣名。今河南淇縣。　　云：文末語氣詞。

閱讀實踐（2）

（一）本篇內容要點

1. 詞語注釋

①（黃琬）辟　②（不）就　③（七八）壯　④應（除）　⑤（某）許　⑥行（差）⑦（共）止　⑧難（其異）　⑨卒（頭眩）　⑩中宿　⑪勞事　⑫（中）間　⑬無賴　⑭向來　⑮（賣）餅　⑯縣（車邊）　⑰逆（見）　⑱屬（使）　⑲瞋恚　⑳不快　㉑尋（差）　㉒食頃　㉓（三）期　㉔傷娠　㉕案（脉）　㉖稍（小差）　㉗多（脊痛）　㉘可（尺所）　㉙數（乞期）　㉚食事　㉛信（病）　㉜（便）收　㉝含宥　㉞彊死　㉟故（當死）　㊱去（藥）　㊲勞動　㊳（使）極　㊴（爲）率　㊵（朝歌）云

2. 文意理解

①“兼通數經”與“合湯不過數種”的“數”在表意上有何不同？
②怎樣理解“然本作士人，以醫見業，意常自悔”？
③本文從哪幾個方面說明華佗是“人命所縣”的人？
④華佗因何原因被曹操殺害？

3. 背誦

最後一段。

（二）課外閱讀

　　史稱華佗以恃能厭事爲曹公所怒荀文若請曰佗術實工人命繫焉宜議能以宥曹公曰憂天下無此鼠輩邪遂考竟佗至倉舒病且死見醫不能生始有悔之之歎嗟乎以操之明略見幾然猶輕殺材能如是文若之智力地望以的然之理攻之然猶不能返其恚執柄者之恚真可畏諸亦可慎諸原夫史氏之書於册也是使後之人寬能者之刑納賢者之諭而懲暴者之輕殺故自恃能至有悔悉書焉後之惑者復用是爲口實悲哉夫賢能不能無過苟置之理矣或必有寬之之請彼壬人皆曰憂天下無材邪曾不知悔之日方痛材之不可多也或必有惜之之歎彼壬人皆曰譬彼死矣將若何曾不知悔之日方痛生之不可再也可不謂大哀乎（唐·劉禹錫《劉賓客文集·華佗論》）

①“自恃能至有悔悉書”的意思是什麼？其用意何在？
②作者認爲最大的悲哀是什麼？

三、皇甫謐傳

【提要】　本文節選自 1959 年中華書局校點本《晋書·皇甫謐傳》。《晋書》爲唐代房玄齡等二十一人編撰。《晋書》凡一百三十卷，記載兩晋封建王朝的興衰史。本文記述魏晋時期醫學家和文史學家皇甫謐的生平事迹。文中以大量篇幅記述他屢薦不仕，頻詔不就，不慕名利，唯道是奮的高尚品格。他病後潜心醫學，撰成《甲乙經》。《甲乙經》在《隋書·經籍志》稱《黄帝甲乙經》，十卷，至宋稱《黄帝三部針灸甲乙經》，十二卷，是我國現存最早的針灸專著，全書分 128 篇。總結了晋以前的針灸臨床經驗，并有新的發揮，對後世影響甚大。

　　皇甫謐，字士安，幼名靜，安定朝那人[①]，漢太尉嵩之曾孫也[②]。出後叔父[③]，徙居新安[④]。年二十，不好學，游蕩無度，或以爲癡。嘗得瓜果，輒進所後叔母任氏。任氏曰：“《孝經》云：‘三牲之養[⑤]，猶爲不孝。’汝今年餘二十，目不存教，心不入道，無以慰我。”因歎曰：“昔孟母三徙以成仁[⑥]，曾父烹豕以存教[⑦]，豈我居不卜鄰[⑧]，教有所闕[⑨]？何爾魯鈍之甚也！修身篤學，自汝得之，於我何有？”因對之流涕。謐乃感激[⑩]，就鄉人席坦受書，勤力不怠。居貧，躬自稼穡，帶經而農，遂博綜典籍百家之言。沈靜寡欲，始有高尚之志[⑪]，以著述爲務，自號玄晏先生。著《禮樂》、《聖真》之論[⑫]。後得風痹疾，猶手不輟卷。

　　①安定朝（zhū 朱）那：安定郡朝那縣。朝那，古縣名，在今甘肅平凉縣西北。
　　②漢太尉嵩：即皇甫嵩。東漢靈帝時爲北地太守，以破黄巾功，領冀州牧，拜太尉。
　　③出後：出继。即过继给他人为後代。
　　④新安：古郡名，在今浙江淳安西。
　　⑤“三牲之养”二句：即使天天能用三牲奉养，还是不孝之子。见《孝经·纪孝行章》第十：“居上而骄则亡，为下而乱则刑，在醜而争则兵，三者不除，雖日用三牲之養，猶爲不孝也。”三牲，指奉養父母的牛、羊、猪等。
　　⑥孟母三徙：相傳孟軻幼年時，所居環境不好，孟母爲教育孟軻，三次遷居。事見《列女傳·母儀》和趙岐《孟子題辭》。後喻母教之德。
　　⑦曾父烹豕（shǐ 史）：曾參妻携子到市場，其子啼哭，母親説回家後爲子殺猪。曾參將殺猪，其妻説與兒戲言，曾參認爲不能失信於子，終殺猪以取信。事見《韓非子·外儲説左上》。
　　⑧卜：選擇。
　　⑨闕：疏失。
　　⑩感激：感動激發。
　　⑪高尚：隱居

⑫禮樂、聖真：皇甫謐早年著作，已佚。清·吴士鑒《補晋書經籍志》有載。

　　或勸謐修名廣交①。謐以爲非聖人孰能兼存出處②，居田里之中亦可以樂堯舜之道，何必崇接世利③，事官鞅掌④，然後爲名乎？作《玄守論》以答之，曰："或謂謐曰：'富貴，人之所欲，貧賤，人之所惡，何故委形待於窮而不變乎⑤？且道之所貴者，理世也；人之所美者，及時也。先生年邁齒變，饑寒不贍⑥，轉死溝壑⑦，其誰知乎？'謐曰：'人之所至惜者，命也；道之所必全者，形也；性形所不可犯者，疾病也。若擾全道以損性命，安得去貧賤存所欲哉？吾聞食人之祿者懷人之憂，形强猶不堪，況吾之弱疾乎！且貧者，士之常，賤者，道之實，處常得實，没齒不憂⑧，孰與富貴擾神耗精者乎⑨？又生爲人所不知，死爲人所不惜，至矣！暗聾之徒，天下之有道者也。夫一人死而天下號者，以爲損也；一人生而四海笑者，以爲益也。然則，號笑非益死損生也。是以至道不損，至德不益。何哉？體足也⑩。如迴天下之念⑪，以追損生之禍，運四海之心，以廣非益之病，豈道德之至乎！夫唯無損，則至堅矣；夫唯無益，則至厚矣。堅，故終不損；厚，故終不薄。苟能體堅厚之實⑫，居不薄之真⑬，立乎損益之外，游乎形骸之表⑭，則我道全矣。'"遂不仕。耽翫典籍⑮，忘寢與食，時人謂之"書淫"。或有箴其過篤⑯，將損耗精神。謐曰："朝聞道，夕死可矣⑰，況命之修短分定懸天乎⑱！"

　　叔父有子既冠，謐年四十喪所生後母，遂還本宗。

①修名：加强修養以求名譽。
②出處：出仕爲官和隱退爲民。
③崇：崇尚。　　接：交接。
④鞅掌：謂職事繁忙，無暇整理儀容。
⑤委形：置身。
⑥贍（shàn 善）：富足。
⑦轉死溝壑：謂弃尸於山溝水渠。
⑧没齒：終身。
⑨孰與：與……相比，哪一種更好？　　耗：同"耗"。消耗。
⑩體：此指道德。　　足：完備。
⑪迴：運轉。下句"運"義同。
⑫體：容納。
⑬居：積蓄。
⑭表：外。
⑮耽翫：專心研習。翫，"玩"的异體字。

⑯箴（zhēn 針）：告戒。

⑰"朝聞"二句：早晨得知真理，就是晚間死去也滿足了。語出《論語·里仁》。

⑱分定：判定。

城陽太守梁柳①，謐從姑子也②，當之官，人勸謐餞之。謐曰："柳爲布衣時過吾，吾送迎不出門，食不過鹽菜，貧者不以酒肉爲禮。今作郡而送之，是貴城陽太守而賤梁柳，豈中古人之道③？是非吾心所安也。"

其後武帝頻下詔敦逼不已。謐上疏自稱草莽臣，曰："臣以尪弊④，迷於道趣⑤，因疾抽簪⑥，散髮林皋，人綱不閑⑦，鳥獸爲羣。陛下披榛採蘭⑧，並收蒿艾⑨。是以皋陶振褐⑩，不仁者遠。臣惟頑蒙⑪，備食晉粟，猶識唐人擊壤之樂⑫，宜赴京城，稱壽闕外。而小人無良，致災速禍⑬，久嬰篤疾⑭，軀半不仁，右脚偏小，十有九載。又服寒食藥，違錯節度，辛苦荼毒⑮，於今七年。隆冬裸袒食冰，當暑煩悶，加以欬逆，或若溫瘧，或類傷寒，浮氣流腫，四肢酸重。於今困劣，救命呼噏⑯，父兄見出⑰，妻息長訣。仰迫天威，扶輿就道⑱，所苦加焉，不任進路，委身待罪，伏枕歎息。臣聞韶衛不並奏⑲，雅鄭不兼御⑳，故郤子入周，禍延王叔㉑，虞丘稱賢，樊姬掩口㉒。君子小人，禮不同器，況臣糠㯂㉓，糅之彫胡㉔！庸夫錦衣，不稱其服也。竊聞同命之士㉕，咸以畢到，唯臣疾疢，抱釁牀蓐㉖，雖貪明時㉗，懼斃命路隅。設臣不疾，已遭堯舜之世，執志箕山㉘，猶當容之。臣聞上有明聖之主，下有輸實之臣㉙，上有在寬之政㉚，下有委情之人㉛。唯陛下留神垂恕㉜，更旌璵俊㉝，索隱於傅巖㉞，收釣於渭濱㉟，無令泥滓久濁清流㊱。"謐辭切言至，遂見聽許。

太康三年卒㊲，時年六十八。謐所著詩賦誄頌論難甚多，又撰《帝王世紀》、《年曆》、《高士》、《逸士》、《列女》等傳，《玄晏春秋》，並重於世。門人摯虞、張軌、牛綜、席純，皆爲晉名臣。

①城陽：郡名。故址在今山東莒縣。

②從姑：父親的堂姊妹。

③中（zhòng 衆）：符合。

④尪（wāng 汪）弊：指風痹。尪，"尪"的異體字，羸弱。弊，疑"痹"字同音而誤。

⑤道趣：學術旨趣。

⑥抽簪：謂弃官引退。古時官員須束髮整冠，用簪連冠於髮，故稱。

⑦閑：通"嫺"。熟悉。

⑧披榛采蘭：喻選拔人才。

⑨蒿艾：即艾蒿，一種各地普遍野生的菊科植物。自喻不才。

⑩皋陶（gāo yáo 高搖）：傳説舜之臣，掌刑獄之事。皋，"皋"的異體字。　　　振褐：

抖掉粗麻短衣上的塵土。喻從下層到朝廷任官。事見《論語·顏淵》。

⑪惟：雖然。

⑫“猶識”句：還記得帝堯之世老人作擊壤游戲時所唱的歌曲。擊壤，古代一種投擲游戲名，後爲歌頌太平盛世之典。

⑬速：招致。

⑭嬰：遭受。

⑮辛苦荼毒：痛苦於寒食散的火邪毒害。

⑯呼噏：一息之間，形容頃刻之間。亦作“呼翕”。

⑰見出：離弃我。見，表示他人行爲及於己。出，離弃。

⑱扶輿：勉强扶持貌。

⑲韶：韶樂，虞舜時樂名，喻高雅之樂。　衛：衛樂，喻低俗之樂。衛獻公好淫樂，曾鞭笞强迫歌者爲其演唱淫樂，事見《史記·衛康叔世家》。

⑳雅鄭：雅樂和鄭聲，意同“韶衛”。

㉑“郤子”二句：魯成公十六年（公元前 575 年）晋師在鄢陵大敗楚軍。晋厲公委派郤至入周報功。郤至歸功於己，并重賂周大夫王叔簡公。王叔即唆使在朝公卿上言簡王擢升郤至爲上卿。郤至返晋，即於次年被晋厲公處死。王叔因此而受到牽累。事見《國語·周語中》。

㉒“虞丘”二句：春秋虞丘子任楚相十餘年，從未舉賢良斥不肖，楚莊王却稱其爲賢相，遂遭致夫人樊姬嘲笑。事見西漢劉向《列女傳·楚莊樊姬》。

㉓穬糩（kuàng 礦）：指粗劣的食糧。此用作自謙之辭。穬，“糠”的异體字。糩，麥麩。

㉔糅：混雜。　彫胡：菰（gū 孤）米。古代六穀之一。

㉕同命之士：同時拜官之人。

㉖抱釁：負罪。釁，罪過。

㉗明時：政治清明的時代。古時多用以稱頌本朝。

㉘箕（jī 鷄）山：傳説古代許由避世，隱於箕山。後以箕山爲退隱不仕的典故。

㉙輸實：竭盡忠誠。

㉚在寬：猶在宥。任物自在，無爲而化。

㉛委情：傾注全心。

㉜唯：希望。

㉝旌（jīng 精）：識别。　瓌（guī 歸）俊：指才俊之士。瓌，“瑰”的异體字。

㉞“索隱”句：到傅岩訪求隱士。傅岩，古地名，傳説傅説（yuè 悦）爲奴隸時版築於傅岩之野，殷高宗求賢舉傅説爲相。嵒，“岩”的异體字。

㉟“收釣”句：到渭河之濱訪求隱士。傳説姜子牙曾垂釣於渭濱，周文王訪賢得之，後佐武王滅殷。

㊱“無令”句：不要讓泥滓長期地把清水攪混。泥滓，喻自己。清流，喻賢才。

㊲太康：晋武帝司馬炎年號，公元 280～289 年。

閱讀實踐（3）

（一）本篇內容要點

1. 詞語注釋

①出後　②三牲　③卜（鄰）　④（所）闕　⑤感激　⑥出處　⑦鞅掌　⑧委形　⑨（不）贍　⑩没齒　⑪耽翫　⑫中（古人之道）　⑬抽簪　⑭（不）閑　⑮振褐　⑯惟（頑蒙）　⑰速（禍）　⑱嬰（篤疾）　⑲荼毒　⑳呼噏　㉑扶輿　㉒糅（之）　㉓抱釁　㉔箕山　㉕輸實　㉖委情　㉗唯（陛下）　㉘（更）旌

2. 文意理解

①如何理解"喑聾之徒，天下之有道者也"？

②皇甫謐認爲怎樣才能達到"道全"？

③"體足"的含義是什麼？

④下列詞語在本文中分別比喻什麼？

人綱、鳥獸；披榛采蘭、并收蒿艾；糠籺、彫胡；庸夫、錦衣；泥滓、清流。

（二）課外閱讀

按七略藝文志黃帝内經十八卷今有針經九卷素問九卷二九十八卷即内經也亦有所亡失其論遐遠然稱述多而切事少有不編次比按倉公傳其學皆出於素問論病精微九卷是原本經脈其義深奧不易覽也又有明堂孔穴針灸治要皆黃帝岐伯遺事也三部同歸文多重複錯互非一甘露中吾病風加苦聾百日方治要皆淺近乃撰集三部使事類相從刪其浮辭除其重複論其精要至爲十二卷易曰觀其所聚而天地之情事見矣況物理乎事類相從聚之義也夫受先人之體有八尺之軀而不知醫事此所謂遊魂耳若不精通於醫道雖有忠孝之心仁慈之性君父危困赤子塗地無以濟之此固聖賢所以精思極論盡其理也由此言之焉可忽乎其本論其文有理雖不切於近事不甚刪也若必精要俟其間暇當撰蕆以爲教經云爾（晋·皇甫謐《甲乙經·序》）

①皇甫謐爲什麼要編寫《甲乙經》？

②《甲乙經》是由哪三部書整理、歸納而成的？

四、錢仲陽傳

【提要】　本文選自清光緒十七年内閣中書周學海互校本《小兒藥證直訣》，并參校《永樂大典》輯佚聚珍本。作者劉跂，字斯立，號學易老人，河北東光人，家居東平。宋神宗元豐二年進士，宋徽宗政和末年卒。著有《學易集》八卷。錢乙的《小兒藥證直訣》一書，爲其弟子閻季忠（又作孝忠）整理編纂而成，"其書亦爲幼科之鼻祖"。本文記述錢乙的身世，博覽醫書，深通本草，兼長内、婦等科，尤在兒科方面著稱於世。文中以諸多病案説明他不僅有豐富的臨床經驗，而且在辨證施治理論上多有創見。《宋史·方技傳》也具載錢乙事迹，與本篇内容略同，蓋《宋史》據此傳爲藍本，可供參考。

　　錢乙，字仲陽，上世錢塘人，與吳越王有屬①。俶納土②，曾祖贇隨以北，因家於鄆③。父顥，善針醫，然嗜酒喜遊。一旦匿姓名④，東遊海上，不復返。乙時三歲，母前亡，父同産嫁醫呂氏⑤，哀其孤，收養爲子。稍長讀書，從呂君問醫。呂將歿⑥，乃告以家世。乙號泣，請往跡父⑦，凡五六返，乃得所在。又積數歲，乃迎以歸。是時乙年三十餘。鄉人驚歎，感慨爲泣下，多賦詩詠其事。後七年，父以壽終，喪葬如禮。其事呂君，猶事父。呂君歿，無嗣，爲之收葬行服⑧，嫁其孤女，歲時祭享⑨，皆與親等。

　　①吳越王：指錢鏐（liú 劉）。吳越，五代十國之一，在今浙江及江蘇西南部，福建東北部。唐鎮海節度使錢鏐於公元 907 年被封爲吳越王。　　有屬：有宗屬關係。

　　②俶（chù 怵）：錢俶。錢鏐之孫，是吳越第五個國王。　　納土：獻出土地。指宋平江南時，錢俶獻出所管十三州地方歸宋。

　　③鄆：鄆州。今山東東平。

　　④一旦：一日。

　　⑤父同産：與父親同父母所生。指錢乙的姑母。《宋史·錢乙傳》："姑嫁呂氏。"

　　⑥呂將歿：姑母將死時。呂，當指姑母，非指呂君。《聚珍本》作"姑將歿"。

　　⑦跡："迹"的異體字。追踪。

　　⑧行服：謂穿孝服居喪。

　　⑨祭享：陳列祭品祀神供祖。

　　乙始以顱顖方著山東①。元豐中②，長公主女有疾，召使視之，有功，奏授翰林醫學③，賜緋④。明年，皇子儀國公病瘛瘲⑤，國醫未能治。長公主朝，因言錢乙起草野，有異能，立召入，進黄土湯而愈⑥。神宗皇帝召見褒諭⑦，且問黄土所以愈疾狀。乙對曰："以土勝水，木得其平，則風自止⑧。且諸醫所治垂愈⑨，小臣適當其愈⑩。"天子悅其對，擢太醫丞⑪，賜紫衣金魚⑫。自是戚里貴室⑬，逮士庶之家，願致之⑭，無虛日。其論醫，諸老宿莫能持難⑮。俄以病免⑯。哲宗皇帝復召宿直禁中⑰。久之，復辭疾賜告⑱，遂不復起。

乙本有羸疾，性簡易⑲，嗜酒，疾屢攻，自以意治之，輒愈。最後得疾，憊甚，乃歎曰："此所謂周痹也，周痹入藏者死，吾其已夫！"已而曰："吾能移之，使病在末⑳。"因自製藥，日夜飲之，人莫見其方。居亡何㉑，左手足攣不能用，乃喜曰："可矣！"又使所親登東山㉒，視菟絲所生，秉火燭其下，火滅處㽍之㉓，果得茯苓，其大如斗，因以法啖之㉔，閱月而盡㉕。繇此雖偏廢㉖，而氣骨堅悍，如無疾者。退居里舍，杜門不冠履㉗，坐臥一榻上，時時閱史書雜說，客至，酌酒劇談。意欲之適㉘，則使二僕夫輿之㉙，出沒閭巷，人或邀致之，不肯往也。病者日造門，或扶攜襁負，纍纍滿前㉚。近自鄰井，遠或百數十里，皆授之藥，致謝而去。

①顱囟方：小兒方。世無《顱囟方》。今傳《顱囟經》，兒科方書名，係《四庫全書》輯自《永樂大典》，又題為《師巫顱囟經》。首骨為顱，腦蓋為囟，因小兒出生，顱囟未合，故中醫以顱囟作小兒的代稱。

②元豐：宋神宗趙頊（xù 旭）年號（公元 1078～1085 年）。

③翰林醫學：醫官名。屬翰林醫官院，等級為從九品。

④賜緋（fēi 非）：賜給赤色絲帛官服。神宗時，官至六品才能服緋，因錢乙未至六品，特賜緋服。

⑤瘛瘲（chì zòng 赤縱）：手足痙攣之疾。俗名抽風。亦稱"瘈瘲"、"瘲瘈"。

⑥黃土湯：《金匱要略》方。功能溫陽健脾，養血止血。

⑦褒諭：誇獎并告知眾人。

⑧"以土"三句：瘛瘲病多屬風，須平肝木。黃土湯補脾陽，脾屬土，土旺則制水，水受制，則肝木自平而風止。

⑨垂：接近。

⑩適當：恰逢。

⑪擢（zhuó 灼）：提拔。

⑫紫衣：官服之一種。宋制，官至四品始服紫衣，不及者則賜紫。　金魚：金飾的魚符。又稱金魚袋，又名魚符。

⑬戚里：借指外戚。

⑭致：邀請。

⑮老宿：指年老而有名望的人。　持難（nàn）：自持己見而問難。

⑯俄：不久。

⑰宿直：夜間值班。　禁中：指帝王所居宮內。

⑱賜告：準予告假。

⑲簡易：直率。

⑳末：四肢。

㉑居亡何：過了不久。

㉒東山：在今山東昌邑東。

㉓斸（zhú燭）：掘取。

㉔嗽："咳"的異體字。

㉕閱月：經過一個月。閱，經歷。

㉖繇：通"由"。從。

㉗杜門：閉門。　　不冠履（jù巨）：不戴帽，不穿鞋。

㉘之適：皆動詞"到……去"。

㉙輿：抬。

㉚纍纍：衆多貌。纍，"累"的異體字。

初，長公主女病泄利，將殆。乙方醉，曰："當發疹而愈。"駙馬都尉以爲不然①，怒責之，不對而退。明日，疹果出，尉喜，以詩謝之。

廣親宗室子病②，診之曰："此可無藥而愈。"顧其幼，曰："此兒旦夕暴病驚人，後三日過午無恙。"其家恚曰："幼何疾？醫貪利動人乃如此！"明日果發癇甚急，復召乙治之，三日愈。問何以無疾而知。曰："火急直視③，心與肝俱受邪；過午者，心與肝所用時當更也④。"

宗室王子病嘔泄，醫以藥溫之，加喘。乙曰："病本中熱，脾且傷，奈何以剛劑燥之？將不得前後溲。"與石膏湯⑤。王與醫皆不信，謝罷。乙曰："毋庸，復召我⑥！"後二日，果來召，適有故不時往⑦，王疑且怒，使人十數輩趣之至⑧，曰："固石膏湯證也。"竟如言而效。

有士人病欬，面青而光，其氣哽哽⑨。乙曰："肝乘肺，此逆候⑩。若秋得之可治，今春不可治⑪。"其家祈哀，彊之與藥。明日，曰："吾藥再瀉肝而不少卻⑫，三補肺而益虛，又加脣白，法當三日死。然安穀者過期，不安穀者不及期，今尚能粥，居五日而絕。"

有妊婦得疾，醫言胎且墮。乙曰："娠者五藏傳養，率六旬乃更⑬，誠能候其月，偏補之⑭，何必墮？"已而子母皆得全。

又乳婦因大怒而病，病雖愈，目張不得瞑。人不能曉，以問乙。乙曰："煑郁李酒飲之，使醉則愈。所以然者，目系內連肝膽，恐則氣結，膽衡不下⑮，惟郁李去結，隨酒入膽，結去膽下，目則能瞑矣。"如言而效。

一日過所善翁，聞兒嗁⑯，愕曰："何等兒聲？"翁曰："吾家孿生二男子。"乙曰："謹視之，過百日乃可保⑰。"翁不懌⑱。居月餘，皆斃。

①駙馬都尉：官名。魏晉以後，凡與公主婚配的人，皆拜駙馬都尉。

②“廣親”五字：指《小兒藥證直訣》一書中所載廣親宅二大王的兒子七太尉。廣親，宅名，宋代皇親秦王德芳子孫的府第，見《續資治通鑒長編》卷一百六十一。宗室，皇族。

③火急：指面部所現赤色甚重，心屬火，此係心受邪。　　直視：眼珠定視，肝主目，此係肝受邪。

④“過午者”二句：過午以後，肝心旺盛之時已經推移，病勢即可漸退。所用時，指寅卯屬木，巳午屬火，故自寅至午，皆心肝所用時。

⑤石膏湯：《外臺秘要》方，又名三黃石膏湯。功用清熱解毒。

⑥“毋庸”二句：不用（石膏湯），還得來找我。庸，用。

⑦故：事。

⑧趣（cù 促）：逼使。

⑨哽哽：呼吸阻塞不暢貌。

⑩“肝乘肺”二句：肝乘肺，是木侮金，故稱逆候。乘，侵凌。

⑪“若秋得之”二句：肺屬金，旺於秋，金能克肝木，故“若秋得之可治”；肝屬木，旺於春，木反侮肺金，使金更虛，故言“春不可治”。

⑫再：兩次。　　卻：“却”的異體字。減退。

⑬“娠者”二句：謂胎兒在母腹，由母親的五臟相遞滋養，大致六十天更換一臟。說見孫思邈《千金要方》卷一引徐之才《逐月養胎方》。率（shuài 帥），通常。

⑭偏補之：按胎兒月數和五臟傳養次序，偏補母體某一臟。

⑮膽衡不下：膽氣偏盛，橫逆不下。衡，通“橫”。

⑯嗁：“啼”的異體字。

⑰保：“保”的異體字。

⑱懌（yì 益）：高興。

　　乙爲方博達，不名一師，所治種種皆通，非但小兒醫也。於書無不闚①，他人靳靳守古②，獨度越縱舍③，卒與法合。尤邃本艸④，多識物理，辨正闕誤。人或得異藥，或持異事問之，必爲言出生本末，物色名貌，退而考之，皆中。末年攣痹浸劇⑤，其嗜酒喜寒食，皆不肯禁。自診知不可爲，召親戚訣別，易衣待盡，享年八十二，終於家，所著書有《傷寒論指微》五卷、《嬰孺論》百篇。一子早世⑥，二孫今見爲醫。

①闚：“窺”的異體字。看。

②靳靳（jìn jìn 近近）：固執。

③度越縱舍：謂錢乙治病超越或舍弃古人的成法。

④邃（suì 歲）：精通。

⑤浸（jìn 近）：逐漸。亦作“寖”。

⑥世：“死”的婉言。

劉跂曰：乙非獨其醫可稱也，其篤行似儒①，其奇節似俠②，術盛行而身隱約③，又類夫有道者。數謂余言："曩學六元五運④，夜宿東平王塚巔觀氣象⑤，至逾月不寐。今老且死，事誠有不在書者，肯以三十日暇從我，當相授。"余笑謝弗能，是後遂不復言。嗚呼！斯人也，如欲復得之，難哉！沒後，余聞其所治驗尤衆，東州人人能言之，剟其章章者著之篇⑥，異時史家序方術之士⑦，其將有考焉。

①篤行：行爲淳厚，純正踏實。
②奇節：奇特的節操。
③隱約：潛藏。謂不願爲官顯名。
④曩（nǎng 攘）：先時。　　六元五運：五運六氣學説。
⑤東平王：漢光武帝第八子劉蒼封爲東平王。
⑥"剟（duō 多）其"五字：摘取那些明顯的治驗。剟，摘取。章章，亦作"彰彰"，顯著。
⑦序：爲……作傳。

閱讀實踐（4）

（一）本篇内容要點

1. 詞語注釋

①一旦　②跡（父）　③瘈瘲　④垂（愈）　⑤適當　⑥擢（太醫丞）　⑦願致（之）　⑧老宿　⑨俄（以）　⑩宿直（禁中）　⑪賜告　⑫簡易　⑬（在）末　⑭亡何　⑮厲（之）　⑯噉（之）　⑰閱月　⑱繇（此）　⑲杜門　⑳纍纍　㉑（毋）庸　㉒（有）故　㉓趣（之）　㉔（少）卻　㉕率（六旬）　㉖（膽）衡　㉗（不）懌　㉘（不）闋　㉙靳靳　㉚（尤）邃　㉛浸（劇）　㉜（早）世　㉝篤行　㉞隱約　㉟曩（學）　㊱剟（其）　㊲章章

2. 文意理解

①作者是如何評價錢乙的？
②如何準確解釋下列三句話？
"以土勝水，木得其平，則風自止。""過午者，心與肝所用時當更也。""肝乘肺，此逆候。若秋得之可治，今春不可治。"

（二）課外閱讀

醫之爲藝誠難矣而治小兒爲尤難自六歲以下黃帝不載其説始有顱顖經以占壽夭死生之候則小兒之病雖黃帝猶難之其難一也脈法雖曰八至爲和平十至爲有病然小兒脈微難見醫爲持脈又多驚啼而不得其審其難二也脈既難憑必資外證而

其骨氣未成形聲未正悲啼喜笑變態不常其難三也問而知之醫之工也而小兒多未能言言亦未足取信其難四也臟腑柔弱易虛易實易寒易熱又所用多犀珠龍麝醫苟難辨何以已疾其難五也種種隱奧其難固多余嘗致思於此又目見庸醫妄施方藥而殺之者十常四五良可哀也蓋小兒治法散在諸書又多出於近世臆說汗漫難據求其要妙豈易得哉太醫丞錢乙字仲陽汶上人其治小兒該括古今又多自得著名於時其法簡易精審如指諸掌（宋·閻孝忠《小兒藥證直訣·原序》）

　　①作者認爲小兒病難治的原因有哪幾種？

　　②序文的主要篇幅分析什麼問題？

五、丹溪翁傳

【提要】　本文節選自四部叢刊初編縮印本《九靈山房集》卷十。作者戴良（公元 1317~1383 年），字叔能，號九靈山人，浦江（今屬浙江，與義烏相鄰）人，元代學者。他通曉經史百家及醫卜釋老學說，著有《九靈山房集》。集中載有醫學著作多篇。本文全面記述朱丹溪的生平事迹和醫學理論，詳細介紹他拜師學醫，繼承和發展劉完素、張從正、李杲三家學說的經過，并提出"相火論"和"陽常有餘，陰常不足"的滋陰學派觀點。文章還贊揚他不泥古法、誨人不倦等品質。《四庫全書總目提要·醫家類》說："觀戴良作朱震亨傳，知丹溪之學與宣和局方之學爭也。"應該成爲我們學習這篇文章的重要提示。由於醫學理論部分過長，多有刪節。

丹溪翁者，婺之義烏人也①，姓朱氏，諱震亨②，字彥修，學者尊之曰丹溪翁。翁自幼好學，日記千言。稍長，從鄉先生治經，爲舉子業。後聞許文懿公得朱子四傳之學③，講道八華山，復往拜焉。益聞道德性命之說④，宏深粹密，遂爲專門。一日，文懿謂曰："吾卧病久，非精於醫者，不能以起之。子聰明異常人，其肯游藝於醫乎⑤？"翁以母病脾，於醫亦粗習，及聞文懿之言，即慨然曰："士苟精一藝，以推及物之仁⑥，雖不仕於時，猶仕也。"乃悉焚棄向所習舉子業，一於醫致力焉⑦。

①婺（wù 務）：婺州。今浙江金華地區。　義烏：金華所轄市。
②諱：指己故尊長的名。
③許文懿：元代理學家許謙，金華人，自號白雲山人，著有《讀書叢說》、《白雲集》等。　朱子四傳之學：朱子指宋代理學家朱熹。他的學說初傳其婿黃幹，再傳於何基，三傳於王柏，四傳於金履祥。許文懿雖爲金履祥的學生，亦曾受業於王柏，故云。
④益：逐漸。　道德性命之說：指朱熹的"性理之學"。認爲人與物之性都是天生的，人性是天道在人身上的體現。
⑤游藝：修習技藝。
⑥"以推及"句：把愛己的仁愛之心推及到衆人身上。及物之仁，謂由愛己而及於衆人的仁愛。物，萬物，此指衆人。
⑦一：專一。

時方盛行陳師文、裴宗元所定大觀二百九十七方①，翁窮晝夜是習。既而悟曰："操古方以治今病，其勢不能以盡合。苟將起度量，立規矩，稱權衡②，必也《素》、《難》諸經乎！然吾鄉諸醫鮮克知之者③。"遂治裝出游，求他師而叩之。乃渡浙河④，走吳中⑤，出宛陵⑥，抵南徐⑦，達建業，皆無所遇。及還武林⑧，忽有以其郡羅氏告者。羅名知悌，字子敬，世稱太無先生，宋理宗朝寺人⑨，學精於醫，得金劉完素之再傳⑩，而旁通張從正、李杲二家之説⑪。然性褊甚⑫，恃能厭事，難得意。翁往謁焉，凡數往返，不與接。已而求見愈篤，羅乃進之，曰："子非朱彦修乎？"時翁已有醫名，羅故知之。翁既得見，遂北面再拜以謁，受其所教。羅遇翁亦甚懽，即授以劉、張、李諸書，爲之敷揚三家之旨⑬，而一斷於經⑭，且曰："盡去而舊學，非是也⑮。"翁聞其言，渙焉無少凝滯於胸臆⑯。居無何，盡得其學以歸。

① "大觀"八字：指《校正太平惠民和劑局方》，簡稱《局方》。北宋徽宗大觀年間，由太醫陳師文、裴宗元等將當時太醫局熟藥所的處方校正補充而成。

② "苟將"三句：如果要樹立法度，建立規矩，確立準則。語見本教材《醫案六則》第一則。苟，如果。

③鮮（xiǎn 顯）：少。　克：能。

④浙河：錢塘江。又名之江、淛江。

⑤吳中：今江蘇吳縣。春秋時爲吳國都城，故稱吳中。

⑥宛陵：今安徽宣城。

⑦南徐：今江蘇鎮江。

⑧武林：原爲山名，即今浙江靈隱山、天竺諸山。後指稱杭州。

⑨宋理宗：南宋皇帝趙昀，公元 1224～1264 年在位。　寺人：宮中近侍。

⑩再傳：羅知悌從荆山浮屠學醫，荆山浮屠又從劉完素學醫，故云。

⑪旁：廣泛。

⑫褊：謂心胸狹隘。

⑬敷揚：傳播宣揚。

⑭一：完全。

⑮ "盡去"二句：全部抛弃你過去所學，因爲那些是不正確的。

⑯渙焉：消散貌。　凝滯：猶困阻。指疑難。

鄉之諸醫泥陳、裴之學者，聞翁言，即大驚而笑且排①，獨文懿喜曰："吾疾其遂瘳矣乎！"文懿得末疾，醫不能療者餘十年，翁以其法治之，良驗。於是諸醫之笑且排者，始皆心服口譽。數年之間，聲聞頓著②。翁不自滿足，益以三家之説推廣之。謂劉、張之學，其論臟腑氣化有六③，而於濕熱相火三氣致病爲最多，遂以推陳致新瀉火之法療之，此固高出前代矣。然有陰虛火動，或陰陽兩虛濕熱自盛者，又當消息而用之④。謂李之論飲食勞倦，內傷脾胃，則胃脘之陽不能以升舉，并及心肺之氣，陷入中焦，而用補中益氣之劑治之，此亦前人之所無也。然天不足於西北，地不滿於東南⑤。天，陽也；地，陰也。西北之人，陽氣易於降；東南之人，陰火易於升。苟不知此，而徒守其法，則氣之降者固可愈，而於其升者亦從而用之，吾恐反增其病矣。乃以三家之論，去其短而用其長，又復參之以太極之理⑥，《易》《禮記》《通書》《正蒙》諸書之義⑦，貫穿《內經》之言，以尋其指歸⑧。而謂《內經》之言火，蓋與太極動而生陽、五性感動之說有合⑨；其言陰道虛⑩，則又與《禮記》之養陰意同⑪。因作《相火》及《陽有餘陰不足》二論，以發揮之。

①而笑且排：又譏笑又排斥。

②聲聞（wèn問）：聲譽。

③"其論"句：劉完素、張從正論述臟腑感受致病之氣，有風、寒、暑、濕、燥、火六種。

④消息：斟酌。

⑤"天不足"十二字：古人以天爲陽，地爲陰。西北地區氣候寒冷，陰盛而陽不足；東南地區氣候溫熱，陽盛而陰不足。語見《素問·陰陽應象大論》。

⑥太極：指衍生萬物之本原。

⑦通書：北宋周敦頤所著《周子通書》。主要內容是闡發《太極圖說》的理論，朱熹有注。　　正蒙：書名。北宋張載所著。認爲宇宙萬物皆源於氣。朱熹有注。

⑧尋：探求。　　指歸：主旨。

⑨五性感動：語出周敦頤《太極圖說》。原意指五行各有一性，變化而生萬物。丹溪引用爲人的五臟之性，認爲凡動皆屬火。

⑩陰道虛：指內傷所致陰氣不足。語見《素問·太陰陽明論》。

⑪養陰意：朱震亨《格致餘論·陽有餘陰不足論》："《禮記》注曰：惟五十然後養陰者有以加。"故云。

於是，翁之醫益聞。四方以病來迎者，遂輻湊於道①，翁咸往赴之。其所治病凡幾②，病之狀何如，施何良方，飲何藥而愈，自前至今，驗者何人，何縣里，主名，得諸見聞，班班可紀③。

浦江鄭義士病滯下，一夕忽昏仆，目上視，溲注而汗泄。翁診之，脈大無倫④，即告曰："此陰虛而陽暴絕也，蓋得之病後酒且內⑤，然吾能愈之。"即命治人參膏，而且促灸其氣海。頃之手動，又頃而唇動。及參膏成，三飲之甦矣。其後服參膏盡數斤，病已。

天臺周進士病惡寒⑥，雖暑亦必以綿蒙其首，服附子數百⑦，增劇。翁診之，脈滑而數，即告曰："此熱甚而反寒也。"乃以辛涼之劑，吐痰一升許，而蒙首之綿減半；仍用防風通聖飲之⑧，愈。周固喜甚，翁曰："病愈後須淡食以養胃，內觀以養神⑨，則水可生，火可降；否則，附毒必發，殆不可救。"彼不能然，後告疽發背死。

一男子病小便不通，醫治以利藥，益甚。翁診之，右寸頗弦滑，曰："此積痰病也，積痰在肺。肺爲上焦，而膀胱爲下焦，上焦閉則下焦塞，辟如滴水之器⑩，必上竅通而後下竅之水出焉。"乃以法大吐之，吐已，病如失。

一婦人産後有物不上如衣裾⑪，醫不能喻。翁曰："此子宮也，氣血虛，故隨子而下。"即與黃芪當歸之劑，而加升麻舉之，仍用皮工之法⑫，以五倍子作湯洗濯，皺其皮⑬。少選⑭，子宮上。翁慰之曰："三年後可再生兒，無憂也。"如之。

一貧婦寡居病癩，翁見之惻然，乃曰："是疾世號難治者，不守禁忌耳。是婦貧而無厚味，寡而無欲，庶幾可療也。"即自具藥療之，病愈。後復投四物湯數百⑮，遂不發動。

翁之爲醫，皆此類也。

①輻湊：亦作"輻輳"。聚集。

②凡幾：共計多少。

③班班：明顯貌。　　紀：通"記"。記載。

④倫：次序。

⑤内：謂行房事。

⑥天臺：縣名。屬浙江。

⑦百："日"之訛字。《格致餘論》作"日"，是。

⑧仍：又。　　防風通聖：劉完素《宣明論方》方。功用清熱解毒，通裏解表。

⑨内觀：即内視。謂不觀外物，絶念無想。

⑩辟：通"譬"。譬喻。　　滴水之器：水滴。注水以供磨墨用的文具。亦稱水注。

⑪衣裾（jū 居）：衣襟。

⑫皮工之法：制革工匠的方法。皮工以五倍子浸水，將生皮浸泡，使之柔軟，然後製皮革。

⑬皺其皮：使子宮收縮。

⑭少選：一會兒。

⑮四物湯：《太平惠民和劑局方》方。功用補血、和氣、調經。　　百："日"之訛字。

蓋其遇病施治，不膠於古方，而所療則中；然於諸家方論，則靡所不通。他人靳靳守古，翁則操縱取捨，而卒與古合。一時學者咸聲隨影附，翁教之亹亹忘疲①。

翁春秋旣高，乃徇張翼等所請②，而著《格致餘論》、《局方發揮》、《傷寒辨疑》、《本草衍義補遺》、《外科精要新論》諸書，學者多誦習而取則焉。

　　翁簡愨貞良③，剛嚴介特④，執心以正，立身以誠，而孝友之行，實本乎天質。奉時祀也⑤，訂其禮文而敬泣之⑥。事母夫人也，時其節宣以忠養之⑦。寧歉於己，而必致豐於兄弟；寧薄於已子，而必施厚於兄弟之子。非其友不友⑧，非其道不道。好論古今得失，慨然有天下之憂。世之名公卿多折節下之⑨，翁爲直陳治道，無所顧忌。然但語及榮利事，則拂衣而起⑩。與人交，一以三綱五紀爲去就⑪。嘗曰："天下有道，則行有枝葉；天下無道，則辭有枝葉⑫。夫行，本也；辭，從而生者也。"苟見枝葉之辭，去本而末是務，輒怒溢顔面，若將浼焉⑬。翁之卓卓如是⑭，則醫特一事而已。然翁講學行事之大方⑮，已具吾友宋太史濂所爲翁墓誌⑯，兹故不録，而竊録其醫之可傳者爲翁傳，庶使後之君子得以互考焉。

　　①亹亹（wěi wěi 偉偉）：勤奮不倦貌。

　　②徇：順從。

　　③簡愨（què 却）貞良：宋·蘇洵《謚法》云"一德不懈曰簡"，"行見中外曰愨"，"清白守節曰貞"，"温良好樂曰良"。

　　④剛嚴介特：剛毅、嚴肅、獨特不凡。

　　⑤時祀：四時的祭祀。

　　⑥訂：效法。　　禮文：指禮樂儀制。

　　⑦時：通"伺"。侍奉。　　節宣：此指飲食起居。

　　⑧"非其友"句：不是那種可作朋友的人不結交。語見《孟子·公孫丑上》。

　　⑨折節下之：屈身向他請教。

　　⑩拂衣：猶拂袖。表示憤怒。

　　⑪三綱五紀：即三綱五常，封建社會的倫理道德準則。君臣、父子、夫婦爲三綱，仁、義、禮、智、信爲五常。　　去就：謂絶交或親近。

　　⑫"天下"四句：意爲天下行正道時，人們的行爲美好；天下不行正道時，人們的言辭虚華。語見《禮記·表記》。

　　⑬浼（měi 美）：玷污。

　　⑭卓卓：超群不凡貌。

　　⑮大方：猶大略。

　　⑯宋太史濂：宋濂，曾任編修《元史》總裁，故稱宋太史。參見本書《贈賈思誠序》。生平與丹溪友善，作墓志《故丹溪先生朱公石表辭》，載於《宋學士全集》卷五十，又附録於《丹溪心法》內。

　　論曰：昔漢嚴君平①，博學無不通，賣卜成都。人有邪惡非正之問，則依蓍龜爲陳其利害②。與人子言，依於孝；與人弟言，依於順；與人臣言，依於忠。史稱其風聲氣節③，足以激貪而厲俗④。翁在婺得道學之源委⑤，而混迹於醫。

或以醫來見者，未嘗不以葆精毓神開其心⑥。至於一語一默，一出一處⑦，凡有關於倫理者，尤諄諄訓誨，使人奮迅感慨激厲之不暇⑧。左丘明有云："仁人之言，其利溥哉⑨！"信矣。若翁者，殆古所謂直諒多聞之益友⑩，又可以醫師少之哉⑪？

①嚴君平：名遵，西漢蜀郡（今成都）人。賣卜於成都街頭，以忠孝信義教人，終身不仕。下文所述事迹，引自《漢書·王吉等傳序》。

②利害：義偏於"害"。禍害。

③風聲：聲望。　氣節：志氣節操。

④"激貪"五字：抑制貪婪之風，勸勉良好世俗。厲，同"勵"，勸勉。

⑤源委：指水的發源與歸宿。語本《禮記·學記》。引申爲事情的本末。

⑥葆精毓神：保全精氣，養育神氣。葆，通"保"。毓，養育。

⑦"一語"八字：或舉動，或沉默；或出仕，或隱退。語見《周易·系辭上》。一，或。

⑧激厲：激昂高亢。　不暇：來不及。

⑨"仁人"二句：仁德之人的教誨，它的益處廣大呀！《左傳·昭公三年》作"仁人之言，其利博哉"。溥、博，皆廣大之義。

⑩"直諒"七字：正直、誠信、博學的良師益友。語見《論語·季氏》。諒，誠實可信。

⑪少（shǎo）：輕視。

閱讀實踐（5）

（一）本篇內容要點

1. 詞語注釋

①諱（震亨）　②益（聞）　③鮮（克）　④（鮮）克　⑤寺人　⑥旁（通）　⑦褊（甚）　⑧一（斷）　⑨渙（焉）　⑩聲聞　⑪消息　⑫尋（其）　⑬指歸　⑭輻湊　⑮班班　⑯（可）紀　⑰（無）倫　⑱內觀　⑲辟（如）　⑳少選　㉑亹亹　㉒（乃）徇　㉓拂衣　㉔（將）涗　㉕卓卓　㉖大方　㉗利害　㉘風聲　㉙源委　㉚毓（神）　㉛一（語）　㉜不暇　㉝溥（哉）　㉞（直）諒　㉟少（之）

2. 文意理解

①"盡去而舊學，非是也"的意思是什麼？羅知悌爲何對朱震亨提出這個要求？

②"時方盛行陳師文、裴宗元所定大觀二百九十七方，翁窮晝夜是習。既而悟曰：'操古方以治今病，其勢不能以盡合。苟將起度量，立規矩，稱權衡，必也《素》、《難》諸經乎！'"這段話反映朱震亨對局方之學持何態度？

③"浦江鄭義士病滯下"一段所述證候、病因、病機分別是什麼？

3. 背誦

最後一段。

（二）課外閱讀

素問載道之書也詞簡而義深去古漸遠衍文錯簡仍或有之故非吾儒不能讀學者以易心求之宜其茫若望洋淡如嚼蠟遂直以爲古書不宜於今厭而棄之相率以爲局方之學間有讀者又以濟其方技漫不之省醫道隱晦職此之由可歎也震亨三十歲時因母之患脾疼衆工束手由是有志於醫遂取素問讀之三年似有所得又二年母氏之疾以藥而安因追念先子之内傷伯考之瞀悶叔考之鼻衄幼弟之腿痛室人之積痰一皆殁於藥之誤也心膽摧裂痛不可追然猶慮學之未明至四十歲復取而讀之顧以質鈍遂朝夕鑽研缺其所可疑通其所可通又四年而得羅太無諱知悌者爲之師因見河間戴人東垣海藏諸書始悟濕熱相火爲病甚多又知醫之爲書非素問無以立論非本草無以立方有方無論無以識病有論無方何以模仿夫假說問答仲景之書也而詳於外感明著性味東垣之書也而詳於内傷醫之爲書至是始備醫之爲道至是始明由是不能不致疑於局方也局方流行自宋迄今罔間南北翕然而成俗豈無其故哉徐而思之濕熱相火自王太仆注文已成湮沒至張李諸老始有發明人之一身陰不足而陽有餘雖諄諄然見於素問而諸老猶未表章是宜局方之盛行也震亨不揣荒陋陳於編冊并述金匱之治法以證局方之未備間以己意附之於後古人以醫爲吾儒格物致知之一事故目其篇曰格致餘論未知其果是否耶後之君子幸改而正諸（元·朱震亨《格致餘論·序》）

①作者批評當時社會在學習《素問》上存在哪些錯誤態度？

②作者爲何將其書命名爲《格致餘論》？

六、明處士江民瑩墓志銘

【提要】本文選自 1957 年人民衛生出版社影印本《名醫類案·附錄》。作者汪道昆（公元 1525～1593 年），字伯玉，號太函南溟，歙（今安徽歙縣）人。官至兵部左侍郎。善文，著有《太函集》。江瓘與其子應宿共同所編《名醫類案》十二卷，集明代以前醫案之大成。該書采集上自《史記》、下迄明代的治驗醫案，詳述病情、方藥，後列江瓘的評注，分 205 門。本文以墓志銘形式記述江瓘的生平事迹。他早年喪母，立志仕途，屢試不第，積勞成疾，遂弃仕途而潜心醫學，雖身居素位，但關心國事。作者是江瓘的同鄉好友，文中飽含深厚情誼，實爲銘文佳作。

當世以布衣稱作者，無慮數十家①，乃若質行雅馴②，則余竊多江民瑩③。頃，民瑩將捐館舍④，遺季公民璞書曰⑤："平生知我者，唯季若汪中丞⑥，願季爲狀⑦，中丞爲銘⑧，幸須臾無死，猶及見之，死且不朽。"往，余爲民瑩立傳，曾未得其什二三，乃今要我以平生之言⑨，奈何負民瑩地下？遂受季公狀，摭其軼事志之⑩。

①無慮：大約。

②乃若：至於。　　雅馴：文辭典雅有法。

③多：稱贊。

④捐館舍："死"的婉言。

⑤遺（wèi 胃）：給予。　　季公民璞：江瓘最小的弟弟江民璞。季，排行在最後。

⑥若：連詞。和。　　汪中丞：指汪道昆。中丞，官名。

⑦狀：行狀。文體名稱。記述死者生平事迹的文章。亦稱行述。

⑧銘：文體名稱。多刻在碑版或器物上，用以稱功德或自警。此指墓志銘。

⑨乃今：而今。　　要（yāo 腰）：邀請。

⑩摭（zhí 直）：拾取。　　軼事：不見於正式記載的事迹。　　志：記述。

志曰：江處士瓘，歙人，世家篁南①，字民瑩，贈尚書郎終慕公第三子也②。幼負奇氣，顧猶跳梁③。年十四，母鄭安人以暴疾終④，既含不瞑⑤。民瑩拊棺號哭曰："母其以二三子未樹邪？所不夙夜以求無忝者⑥，有如此木⑦！"遂瞑。自是折節爲學⑧，務以身先季公⑨。乃從故太守吳先生受詩。吳先生間得李獻吉賦詩若干篇示民瑩⑩。民瑩心獨喜，終日誦之，嘗竊傚爲詩，有近似者。初試縣官，不利。父命之商，民瑩則商，孳孳務脩業⑪。會督學使者蕭子雝行縣⑫，並舉民瑩、民璞補縣諸生⑬。又明年應鄉試，復不利。民瑩慚，自憤不務稼而罪歲凶，何爲乎？遂下帷讀書^⑭，歷寒暑，窮日夜，不遺餘力。民璞請少息，毋已太勞^⑮。民瑩愀然曰：“季子遊困而歸^⑯，由發憤起；縱自愛，而忘而母不暝邪^⑰？”頃之病作，一夕嘔血數升，延醫十餘曹^⑱，不效。因涉獵醫家指要^⑲，自藥而瘳，此治本業如初，又復病，釋業復瘳，遞病遞瘳，蓋十年往矣^⑳。乃歎曰：“顯親揚名，即男子所有事，彼亦儻然而來者耳^㉑；顧輕身以希必獲，謂父母遺體何^㉒？”遂謝學官，罷舉子業。日鍵關^㉓，坐便坐^㉔，几上置《離騷》、《素問》諸書，臥起自如，不問梱外事^㉕，即家務左右棼起^㉖，終不入於心，由是就業益多，神益王矣^㉗。

①篁（huáng 皇）南：今安徽歙縣。江瓘（guàn 貫）自號篁南山人。

②“贈尚書郎”句：江瓘父死後追封尚書郎。終慕是江瓘父之字。贈，死後追封爵位。

③跳梁：頑皮。

④安人：封建王朝給婦女封贈的稱號。明代六品官之妻封安人。

⑤含：同“琀”。古代放在死者口中的珠、玉、米、貝等物。此作“死”的婉言。

⑥“所不夙夜”句：意爲如果不做到早起晚睡，以求不辱没父母的話。語本《詩經·小雅·小宛》。所，假如。無忝（tiǎn 舔），無愧於。

⑦有如：古人誓詞中的常用語。

⑧折節：謂强自克制，改變平日志向。

⑨先：居前。此謂作表率。

⑩間（jiàn 見）：偶爾。　李獻吉：李夢陽（公元 1473～1530 年），字天賜，又字獻吉，號空同子，明代文學家，有《空同集》。

⑪孳孳：同“孜孜”。勤勉不懈。　脩業：經營產業。亦作“修業”。

⑫會：恰巧。　督學使者：官名。督察學政之職。　行：巡視。

⑬諸生：明、清兩代稱已入學的生員。

⑭下帷：閉門苦讀。此謂閉門。

⑮毋已：不能。

⑯季子：指戰國時的蘇秦。蘇秦，字季子。他“游困而歸，由發憤起”。事見《史記·蘇秦列傳》，又見《戰國策·秦策一》。

⑰“而忘”句：能忘了你我的母親死不暝目嗎？前“而”，通“能”。後“而”，代詞，指“你我二人”。

⑱曹：表人稱複數。

⑲指要：要旨。

⑳葢：“蓋”的异體字。　往：過去。

㉑儻（tǎng 躺）然而來：偶然得到。儻然，偶然。

㉒謂……何：即“如……何”。　父母遺體：父母給予自己的身體。

㉓鍵：門閂。

㉔便坐：指正房以外的別室。

㉕梱（kǔn捆）：門限。

㉖棼：雜亂。

㉗王：通"旺"。旺盛。

甲辰①，季公舉進士，民塋沾沾喜曰："幸哉！有此無傷母氏心，瞑可也！瞑可也！"民塋屬辭爾雅②，藉藉稱名家③。當是時，邑人王仲房、海陽人陳達甫，亦皆負論著而薄諸生④，相繼引去⑤。鄉大夫遊汝潛、汪正叔、方定之⑥，則尤推轂民塋⑦，郡中人士翕然附之。既而自託遠遊，將傾四海之士⑧，則之越之吳之楚，足跡徧於東南。會民璞徙官留都⑨，則之留都，習朝市之隱⑩；及拜信州太守⑪，則道信州⑫，出閩越⑬，謁武夷君⑭；其後兵備饒州⑮，則又道饒州，登匡廬⑯，汎彭蠡而下⑰。所至未嘗通謁，而縉紳學士爭願從遊⑱。歸語人曰："入其境，其士可知也。頃余入會稽⑲，探禹穴⑳，其士多奇；余歷吳門㉑，汎五湖而東㉒，其士放達㉓；楚有七澤㉔，泱泱乎大觀㉕，其士閎廓而多材㉖；秣陵爲高皇帝故都㉗，衣冠文物盛矣，四方豪傑，分曹而仕㉘，伏軾而遊㉙，蓋士之淵藪也㉚；大江以西，以匡廬勝，其士好脩㉛；閩越以武夷勝，其士倬詭㉜。遊方之内，此其大較也㉝。吾將爲方外遊矣㉞。"既又赴會稽，視仲子應宿病。應宿愈，民塋乃負病西歸。中道應宿刲股進之㉟，幸少間，亟乘舟就舍。病益深，季子應乾、季子婦程氏刲股遞進之。卒不起㊱，蓋乙丑八月二十六日也，距生宏治癸亥㊲，享年六十三。

①甲辰：此指公元1544年。

②屬（zhǔ主）辭爾雅：文章近於雅正。屬辭，連綴文辭以成文章。爾雅，近於雅正。

③藉藉（jí jí吉吉）：顯著盛大貌。

④負：依恃。

⑤引去：離去。

⑥遊汝潛：即游汝潛。字震得，婺源人，嘉靖進士，官至副都御史，曾爲《名醫類案》作序。遊，當爲"游"。　汪正叔：汪一中，字正叔，歙人，嘉靖進士，曾任江西副史等職。　方定之：方宏靜，字定之，歙人，嘉靖進士，官至南京戶部右侍郎。

⑦推轂（gǔ古）：薦舉。

⑧傾：欽慕。

⑨留都：古代王朝遷都後，在舊都常置官留守，稱留都。如明成祖遷都北京後，舊都南京爲留都。

⑩習：了解。　朝市：泛指塵世。

⑪信州：地名。今江西上饒。

⑫道：取道。

⑬閩越：古國名。今福建、浙南地區。亦作"閩粵"。

⑭武夷君：即武夷山。相傳漢武夷君居此，故名。

⑮饒州：鄱陽（今江西波陽）。

⑯匡廬：廬山的別名。

⑰彭蠡（lí 梨）：湖名。又名鄱陽湖。

⑱縉紳：舊時官宦的代稱。縉，同"搢"，插。紳，束腰的大帶。古代仕者，插笏（hù 戶）於紳，故稱。

⑲會（kuài 快）稽：此指會稽山，在今浙江紹興東南。

⑳禹穴：禹的墓地。在會稽山上。《史記·太史公自序》："上會稽，探禹穴。"

㉑吳門：古吳縣為春秋吳都，因稱吳門。即今蘇州。

㉒五湖：太湖及附近湖泊。

㉓放達：豪放豁達，不拘禮俗。

㉔七澤：指古時楚地諸湖泊。

㉕泱泱：弘大貌。

㉖閎（hóng 紅）廓：博大。

㉗秣陵：古縣名，今南京秦淮河以南。明洪武元年，太祖朱元璋建都於此。

㉘曹：古代分科辦事的官署。

㉙伏軾：乘車。軾，車前用作扶手的橫木。

㉚淵藪（sǒu 叟）：生長着很多草的湖。喻人或物聚集之地。

㉛好（hào 浩）脩：喜好修飾儀容。喻重視道德修養。

㉜倬詭：奇特。

㉝大較：大略。

㉞方外遊：謂尋仙訪道。

㉟刲（kuī 虧）股：割大腿肉。割股療親，古以為孝行。

㊱不起："死"的婉言。

㊲宏治癸亥：即公元 1503 年。宏治，即弘治，明孝宗年號，清代重印《名醫類案》時，為避清高宗愛新覺羅·弘曆（乾隆）諱，改為宏治。

居常于于近人①，一切無所失；及其操直言，引當否，不取苟容②。歲饑，浙有司下遏糶令③，輒引《春秋》大義上書部使者④，請罷之，語在集中，不具載。某子甲⑤，以貲爵萬戶⑥，會有疾，侮諸醫⑦。民瑩過萬戶家，讓萬戶⑧："公能以富貴驕人矣⑨，亦能以生死下士乎⑩？公之疾得士則生，不得則死，富貴無為也！"季公既貴，始立祖廟，屬民瑩定約法，脩祠事，以為常。即民瑩以處士之義終，功用未試，其於國事，則尤惓惓⑪，嘗著論言備邊事，犖然可採⑫。藉茅令得志⑬，其畫策何可勝窮⑭！乃今食不過上農，年不逮中壽，家人之產，蓋厪有存⑮，惜也！配臨溪吳氏⑯，舉子三⑰，長曰應元，仲、季即刲股者。茲當大事，將卜所宜，為之銘以待。銘曰：相彼良玉，胡然而終藏？爾有文德⑱，惡用乎珪璋⑲？相彼梁木，胡然而先撥⑳？爾有令名㉑，惡用乎黃髮？漸江東漸㉒，厥有新阡㉓；君子歸止，是曰九原㉔。

①于于：自得貌。

②苟容：屈從附和以取容於世。

③有司：官吏。古代設官分職，各有專司，故稱。　　遏糴（tiào 跳）：阻止賣出糧食。語見《孟子·告子下》。

④大義：正道。

⑤某子甲：某人。甲，代稱。

⑥以貲爵萬戶：用錢買個食禄萬戶的官爵。貲，"資"的异體字，錢財。

⑦侮：輕慢。

⑧讓：責備。

⑨驕人：傲視他人。

⑩下：鄙視。

⑪惓惓（quán quán 全全）：懇切貌。

⑫犁然：明辨貌。犁，"犁"的异體字。

⑬藉茀令：假如。亦作"藉第令"、"藉令"。

⑭畫策：謀劃策略。

⑮厪：通"僅"。才。亦作"廑"。

⑯配：配偶。　　臨溪：地名。今屬安徽。

⑰舉子：生子。

⑱文德：指禮樂教化。

⑲珪（guī 圭）璋：亦作"圭璋"。貴重的玉制禮器。孔穎達疏："圭璋，玉中之貴也……諸侯朝王以圭，朝后執璋。"此指爲官。

⑳"相彼梁木"二句：以棟梁的折斷，喻有德之人死亡。語本《禮記·檀弓上》。撥，折斷。

㉑令名：美好的名聲。

㉒漸江：浙江。　　東漸：向東流。

㉓阡：墳墓。

㉔九原：九泉。

閲讀實踐（6）

（一）本篇內容要點

1. 詞語注釋

①無慮　②多（江民瑩）　③捐館舍　④季（公）　⑤若（汪中丞）　⑥要（我）　⑦撝（其）　⑧軼事　⑨跳梁　⑩（既）含　⑪所（不）　⑫無忝　⑬間（得）　⑭孳孳　⑮

會（督學使者）　⑯行（縣）　⑰下帷　⑱（十餘）曹　⑲儻然　⑳梱（外事）　㉑益（多）　㉒（益）王　㉓爾雅　㉔藉藉　㉕推轂　㉖朝市　㉗縉紳　㉘泱泱　㉙淵藪　㉚大較　㉛方外遊　㉜刲股　㉝不起　㉞于于　㉟讓（萬戶）　㊱惓惓　㊲軥然　㊳藉苐令　㊴令名　㊵九原

2. 文意理解

①“自憤不務稼而罪歲凶”的意思是什麽？文中用以比喻何意？

②江民瑩引用事典“季子遊困而歸，由發憤起”的目的是什麽？

③江民瑩所到越、吳、楚三地有哪些人文景觀和風俗？

（二）課外閱讀

　　予讀褚氏遺書有曰博涉知病多診識脈屢用達藥嘗撫卷以爲名言山居僻處博歷何由於是廣輯古今名賢治法奇驗之迹類摘門分世采人列爲書曰名醫類案是亦褚氏博歷之意也自夫三墳墜而九邱湮方書繁而經論廢或指素難以語人鮮不以爲迂者醫之術日益濫觴通經學古世不多見昔鄭公孫僑聘於晉適晉侯有疾卜云實沈臺駘爲祟史莫之知乃問於僑僑具述高辛元冥之遺參汾主封之故四時節宣之道通國驚異以僑爲博物君子太史公作史記傳淳于意備書其治病死生主名病狀診候方脈詳悉弗遺蓋將以析同異極變化求合神聖之道以立權度於萬世軒岐俞扁之書匪直爲虛詼已也今予斯編雖未敢僭擬先哲然宣明往範昭示來學既不詭於聖經復易通乎時俗指迷廣見或庶幾焉耳學者譬之由規矩以求班因彀以求羿引而伸之遡流窮源推常達變將不可勝用矣書凡十二卷爲門一百八十有奇間附說於其下云嘉靖己酉莫秋既望撰（明·江瓘《名醫類案·自序》）

①《褚氏遺書》的名言是什麽内容？

②《名醫類案》取名之意是什麽？

③文中“由規矩以求班，因彀以求羿”是什麽意思？其中“班”、“羿”分別指誰？

七、《漢書·藝文志》序及方技略

【提要】　本文選自 1959 年中華書局校點本《漢書·藝文志》。標題另加。作者班固（公元 32～92 年），字孟堅，扶風（今陝西咸陽）人，東漢著名史學家。他繼承父親班彪的遺願，著述《漢書》，記載西漢自高祖劉邦元年（公元前 206 年）至王莽地皇四年（公元 23 年）二百餘年間的歷史，分十二紀、八表、十志、七十傳（其中《天文志》和八表由其妹班昭和同郡馬續完成），是研究西漢歷史的重要資料。《漢書·藝文志》在劉向、劉歆父子《別錄》和《七略》的基礎上編纂而成，是我國現存第一部官修群書目錄。《漢書·藝文志》共收書 38 種，596 家，13200 餘卷，分類簡述其學術思想的源流演變。總序也是先秦兩漢的學術史大綱。《方技略》分醫經、經方、神仙和房中四種，其中神仙、房中兩種，應正確對待。

　　昔仲尼没而微言絶①，七十子喪而大義乖②。故《春秋》分爲五③，《詩》分爲四④，《易》有數家之傳⑤。戰國從衡⑥，真僞分爭，諸子之言紛然殽亂。至秦患之⑦，乃燔滅文章⑧，以愚黔首。漢興，改秦之敗⑨，大收篇籍，廣開獻書之路。迄孝武世⑩，書缺簡脱⑪，禮壞樂崩，聖上喟然而稱曰："朕甚閔焉⑫！"於是建藏書之策⑬，置寫書之官，下及諸子傳説，皆充秘府。至成帝時⑭，以書頗散亡，使謁者陳農求遺書於天下⑮。詔光祿大夫劉向校經傳、諸子、詩賦⑯，步兵校尉任宏校兵書⑰，太史令尹咸校數術⑱，侍醫李柱國校方技。每一書已，向輒條其篇目⑲，撮其指意⑳，録而奏之。會向卒，哀帝復使向子侍中奉車都尉歆卒父業㉑。歆於是總羣書而奏其《七略》㉒，故有《輯略》㉓，有《六藝略》，有《諸子略》，有《詩賦略》，有《兵書略》，有《術數略》，有《方技略》。今删其要㉔，以備篇籍。

　　①没：同"殁"。死亡。

　　②"七十子"句：指孔子門下才德出衆的一部分學生。傳説孔子學生有三千人，其中七十二（一説七十七）人最優秀。七十子係舉其成數而言。

　　③"春秋"句：指傳注《春秋》的有左丘明、公羊高、穀梁赤及鄒氏、夾氏五家，今存前三家。

　　④詩分爲四：顏師古注引韋昭曰："謂毛氏、齊、魯、韓。"毛，指毛亨，齊指齊人轅固生，魯指魯人申培，韓指燕人韓嬰。今存毛亨一家，世稱《毛詩》。

　　⑤"易有"句：據《漢志·六藝略》，《易經》有施（仇）、孟（喜）、梁丘（賀）等數家之傳，今皆亡佚。

　　⑥從衡：指戰國七雄之間縱橫錯雜的政治形勢。即合縱連橫。從，同"縱"。

　　⑦患：憂慮。

⑧燔滅文章：《史記·秦始皇本紀》載秦始皇三十四年焚書，"非博士官所職，天下敢有藏詩、書、百家語者，悉詣守尉雜燒之。"但醫藥卜筮農書除外。

⑨敗：弊病。

⑩孝武：漢武帝劉徹。公元前 141～前 87 年在位。

⑪書：文字。

⑫閔：憂慮。

⑬建：公布。　　策：古代君王發布的教令文書。

⑭成帝：漢成帝劉驁。公元前 32～公元前 7 年在位。成帝河平三年（公元前 26 年）八月，令陳農向天下求遺書。

⑮謁者：秦漢官名。主管接待賓客事宜。

⑯光祿大夫：官名。掌顧問應對。　　劉向（公元前 77～前 6 年），字子政，沛人，西漢經學家、文學家及目錄學家。奉命校閱群書，著成《別錄》，有《新序》、《説苑》等書。

⑰步兵校尉：漢代武官官名。管轄宮城衛隊。

⑱數術：又稱"術數"。《數術略》分天文、曆譜、五行、蓍龜、雜占、形法六類。

⑲條：逐一登錄。

⑳指意：內容意義。劉向這部分著作名《別錄》，相當於後世的書目解題，已佚。

㉑"侍中"六字：漢代官名，皇帝近侍。掌御乘輿馬，皇帝出巡時要隨從奉侍。

歆：劉歆（公元？～23 年），字子駿，劉向之子。

㉒七略：我國最早的圖書分類目錄，已佚。

㉓輯略：各略大序的匯集。略，類。

㉔删：選取。

《黃帝內經》十八卷　　　　　　《外經》三十七卷

《扁鵲內經》九卷　　　　　　　《外經》十二卷

《白氏內經》三十八卷　　　　　《外經》三十六卷

《旁篇》二十五卷

右醫經七家，二百一十六卷①。

醫經者，原人血脈、經落、骨髓、陰陽、表裏②，以起百病之本③，死生之分，而用度箴石湯火所施④，調百藥齊和之所宜⑤。至齊之得，猶慈石取鐵⑥，以物相使。拙者失理，以瘉爲劇，以生爲死。

①二百一十六卷：所記爲一百七十五卷，少四十一卷。

②原：推究。　　落：通"絡"。

③起：闡發。

④用：用來。　　度（duó 奪）：揣度。　　箴：同"針"。　　火：指灸法。

⑤齊（jì 劑）和：指藥物的劑量。

⑥慈石：即磁石。慈，通"磁"。

《五藏六府痹十二病方》三十卷　　《五藏六府疝十六病方》四十卷

《五藏六府癉十二病方》四十卷①　《風寒熱十六病方》二十六卷

《泰始黃帝扁鵲俞拊方》二十三卷《五藏傷中十一病方》三十一卷

《客疾五藏狂顛病方》十七卷　　　《金瘡瘲瘲方》三十卷

《婦人嬰兒方》十九卷　　　　　　《湯液經法》三十二卷

《神農黃帝食禁》七卷

　右經方十一家②，二百七十四卷③。

　　經方者，本草石之寒溫④，量疾病之淺深，假藥味之滋⑤，因氣感之宜⑥，辯五苦六辛⑦，致水火之齊⑧，以通閉解結，反之於平。及失其宜者⑨，以熱益熱，以寒增寒，精氣內傷，不見於外，是所獨失也。故諺曰："有病不治，常得中醫⑩。"

　①癉（dàn旦）：顏師古注："癉，黃病。"

　②經方：漢代以前的方劑。

　③二百七十四卷：所記爲295卷，多21卷。

　④本：依據。

　⑤滋：汁液。此指藥物的作用。

　⑥"因氣感"句：依據四氣感應的適宜情況。如天熱要慎用熱藥，天寒當慎用寒藥之類。參見《素問·六元正紀大論》。因，依據。

　⑦辯：通"辨"。　　　五苦六辛：指五臟六腑所適用各種性味的藥物。

　⑧水火之齊：指寒凉與溫熱的藥劑。

　⑨及：至於。

　⑩中醫：中等水平的醫生。

《容成陰道》二十六卷①　　　　《務成子陰道》三十六卷②

《堯舜陰道》二十三卷　　　　　《湯盤庚陰道》二十卷③

《天老雜子陰道》二十五卷④　　《天一陰道》二十四卷⑤

《黃帝三王養陽方》二十卷　　　《三家內房有子方》十七卷

　右房中八家，百八十六卷⑥。

　　房中者，情性之極，至道之際⑦，是以聖王制外樂以禁內情⑧，而爲之節文⑨。傳曰⑩："先王之作樂，所以節百事也。"樂而有節，則和平壽考⑪。及迷者弗顧，以生疾而殞性命。

　①容成：相傳爲黃帝的大臣，最早發明曆法。　　陰道。古代房中術。

　②務成子：即務成昭，舜的老師。

③湯盤庚：殷商君主。

④天老：相傳爲黃帝三公之一。

⑤天一：即天乙。成湯之名。成湯是殷王朝的創建者。

⑥"百八十六"句：所記爲 191 卷，多 5 卷。

⑦際：會合。

⑧外樂：室外的音樂。　　　內情：房中的情欲。

⑨節文：謂制定禮儀，使行之有度。

⑩傳：指《左傳》。下文語見《左傳·昭公元年》。

⑪和平壽考：氣血平和，壽命長久。考，老。

《宓戲雜子道》二十篇①　　　　　《上聖雜子道》二十六卷

《道要雜子》十八卷　　　　　　　《黃帝雜子步引》十二卷

《黃帝岐伯按摩》十卷　　　　　　《黃帝雜子芝菌》十八卷

《黃帝雜子十九家方》二十一卷　　《泰壹雜子十五家方》二十二卷②

《神農雜子技道》二十三卷　　　　《泰壹雜子黃冶》三十一卷③

右神僊十家④，二百五卷⑤。

神僊者，所以保性命之真，而游求於其外者也⑥。聊以盪意平心⑦，同死生之域⑧，而無怵惕於胷中⑨。然而或者專以爲務，則誕欺怪迂之文彌以益多⑩，非聖王之所以教也。孔子曰："索隱行怪，後世有述焉，吾不爲之矣⑪。"

①宓戲：即伏羲。　　雜子道：神仙家修真養性以求長生的方法。

②泰壹：即泰一。天神名。

③黃冶：冶煉丹砂之法。

④神僊：指神仙家養生術。僊，"仙"的異體字。

⑤二百五卷：所記爲 201 卷，少 4 卷。

⑥游求於其外：向身外大自然廣求養生之道。

⑦盪意平心：净化意念，平定心境。盪，"蕩"的異體字，洗滌。

⑧"同死生"句：認爲死與生的境界相同。

⑨怵惕：恐懼。文中指對死的恐懼。

⑩誕欺怪迂：荒誕、欺詐、怪異、迂曲。

⑪"索隱"三句：語見《禮記·中庸》。索隱行怪，求隱暗之事，行怪異之道。述，遵循。

凡方技三十六家，八百六十八卷①。

方技者，皆生生之具②，王官之一守也③。太古有岐伯、俞拊，中世有扁鵲、秦和，蓋論病以及國，原診以知政④。漢興有倉公。今其技術晻昧⑤，故論其書，以序方技爲四種⑥。

①"凡方技"二句：按四類書籍的實際統計，爲 36 家，862 卷，少 6 卷。

②生生之具：使生命生長不息的工具。

③王官：天子之官。　　　守：職守。

④"論病"二句：語本《國語·晋語》及《左傳·昭公元年》。

⑤晻昧：湮没。晻，"暗"的异體字。

⑥序：依次排列。

閱讀實踐（7）

（一）本篇內容要點

1. 詞語注釋

①（仲尼）没　②從衡　③（之）敗　④書（缺）　⑤閔（焉）　⑥建（藏書之策）⑦條（其篇目）　⑧指意　⑨删（其要）　⑩原（人血脉）　⑪度（箴石）　⑫齊和　⑬因（氣感）　⑭辯（五苦）　⑮水火　⑯及（失）　⑰中醫　⑱（之）際　⑲節文　⑳壽考㉑怵惕　㉒（有）述　㉓晻昧　㉔序（方技）

2. 文意理解

①"詔"作爲共用述語，其意貫通至哪幾個句子中？

②爲什麽説課文中的"中醫"是"中等水平醫生"的意思？

③《漢書·藝文志》是在什麽基礎上形成的？

3. 背誦

"醫經者"與"經方者"兩段。

（二）課外閱讀

頃余之舊契讀孟堅漢書藝文志載五苦六辛之説而顔師古輩皆無注解渠特以問余余顧其内經諸書中亦不見其文既相别矣乘蹇且十里外颯然而悟欲復回以告予之舊契已歸且遠乃令載之以示來者夫五者五臟也臟者裏也六者六腑也腑者表也病在裏者屬陰分宜以苦寒之藥湧之泄之病在表者屬陽分宜以辛温之劑發之汗之此五苦六辛之意也顔師古不注蓋闕其疑也乃知學不博而欲爲醫難矣余又徐思五積六聚其用藥亦不外於是夫五積在臟有常形屬裏宜以苦寒之藥湧之泄之六聚在腑無常形屬表宜以辛温之藥發之汗之與前五苦六辛亦合<u>亦有表熱而可用柴胡之涼者猶宜熱而行之裏寒而可用薑附之熱者猶宜寒而行之</u>余恐來者不明内經發表攻裏之旨故并以孟堅五苦六辛之説附於卷末（金·張從正《儒門事親·攻裏發表寒熱殊途箋》）

①張從正寫這篇短文的原因是什麽？

②對"五苦六辛"有哪幾種解釋？

八、《傷寒論》序

【提要】　本文選自明趙開美本《傷寒論》。作者張機（約公元 150～219 年），字仲景，南郡涅陽（今河南南陽鄧州市）人，東漢末著名醫學家，相傳曾任長沙太守，世稱"張長沙"。東漢末年戰亂頻仍，疫病橫行，張仲景宏覽《素問》等醫學經典著作，結合自己的醫療實踐，寫成傳世之作《傷寒雜病論》，此書成爲中國醫學史上影響最大的著作之一。他研究外感熱病，提出六經分證和辨證施治的原則，使理法方藥有機結合，奠定了祖國醫學沿着辨證論治原則發展的基礎，迄今仍指導着臨床實踐，後世尊其爲"醫聖"。該書曾因戰亂而散失，後經王叔和等整理編集爲《傷寒論》和《金匱要略》兩書。序文盛贊醫藥的重要作用，批評當世讀書人輕醫重利的錯誤傾向，説明自己撰寫《傷寒論》的原因、經過和願望，規勸醫生要重視醫德，鑽研醫術。

余每覽越人入虢之診、望齊侯之色，未嘗不慨然歎其才秀也①。怪當今居世之士，曾不留神醫藥，精究方術，上以療君親之疾，下以救貧賤之厄，中以保身長全，以養其生。但競逐榮勢，企踵權豪②，孜孜汲汲③，惟名利是務，崇飾其末④，忽棄其本⑤，華其外而悴其內。皮之不存，毛將安附焉⑥？卒然遭邪風之氣，嬰非常之疾，患及禍至，而方震栗。降志屈節，欽望巫祝⑦，告窮歸天，束手受敗。賫百年之壽命⑧，持至貴之重器⑨，委付凡醫，恣其所措。咄嗟嗚呼！厥身已斃，神明消滅，變爲異物⑩，幽潛重泉，徒爲啼泣。痛夫！舉世昏迷，莫能覺悟，不惜其命，若是輕生，彼何榮勢之云哉？而進不能愛人知人⑪，退不能愛身知己⑫，遇災值禍，身居厄地，蒙蒙昧昧，蠢若游魂⑬。哀乎！趨世之士，馳競浮華，不固根本，忘軀徇物⑭，危若冰谷⑮，至於是也！

①秀：出衆。
②企踵：踮起脚跟。形容急切仰望。
③孜孜汲汲：急急忙忙迫不及待貌。
④末：此指名利榮勢。
⑤本：此指身體。
⑥"皮之不存"二句：語見《左傳·僖公十四年》。
⑦巫祝：古代從事占卜祭祀的人。
⑧賫（jī 肌）：持。
⑨重器：寶貴的器物。此喻身體。
⑩異物：指死亡的人。
⑪進：進身爲官。　　知：照管。下句"知"義同此。

⑬退：隱居爲民。

⑭壵："蠢"的异體字。　　游魂：喻苟延殘喘的無用之人。

⑮徇物：追求身外之物。

⑯冰谷：薄冰和深谷。喻險境。語本《詩·小雅·小宛》。

余宗族素多，向餘二百。建安紀年以來①，猶未十稔②，其死亡者，三分有二，傷寒十居其七。感往昔之淪喪，傷橫夭之莫救③，乃勤求古訓④，博采衆方，撰用《素問》、《九卷》、《八十一難》、《陰陽大論》、《胎臚藥録》⑤，并平脈辨證⑥，爲《傷寒雜病論》，合十六卷。雖未能盡愈諸病，庶可以見病知源。若能尋余所集，思過半矣⑦。

①建安：漢獻帝劉協的年號（公元196～219年）。　　紀年：即紀元。從漢武帝開始，我國歷代封建王朝均以帝王的年號標記年代。

②稔（rěn 忍）：年。本義爲穀物成熟。古代谷物一年一熟，所以也以"稔"爲"年"。

③橫夭：意外地早死。

④古訓：古代留傳的典籍。

⑤撰：通"選"。　　九卷：指《靈樞》，又稱《針經》。　　八十一難：指《難經》。

陰陽大論：古醫書名，已佚。　　胎臚藥録：古醫書名，已佚。

⑥平：通"辨"。

⑦思過半：謂收益多。語本《周易·繫辭下》。

夫天布五行，以運萬類；人禀五常①，以有五藏。經絡府俞②，陰陽會通；玄冥幽微，變化難極。自非才高識妙③，豈能探其理致哉④？上古有神農、黃帝、岐伯、伯高、雷公、少俞、少師、仲文⑤，中世有長桑、扁鵲，漢有公乘陽慶及倉公。下此以往，未之聞也。觀今之醫，不念思求經旨，以演其所知⑥，各承家技，終始順舊。省病問疾，務在口給⑦，相對斯須，便處湯藥。按寸不及尺，握手不及足；人迎趺陽⑧，三部不參⑨；動數發息，不滿五十⑩。短期未知決診⑪，九候曾無髣髴⑫；明堂闕庭⑬，盡不見察。所謂窺管而已。夫欲視死別生⑭，實爲難矣！

孔子云：生而知之者上，學則亞之⑮。多聞博識，知之次也⑯。余宿尚方術，請事斯語。

①五常：即五行。

②府俞：氣府腧穴。府，經氣聚會之處。俞，通"腧"，脉氣灌注之處。

③自非：如果不是。

④理致：義理情致。

⑤"上古"句：岐伯等六人，相傳皆爲黃帝論醫之臣，醫學史上稱"六臣"。

⑥演：推衍。

⑦口給（jǐ己）：言辭敏捷，能言善辯。

⑧人迎：位於結喉兩側，指頸動脈。　　跌陽：指足背前脛動脈。

⑨三部：指寸口、人迎和跌陽三部脈象。

⑩"動數"二句：謂醫生診脈時依據自己的均勻呼吸以測定病人脈搏跳動次數，不滿五十動。古代認爲診脈不滿五十動爲失診。參見《靈樞·根結》。

⑪短期：病危將死之期。

⑫九候：指頭部兩額、兩頰及耳前；中部寸口、合谷及神門；下部內踝後、大趾內側和大趾與次趾之間等九處的動脈。另《難經·十八難》則以寸、關、尺三部脈象分浮、中、沉，取之合稱九候。　　髣髴：亦作彷彿、仿佛。謂模糊印象。

⑬明堂：指鼻子。　　闕：兩眉間。　　庭：前額。

⑭視：辨別。

⑮"生而"二句：語本《論語·季氏》。

⑯"多聞"二句：語本《論語·述而》。　　識（zhì志）：記。　　知：同"智"。

閱讀實踐（8）

（一）本篇內容要點

1．詞語注釋

①（才）秀　②企踵　③孜孜汲汲　④賫（百年）　⑤重器　⑥異物　⑦進（不能）⑧退（不能）　⑨游魂　⑩徇物　⑪冰谷　⑫（十）稔　⑬橫夭　⑭思過半　⑮自非　⑯演（其）　⑰口給　⑱短期　⑲（博）識　⑳知（之）

2．文意理解

①《傷寒雜病論》的寫作背景是什麼？

②文中引用孔子語寓意何在？作者希望自己成爲哪種人？

3．背誦

首段。

（二）課外閱讀

　　夫傷於寒有即病者焉有不即病者焉即病者發於所感之時不即病者過時而發於春夏也即病謂之傷寒不即病謂之溫與暑夫傷寒溫暑其類雖殊其所受之原則不殊也由其原之不殊故一以傷寒而爲稱由其類之殊故施治不得以相混以所稱而混其治宜乎貽禍後人以歸咎於仲景之法而委廢其太半也吁使仲景之法果貽禍於後人傷寒論不作可也使仲景之法果不貽禍於後人傷寒論其可一日缺乎後人乃不歸咎於己見之未至而歸咎於立法之大賢可謂溺井怨伯益失火怨燧人矣夫仲景法之祖也後人雖移易無窮終莫能越其矩度由莫能越而觀之則其法其方果可委廢太半

哉雖然立言垂訓之士猶不免失於此彼碌碌者固無足誚矣夫惟立言垂訓之士有形乎著述之間其碌碌者當趑趄猶預之餘得不靡然從命争先快覩而趨簡略之地乎夫其法其方委廢太半而不知返日惟簡便是趨此民生所以無籍而仲景之心之所以不能别白矣嗚呼法也方也仲景專爲即病之傷寒設不兼爲不即病之溫暑設也後人能知仲景之書本爲即病者設不爲不即病者設則尚恨其法散落所存不多而莫能禦夫粗工妄治之萬變果可憚煩而或廢之乎是知委廢太半而不覺其非者由乎不能得其所以立法之意故也（元·王履《醫經溯洄集·張仲景傷寒立法考》）

①怎樣辨别傷寒與温、暑？在治法上應當如何區别對待？
②不明仲景立法意會造成怎樣的後果？
③文中"溺井怨伯益，失火怨燧人"指哪種人？

九、《新修本草》序

【提要】　本文選自 1981 年安徽科學技術出版社輯複本《新修本草》。作者孔志約，唐初人，曾任禮部郎中兼弘文館學士，參加《新修本草》的編纂工作，此外還著有《本草音義》二十卷，已佚。《新修本草》（又稱《唐本草》）是唐高宗顯慶二年（公元 657 年），詔蘇敬等二十多人編修，歷時兩年。全書五十四卷，包括藥圖、圖經、本草三部分，共收藥 850 種。是我國第一部藥典，也是世界上最早的國家藥典。它取材豐富，結構嚴謹，一經問世，廣泛流傳，有較高的學術水平和科學價值。至北宋時漸散失，但基本內容保存於宋代唐慎微的《證類本草》中。序言簡述藥物學的起源、發展及其重要作用，肯定陶弘景《本草經集注》的成就，指出存在的問題，闡明重修的意義，說明本書的編寫原則及其過程。此文雖屬駢體，但不尚堆砌詞藻，遣詞用典亦較樸實。

　　蓋聞天地之大德曰生①，運陰陽以播物②；含靈之所保曰命，資亭育以盡年③。蟄穴棲巢④，感物之情蓋寡⑤；範金揉木⑥，逐欲之道方滋。而五味或爽⑦，時昧甘辛之節；六氣斯沴⑧，易愆寒燠之宜⑨。中外交侵⑩，形神分戰。飲食伺釁⑪，成腸胃之眚⑫；風濕候隙，遘手足之災⑬。幾纏膚腠⑭，莫知救止；漸固膏肓⑮，期於夭折。暨炎暉紀物⑯，識藥石之功；雲瑞名官⑰，窮診候之術。草木咸得其性，鬼神無所遁情。刳麝剚犀⑱，驅泄邪惡；飛丹煉石⑲，引納清和。大庇蒼生，普濟黔首。功侔造化⑳，恩邁財成㉑。日用不知，於今是賴。岐、和、彭、緩，騰絕軌於前㉒；李、華、張、吳㉓，振英聲於後。昔秦政煨燔，茲經不預㉔，永嘉喪亂㉕，斯道尚存。

①“天地”七字：語見《周易·繫辭下》。生，化生萬物。

②播物：化育萬物。

③亭育：養育。　　　年：指人的自然壽數。

④蟄穴棲巢：指上古時期。蟄穴，指穴居。棲巢，巢居。

⑤感物之情：謂對物質生活的需求。

⑥範金揉木：指中古時期。範金，熔化金屬注入模型以鑄造器皿。範，鑄造金屬器皿的模子。揉木，使木材彎曲以制造耕具。

⑦或：語氣助詞，無義。　　爽：敗壞。

⑧六氣斯沴（lì 利）：即“六沴”，謂六氣不和。斯，語氣助詞。沴，氣不和而相傷。

⑨愆（qiān 千）：喪失。

⑩中外：指內邪和外邪。

⑪釁：間隙。

⑫眚（shěng 省）：疾苦。

⑬遘：通"構"。造成。

⑭幾：微。

⑮漸：劇。　　固：凝結。

⑯暨：及。　　炎暉：神農氏。　　紀物：記錄藥物。指撰寫《神農本草》。紀，通"記"。

⑰雲瑞名官：相傳黃帝出，有祥雲相應，遂以雲命名百官。語見《左傳·昭公十七年》及《史記·五帝本紀》。雲瑞，指黃帝。

⑱刳麝剸（tuán團）犀：割取麝香，截斷犀角。泛指收集、炮製藥物。剸，截斷。

⑲飛丹煉石：水飛丹砂，火煉金石。泛指炮製藥物。煉石，炮製藥石。

⑳侔（móu謀）：等同。　　造化：指創造化育萬物的自然界。

㉑邁：超越。　　財成：裁成。謂裁度以成之。指籌謀成就萬物的帝王。語見《易·泰卦》。財，通"裁"。

㉒騰：傳播。　　絕軌：猶遠迹。先賢的事迹。

㉓李華張吳：李，疑指東漢蜀醫李助，通經方本草。華，指華佗。張，指張仲景。吳，指吳普。

㉔預：牽涉。

㉕永嘉：西晉懷帝司馬熾的年號。永嘉五年（公元311年）匈奴貴族劉聰、石勒等舉兵攻破晉都洛陽，俘懷帝，燒掠宮殿和圖籍，史稱"永嘉之亂"。

　　梁陶宏景雅好攝生①，研精藥術。以爲《本草經》者，神農之所作，不刊之書也②。惜其年代浸遠，簡編殘蠹，與桐、雷衆記③，頗或踳駁④。興言撰緝⑤，勒成一家⑥，亦以雕琢經方，潤色醫業。然而時鍾鼎峙⑦，聞見闕於殊方⑧；事非僉議⑨，詮釋拘於獨學⑩。至如重建平之防己⑪，棄槐里之半夏⑫。秋采榆人⑬，冬收雲實⑭。謬粱米之黃、白⑮，混荆子之牡、蔓⑯。異繁縷於雞腸⑰，合由跋於鳶尾⑱。防葵、狼毒，妄曰同根⑲；鉤吻、黃精，引爲連類⑳。鉛錫莫辨，橙柚不分。凡此比例㉑，蓋亦多矣。自時厥後㉒，以迄於今，雖方技分鑣㉓，名醫繼軌，更相祖述㉔，罕能釐正㉕。乃復採杜蘅於及己㉖，求忍冬於絡石㉗；捨陟釐而取莂藤㉘，退飛廉而用馬薊㉙。承疑行妄，曾無有覺，疾瘵多殆，良深慨嘆。

　　①雅好：平素愛好。

　　②不刊：不容改動。刊，削去。

　　③桐雷衆記：指桐君、雷公等人的著述。相傳桐、雷兩人均爲黃帝時醫官，著有《桐君藥錄》、《雷公藥對》，實爲後人托名，書已亡佚。

　　④或：有。　　踳（chǔn蠢）駁：錯誤雜亂。

　　⑤興言：立言。　　緝：補綴。

⑥勒：編纂。

⑦鍾：當。　　鼎峙：指南北朝時天下不統一，南朝的梁和北朝的東魏、西魏，有如鼎足三分峙立。

⑧殊方：异域。當時陶弘景處江南，不諳北方的藥物。

⑨僉（qiān 千）議：共同商議。

⑩獨學：個人的學識。

⑪重：推崇。　　建平：郡名。今四川巫山。　　防己：藥名。有漢防己、木防己之分。此指木防己。因陶氏未見產於漢中郡的防己。

⑫槐里：地名。今陝西興平東南。

⑬榆人：榆樹的果實榆仁。榆實三月成熟即墜落，陶氏誤爲八月采實。人，通"仁"。

⑭雲實：豆科植物。晚秋采摘，陶氏誤爲冬收。

⑮"謬粱米"句：弄錯黃粱與白粱。黃粱米食之香美，人稱竹根黃，而陶氏誤將襄陽竹根黃認作白粱米。

⑯"混荆子"句：牡荆實和蔓荆實的功效不同，而陶氏誤認爲牡荆子即小的蔓荆子。

⑰"异繁縷"句：繁縷又名鷄腸草，即鵝兒不食草，民間通謂鷄腸，而文士總稱繁縷。陶氏誤分爲兩種。

⑱"合由跋"句：意謂把天南星科的由跋，混入到鳶尾科的鳶尾。

⑲"防葵"二句：把傘形科的防葵和瑞香科的狼毒胡亂說成同根。又說置水中沉者爲狼毒，浮者是防葵。

⑳"鉤吻"二句：把百合科的黃精和馬錢科的鉤吻說成同類。二者初生時葉子、莖、花都不同。

㉑比例：近似的事例。

㉒時：通"是"。此。

㉓方技分鑣（biān 標）：此謂醫學與本草學的研究分頭進行。

㉔祖述：闡述。

㉕釐正：訂正。釐，"厘"的异體字。

㉖杜蘅：屬馬兜鈴科植物，別名馬蹄香。　　及己：是金粟蘭科植物。《新修本草》指出二者差异。

㉗忍冬：即金銀花藤。　　絡石：指夾竹桃科藤本植物絡石藤。二者科屬、性能不同，而當時混用。

㉘陟釐：蕨類植物，生水中，又名石髮，可止痢。　　菵藤：不詳。

㉙飛廉：菊科植物，形似薊。一名漏蘆。　　馬薊（jì 記）：今又名大薊。

既而朝議郎行右監門府長史騎都尉臣蘇敬①，摭陶氏之乖違，辨俗用之紕紊，遂表請修定②，深副聖懷③。乃詔太尉揚州都督監修國史上柱國趙國公臣無忌、太中大夫行尚藥奉御臣許孝崇等二十二人④，與蘇敬詳撰。竊以動植形生⑤，因方舛性⑥；春秋節變，感氣殊功⑦。離其本土，則質同而效異；乖於采摘，乃物是而時非。名實既爽，寒溫多謬。用之凡庶⑧，其欺已甚；施之君父，逆莫大焉。於是上稟神規⑨，下詢眾議，普頒天下，營求藥物。羽、毛、鱗、介⑩，無遠不臻；根、莖、花、實，有名咸萃。遂乃詳探秘要，博綜方術。《本經》雖闕，有驗必書；《別錄》雖存，無稽必正。考其同異，擇其去取。鉛翰昭章⑪，定羣言之得失；丹青綺煥⑫，備庶物之形容⑬。撰本草并圖經、目錄等，凡成五十四卷。庶以網羅今古，開滌耳目，盡醫方之妙極，拯生靈之性命，傳萬祀而無昧，懸百王而不朽⑭。

①朝議郎：唐代官名，正六品上。　　行：唐代官制，凡官員身份級別高於其職事品級時，在官名前加"行"字，反之則加"守"字。　　右監門府長史：唐代官名。從七品上。協助管理宮殿門衛等事物。　　騎都尉：唐代第八等的軍功勳號。　　蘇敬：唐代藥物學家。宋代因避宋太祖趙匡胤家諱，改稱"蘇恭"。

②表：上表。給皇帝呈上奏章。

③聖懷：皇帝的心意。

④太尉：官名。唐代優禮大臣的最高官銜。　　都督：官名。唐初掌管州內兵馬等的官吏。　　監修國史：領銜編修史書，實際上不參與具體編寫。　　上柱國：唐代第一等功勳的稱號。　　趙國公：唐代開國大臣長孫無忌的封爵。後因反對高宗立武則天爲皇后，被放逐黔州（今四川黔江一帶），旋又賜死。　　太中大夫：唐代從四品下的文官。　　尚藥奉御：唐代中央官署殿中省下尚藥局設尚藥奉御二人（正五品下），主管御醫。　　許孝崇：唐代醫藥學家，著有《篋中方》三卷，已佚。

⑤形生：形態稟性。生，通"性"。

⑥方：地方。指產地。

⑦感氣：感受不同氣候。

⑧凡庶：百姓。

⑨神規：指皇帝的意圖。

⑩羽毛鱗介：分別指鳥類、獸類、魚類、甲蟲類。

⑪鉛翰：筆墨。此指文字。鉛，鉛粉，古人以鉛粉書字。翰，毛筆。

⑫丹青：古代繪畫所用顏料。此指所繪藥物的彩色圖譜。　　綺煥：美好鮮明。

⑬庶物：萬物。此指眾多藥物。

⑭懸：傳布。　　百王：百世。

閱讀實踐（9）

（一）本篇內容要點

1．詞語注釋

①播物　②亭育　③範（金）　④（或）爽　⑤（斯）沴　⑥（易）愆　⑦（伺）釁
⑧（之）眚　⑨遘（手足）　⑩幾（纏）　⑪暨（炎暉）　⑫（功）侔　⑬造化　⑭財成
⑮雅好　⑯不刊　⑰（頗）或　⑱蹄駁　⑲勒（成）　⑳（時）鍾　㉑僉議　㉒（榆）人
㉓（自）時　㉔祖述　㉕釐正　㉖凡庶　㉗鉛翰　㉘丹青　㉙庶物　㉚懸（百王）

2．文意理解

①《新修本草》的編寫原則是什麼？

②與前代本草書相比，《新修本草》"新"在哪裏？

（二）課外閱讀

隱居先生在乎茅山岩嶺之上以吐納餘暇頗遊意方技覽本草藥性以爲盡聖人之心故撰而論之舊說皆稱神農本經余以爲信然昔神農氏之王天下也畫八卦以通鬼神之情造耕種以省殺生之弊宣藥療疾以拯夭傷之命此三道者歷衆聖而滋彰<u>文王孔子象象繇辭幽贊人天后稷伊尹播厥百禾惠被群生岐黃彭扁振揚輔導恩流含氣並歲逾三千民到於今賴</u>之但軒轅以前文字未傳如六爻指垂畫象稼穡即事成迹至於藥性所主當以識識相因不爾何由得聞至於桐雷乃著在編簡此書應與素問同類但後人多更修飾之爾秦皇所焚醫卜方術不預故猶得全錄而遭漢獻遷徙晉懷奔迸文籍焚靡千不遺一今之所存有此四卷是其本經所出郡縣乃後漢時制疑仲景元化等所記又有桐君采藥錄說其花葉形色藥對四卷論其佐使相須魏晉已來吳普李當之等更復損益或五百九十五或四百四十一或三百一十九或三品混糅冷熱舛錯草石不分蟲獸無辨且所主治互有得失醫家不能備見則認智有淺深今輒苞綜諸經研括煩省以神農本經三品合三百六十五爲主又進名醫副品亦三百六十五合七百三十種精粗皆取無復遺落分別科條區畛物類兼注銘時用土地所出及仙經道術所須并此序錄合爲七卷雖未足追蹤前良蓋亦一家撰制吾去世之後可貽諸知音爾（梁·陶弘景《本草經集注·序》）

①作者因何整理、編著《本草經集注》？

②作者編著此書的特點是什麼？

十、《外臺秘要》序

【提要】　本文選自 1955 年人民衛生出版社影印崇禎十三年新安程衍道重刊本《外臺秘要》。作者王燾（約公元 670～755 年），郿（今陝西郿縣）人，唐代醫學家。出身仕宦，愛好醫學，曾在臺閣供職二十餘年，深入研究并輯錄弘文館（國家圖書館）所藏圖籍方書，於天寶十一年（公元 752 年）撰成《外臺秘要》四十卷。全書把各類疾病分爲 1104 門，載方近七千首。先引《諸病源候論》等書，闡述其病因病機，再列歷代方書的適宜方劑，說明其治法。這是繼《千金方》後，匯集歷代經驗方的巨著，保存了唐代以前很多古書的資料，是研究中醫治療學的重要參考書。序文盛贊古代醫家創立和發展醫學事業的功績，說明編撰《外臺秘要》的原因經過，駁斥輕視醫藥而信奉天命的觀點，強調必須"精究病源，深探方論"。

　　昔者農皇之治天下也，嘗百藥，立九候，以正陰陽之變沴①，以救性命之昏札②，俾厥土宇用能康寧③，廣矣哉！洎周之王④，亦有冢卿⑤，格於醫道⑥，掌其政令，聚毒藥以供其事焉，歲終稽考而制其食，十全爲上，失四下之⑦。我國家率由茲典⑧，動取厥中⑨，置醫學，頒良方，亦所以極元氣之和也⑩。夫聖人之德，又何以加於此乎⑪？故三代常道，百王不易，又所從來者遠矣。自雷、岐、倉、緩之作，彭、扁、華、張之起，迨茲厥後⑫，仁賢間出，歲且數千，方逾萬卷，專車之不受⑬，廣廈之不容。然而載祀綿遠⑭，簡編虧替⑮，所詳者雖廣，所略者或深。討簡則功倍力煩⑯，取捨則論甘忌苦⑰。永言筆削⑱，未暇尸之⑲。

①正：考證。
②昏札：夭折。昏，"昏"的异體字，出生後未起名即死。札，遭疫病而死。
③俾：使。　　土宇：領土。　　用：由此。
④洎（jì 記）：等到。　　王（wàng 旺）：成就王業。
⑤冢卿：冢宰。周代官職，爲六卿之首。
⑥格：探究。
⑦"掌其"五句：語本《周禮·天官·冢宰》。食，俸禄。全，通"痊"。
⑧率由：遵循。
⑨動：常常。　　厥中：其中。
⑩"極元氣"五字：使人的元氣和諧達到最佳境界。
⑪加：超過。
⑫迨茲厥後：從此以後。
⑬專車：滿滿一車。　　受：容納。與下文"容"對舉。

⑭載祀：年代。

⑮虧替：殘缺不全。替，廢弃。

⑯討簡：探求簡册。

⑰論甘忌苦：義偏於"忌苦"。

⑱筆削：古代在竹簡木簡上書寫時，遇有訛誤，則以刀削去并用筆改正。後世因稱修改文字爲筆削。此謂整理修正古醫籍。

⑲尸：主持。

　　余幼多疾病，長好醫術，遭逢有道①，遂躡亨衢②。七登南宫③，兩拜東掖④，便繁臺閣二十餘載⑤，久知弘文館圖籍方書等⑥。繇是覘奥升堂⑦，皆探其秘要。以婚姻之故，貶守房陵⑧，量移大寧郡⑨，提攜江上⑩，冒犯蒸暑，自南徂北⑪，既僻且陋，染瘴嬰痾⑫，十有六七。死生契闊⑬，不可問天，賴有經方，僅得存者⑭。神功妙用，固難稱述，遂發憤刊削，庶幾一隅⑮。凡古方纂得五六十家，新撰者向數千百卷⑯，皆研其總領⑰，覈其指歸⑱。近代釋僧深、崔尚書、孫處士、張文仲、孟同州、許仁則、吳昇等十數家⑲，皆有編録，並行於代。美則美矣，而未盡善。何者？各擅風流⑳，遞相矛盾。或篇目重雜，或商較繁蕪。今並味精英，鈐其要紗㉑，俾夜作晝，經之營之㉒。捐衆賢之砂礫㉓，掇羣才之翠羽㉔，皆出入再三㉕，伏念旬歲。上自炎昊㉖，迄於聖唐，括囊遺闕，稽考隱秘，不愧盡心焉。

①有道：謂政治清明。

②躡（niè 聶）：登。　　亨衢：四通八達的大道。此喻官運亨通。

③七登南宫：七次在尚書省供職。南宫，即尚書省。

④拜：授官。　　東掖：門下省的别稱。掖，兩旁。唐時門下、中書兩省在宫中左右掖（即東西兩旁），故稱門下省爲東掖。

⑤便（pián 駢）繁：屢次。此謂屢次供職。亦作"便蕃"、"便煩"。　　臺閣：通常指尚書省。此當指尚書、門下兩省。

⑥知：主持。　　弘文館：歸屬門下省，又稱"修文館"。設置學士，掌管校正圖書、教授生徒，并參議朝廷制度禮儀的沿革等。

⑦覘奥升堂：即升堂睹奥。入門先升堂，後進入内室，室的西南角爲奥。此喻深入查考醫書的奥理。覘，"睹"的異體字。

⑧貶守房陵：被貶任房陵太守。守，太守，也稱刺史。房陵，郡名，今屬湖北。

⑨量移：唐宋時被貶遠方的官吏，遇赦酌情移近安置，稱爲量移。　　大寧郡：今屬山西。

⑩提携：牽扶。

⑪徂（cú）：往。

⑫痾："疴"的異體字。

⑬契闊：聚散離合。與"死生"相對。

⑭僅：方才。

⑮一隅：即舉一反三。語本《論語·述而》。

⑯向：接近。

⑰總領：主旨。

⑱覈："核"的異體字。

⑲釋僧深：僧名。即深師。南朝宋齊間人，善醫，著《僧深藥方》30卷，已佚。崔尚書：指崔知悌。唐高宗時官至戶部尚書，著有《產圖》、《纂要方》、《骨蒸病灸方》等，均佚。　孫處士：即孫思邈。因多次不接受隋唐王朝的任命，故稱孫處士。　張文仲：武后時御醫，著有《隨身備急方》等。　孟同州：即唐代醫家孟詵，曾任同州刺史，著有《食療本草》、《必效方》等，均佚。　許仁則：唐醫家，著有《子母秘錄》，已佚。　吳昇：唐醫家，著有《新修鍾乳論》等，已佚。

⑳擅：專長。　風流：風格流派。

㉑鈐（qián鉗）：此謂把握。　玅："妙"的異體字。

㉒經之營之：籌劃營造。語見《詩·大雅·靈臺》。此謂對各家文獻進行分析整理。

㉓砂礫（lì立）：細碎的石子。喻無用之物。

㉔掇：選取。　翠羽：翠色的鳥羽。喻精華。

㉕出入再三：謂反復篩選。

㉖炎昊：炎帝和太昊。即神農氏和伏羲氏。

　　客有見余此方曰："嘻，博哉！學乃至於此邪！"余答之曰："吾所好者，壽也，豈進於學哉①！至於遁天倍情②，懸解先覺③，吾常聞之矣④。投藥治疾，庶幾有瘳乎！"又謂余曰："稟生受形，咸有定分⑤，藥石其如命何？"吾甚非之。請論其目："夫喜怒不節，飢飽失常，嗜慾攻中，寒溫傷外，如此之患，豈由天乎？夫爲人臣，爲人子，自家刑國⑥，由近兼遠，何談之容易哉？則聖人不合啓金縢，賢者曷爲鏤玉版⑦？斯言之玷，竊爲吾子羞之⑧。"客曰："唯唯⑨。"

①"豈進"句：或許比學問更進一步吧。豈，表揣度語氣副詞。

②遁天倍情：違背天性與真情。遁、倍，違反。

③懸解：解除束縛。

④常：通"嘗"。曾經。

⑤定分：固定的氣數。

⑥自家刑國：從治家到治國。刑，治理。

⑦"則聖人"二句：如果聖人不該打開金匱，那麼賢者爲何把祝文刻在玉版上呢？此寓後人定會閱讀《外臺秘要》意。《尚書·金縢》記載武王患重病，周公作冊書向先王祈禱，願以身代死。史官把冊書放在金縢匱中。武王死後，成王繼位，周公攝政。因管叔、蔡叔流言，周公避居東都。後來成王開匱得其祝文，乃知周公之忠勤，遂出郊親迎周公。則，如

果。合，應該。金縢（téng 滕），金屬緘封的匣子。玉版，刊刻重要文字的白石板。

⑧吾子：對人表示親愛的稱呼。

⑨唯唯：應答之辭。意謂"是是"。

　　嗚呼！齊梁之間，不明醫術者，不得爲孝子。曾閔之行，宜其用心①。若不能精究病源，深探方論，雖百醫守疾，衆藥聚門，適足多疑②，而不能一愈之也。主上尊賢重道③，養壽祈年，故張、王、李等數先生繼入④，皆欽風請益⑤，貴而遵之。故鴻寶金匱、青囊綠帙⑥，往往而有，則知日月所照者遠，聖人所感者深⑦。至於嗇神養和、休老補病者⑧，可得聞見也。余敢採而錄之，則古所未有，今並繕緝，而能事畢矣。若乃分天地至數⑨，別陰陽至候⑩，氣有餘則和其經渠以安之⑪，志不足則補其復溜以養之⑫，溶溶液液，調上調下⑬，吾聞其語矣，未遇其人也⑭。不誣方將⑮，請俟來哲。其方凡四十卷，名曰《外臺秘要方》。非敢傳之都邑，且欲施於後賢。如或詢謀，亦所不隱。

　　是歲天寶十一載⑯，歲在執徐月之哉生明者也⑰。

①"曾閔"二句：意思是曾參、閔損雖是有孝行之人，也須用心於醫術。曾參和閔損都是孔子弟子，均以孝行著稱。

②適（chì 赤）：通"啻"。只是。

③主上：指唐玄宗。

④張王李：具體所指不詳。因玄宗尚老莊，疑指當時的方士。　　入：謂入朝。

⑤欽風請益：以欽敬之情向衆先生請教。請益，泛指向人請教。

⑥"鴻寶"八字：泛指養生、卜筮、醫術之書。鴻寶，也作"洪寶"，道家書籍，此指養生書。金匱，以金屬制成的藏書匱，用以藏珍貴圖書。青囊，本爲卜筮人盛書之囊，此指卜筮和醫術之書。綠帙（zhì 志），綠色的書套，用以藏珍貴圖書。

⑦"聖人"句：謂皇上的"尊賢重道"，對人們的感化作用是深遠的。

⑧休老補病：使老人休養安適，使病人得到救治。

⑨若乃：至於。　　天地至數：指自然界普遍規律。亦稱天地大數。

⑩陰陽至候：指病證的陰陽、表裏、寒熱、虛實屬性等極細微的表現。

⑪氣有餘：指肺邪有餘，屬實證。　　經渠：手太陰肺經穴位名。

⑫志不足：謂腎氣不足，屬虛證。因腎藏志，故云。　　復溜：足少陰腎經穴位名。

⑬"溶溶"二句：根據病人體內陰陽虛實變化不定的情況，隨時采用適當的針法進行調理。溶溶，本指水流動不定的樣子，此指病邪侵入身體變化不定。液液，義同"溶溶"。

⑭其人：指上述用針刺方法治愈病人的高明醫生。王燾對針刺療法持懷疑態度，他在《外臺秘要》中，只取灸法而擯弃針刺。

⑮誣：欺騙。　　方將：此指正要學醫的人。

⑯"天寶"五字：即公元 752 年。天寶，唐玄宗年號。

⑰歲在執徐："執徐"爲十二支中辰的別稱。公元 752 年爲壬辰年，故云。又《説文·辰部》："辰，震也。三月陽氣動，雷電振，民農時也，物皆生。"是知當指壬辰年三月。一説"執徐月"應爲"執徐涂月"，"徐"後脱一"涂"字，涂月指十二月。　　哉生明：指初三日。夏曆每月初三，月亮開始有光。哉，通"才"。

閱讀實踐（10）

（一）本篇内容要點

1．詞語注釋

①昏札　②土宇　③洎（周）　④（之）王　⑤格（於）　⑥率由　⑦動（取）　⑧加（於）　⑨（不）受　⑩載祀　⑪虧替　⑫筆削　⑬尸（之）⑭（遂）蹕　⑮亨衢　⑯便繁　⑰（久）知　⑱覿奥升堂　⑲徂（北）　⑳契闊　㉑僅（得）　㉒向（數千）　㉓砂礫　㉔掇（群才）　㉕倍（情）　㉖（吾）常　㉗刑（國）　㉘則（聖人）　㉙（不）合　㉚吾子　㉛唯唯　㉜適（足）　㉝請益　㉞若乃　㉟（不）誣　㊱哉（生明）

2．文意理解

①作者爲編撰《外臺秘要》做了哪些工作？

②文中"余"與"客"的對話，反映了作者怎樣的思想觀點？

（二）課外閱讀

　　余沐休林下習程公敬通公之里先有玠公者成進士於軒岐之術靡不精公尤博學補諸生以餘閑從事於養生家言遂抉其奥得禁方參伍而用之活人甚衆業擅一時四方造廬而請者車填咽門公以次按行東之西怨南之北怨病者望之如望歲焉間與余論方技言人秉陰陽既薄蝕於寒暑風霾又侵奪於饑飽嗜欲復戕伐於喜怒女謁身非木石何得不病巨室力易於致醫若甕牖繩樞之子與逆旅遷客不幸惹恙於時倉皇則簡之笥中而醫師自足是方書重矣外臺秘要已驗之良法不下於肘後百一欲廣布之海内藉余弁首而行余謂病之需良醫猶治之待良相美哉越人之言曰上醫醫國其次醫家其次醫身夫和静則壽域戾擾則亡微藥有養命者有養性者察其虚實審其寒熱時其補泄能防於未然導養得理性命自盡何夭枉之有觀於身而知國未有不均於哲士而僨於庸人者公妙於上池而推重司馬之書因知秘要蓋方略之善者也推端見委證治較然卓越群識與素問靈樞合轍推公之志欲使人人得以盡年其仁心爲質乎雖然神而明之存乎其人有不拘於秘要也者斯善讀秘要者也（《外臺秘要》明·吳士奇序）

①程敬通認爲人得病的原因是什麼？

②"神而明之，存乎其人"的"其人"具體指何種人？

③"公妙於上池"的意思是什麼？

十一、《黄帝内經素問注》序

【提要】　本文選自 1956 年人民衛生出版社影印明代顧從德翻刻宋本《黄帝内經素問》。作者王冰，號啓玄子，唐代中期醫學家，生平不詳。據宋代林億等新校正引《唐人物志》云："冰仕唐爲太僕令，年八十餘，以壽終。"後人因稱"王太僕"。《素問》的傳抄本頗爲紊亂，王冰用十二年時間，收集整理，注釋編排，撰成《重廣補注黄帝内經素問》，共二十四卷，八十一篇。這是繼南朝全元起後，對《素問》進行的又一次重要的整理注釋工作。經王冰整理和注釋的《素問》，成爲後世的通行本。序文高度評價《内經》的學術價值及其影響，闡明訓詁是學通經文的必由之路，提出前代版本的錯誤，表明編次整理的方法、目的及深遠意義。

　　夫釋縛脱艱，全真導氣，拯黎元於仁壽[①]，濟羸劣以獲安者[②]，非三聖道，則不能致之矣。孔安國序《尚書》曰[③]："伏羲、神農、黄帝之書，謂之三墳[④]，言大道也。"班固《漢書·藝文志》曰："《黄帝内經》十八卷。"《素問》即其經之九卷也，兼《靈樞》九卷，迺其數焉[⑤]。雖復年移代革[⑥]，而授學猶存。懼非其人[⑦]，而時有所隱，故第七一卷，師氏藏之[⑧]，今之奉行，惟八卷爾。然而其文簡，其意博，其理奧，其趣深。天地之象分，陰陽之候列[⑨]，變化之由表，死生之兆彰。不謀而遐邇自同[⑩]，勿約而幽明斯契[⑪]。稽其言有徵，驗之事不忒[⑫]。誠可謂至道之宗[⑬]，奉生之始矣。

　　①黎元：百姓。　　仁壽：長壽。
　　②羸劣：瘦弱多病。劣，弱。
　　③孔安國：西漢經學家，孔子後裔，以研究《尚書》而爲漢武帝博士。　　序：爲……作序。
　　④三墳：泛指古代典籍。墳，大。
　　⑤迺："乃"的異體字。
　　⑥革：更改。
　　⑦其人：指適合的人。
　　⑧師氏：官名。負責掌管貴族子弟的教育。此指主管教育的官員。
　　⑨候：征候。此指陰陽變化的征兆。
　　⑩遐邇：遠近。此指遠近的事理。　　自：自然。
　　⑪幽明：此指無形的事物和有形的事物。　　斯：盡。　　契：符合。
　　⑫之：其。　　忒（tè 特）：差誤。
　　⑬宗：本。

　　假若天機迅發①，妙識玄通，葴謀雖屬乎生知②，標格亦資於詁訓③，未嘗有行不由逕④，出不由戶者也。然刻意研精⑤，探微索隱，或識契真要⑥，則目牛無全⑦。故動則有成，猶鬼神幽贊，而命世奇傑⑧，時時閒出焉⑨。則周有秦公，漢有淳于公，魏有張公、華公，皆得斯妙道者也。咸日新其用，大濟蒸人⑩，華葉遞榮，聲實相副。蓋教之著矣⑪，亦天之假也⑫。

　　①天機：猶靈性。謂天賦靈機。
　　②葴（chǎn产）謀：完備的見解。
　　③標格：猶規範。此指對經文正確理解的標準。
　　④行不由逕：語見《論語·雍也》。原意爲走正道不抄小路。此謂行走却不遵循道路。逕，"徑"的异體字。
　　⑤刻意：潛心致志。
　　⑥或：如果。
　　⑦目牛無全：比喻技藝精熟，運用自如。語見《莊子·養生主》。
　　⑧命世：著名於當世。
　　⑨閒出：交替迭出。
　　⑩蒸人：衆民。蒸，通"烝"，衆多。
　　⑪教：指《素問》理論對歷代醫家的哺育教化。
　　⑫假：借助。

　　冰弱齡慕道①，夙好養生，幸遇真經，式爲龜鏡②。而世本紕繆③，篇目重疊，前後不倫，文義懸隔，施行不易，披會亦難④。歲月既淹⑤，襲以成弊。或一篇重出，而別立二名；或兩論併吞，而都爲一目；或問答未已，別樹篇題；或脱簡不書，而云世闕。重《合經》而冠《鍼服》，併《方宜》而爲《欬篇》；隔《虛實》而爲《逆從》，合《經絡》而爲《論要》；節《皮部》爲《經絡》，退《至教》以先《鍼》。諸如此流，不可勝數。且將升岱嶽⑥，非逕奚爲？欲詣扶桑⑦，無舟莫適。乃精勤博訪，而并有其人。歷十二年，方臻理要，詢謀得失⑧，深遂夙心。時於先生郭子齋堂⑨，受得先師張公秘本，文字昭晰，義理環周，一以參詳，羣疑冰釋。恐散於末學，絕彼師資⑩，因而撰注，用傳不朽。兼舊藏之卷，合八十一篇，二十四卷，勒成一部。冀乎究尾明首，尋注會經，開發童蒙⑪，宣揚至理而已。

　　①弱齡：弱冠之年。指男子二十歲左右。古代男子二十歲行冠禮。
　　②式：用。　　龜鏡：也作"龜鑒"，喻借鑒。古人卜龜甲以占吉凶，照鏡子以見美醜。
　　③紕（pī 批）繆：錯誤。繆，通"謬"，錯誤。以下所述"世本紕繆"的現象共十種，前四種屬泛指，後六種係確指。段逸山《〈素問〉全元起本研究與輯複》（上海科學技術出版

社 2001 年版）言之甚詳，可參見。此不出注。

④披會：翻閱領會。

⑤淹：久。

⑥岱嶽：泰山的別稱。嶽，"岳"的異體字。

⑦扶桑：古代神話中海上日出之處。

⑧得失：義偏於"得"。收穫。

⑨齋堂：書房。

⑩師資：原指能傳授知識的人。此指授學的依據。

⑪童蒙：此指初學醫的人。

　　其中簡脫文斷，義不相接者，搜求經論所有，遷移以補其處；篇目墜缺，指事不明者，量其意趣，加字以昭其義；篇論吞并，義不相涉，闕漏名目者，區分事類，別目以冠篇首①；君臣請問，禮儀乖失者，考校尊卑，增益以光其意；錯簡碎文②，前後重疊者，詳其指趣，削去繁雜，以存其要；辭理秘密，難粗論述者，別撰《玄珠》③，以陳其道。凡所加字，皆朱書其文④，使今古必分，字不雜糅。庶厥昭彰聖旨，敷暢玄言⑤，有如列宿高懸⑥，奎張不亂⑦，深泉淨瀅，鱗介咸分。君臣無夭枉之期，夷夏有延齡之望⑧。俾工徒勿誤⑨，學者惟明⑩，至道流行，徽音累屬⑪，千載之後，方知大聖之慈惠無窮。

　　時大唐寶應元年歲次壬寅序⑫。

①別目：另立篇名。

②錯簡：書簡次第錯亂。　　碎文：文字殘缺不全。

③玄珠：指《玄珠密語》。已佚。現傳《玄珠密語》十卷爲後人托名之作。

④朱書：用紅色書寫。

⑤玄言：指《素問》中深奧的理論。

⑥列宿（xiù 秀）：衆星宿。此指二十八宿。

⑦奎張：二十八宿中的奎宿和張宿。奎，俗作"魁"，由十六顆小星組成。張，又稱鶉尾，由六顆小星組成。

⑧夷夏：泛指各族人。夷，古代指東方的少數民族。夏，古代漢民族自稱，也稱華夏。

⑨工徒：指醫生。

⑩惟：句中語氣詞。表肯定。

⑪徽音：德音。徽，美。　　累屬（zhǔ 囑）：連續承接。屬，接續。

⑫寶應元年：公元 762 年。寶應，唐肅宗李亨的年號。　　次：在。

閱讀實踐（11）

（一）本篇内容要點

1. **詞語注釋**

①黎元　②仁壽　③赢劣　④三墳　⑤遐邇　⑥（斯）契　⑦（不）忒　⑧（之）宗　⑨天機　⑩目牛無全　⑪命世　⑫蒸人　⑬（天之）假　⑭弱齡　⑮式（爲）　⑯龜鏡　⑰紕繆　⑱披（會）　⑲（既）淹　⑳得失　㉑童蒙　㉒錯簡　㉓碎文　㉔（列）宿　㉕夷夏　㉖惟（明）　㉗徽音　㉘（累）屬

2. **文意理解**

①"且將升岱嶽，非逕奚爲？欲詣扶桑，無舟莫適"强調什麼？
②王冰整理《素問》的具體方法有哪些？

3. **背誦**

首段。

（二）課外閱讀

　　昔黃帝作内經十八卷靈樞九卷素問九卷迺其數焉世所奉行唯素問耳越人得其一二而述難經皇甫謐次而爲甲乙諸家之說悉自此始其間或有得失未可爲後世法則謂如南陽活人書稱咳逆者噦也謹按靈樞經曰新穀氣入於胃與故寒氣相爭故曰噦舉而并之則理可斷矣又如難經第六十五篇是越人標指靈樞本輸之大略世或以爲流注謹按靈樞經曰所言節者神氣之所遊行出入也非皮肉筋骨也又曰神氣者正氣也神氣之所遊行出入者流注也井榮輸經合者本輸也舉而并之則知相去不啻天壤之異但恨靈樞不傳久矣世莫能究夫爲醫者在讀醫書耳讀而不能爲醫者有矣未有不讀而能爲醫者也不讀醫書又非世業殺人尤毒於挺刃是故古人有言曰爲人子而不讀醫書猶爲不孝也仆本庸昧自髫迄壯潛心斯道頗涉其理輒不自揣參對諸書再行校正家藏舊本靈樞九卷共八十一篇增修音釋附於卷末勒爲二十四卷庶使好生之人開卷易明了無差別除已具狀經所屬申明外準使府指揮依條申轉運司選官詳定具書送秘書省國子監今崧專訪名醫更乞參詳免誤將來利益無窮功實有自宋紹興乙亥仲夏望日錦官史崧題（《靈樞》南宋·史崧序）

　　①作者爲何反復强調"讀醫書"？
　　②作者校釋《靈樞》的嚴謹學風體現在哪幾個方面？

十二、《銅人腧穴針灸圖經》序

【提要】　　本文選自清宣統元年貴池劉氏玉海堂影刻金大定本《銅人腧穴針灸圖經》。作者夏竦，宋仁宗時翰林學士。生卒年不詳。《銅人腧穴針灸圖經》是我國宋代著名針灸學家王惟一（又作王惟德）所撰。仁宗天聖四年（公元 1026 年），翰林醫官王惟一奉詔，編撰《銅人腧穴針灸圖經》三卷。書中繪有"正背左右人形，并主治之術"，列明針灸經脉及孔穴的部位，論述主治病證及針灸方法。與此同時，王氏又主持創鑄兩座針灸銅人模型，以供針灸教學和考試醫師之用。王氏的針灸銅人及《圖經》是一大創舉，對後世針灸學的發展產生深遠影響。序文概述針灸經絡學說的源流及臨床上的奇效，説明王氏奉命編著此書并設計、主持鑄造銅人模型的原因和經過，贊揚此舉必將對醫療事業的發展產生積極影響。

　　臣聞聖人之有天下也，論病以及國，原診以知政。王澤不流①，則姦生於下，故辨淑慝以制治②；真氣不榮，則疢動於體③，故謹醫砭以救民④。昔我聖祖之問岐伯也⑤，以爲善言天者，必有驗於人⑥。天之數十有二，人經絡以應之⑦；周天之度⑧，三百六十有五，人氣穴以應之。上下有紀，左右有象，督任有會⑨，腧合有數⑩。窮妙於血脈，參變乎陰陽，始命盡書其言⑪，藏於金蘭之室⑫。洎雷公請問其道，迺坐明堂以授之，後世之言明堂者以此。由是炳灸鍼刺之術備焉⑬，神聖工巧之藝生焉⑭。若越人起死，華佗愈躄⑮，王纂驅邪⑯，秋夫療鬼⑰，非有神哉，皆此法也。

　①流：傳布。
　②淑慝（tè 特）：猶善惡。
　③疢（chèn 襯）：疾病。
　④謹：慎守。　　醫砭：泛指醫術。
　⑤聖祖：指黃帝。
　⑥"善言"九字：語見《素問·舉痛論》。
　⑦"天之數"二句：謂人的十二經脉與天的十二個月相應。數，曆數，此指月份。有，通"又"。
　⑧周天：地球繞太陽一周。
　⑨督任：督脉、任脉。　　會：指交會處。
　⑩腧合：腧穴、合穴。
　⑪其言：指岐伯等有關針灸方面的言論。
　⑫金蘭之室：古代帝王收藏珍貴文書的地方。
　⑬炳灸：即燔灸、針灸。《史記·扁鵲倉公列傳》："形弊者，不當燔灸、鑱石及飲毒藥也。"燔，同"燔"。

⑭神聖工巧：即望、聞、問、切。語本《難經·六十一難》。

⑮華佗愈躄：指華佗用灸法治愈跛足事。事見《三國志·華佗傳》裴松之注引《佗別傳》。躄，跛足。

⑯王纂驅邪：指王纂以針刺法爲一女子診治被獺所惑之事。事見《太平御覽》卷722引《异苑》。王纂，南朝宋醫家，以善針術著稱。

⑰秋夫療鬼：指秋夫以針刺鬼，爲其治愈腰痛之事。事見《南史·張融傳》。秋夫，南朝宋醫家徐秋夫，以針術見長。

　　去聖寖遠①，其學難精。雖列在經訣②，繪之圖素③，而粉墨易糅④，豕亥多譌⑤。丸艾而壞肝⑥，投鍼而失胃。平民受弊而莫贖⑦，庸醫承誤而不思。非夫聖人，孰救茲患？洪惟我后⑧，勤哀兆庶⑨，迪帝軒之遺烈⑩，祗文母之慈訓⑪，命百工以脩政令⑫，敕大醫以謹方技。深惟鍼艾之法⑬，舊列王官之守。人命所繫，日用尤急，思革其謬，永濟於民。殿中省尚藥奉御王惟一素授禁方⑭，尤工厲石⑮，竭心奉詔，精意參神⑯。定偃側於人形⑰，正分寸於腧募⑱。增古今之救驗，刊日相之破漏⑲。總會諸説，勒成三篇。

①寖：逐漸。

②經訣：指醫學經典的要法。

③圖素：圖卷。此指針灸經絡圖像。

④粉墨：繪畫所用的顔色。此指繪有經絡穴位的圖像。

⑤豕亥：書籍傳寫或刊印中的文字錯誤。語本《吕氏春秋·察傳》。後把因字形相近而出現的錯誤稱爲"豕亥"。　　譌："訛"的异體字。

⑥丸：揉物使成圓形。

⑦贖：彌補。

⑧洪：語首助詞。　　后：君主。

⑨兆庶：指衆民。

⑩迪：繼承。　　烈：業績。

⑪祗（zhī織）：敬奉。　　文母：文德之母。對后妃的稱頌。此指文王妻太姒。

⑫百工：指衆官員。

⑬惟：思考。

⑭殿中省：官署名。掌皇帝飲食、服裳、車馬等事。

⑮厲石：此指針灸技術。

⑯參神：此謂參驗針灸的神妙道理。

⑰"定偃側"句：謂在人體前後和兩側標定經絡循行路綫。偃，仰卧。此指人體前後腹背。

⑱"正分寸"句：謂確定各個腧穴的位置和深淺分寸。腧募，人體穴道。在背脊部的叫腧，在胸腹部的叫募。募，通"膜"。

⑲刊：訂正。　　日相：古代針灸取穴的學說。依據日、時的干支來推算某天某時應取某個穴位。

上又以古經訓詁至精，學者封執多失①，傳心豈如會目②，著辭不若案形③，復令創鑄銅人爲式④。內分腑臟，旁注谿谷⑤，井滎所會⑥，孔穴所安，竅而達中⑦，刻題於側⑧。使觀者爛然而有第⑨，疑者渙然而冰釋。在昔未臻，惟帝時憲⑩，乃命侍臣爲之序引⑪，名曰《新鑄銅人腧穴鍼灸圖經》。肇頒四方，景式萬代⑫，將使多瘵咸詔⑬，巨刺靡差⑭。案說蠲痾⑮，若對談於涪水⑯；披圖洞視，如舊飲於上池⑰。保我黎烝⑱，介乎壽考⑲。昔夏后敍六極以辨疾⑳，帝炎問百藥以惠人，固當讓德今辰㉑，歸功聖域者矣。

時天聖四年歲次析木秋八月丙申謹上㉒。

①封執：固執。
②傳心：謂口傳心授。　　會目：謂直觀了解。
③案：查考。
④式：模型。
⑤谿谷：指肌肉之間相互接觸的縫隙或凹陷部位，爲經絡氣血輸注出入的處所。語本《素問·氣穴論》等。此泛指針灸穴位。
⑥井滎：井穴、滎穴。均屬五腧穴。此處與下句"孔穴"對舉，泛指針灸穴位。
⑦竅：鑿成孔竅。
⑧題：標識。
⑨爛然：鮮明貌。　　第：次序。
⑩時憲：謂應時確立針灸的教令。憲，立法，動詞義。
⑪侍臣：侍奉帝王的廷臣。此指作者自己。　　序引：作序。引，義同"序"。
⑫景式：仰慕而以爲法式。
⑬多瘵：指多病的人。　　詔：教導。
⑭巨刺：本指針刺方法之一。此泛指針灸治療。
⑮案：通"按"。依據。　　蠲：消除。
⑯"對談"五字：謂在涪水邊向涪翁求教針術。事見《後漢書·方術列傳》。
⑰"舊飲"五字：見本教材《扁鵲傳》。舊，久。
⑱黎烝：黎民百姓。
⑲介：佐助。　　壽考：長壽。考，老。
⑳夏后：夏禹。　　六極：六種極凶惡之事。《尚書·洪範》："六極：一曰凶短折，二曰疾，三曰憂，四曰貧，五曰惡，六曰弱。"
㉑讓：給予。　　德：福。
㉒天聖四年：公元1026年。天聖，宋仁宗趙禎的年號。　　歲次析木：按歲星紀年法，正值歲星運行到析木。析木，十二星次之一。

閱讀實踐（12）

（一）本篇內容要點

1. 詞語注釋

①（不）流　②淑慝　③疢（動）　④（故）謹　⑤周天　⑥金蘭之室　⑦寖（遠）　⑧圖素　⑨粉墨　⑩豕亥　⑪（我）后　⑫兆庶　⑬迪（帝軒）　⑭（遺）烈　⑮祇（文母）　⑯（深）惟　⑰刊（日相）　⑱封執　⑲案（形）　⑳（刻）題　㉑（有）第　㉒序引　㉓景式　㉔癘（痾）　㉕黎烝　㉖介（乎）　㉗壽考　㉘讓（德）

2. 文意理解

①哪些語句體現針刺技術的神奇療效？作者用意何在？
②《針灸圖經》與銅人模型的優點有哪些？

（二）課外閱讀

　　扁鵲有言疾在腠理熨焫之所及在血脈鍼石之所及其在腸胃酒醪之所及是鍼灸藥三者得兼而後可與言醫可與言醫者斯周官之十全者也曩武謬以活人之術止於藥故棄鍼與灸而莫之講每遇傷寒熱入血室閃挫諸疾非藥餌所能愈而必俟夫刺者則束手無策自愧技窮因悟治病猶對壘攻守奇正量敵而應者將之良鍼灸藥因病而施者醫之良也思得師指而艱其人求之遠近以鍼鳴者各出編集標幽玉龍肘後流注神應等書其於撚鍼補瀉尚戾越人從衛取氣從榮置氣之說復取素難而研精之旁究諸家又知素難爲醫之鼻祖猶易爲撲蓍求卦之原諸家醫流如以錢擲甲子起卦勾陳玄武騰蛇龍虎斷吉凶似易而亂易也後世鍼灸亦若是爾嗚呼不溯其原則昧夫古人立法之善故嘗集節要一書矣不窮其流則不知後世變法之弊此聚英之所以纂也安故狃近者猶曰易窮則變變則通通則久是以詩變而騷君子取之郡縣者封建之變租庸者井田之變後人因之固足以經國治世奚怪於鍼灸之變法哉奚是古非今爲哉豈知封建井田變而卒莫如周之延祚八百鍼灸變而卒莫如古之能收功十全如使弊法而可因則彼放蕩踰閑者可以爲禮以之安上治民妖淫愁怨者可以爲樂以之移風易俗哉夫易謂窮斯變通久素難者垂之萬世而無弊不可謂窮不容於變而自通且久也周子謂不復古禮不變今樂而欲至治者遠然則不學古醫不變今俗而欲收十全之功者未之有也茲續編諸家而折衷以素難之旨夫然後前人之法今時之弊司命者知所去取矣時嘉靖己丑夏六月六日四明梅孤子高武識（明·高武《针灸聚英·引》）

　　①怎樣理解作者提出的"針灸藥三者兼得"？
　　②怎樣理解作者強調好"變"與"不變"？

十三、《本草綱目》原序

【提要】　本文選自人民衛生出版社 1982 年校點本《本草綱目》。作者王世貞（公元
1529～1593 年），字元美，號鳳洲，又號弇州山人，太倉（今屬江蘇）人。明代著名文學家、
戲曲理論家，官至南京刑部尚書。早年與李攀龍同爲 "後七子" 領袖，倡導文學改良運動，
反對文風萎弱、内容貧乏、篇幅冗長的 "臺閣體"，提出 "文必秦漢，詩必盛唐" 的主張，
享有盛名。著有《弇州山人四部稿》174 卷、《弇州山人四部續稿》207 卷、《弇山堂別集》
100 卷、《藝苑巵言》12 卷等。序文開篇爲當世博物之士寥若晨星而慨嘆，繼而以李時珍口
述，扼要説明《本草綱目》的寫作動機、過程和概貌，最後高度贊揚其價值。典故、比喻的
廣泛的運用，是這篇序文的藝術特色。

　　紀稱：望龍光知古劍[①]，覘寶氣辨明珠[②]。故萍實商羊[③]，非天明莫洞[④]；厥
後博物稱華[⑤]，辨字稱康[⑥]，析寶玉稱倚頓[⑦]，亦僅僅晨星耳[⑧]。

　　① "望龍光" 句：據《晋書·張華傳》載：張華望見牛斗二星間常有紫氣，雷焕認爲是
豫章豐城之劍氣上通於天的緣故。後果從豐城監獄地基中掘得石匣，内有龍泉、太阿雙劍。
龍光，寶劍的光芒。

　　② "覘（chān 攙）寶氣" 句：據唐代蘇鶚《杜陽雜編》卷上載：唐肅宗李亨即位後，
國庫中出現神異的光氣，肅宗認爲是自己兒時玄宗所賜上清珠發出的，檢出果然。覘，觀
察。

　　③萍實：水萍的果實。此物直觸楚昭王所乘之船，唯孔子可識。事見《藝文類聚·草部
下》引《孔子家語》。　　商羊：傳説中的鳥名。常在大雨前屈一足起舞。事見《孔子家語·
辯政》。

　　④天明：天賦智慧。　　洞：洞察。

　　⑤華：指西晋張華。著有《博物志》十卷，《晋書》本傳稱其 "博物洽聞，世無與比"。

　　⑥辨字稱康：善於辨別字義要首推嵇康。事見《藝文類聚》卷七十八引《神仙傳》。

　　⑦倚頓：亦作 "猗頓"。春秋時魯國富豪，以能識別珠寶著稱。《淮南子·氾論訓》有載。

　　⑧晨星：喻稀少。此喻人才稀少。

　　楚蘄陽李君東璧[①]，一日過予弇山園謁予[②]，留飲數日。予窺其人，晬然貌
也[③]，癯然身也[④]，津津然譚議也[⑤]，真北斗以南一人[⑥]。解其裝，無長物[⑦]，有
《本草綱目》數十卷。謂予曰："時珍，荊楚鄙人也[⑧]。幼多羸疾，質成鈍椎[⑨]，
長耽典籍，若啖蔗飴。遂漁獵羣書[⑩]，搜羅百氏，凡子、史、經、傳、聲韻、農
圃、醫卜、星相、樂府諸家，稍有得處，輒著數言。古有《本草》一書，自炎
皇及漢、梁、唐、宋，下迨國朝，注解羣氏舊矣。第其中舛謬差訛遺漏，不可

枚數。乃敢奮編摩之志[11]，僭纂述之權[12]。歲歷三十稔，書考八百餘家，稿凡三易。複者芟之，闕者緝之，訛者繩之。舊本一千五百一十八種，今增藥三百七十四種[13]，分爲一十六部，著成五十二卷。雖非集成，亦粗大備，僭名曰《本草綱目》。願乞一言，以托不朽。”

①楚：指湖北。湖北爲古代楚地，故稱。　　蘄（qí奇）陽：今蘄春縣。
②弇（yǎn掩）山園：園名。爲王世貞所築，在江蘇太倉隆福寺西。
③晬（suì歲）然：潤澤貌。
④癯（qú渠）然：清瘦貌。
⑤津津然：興味濃厚貌。　　譚：通“談”。
⑥北斗以南：指普天之下。
⑦長（zhàng丈）物：多餘的東西。
⑧荆楚：楚國。此指楚地。荆，楚國的別稱，因楚國原建於荆山（今湖北南章西）一帶，故名。
⑨鈍椎：愚鈍。
⑩漁獵：喻泛覽博涉。
⑪編摩：猶編集。
⑫僭（jiàn薦）：超越本分。
⑬“三百”六字：據人民衛生出版社劉衡如校勘本，實有377種。

予開卷細玩[1]，每藥標正名爲綱，附釋名爲目，正始也；次以集解、辨疑、正誤，詳其土産形狀也；次以氣味、主治、附方，著其體用也[2]。上自墳典，下及傳奇[3]，凡有相關，靡不備采。如入金谷之園[4]，種色奪目[5]；如登龍君之宮，寶藏悉陳；如對冰壺玉鑒[6]，毛髮可指數也。博而不繁，詳而有要，綜核究竟，直窺淵海[7]。兹豈僅以醫書覯哉[8]？實性理之精微[9]，格物之通典[10]，帝王之秘籙[11]，臣民之重寶也。李君用心嘉惠何勤哉[12]！噫！砥玉莫剖[13]，朱紫相傾[14]，弊也久矣。故辨專車之骨，必俟魯儒[15]；博支機之石，必訪賣卜[16]。予方著《弇州卮言》，恚博古如《丹鉛卮言》後乏人也[17]，何幸覯兹集哉！兹集也，藏之深山石室無當，盍鍥之[18]，以共天下後世味《太玄》如子雲者[19]？

時萬曆歲庚寅春上元日[20]，弇州山人鳳洲王世貞拜撰。

①玩：研讀。
②體用：指藥物的性質和功用。
③傳奇：古代短篇小説。此指一般的文藝作品。
④金谷之園：晋代富豪石崇在洛陽所築園名。
⑤種色：品種。色，種類。
⑥冰壺：盛冰的玉壺。喻晶瑩潔白。　　玉鑒：鏡的美稱。喻晶瑩剔透。

⑦淵海：喻內容深廣。

⑧覯（gòu 够）：看見。此謂看待。

⑨性理：指宋儒的性命理氣之學。

⑩通典：共同的法則。

⑪秘籙（lù 録）：罕見珍貴的簿籍。

⑫用心：存心。　　嘉惠：對他人所給予的恩惠的敬稱。

⑬碔（wǔ 武）：似玉之石。

⑭朱紫相傾：謂紫色排斥朱色。喻以邪亂正，真僞混淆。古代以朱爲正色，紫爲雜色。傾，排斥。

⑮“故辨”二句：因此要辨別占滿一車的巨骨，必定要等待孔子。事見《國語·魯語下》。專車之骨，獨占一車的巨骨。魯儒，指孔子。

⑯“博支機”二句：要通曉織女的支機石，必定要詢問賣卜的嚴君平。事見《太平御覽》卷八引劉義慶《集林》。博，通曉。支機之石，指織女的墊織機的石塊。賣卜，指漢代嚴君平。

⑰恚（huì 會）：怨恨。此謂遺憾。　　丹鉛卮言：指明代楊慎所著《丹鉛餘録》、《丹鉛續録》、《丹鉛摘録》等考據學著作，其門人將此三書刪輯爲《丹鉛總録》。

⑱盍：何不。　　鍥：用刀刻。此謂刻版印刷。

⑲共：同“供”。供給。　　太玄：西漢學者揚雄（字子雲）模仿《周易》所作的《太玄經》。

⑳“萬曆”五字：公元 1590 年。萬曆，明神宗朱翊鈞的年號。　　上元日：農曆正月十五。

閱讀實踐（13）

（一）本篇內容要點

1. 詞語注釋

①觇（寶氣）　②晨星　③晬然　④癯然　⑤津津然　⑥長物　⑦鈍椎　⑧漁獵　⑨僭（纂述）　⑩（細）玩　⑪種色　⑫冰壺　⑬玉鑒　⑭淵海　⑮（醫書）覯　⑯用心　⑰朱紫相傾　⑱博（支機）　⑲恚（博古）　⑳盍（鍥）　㉑鍥（之）　㉒共（天下）　㉓上元日

2. 文意理解

①文中第一自然段連用諸多典故寓意何在？

②“金谷之園”、“龍君之宮”、“冰壺玉鑒”分別贊美《本草綱目》什麽？

③作者認爲《本草綱目》的價值表現在何處？

（二）課外閱讀

　　牽牛治水氣在肺喘滿腫脹下焦鬱遏腰背脹重及大腸風祕氣祕卓有殊功但病在血分及脾胃虛弱而痞滿者則不可取快一時及常服暗傷元氣也一宗室夫人年幾六十平生苦腸結病旬日一行甚於生產服養血潤燥藥則泥隔不快服硝黃通利藥則

若罔知如此三十餘年矣時珍診其人體肥膏粱而多憂欝日吐酸痰盌許乃寬又多火病此乃三焦之氣壅滯有升無降津液皆化爲痰飲不能下滋腸腑非血燥比也潤劑留滯硝黃徒入血分不能通氣俱爲痰阻故無效也乃用牽牛末皂莢膏丸與服即便通利自是但覺腸結一服就順亦不妨食且復精爽蓋牽牛能走氣分通三焦氣順則痰逐飲消上下通快矣（明·李時珍《本草綱目》卷十八《牽牛子》"發明"）

①采用牽牛子治病"卓有殊功"是何道理？

②"宗室夫人"真正的病因是什麼？

十四、《類經》序

【提要】　本文選自 1959 年上海科學技術出版社影印本《類經》。作者張介賓（公元 1563～1640 年），字會卿，號景岳，別號通一子，山陰（今浙江紹興）人，明代著名醫學家。少年學醫，又喜好天文、律呂、卜筮、兵法。治病主張補益真陰元陽，提出"陽非有餘，而陰則常不足"的觀點，是温補學派的代表人物之一。代表作有《景岳全書》及《類經》、《類經圖翼》等。《類經》是張氏歷時三十年整理編著而成。全書共 32 卷，將《素問》與《靈樞》兩書的原文，根據內容依類編排，分爲十二大類，每類又分若干小節，各立標題，并詳加注釋、闡述，突出兩書的精華，爲後人學習研究和檢索兩書提供了方便。序文高度贊揚《內經》的價值，指出歷代醫家注釋《內經》的得失，闡明編撰《類經》的指導思想和緣起經過，詳述分類方法，説明編著目的。全文氣勢壯闊，論理透徹，用典恰當，足見作者文醫二途的功力。

　　《內經》者，三墳之一。蓋自軒轅帝同岐伯、鬼臾區等六臣互相討論，發明至理，以遺教後世。其文義高古淵微，上極天文，下窮地紀，中悉人事。大而陰陽變化，小而草木昆蟲、音律象數之肇端、藏府經絡之曲折①，靡不縷指而臚列焉②。大哉至哉！垂不朽之仁慈，開生民之壽域。其爲德也，與天地同，與日月并，豈直規規治疾方術已哉③？

　　①而：通"如"。如同。　　　音律：指音樂的律呂、宮調等。　　　象數：指卜筮。肇端：起始。　　曲折：詳細情況。

　　②臚列：羅列。

　　③規規：淺陋拘泥貌。

　　按晉皇甫士安《甲乙經》序曰："《黃帝內經》十八卷。今《針經》九卷，《素問》九卷，即《內經》也。"而或者謂《素問》、《針經》、《明堂》三書，非黃帝書，似出於戰國。夫戰國之文能是乎？宋臣高保衡等敍①，業已辟之②。此其臆度無稽，固不足深辨。而又有目醫爲小道，并是書且弁髦置之者③，是豈巨慧明眼人歟？觀坡仙《楞伽經》跋云④："經之有《難經》，句句皆理，字字皆法。"亦豈知《難經》出自《內經》，而僅得其什一。《難經》而然，《內經》可知矣。夫《內經》之生全民命，豈殺於《十三經》之啓植民心⑤？故玄晏先生曰："人受先人之體，有八尺之軀，而不知醫事，此所謂游魂耳！雖有忠孝之心，慈惠之性，君父危困，赤子塗地⑥，無以濟之。此聖賢所以精思極論盡其理也。"繇此言之，儒其可不盡心是書乎？奈何今之業醫者，亦置《靈》《素》於罔聞，昧性命之玄要，盛盛虛虛，而遺人夭殃[7]，致邪失正，而絕人長命。所謂業擅專門者，如是哉！此其故，正以經文奧衍[8]，研閱誠難。其於至道未明[9]，而欲冀夫通神運微，仰大聖上智於千古之邈，斷乎不能矣。

①高保衡：宋醫家，宋熙寧年間爲朝奉郎國子博士。他和林億等奉詔校正《素問》。

②辟（pì譬）：駁斥。

③弁（biàn變）髦：喻棄置無用之物。

④坡仙：指蘇軾。　　楞伽經：佛經名。全稱《楞伽阿跋多羅寶經》。

⑤殺（shài曬）：減少。　　十三經：指十三部儒家經典。

⑥赤子：百姓。　　塗地：喻灾難困苦。

⑦夭殃：災禍。

⑧衍：繁多。

⑨其：如果。

　　自唐以來，雖賴有啓玄子之註，其發明玄秘盡多，而遺漏亦復不少。蓋有遇難而默者，有於義未始合者，有互見深藏而不便檢閱者[1]。凡其闡揚未盡，《靈樞》未註，皆不能無遺憾焉。及乎近代諸家，尤不過順文敷演，而難者仍未能明，精處仍不能發，其何神之與有？

　　余初究心是書，嘗爲摘要，將以自資。繼而繹之久[2]，久則言言金石，字字珠璣，竟不知孰可摘而孰可遺。因奮然鼓念，冀有以發隱就明，轉難爲易，盡啓其秘而公之於人。務俾後學了然，見便得趣，由堂入室[3]，具悉本源，斯不致誤己誤人，咸臻至善。於是乎詳求其法，則唯有盡易舊制，顛倒一番，從類分門，然後附意闡發，庶晰其蘊。然懼擅動聖經，猶未敢也。

　　粵稽往古[4]，則周有扁鵲之摘《難》，晉有玄晏先生之類分，唐有王太仆之補削，元有滑攖寧之撮鈔[5]，鑒此四君子而後意決。且此非《十三經》之比，蓋彼無須類，而此欲醒瞶指迷[6]，則不容不類，以求便也。由是徧索兩經，先求難易，反復更秋[7]，稍得其緒[8]。然後合兩爲一，命曰《類經》。"類"之者，以《靈樞》啓《素問》之微，《素問》發《靈樞》之秘，相爲表裏，通其義也。

①互見深藏：謂同一類問題不集中論述而散在各篇。

②繹：推究。

③由堂入室：喻學問逐步深入。

④粵：語首助詞。無義。

⑤滑攖寧：元末明初醫家滑壽，字伯仁，號攖寧生。著有《讀素問鈔》等。

⑥醒瞶（guì貴）：使不明者醒悟。瞶，眼昏不明。　　　　指迷：猶解惑。謂指點使不迷惑。

⑦更：經歷。　　秋：指代年。

⑧稍：逐漸。　　緒：頭緒。

　　兩經既合，乃分爲十二類：夫人之大事，莫若死生，能葆其眞①，合乎天矣，故首曰攝生類。生成之道，兩儀主之②，陰陽既立，三才位矣③，故二曰陰陽類。人之有生，藏氣爲本，五內洞然④，三垣治矣⑤，故三曰藏象類。欲知其內，須察其外，脈色通神，吉凶判矣，故四曰脈色類。藏府治內⑥，經絡治外，能明終始，四大安矣⑦，故五曰經絡類。萬事萬殊，必有本末，知所先後，握其要矣，故六曰標本類。人之所賴，藥食爲天，氣味得宜，五宮强矣⑧，故七曰氣味類。駒隙百年⑨，誰保無恙？治之弗失，危者安矣，故八曰論治類。疾之中人，變態莫測，明能燭幽，二豎遁矣⑩，故九曰疾病類。藥餌不及，古有鍼砭，九法搜玄，道超凡矣，故十曰鍼刺類。至若天道茫茫，運行今古，苞無窮⑪，協惟一⑫，推之以理，指諸掌矣，故十一曰運氣類。又若經文連屬，難以强分，或附見於別門，欲求之而不得，分條索隱，血脈貫矣，故十二曰會通類。彙分三十二卷。此外復附著《圖翼》十五卷。蓋以義有深邃，而言不能該者⑬，不拾以圖，其精莫聚；圖象雖顯，而意有未達者，不翼以說⑭，其奧難窺。自是而條理分，綱目舉，晦者明，隱者見，巨細通融，歧貳畢徹⑮，一展卷而重門洞開，秋毫在目。不惟廣裨乎來學，即凡志切尊生者⑯，欲求茲妙，無不信手可拈矣⑰。

①葆：通“保”。

②兩儀：此指陰陽。

③三才：指天、地、人。語本《易·說卦》。

④五內：指五臟。

⑤三垣：我國古代稱天體恒星名。此指人體上中下三焦。

⑥治：主宰。

⑦四大：此指身體。

⑧五宮：指五臟。

⑨駒隙百年：謂人生百年如同白駒過隙。喻人生短暫。語本《莊子·知北游》。此謂人的一生。

⑩二豎：指病魔。語見《左傳·成公十年》。豎，“竪”的异體字。

⑪苞：通“包”。

⑫協：和諧。　　惟：語中助詞。　　一：指天地自然。

⑬該：包括。

⑭翼：輔助。

⑮歧貳：分歧。

⑯切：謂學行上切磋相正。

⑰信手：隨手。　　拈：拿。

　　是役也①，余誠以前代諸賢註有未備，間有舛錯，掩質埋光，俾至道不盡明於世者，迨四千餘祀矣。因敢忘陋效矉②，勉圖蚊負③，固非敢弄斧班門，然不屑沿街持缽④。故凡遇駁正之處，每多不諱。誠知非雅，第以人心積習既久，訛以傳訛，即決長波猶虞難滌⑤，使辨之不力，將終無救正日矣。此余之所以載思而不敢避也⑥。

　　吁！余何人斯，敢妄正先賢之訓？言之未竟，知必有闞余之謬而隨議其後者⑦。其是其非，此不在余，而在乎後之明哲矣。雖然，他山之石，可以攻玉；斷流之水，可以鑒形⑧；即壁影螢光⑨，能資志士；竹頭木屑，曾利兵家⑩。是編者倘亦有千慮之一得⑪，將見擇於聖人矣，何幸如之！獨以應策多門，操觚隻手⑫，一言一字，偷隙毫端⑬。凡歷歲者三旬，易稿者數四，方就其業。所謂河海一流，泰山一壞⑭，蓋亦欲共掖其高深耳⑮。後世有子雲其憫余勞而錫之斤正焉⑯，豈非幸中又幸？而相成之德，謂孰非後進之吾師云。

　　時大明天啓四年⑰，歲次甲子黃鍾之吉⑱，景岳子自序於通一齋。

①役：事。

②效矉：喻不善模仿，弄巧成拙。語見《莊子·天運》。矉，通"顰"，皺眉。

③蚊負：蚊子背山。喻能力小而責任重。語見《莊子·應帝王》。

④沿街持缽：喻乞討。此謂一味依賴他人。缽，"鉢"的異體字，僧尼的食器。

⑤虞：憂慮。

⑥載：通"再"。

⑦闞（kàn 看）：看到。　　其：我。

⑧"他山"二句：喻借助外力輔助自己。語見《詩經·小雅·鶴鳴》。攻，治。鑒，照。

⑨壁影：指西漢匡衡鑿壁借光苦讀事。事見《西京雜記》卷二。　　螢光：指晉代車胤以螢光照書苦讀。事見《晉書·車胤傳》。

⑩"竹頭"二句：喻細小無用之物也有大用途。事見《世說新語·政事》。

⑪"千慮"五字：謂愚者的意見也有可取之處。語本《晏子春秋·雜下》。

⑫操觚（gū 孤）：執簡。謂寫作。觚，古人用以書寫的木簡。

⑬毫：指代筆。

⑭"河海"八字：語本李斯《諫逐客書》："太山不讓土壤，故能成其大；河海不擇細流，故能就其深。"

⑮掖（yè 夜）：助成。

⑯錫：通"賜"。　　斤正：指正。語本《莊子·徐無鬼》。

⑰天啓四年：公元 1624 年。天啓，明熹宗朱由校的年號。

⑱黃鍾：農曆十一月。　　吉：每月初一。

閱讀實踐 （14）

（一） 本篇內容要點

1. 詞語注釋

①肇端 ②曲折 ③臚列 ④規規 ⑤辟（之） ⑥弁髦 ⑦（豈）殺 ⑧赤子 ⑨塗地 ⑩繹（之） ⑪由堂入室 ⑫粵（稽） ⑬（醒）瞶 ⑭更（秋） ⑮稍（得） ⑯（其）緒 ⑰葆（其真） ⑱兩儀 ⑲三才 ⑳五内 ㉑三垣 ㉒治（内） ㉓四大 ㉔五宫 ㉕駒隙百年 ㉖二豎 ㉗苞（無窮） ㉘（不能）該 ㉙（不）翼 ㉚歧貳 ㉛效矉 ㉜蚊負 ㉝（猶）虞 ㉞載（思） ㉟闕（余謬） ㊱壁影 ㊲螢光 ㊳操觚 ㊴（共）掖 ㊵錫（之）

2. 文意理解

①作者在文中使用"他山之石，可以攻玉；斷流之水，可以鑒形"、"壁影螢光"、"竹頭木屑"、"河海一流，泰山一壤"等成語用意何在？

②怎樣理解"類經"之"類"？作者爲何用此方法整理《内經》？

3. 背誦

"兩經既合"段。

（二） 課外閱讀

景岳名介賓別號通一子越之山陰人也其父爲定西侯客介賓年十四即從遊於京師天下承平奇才異士集於侯門介賓幼而濬齊遂徧交其長者是時金夢石工醫術介賓從之學盡得其傳以爲凡人陰陽但以血氣臟腑寒熱爲言此特後天之有形者非先天之無形者也病者多以後天戕及先天治病者但知有形邪氣不顧無形元氣自劉河間以暑火立論專用寒涼其害已甚賴東垣論脾胃之火必務温養救正實多丹溪出立陰虛火動之論寒涼之弊又復盛行故其註本草獨詳參附之用又慨世之醫者茫無定見勉爲雜應之術假兼備以倖中借和平以藏拙虛而補之又恐補之爲害復制之以消實而消之又恐消之爲害復制之以補若此者以藥治藥尚未遑又安望其及於病耶幸而偶愈亦不知其補之之力攻之之力耶及其不愈亦不知其補之爲害消之爲害耶是以爲人治病沈思病原單方重劑莫不應手霍然一時謁病者輻輳其門沿邊大帥皆遣金幣致之（明·黄宗羲《南雷文定前集·張景岳傳》）

①從張介賓對三家之論的評價，反映其學術思想是什麼？

②張介賓治病能霍然取效的主要原因是什麼？

十五、《串雅》序

【提要】　　本文選自清光緒戊子榆園刊本《串雅》。作者趙學敏（公元 1719～1805 年），字依吉，號恕軒，錢塘（今浙江杭州）人，清代著名醫藥學家。曾選取所編撰醫書十二種，合稱《利濟十二種》，現僅存《本草綱目拾遺》十卷與《串雅》八卷。《本草綱目拾遺》補正《本草綱目》的某些內容，并增加諸多民間草藥與少量外來藥物，共 716 種。《串雅》分內編與外編各四卷，成書於 1759 年，收載九百餘方，分截、頂、串與單方四類，是走方醫的驗方匯集。本文旨在爲走方醫正名，觀點鮮明，持論公允。認爲走方醫來自民間，雖然缺乏醫學理論修養，但具有"操技最神，奏效甚捷"的寶貴經驗，絕非不屑一顧的"小道"。說明在整理此書時，注意去蕪存精。文中還以辛辣的筆觸，揭露和批判了那些蔑視走方醫，"竊虛譽"、"侈功德"而沒有真才實學的所謂"國醫"。

　　《周禮》分醫爲四，有食醫、疾醫、瘍醫、獸醫，後乃有十三科①，而未聞有走方之名也。《物原》記岐黃以來有鍼灸②，厥後巫彭製藥丸，伊尹創煎藥，而未聞有禁、截諸法也③。晉王叔和纂《脈經》，叙陰陽、內外，辨部候、經絡、藏府之病爲最詳；金張子和以吐、汗、下三法，風、寒、暑、溼、火、燥六門，爲醫之關鍵，終未聞有頂、串諸名也。有之，自草澤醫始，世所謂走方是也。人每賤薄之④，謂其遊食江湖，貨藥吮舐⑤，迹類丐；挾技劫病⑥，貪利恣睢⑦，心又類盜。剽竊醫緒⑧，倡爲詭異。敗草毒劑，悉曰仙遺⑨，刳滌魘迷⑩，詫爲神授⑪。輕淺之證，或可貪天⑫；沉痼之疾，烏能起廢？雖然誠有是焉，亦不可概論也。爲問今之乘華軒、繁徒衛者，胥能識證、知脈、辨藥，通其元妙者乎⑬？儼然峩高冠、竊虛譽矣⑭。今之游權門、食厚奉者⑮，胥能決死生、達內外、定方劑，十全無失者乎？儼然踞高座、侈功德矣⑯。是知笑之爲笑，而不知非笑之爲笑也。

　　①十三科：明·陶宗儀《輟耕錄》引《聖濟總錄》謂醫分大方脉雜醫科、小方脉科、風科、產科兼婦科、眼科、口齒兼咽喉科、正骨兼金鏃科、瘡腫科、針灸科、祝由科。《明史·職官志》也有太醫院十三科的記載，所分略有區別。

　　②物原：書名。明代羅頎編著，主旨是推求事物起源。

　　③禁截諸法：指走方醫禁、截、頂、串四種治法。禁法，用藥物兼施祈禱等迷信手段的治法。截法，用單方重劑截除病邪的治法。頂法，用涌吐藥的治法。串法，用瀉下藥的治法。

　　④賤薄：鄙視。

　　⑤吮舐（shǔn shì）：吮癰舐痔。

⑥劫病：强奪疾病。謂濫用攻伐之藥治療疾病。

⑦恣睢（suī 雎）：放任自得貌。

⑧緒：殘餘。

⑨遺（wèi 謂）：贈送。

⑩魘（yǎn 掩）迷：指用畫符噴水等迷信手段治病。亦作“魘昧”。

⑪詫：誆騙。

⑫貪天：“貪天之功”的節縮語。語見《左傳·僖公二十四年》。此謂疾病不治自愈。

⑬胥：皆。

⑭儼然：嚴肅莊重貌。此謂一本正經地。

⑮奉：同“俸”。俸祿。

⑯侈：夸大。

　　予幼嗜岐黃家言，讀書自《靈》、《素》、《難經》而下，旁及《道藏》、《石室》①；考穴自《銅人內景圖》而下，更及《太素》、《奇經》②；傷寒則仲景之外，遍及《金鎞》、《木索》③；本草則《綱目》而外，遠及《海錄》、《丹房》④。有得，輒鈔撮忘倦，不自知結習至此，老而靡倦。然聞走方醫中有頂串諸術，操技最神，而奏效甚捷。其徒侶多動色相戒，秘不輕授。詰其所習，大率知所以⑤，而不知所以然，鮮有通貫者。以故欲宏覽而無由⑥，嘗引以爲憾。

①道藏：道教書籍的總匯，包括周秦以下道家子書及六朝以來道教經典。　　石室：疑爲《石室秘錄》。明末傅山遺著，清代陳士鐸整理，共六卷。

②奇經：疑爲李時珍所撰《奇經八脉考》。

③金鎞（bǐ 比）、木索：疑爲明代盧之頤所撰《傷寒金鎞疏鈔》和《摩索金匱》。

④海錄：疑爲宋代葉廷珪所撰《海錄碎事》。　　丹房：疑爲唐代獨孤滔所撰《丹房鏡源》。

⑤大率：大抵。

⑥無由：沒有門徑。

　　有宗子柏雲者①，挾是術徧游南北，遠近震其名，今且老矣②。戊寅航海歸③，過予譚菽④。質其道，頗有奧理，不悖於古，而利於今，與尋常搖鈴求售者迥異。顧其方，旁涉元禁，瑣及游戲，不免誇新鬬異，爲國醫所不道⑤。因錄其所授，重加芟訂，存其可濟於世者，部居別白，都成一編，名之曰《串雅》，使後之習是術者，不致爲庸俗所詆毁，殆亦柏雲所心許焉。昔歐陽子暴利幾絶，乞藥於牛醫⑥；李防禦治嗽得官，傳方於下走⑦。誰謂小道不有可觀者歟？亦視其人之善用斯術否也。

　　乾隆己卯十月既望⑧，錢塘趙學敏恕軒譔。

①宗子：嫡長子。此指同宗兄弟中排行最大的。

②今且：猶今夫。如今。

③戊寅：此指清乾隆 23 年，即公元 1758 年。

④萟："藝"的异體字。

⑤國醫：指國内名醫。　　不道：猶不堪。謂難以忍受。

⑥"歐陽子"二句：言歐陽修患嚴重泄瀉，國醫不能治愈，後從走方醫處得到車前子末，用米湯飲服而愈。事見南宋張杲《醫説》卷六《車前止暴下》。牛醫，本指治牛病的獸醫，此指走方醫。

⑦"李防御"二句：言宋徽宗寵妃患咳嗽，徹夜不寐，面腫如盤，李防御久治不愈，後從走方醫處購得蚌粉、青黛，寵妃服後，隨即嗽止腫消。事見《醫説》卷四《治痰嗽》。防御，官名。下走，原指供奔走役使的人，此指走方醫。

⑧乾隆己卯：此指公元 1759 年。　　既望：指月半後至下弦前，約一周左右。望，農曆每月月半。

閱讀實踐（15）

（一）本篇内容要点

1. 詞語注釋

①賤薄　②吮舐　③恣睢　④（醫）緒　⑤（仙）遺　⑥魘迷　⑦詫（爲）　⑧貪天　⑨胥（能）　⑩儼然　⑪（厚）奉　⑫侈（功德）　⑬大率　⑭無由　⑮宗子　⑯今且　⑰國醫　⑱（既）望

2. 文意理解

①作者爲何將此書命名爲"串雅"？

②作者編撰《串雅》的原因和目的是什麽？

③首段連用三組"未聞"的用意是什麽？

（二）課外閱讀

負笈行醫周遊四方俗呼爲走方其術肇於扁鵲華佗繼之故其所傳諸法與國醫少異治外以鍼刺蒸灸勝治内以頂串禁截勝取其速驗不計萬全也走醫有三字訣一曰賤藥物不取貴也二曰驗以下咽即能去病也三曰便山林僻邑倉卒即有能守三字之要者便是此中之傑出者矣走醫有四驗以堅信流俗一取牙二點痔三去瞖四捉蟲四者皆憑藥力手法有四要用鍼要知補瀉推拿要識虛實揉拉在緩而不痛鉗取在速而不亂志欲放禮欲恭語欲大心欲小持此勿失遂踞上流藥上行者曰頂下行者曰串故頂藥多吐串藥多瀉頂串而外則曰截截絕也使其病截然而止按此即古汗吐下三法也然有頂中之串串中之頂妙用入神則又不可以常格論也藥有常用之品有常棄之品走醫皆收之病有常見之症有罕見之症走醫皆習之故有二難曰用藥難識症難非通乎陰陽察乎微妙安能使沉疴頓起名醫拱手誰謂小道不有可觀者歟然今之

煦煦然惟利是求言僞而辯者開方則筆似懸槌臨症則目如枯炭直謂之醫奴可耳此走醫之罪人也藥有異性不必醫皆知之而走醫不可不知脈有奇經不必醫盡知之而走醫不可不知用奇乘閒一時之捷徑也得心應手平日之功用也古人出則行道入則讀書蓋醫學通乎性命知醫則知立命而一切沴戾不能中之可以卻病延年否則己身之危不能免又焉能救人之危耶（節選自清·趙學敏《串雅內編·緒論》）

　　①本文主要講到哪些內容？
　　②"筆似懸槌"與"目如枯炭"用以形容什麼？

十六、《温病條辨》叙

【提要】　本文選自清同治庚午六安求我齋重刻本《温病條辨》。作者汪廷珍（公元1757～1827年），字瑟庵，山陽（今江蘇淮安）人，乾隆五十四年進士，官至禮部尚書，卒諡文端，著有《實事求是齋詩文集》。《温病條辨》的作者吴瑭（公元1758～1836年），字鞠通，淮陰（今屬江蘇）人，清代著名温病學家。《温病條辨》在“卷首”後分爲六卷，是温病學專著。書中采集前人有關温病的論述，結合個人臨證經驗，分列三焦疾病的辨證和治法，兼顧葉天士的衛氣營血學説。方藥多爲自己創設，叙述亦較分明，常被後世醫家臨證時應用。叙文分析温病“病多而方少”的原因，概述歷代“以傷寒之法療六氣之病”所造成的嚴重後果，贊揚吴瑭的鑽研精神，説明《温病條辨》是醫學理論與臨證實踐相結合的著作，并鼓勵作者迅速公之於世。

　　昔淳于公有言①：人之所病，病病多；醫之所病，病方少。夫病多而方少，未有甚於温病者矣。何也？六氣之中②，君相二火無論已③，風溼與燥無不兼温，惟寒水與温相反，然傷寒者必病熱。天下之病孰有多於温病者乎？方書始於仲景。仲景之書專論傷寒，此六氣中之一氣耳。其中有兼言風者，亦有兼言温者，然所謂風者，寒中之風，所謂温者，寒中之温，以其書本論傷寒也。其餘五氣，概未之及，是以後世無傳焉。雖然，作者謂聖，述者謂明④，學者誠能究其文，通其義，化而裁之，推而行之⑤，以治六氣可也，以治内傷可也。亡如世鮮知十之才士⑥，以闕如爲恥⑦，不能舉一反三，惟務按圖索驥。

　　①淳于公：即淳于意。西漢醫家。複姓淳于。以下引語是《史記·扁鵲倉公列傳》在叙述扁鵲的事迹後作者所寫文字。見本教材《扁鵲傳》。

　　②六氣：此指五運六氣之六氣，即太陽寒水、陽明燥金、少陽相火、太陰濕土、少陰君火、厥陰風木。

　　③已：表確定語氣。相當於“了”。

　　④“作者”二句：語見《禮記·樂記》。創作的人叫做聖人（此指張仲景），闡述的人叫做賢明的人（此指吴瑭之前注釋張仲景著作的人）。

　　⑤“化而裁之”二句：意爲加以變通。《周易·繫辭上》有“化而裁之謂之變，推而行之謂之通”句，故云。

　　⑥亡如：無奈。　　知十：“聞一以知十”的略語。語見《論語·公冶長》，意爲觸類旁通。

　　⑦闕（quē 缺）如：謂存疑不言。語見《論語·子路》。

　　蓋自叔和而下，大約皆以傷寒之法療六氣之疴，禦風以絺①，指鹿爲馬，迨試而輒困②，亦知其術之疎也。因而沿習故方，略變藥味，沖和、解肌諸湯紛然著録③。至陶氏之書出④，遂居然以杜撰之傷寒，治天下之六氣。不獨仲景之書所未言者不能發明，并仲景已定之書盡遭竄易。世俗樂其淺近，相與宗之，而生民之禍亟矣⑤。又有吳又可者，著《温疫論》，其方本治一時之時疫⑥，而世誤以治常候之温熱⑦。最後若方中行、喻嘉言諸子，雖列温病於傷寒之外，而治法則終未離乎傷寒之中。惟金源劉河間守真氏者⑧，獨知熱病，超出諸家，所著六書⑨，分三焦論治，而不墨守六經，庶幾幽室一鐙⑩，中流一柱⑪。惜其人樸而少文，其論簡而未暢，其方時亦雜而不精。承其後者又不能闡明其意，裨補其疏，而下士聞道若張景岳之徒⑫，方且怪而訾之。於是其學不明，其説不行。而世之俗醫遇温熱之病，無不首先發表，雜以消導，繼則峻投攻下，或妄用温補，輕者以重，重者以死。倖免則自謂己功，致死則不言己過。即病者亦但知膏肓難挽，而不悟藥石殺人。父以授子，師以傳弟，舉世同風，牢不可破。肺腑無語，冤鬼夜嗥，二千餘年，略同一轍，可勝慨哉！

　　①絺（chī痴）：細葛布。

　　②迨：等到。　　困：窘迫。

　　③沖和：方劑名。指加減冲和湯。爲明代陶華在金朝張元素九味羌活湯的基礎上加減而成。　　解肌：方劑名。即柴葛解肌湯，又名乾葛解肌湯。陶華《傷寒六書·殺車捶法》方。

　　④陶氏之書：指陶華所著《傷寒六書》，又名《陶氏傷寒全書》。包括《傷寒瑣言》、《傷寒家秘的本》、《傷寒殺車捶法》、《傷寒一提金》、《傷寒截江網》、《傷寒明理續論》。

　　⑤亟（qì氣）：頻繁。

　　⑥"一時"五字：某一時期的流行性疫病。時疫，流行性疫病。

　　⑦常候：固定的季節。

　　⑧金源：金朝的別稱。

　　⑨六書：指《河間六書》。包括劉完素所撰《黄帝素問宣明論方》、《素問玄機原病式》、《素問病機氣宜保命集》、《傷寒直格論方》、《傷寒標本心法類萃》以及馬宗素所撰《傷寒醫鑒》。

　　⑩鐙：古代照明用具。亦稱錠、釘、燭豆、燭盤。

　　⑪中流一柱：即中流砥柱。河南三門峽東有一石島，屹立於黄河激流中。比喻能擔當大事、支撐危局的人。

　　⑫下士聞道：謂下愚之人聽了高明的理論。語見《老子》第四十一章。

　　我朝治洽學明，名賢輩出，咸知泝原《靈》、《素》①，問道長沙。自吳人葉天士氏《温病論》、《温病續論》出②，然後當名辨物③。好學之士，咸知向方④；

而貪常習故之流，猶且各是師説，惡聞至論；其粗工則又略知疎節，未達精旨，施之於用，罕得十全。吾友鞠通吳子，懷救世之心，秉超悟之哲⑤，嗜學不厭⑥，研理務精，抗志以希古人⑦，虛心而師百氏。病斯世之瞀瞀也⑧，述先賢之格言，攄生平之心得⑨，窮源竟委，作爲是書。然猶未敢自信，且懼世之未信之也，藏諸笥者久之⑩。予謂學者之心，固無自信時也。然以天下至多之病，而竟無應病之方，幸而得之，亟宜出而公之⑪。譬如拯溺救焚，豈待整冠束髮？況乎心理無異，大道不孤，是書一出，子雲其人必當旦暮遇之，且將有闡明其意，裨補其疎，使夭札之民咸登仁壽者。此天下後世之幸，亦吳子之幸也。若夫《折楊》、《皇荂》⑫，听然而笑⑬，《陽春》、《白雪》，和僅數人，自古如斯。知我罪我⑭，一任當世，豈不善乎？吳子以爲然，遂相與評騭而授之梓⑮。

　　嘉慶十有七年壯月既望⑯，同里愚弟汪廷珍謹序。

①泝："溯"的异體字。

②"溫病論"七字：指葉桂門人顧景文記録整理而成的《溫熱論》。

③當名辨物：謂按照事物的名稱求取事物的内容。語見《周易·繋辭下》。名，此指溫病之名。物，此指溫病之實。

④向方：遵循正確方向。

⑤秉：通"稟"。承受。　　超悟：穎悟。　　哲：明智。

⑥厭：滿足。

⑦抗志：高尚其志。　　希：仰慕。

⑧瞀瞀（móu móu 謀謀）：目不明貌。引申爲不明方向。

⑨攄（shū 書）：抒發。

⑩笥（sì 四）：盛衣物或飯食等的方形竹器。

⑪亟（jí 急）：急切。

⑫折楊、皇荂：皆古代通俗樂曲名。語見《莊子·天地》。荂，同"華"。

⑬听（yǐn 引）然而笑：語見《史記·司馬相如列傳上》。听然，笑貌。

⑭知我罪我：語本《孟子·滕文公下》。

⑮評騭（zhì 至）：評定。同義詞複用。　　梓：雕書印刷的木版。

⑯"嘉慶"六字：公元 1812 年。　　壯月：農曆八月的別稱。

閱讀實踐（16）

（一）本篇内容要點

1. 詞語注釋

①（無論）已　②亡如　③知十　④闕如　⑤（御風以）絺　⑥迨（試）　⑦（輒）困　⑧亟（矣）　⑨常候　⑩中流一柱　⑪當名辨物　⑫向方　⑬秉（超悟）　⑭（超悟

之）哲　⑮（不）厭　⑯抗志　⑰希（古人）　⑱貿貿　⑲攄（生平）　⑳（藏諸）笥
㉑呕（宜）　㉒听然　㉓壯月

2. 文意理解

①本文首段的主旨是什麽？作者如何加以説明？

②本文作者從哪幾個方面勸説吳瑭盡快出版《温病條辨》？

3. 背誦

首段。

（二）課外閱讀

夫立德立功立言聖賢事也瑭何人斯敢以自任緣瑭十九歲時父病年餘至於不起瑭愧恨難名哀痛欲絶以爲父病不知醫尚復何顔立天地間遂購方書伏讀於苫塊之餘至張長沙外逐榮勢内忘身命之論因慨然弃舉子業專事方術越四載猶子巧官病温初起喉痹外科吹以冰硼散喉遂閉又徧延諸時醫治之大抵不越雙解散人參敗毒散之外其於温病治法茫乎未之聞也後至發黄而死瑭以初學未敢妄贊一詞然於是證亦未得其要領葢張長沙悲宗族之死作玉函經爲後世醫學之祖奈玉函中之卒病論亡於兵火後世學者無從倣效遂至各起異説得不償失又越三載來游京師檢校四庫全書得明季吳又可温疫論觀其議論宏闊實有發前人所未發遂專心學步焉細察其法亦不免支離駁雜大抵功過兩不相掩葢用心良苦而學術未精也又徧考晉唐以來諸賢議論非不珠璧琳琅求一美備者葢不可得其何以傳信於來兹瑭進與病謀退與心謀十閲春秋然後有得然未敢輕治一人癸丑歲都下温役大行諸友强起瑭治之大抵已成壞病幸存活數十人其死於世俗之手者不可勝數嗚呼生民何辜不死於病而死於醫是有醫不若無醫也學醫不精不若不學醫也因有志采輯歷代名賢著述去其駁雜取其精微間附己意以及考驗合成一書名曰温病條辨然未敢輕易落筆又歷六年至於戊午吾鄉汪瑟庵先生促瑭曰來歲己未濕土正化二氣中温屬大行子盍速成是書或者有益於民生乎瑭愧不敏未敢自信恐以救人之心獲欺人之罪轉相倣效至於無窮罪何自贖哉然是書不出其得失終未可見因不揣固陋黽勉成章就正海內名賢指其疵謬歷爲駁正將萬世賴之無窮期也淮陰吳瑭自序（清·吳瑭《温病條辨·自序》）

①吳瑭爲何立志學醫？

②吳瑭爲何撰寫《温病條辨》？

③“未敢輕易落筆”反映吳瑭何種心情？其中“落筆”的具體意義是什麽？

十七、寶命全形論

【提要】　本文選自1956年人民衛生出版社影印明代顧從德翻刻宋本《黃帝内經素問》。該書托名黃帝所作。經後世學者考證，此書非一時之書，也不出自一人之手，而應是從戰國到秦漢時期，由諸多醫學家次第編撰、整理、補正、匯集而成。《黃帝内經素問》和《靈樞經》合稱《黃帝内經》。該書是我國現存最早的、對中醫學發展影響最爲久遠的一部古典醫學名著。它既是中醫學術理論的源泉，又對中醫臨床實踐具有重要的指導意義，歷來被奉爲中醫學經典之首。書中闡述人與自然、形與神的關係，介紹人體結構與生理特點，討論疾病的形成、病因病機與病理轉歸，提出診斷、治療及預防的基本原則，爲中醫學的發展奠定了基礎。本篇主要論述人體氣血虛實與自然界陰陽五行變化的密切關係，指出人類要保護自己的形體和生命，就必須遵循自然界陰陽五行的運行規律來養生與預防疾病。此外，還叙述了針刺法則及行針要求。

　　黃帝問曰：“天覆地載，萬物悉備，莫貴於人。人以天地之氣生，四時之法成①。君王衆庶，盡欲全形，形之疾病，莫知其情，留淫日深②，著於骨髓，心私慮之。余欲鍼除其疾病，爲之奈何？”岐伯對曰：“夫鹽之味鹹者，其氣令器津泄③；絃絕者，其音嘶敗；木敷者④，其葉發⑤。病深者，其聲噦⑥。人有此三者，是謂壞府，毒藥無治，短鍼無取⑦。此皆絕皮傷肉⑧，血氣爭黑⑨。”

①四時之法：四季氣候變化的規律。法，規律。
②留淫：停留蔓延。
③津泄：水液滲漏。
④敷：《太素·知鍼石》作“陳”。陳，陳舊。
⑤發：通“廢”。草木枝葉凋落。
⑥噦（yuě）：王冰注：“謂聲濁惡也。”
⑦短鍼：泛指針具。　　取：刺取。
⑧絕皮：此謂皮膚損傷。
⑨血氣爭黑：血氣交瘁，膚色晦暗。

　　帝曰：“余念其痛，心爲之亂惑，反甚其病，不可更代。百姓聞之，以爲殘賊。爲之奈何？”岐伯曰：“夫人生於地，懸命於天，天地合氣，命之曰人。人能應四時者，天地爲之父母①。知萬物者，謂之天子②。天有陰陽，人有十二節③；天有寒暑，人有虛實。能經天地陰陽之化者④，不失四時；知十二節之理者，聖智不能欺也⑤。能存八動之變⑥，五勝更立⑦，能達虛實之數者⑧，獨出獨入⑨，呿吟至微，秋毫在目⑩。"

①"人能"二句：意爲人類如果能夠適應四季陰陽的變化，天地之間的陽氣陰精就能孕育人類。

②天子：指掌握自然規律的人。

③"天有陰陽"二句：高士宗説："人有十二節者，人身手足十二骨節之氣，開合運行，一如天晝開夜闔之陰陽也。"十二節，指人體左右兩側肩、肘、腕、髖、膝、踝十二處大關節。

④經：效法。

⑤欺：超越。

⑥存：省察。　　八動：八節之風變動。《靈樞·九針論》："八者，風也。風者，人之股肱八節也，八正之虛風。八風傷人，內舍於骨解腰脊節腠理之間，爲深痹也。"

⑦五勝更立：五行之氣相勝，或旺或衰，循環更替主時。五勝，謂五行之氣相勝。

⑧數：理。

⑨獨出獨入：此喻運用自如。

⑩"呿（qū 祛）吟"二句：張志聰集注："言其呿吟之至微而虛實之秋毫，皆在吾目矣。"呿，張口貌。吟，呻吟。

帝曰："人生有形，不離陰陽。天地合氣，別爲九野①，分爲四時，月有小大，日有短長，萬物並至，不可勝量。虛實呿吟，敢問其方②。"岐伯曰："木得金而伐，火得水而滅，土得木而達③，金得火而缺，水得土而絕，萬物盡然，不可勝竭。故鍼有懸布天下者五，黔首共餘食，莫知之也④。一曰治神，二曰知養身，三曰知毒藥爲真⑤，四曰制砭石小大，五曰知府藏血氣之診。五法俱立，各有所先⑥。今末世之刺也⑦，虛者實之，滿者泄之，此皆衆工所共知也。若夫法天則地，隨應而動，和之者若響⑧，隨之者若影。道無鬼神，獨來獨往⑨。"

①九野：九州地域。據《尚書·禹貢》所載，中國古代設置冀、豫、雍、揚、兗、徐、梁、青、荊九個州。後泛指中國。

②方：道。

③達：貫穿。

④"黔首"二句：爲插入語。意爲百姓只知飽食終日，而不知陰陽的道理、針刺的妙處。餘食，飽食。餘，饒。

⑤爲：通"僞"。王念孫《廣雅疏證·釋詁三》："爲，僞，古同聲同義。"

⑥"五法"二句：意爲五種方法確立後，選擇運用時，還應當根據需要分清先後，分別采用。

⑦末世：此指近世。

⑧響：回聲。

⑨"道無"二句：意爲醫道并不神秘，只要掌握規律，就能得心應手，運用自如。獨來

獨往，與上"獨出獨入"意同。

帝曰："願聞其道。"岐伯曰："凡刺之真①，必先治神，五藏已定，九候已備，後乃存鍼②。眾脉不見，眾凶弗聞③，外内相得，無以形先④，可玩往來，乃施於人。人有虛實，五虛勿近，五實勿遠⑤，至其當發⑥，間不容瞋。手動若務⑦，鍼耀而勻⑧，静意視義，觀適之變⑨，是謂冥冥⑩，莫知其形。見其烏烏，見其稷稷⑪，從見其飛，不知其誰⑫。伏如橫弩，起如發機⑬。"

①真：正。此指準確無誤的方法。

②存針：存意於針刺之法。

③"眾脉"二句：意爲醫者進針須全神貫注，即使周圍眾目審視而如不見，眾口喧鬧而如無聞。脉（mò 莫），通"眿"，審視。凶，通"詾"，喧鬧。

④"外内"二句：意爲心手相應，不使形體動作即針刺手法在"治神"前先行。

⑤"五虛"二句：意爲虛證多爲慢性，實證多爲急性。五虛，泛指虛證。五實，泛指實證。

⑥發：謂施行針刺。

⑦務：專一。

⑧針耀而勻：針具光潔而勻實。

⑨"静意"二句：意爲平心静氣地觀察進針後病人經氣的適應情況。義，適應。

⑩冥冥：渺茫貌。此言血氣變化之不可見。

⑪"見其"二句：意爲針刺得氣後，醫者手下會感覺到經氣之來。烏烏、稷稷，皆形容其氣有如飛鳥之往來。王冰注："烏烏，嘆其氣至；稷稷，嗟其已應。"

⑫"從見"二句：意爲醫者縱然感覺經氣在進針後如鳥之飛，却不明白是什麼原因。

⑬"伏如"二句：意爲留針候氣時，當如彎弓待發，屏息静候；當經氣到來時，則如撥機發箭，迅捷出針。橫弩，當作"彍（guō 鍋）弩"，拉滿的弓弩。機，弓弩上的機括。

帝曰："何如而虛？何如而實？"岐伯曰："刺虛者須其實，刺實者須其虛①。經氣已至，慎守勿失，深淺在志，遠近若一②。如臨深淵，手如握虎，神無營於眾物③。"

①"刺虛"二句：意爲針刺虛證須待經氣實（陽氣隆至）乃可去針；針刺實證，必待其虛（陰氣隆至）乃可去針。須，待。

②"深淺"二句：意爲針刺或深或淺，醫者應靈活運用。針刺的穴位有遠有近（穴在四肢爲遠，穴在腹背爲近），而留針候氣的道理相同。

③營：通"熒"。惑亂。

閱讀實踐（17）

（一）本篇内容要點

1. 詞語注釋

①（葉）發　②（無）取　③經（天地）　④（不能）欺　⑤存（八動之變）　⑥（而）達　⑦餘（食）　⑧爲（真）　⑨（若）響　⑩（衆）脉　⑪（衆）凶　⑫（若）務　⑬冥冥　⑭（發）機　⑮營（於衆物）

2. 文意理解

本文認爲針刺的關鍵是什麽？爲什麽？

（二）課外閱讀

黃帝問曰願聞九鍼之解虛實之道岐伯對曰刺虛則實之者鍼下熱也氣實乃熱也滿而泄之者鍼下寒也氣虛乃寒也菀陳則除之者出惡血也邪勝則虛之者出鍼勿按徐而疾則實者徐出鍼而疾按之疾而徐則虛者疾出鍼而徐按之言實與虛者寒溫氣多少也若無若有者疾不可知也察後與先者知病先後也爲虛與實者工勿失其法若得若失者離其法也虛實之要九鍼最妙者爲其各有所宜也補瀉之時者與氣開闔相合也九鍼之名各不同形者鍼窮其所當補瀉也刺實須其虛者留鍼陰氣隆至乃去鍼也刺虛須其實者陽氣隆至鍼下熱乃去鍼也經氣已至慎守勿失者勿變更也深淺在志者知病之内外也近遠如一者深淺其候等也如臨深淵者不敢憧也手如握虎者欲其壯也神無營於衆物者静志觀病人無左右視也義無邪下者欲端以正也必正其神者欲瞻病人目制其神令氣易行也（節選自《黃帝内經素問·針解》）

① "爲虛與實者，工勿失其法" 告誡醫者應注意什麽？

② "神無營於衆物者" 一段文字對醫者臨證提出什麽要求？

十八、養生論

【提要】　本文選自明嘉靖四年黃省曾刻本《嵇中散集》卷三。作者嵇康（公元 223～263 年），字叔夜，三國曹魏時期譙郡銍（今安徽宿縣境內）人。曾任中散大夫，世稱"嵇中散"。他崇尚老莊，信奉服食養生，主張回歸自然，厭惡虛僞的封建禮教，不滿當時的黑暗統治，觸犯了司馬昭集團，慘遭殺害。他是著名的思想家、文學家和音樂家，爲"竹林七賢"之一，能詩善文，尤以文章見長。著有《嵇中散集》十卷，後經魯迅先生整理校訂，名爲《嵇康集》。本文明確提出"導養得理"可獲長壽的觀點，多方論述形神互相依存的關係，認爲長期堅持修性保神與服食養生，就能延年益壽。文章論點明確，議論恢宏，起伏跌宕，引人入勝。

世或有謂神仙可以學得，不死可以力致者；或云上壽百二十，古今所同，過此以往，莫非妖妄者。此皆兩失其情。請試粗論之。

夫神仙雖不目見，然記籍所載，前史所傳，較而論之[①]，其有必矣。似特受異氣，禀之自然，非積學所能致也。至於導養得理[②]，以盡性命，上獲千餘歲，下可數百年，可有之耳。而世皆不精，故莫能得之。

①較：明顯。
②導養：攝生養性。

何以言之？夫服藥求汗，或有弗獲；而愧情一集，渙然流離[①]。終朝未餐[②]，則囂然思食[③]；而曾子銜哀，七日不飢[④]。夜分而坐[⑤]，則低迷思寢[⑥]；內懷殷憂[⑦]，則達旦不瞑[⑧]。勁刷理鬢[⑨]，醇醴發顏[⑩]，僅乃得之；壯士之怒，赫然殊觀[⑪]，植髮衝冠。由此言之，精神之於形骸，猶國之有君也。神躁於中，而形喪於外，猶君昏於上，國亂於下也。

夫爲稼於湯之世[⑫]，偏有一溉之功者[⑬]，雖終歸於燋爛，必一溉者後枯。然則，一溉之益固不可誣也[⑭]。而世常謂一怒不足以侵性，一哀不足以傷身，輕而肆之，是猶不識一溉之益，而望嘉穀於旱苗者也。是以君子知形恃神以立，神須形以存，悟生理之易失[⑮]，知一過之害生。故修性以保神，安心以全身，愛憎不棲於情[⑯]，憂喜不留於意，泊然無感[⑰]，而體氣和平[⑱]，又呼吸吐納，服食養身，使形神相親，表裏俱濟也。

夫田種者[⑲]，一畝十斛，謂之良田，此天下之通稱也。不知區種可百餘斛[⑳]。田、種一也[㉑]，至於樹養不同[㉒]，則功效相懸。謂商無十倍之價，農無百斛之望，此守常而不變者也。

①涣然流離：形容汗液流滴不止。涣然，水盛貌。流離，猶淋灕，流滴。

②終朝：整個早晨。

③囂然：飢餓貌。囂，通"枵"，空虛。

④"曾子"二句：語本《禮記·檀弓上》。曾子，名參，字子輿，孔子弟子，以孝著稱。

⑤夜分：夜半。

⑥低迷：昏昏沉沉。

⑦殷憂：憂傷。

⑧瞑：閉目。

⑨勁刷：髮梳。

⑩醇醴：味厚的美酒。

⑪赫然：盛怒貌。　　殊觀：變色。

⑫湯：商王朝的建立者，亦稱天乙、成湯。傳説商湯時曾大旱七年。

⑬偏：獨。

⑭誣：輕視。

⑮生理：養生之理。

⑯棲：停留。

⑰泊然：恬淡無欲貌。

⑱體氣和平：即體平氣和。身體健康，氣血和勻。

⑲田種（zhòng 衆）：散播漫種的耕種方法。

⑳區種：相傳商湯時，伊尹始創"區種"法。把農作物種在帶狀低畦或方形淺穴的小區之內，精耕細作，集中施肥，灌水，合理密植。此法較"田種"先進。

㉑種（zhǒng 腫）：種子。

㉒樹養：種植管理的方法。

　　且豆令人重①，榆令人瞑②，合歡蠲忿③，萱草忘憂④，愚智所共知也。薰辛害目⑤，豚魚不養⑥，常世所識也。虱處頭而黑⑦，麝食柏而香⑧，頸處險而癭⑨，齒居晉而黃⑩。推此而言，凡所食之氣，蒸性染身⑪，莫不相應。豈惟蒸之使重而無使輕，害之使暗而無使明，薰之使黃而無使堅，芬之使香而無使延哉？

　　故神農曰"上藥養命，中藥養性"者，誠知性命之理，因輔養以通也。而世人不察，惟五穀是見，聲色是耽，目惑玄黃⑫，耳務淫哇⑬。滋味煎其府藏，醴醪鬻其腸胃⑭，香芳腐其骨髓，喜怒悖其正氣，思慮銷其精神，哀樂殃其平粹⑮。夫以蕞爾之軀⑯，攻之者非一塗⑰；易竭之身，而外內受敵。身非木石，其能久乎？

①且：語首助詞。　　豆令人重：《神農本草經》："黑大豆，久服，令人身重。"

②榆：亦稱白榆。《神農本草經》言其皮葉皆可"療不眠"。

③合歡：一名馬櫻花。《神農本草經》言其"安五藏，和心志，令人歡樂無憂"。

④萱草：又名"諼草"，俗稱金針菜、黃花菜。古人認爲種植此草可令人忘憂，故又稱忘憂草。

⑤薰辛：指大蒜。薰，通"葷"。李善注引《養生要》曰："大蒜多食，葷辛害目。"

⑥豚魚：即河豚。肝、血液、卵巢有劇毒。寇宗奭云："味雖珍美，修治失法，食之殺人。"

⑦"虱處頭"句：《抱朴子·外篇·佚言》："今頭虱着人，皆稍變而白，身虱處頭，皆漸化而黑。"

⑧"麝食柏"句：陶弘景曰："麝形似獐而小，黑色，常食柏葉……五月得香。"

⑨"頸處險"句：生活在山區，頸部易生瘿瘤，因山區多輕水。《呂氏春秋·盡數》："輕水所，多禿與瘿人。"險，通"岩"，山崖。

⑩"齒居晉"句：意爲生活在晉地之人，牙齒容易變黃。因晉地產棗，李時珍言："啖棗多，令人齒黃生䘌"。

⑪蒸性染身：陶冶情志，薰染形體。

⑫玄黃：泛指顏色。

⑬瞀（mào 茂）：通"瞀"。眩惑。　　淫哇：淫邪放蕩之聲。

⑭鬻："煮"的異體字。此指傷害。

⑮平粹：寧靜純粹的情緒。呂延濟注："謂純和之性也。"

⑯蕞（zuì 最）爾：小貌。

⑰塗：通"途"。道路。

　　其自用甚者①，飲食不節，以生百病，好色不倦，以致乏絕，風寒所災，百毒所傷，中道夭於衆難②。世皆知笑悼③，謂之不善持生也。至於措身失理④，亡之於微，積微成損，積損成衰，從衰得白，從白得老，從老得終，悶若無端⑤。中智以下，謂之自然。縱少覺悟，咸歎恨於所遇之初，而不知慎衆險於未兆。是由桓侯抱將死之疾，而怒扁鵲之先見⑥，以覺痛之日，爲受病之始也。害成於微，而救之於著，故有無功之治；馳騁常人之域，故有一切之壽⑦。仰觀俯察，莫不皆然。以多自證，以同自慰，謂天地之理，盡此而已矣。縱聞養生之事，則斷以所見，謂之不然；其次狐疑，雖少庶幾⑧，莫知所由；其次自力服藥，半年一年，勞而未驗，志以厭衰，中路復廢。或益之以畎澮⑨，而泄之以尾閭⑩，欲坐望顯報者⑪；或抑情忍欲，割棄榮願，而嗜好常在耳目之前，所希在數十年之後，又恐兩失，內懷猶豫，心戰於內，物誘於外，交賒相傾⑫，如此復敗者。

　　夫至物微妙，可以理知，難以目識。譬猶豫章生七年⑬，然後可覺耳。今以躁競之心，涉希靜之塗⑭，意速而事遲，望近而應遠，故莫能相終。

　　夫悠悠者既以未效不求⑮，而求者以不專喪業，偏恃者以不兼無功，追術者以小道自溺。凡若此類，故欲之者萬無一能成也。

①自用：自行其是，不聽勸告。

②中道：中途。

③笑悼：譏笑哀嘆。李善注：“謂笑其不善養生，而又哀其促齡也。”

④措身：安身。

⑤悶若無端：渾噩不覺，一點也察覺不出衰亡的原因。悶若，愚昧貌。若，詞尾。

⑥“是由”二句：事見本教材《扁鵲傳》。由，通“猶”。

⑦一切：一般。

⑧庶：庶慕。　幾：微。此指養生的微妙。

⑨畎澮（quǎn kuài 犬快）：田間水溝。此喻稀少。

⑩尾閭：傳說中海水歸宿之處。此喻衆多。

⑪坐：徒然。

⑫交：近。　賒：遠。　傾：排斥。

⑬豫章：枕木與樟木。《史記·司馬相如列傳》張守節正義：“案：《活人》云：‘豫，今之枕木也。章，今之樟木也。二木生至七年，枕樟乃可分別。”

⑭希靜：無聲。此指清心寡欲的修煉。

⑮悠悠：衆多。

　　善養生者則不然也，清虛靜泰，少私寡欲。知名位之傷德，故忽而不營，非欲而彊禁也；識厚味之害性，故棄而弗顧，非貪而後抑也。外物以累心不存①，神氣以醇白獨著②。曠然無憂患③，寂然無思慮④。又守之以一⑤，養之以和，和理日濟，同乎大順⑥。然後蒸以靈芝，潤以醴泉⑦，晞以朝陽⑧，綏以五絃⑨，無爲自得，體妙心玄，忘歡而後樂足，遺生而後身存⑩。若此以往，庶可與羡門比壽⑪，王喬爭年⑫，何爲其無有哉！

①累心：勞心。

②醇白：純潔。

③曠然：開朗貌。

④寂然：心靜貌。

⑤一：純一。指“道”和“理”。《老子》第二十二章：“聖人守一，爲天下式。”

⑥大順：自然。語見《老子》第六十五章。

⑦醴泉：甘美的泉水。

⑧晞（xī 希）：曬。

⑨綏：撫。　　五絃：泛指音樂。

⑩遺生：忘却自我的存在。

⑪羨門：即羨門子高，神話人物。事見《史記·秦始皇本紀》等。

⑫王喬：即王子喬，神話人物。一説名晋，字子晋，相傳爲周靈王太子。喜吹笙作鳳凰鳴聲，爲浮丘公引往嵩山修煉，三十餘年後升天而去。事見《列仙傳》。

閱讀實踐（18）

（一）本篇内容要點

1. 詞語注釋

①較（而）　②涣然　③流離　④終朝　⑤嚚（然）　⑥夜分　⑦低迷　⑧殷憂　⑨醇醴　⑩赫然　⑪偏（有）　⑫（不可）誣　⑬（不）棲　⑭泊（然）　⑮（處）險　⑯玄黄　⑰（耳）務　⑱淫哇　⑲蘦爾　⑳中道　㉑悶若　㉒一切　㉓眹澮　㉔尾閭　㉕坐（望）　㉖交（賒）　㉗（交）賒　㉘悠悠　㉙累心　㉚大順　㉛晞（以朝陽）　㉜綏（以五絃）　㉝遺生

2. 文意理解

①如何體會"是以君子知形恃神以立，神須形以存，悟生理之易失，知一過之害生"？

②在"故修性以保神，安心以全身，愛憎不棲於情，憂喜不留於意，泊然無感，而體氣和平，又呼吸吐納，服食養身，使形神相親，表裏俱濟也"中，提出了哪幾種養生方法？

（二）課外閱讀

始生之者天也養成之者人也能養天之所生而勿攖之謂之天子天子之動也以全天爲故者也此官之所自立也立官者以全生也今世之惑主多官而反以害生則失所爲立之矣譬之若修兵者以備寇也今修兵而反以自攻則亦失所爲修之矣夫水之性清土者抇之故不得清人之性壽物者抇之故不得壽物也者所以養性也非所以性養也今世之人惑者多以性養物則不知輕重也不知輕重則重者爲輕輕者爲重矣若此則每動無不敗以此爲君悖以此爲臣亂以此爲子狂三者國有一焉無幸必亡今有聲於此耳聽之必慊已聽之則使人聾必弗聽有色於此目視之必慊已視之則使人盲必弗視有味於此口食之必慊已食之則使人瘖必弗食是故聖人之於聲色滋味也利於性則取之害於性則舍之此全性之道也世之貴富者其於聲色滋味也多惑者日夜求幸而得之則遁焉遁焉性惡得不傷萬人操弓共射其一招招無不中萬物章章以害一生生無不傷以便一生生無不長故聖人之制萬物也以全其天也天全則神和矣目明矣耳聰矣鼻臭矣口敏矣三百六十節皆通利矣若此人者不言而信不謀而當不慮而得精通乎天地神覆乎宇宙其於物無不受也無不裏也若天地然上爲天子而不驕下爲匹夫而不惛此之謂全德之人貴富而不知道適足以爲患不如貧賤貧賤之致物

也難雖欲過之奚由出則以車入則以輦務以自佚命之曰招蹷之機肥肉厚酒務以自
彊命之曰爛腸之食靡曼皓齒鄭衛之音務以自樂命之曰伐性之斧三患者貴富之所
致也故古之人有不肎貴富者矣由重生故也非夸以名也爲其實也則此論之不可不
察也（《呂氏春秋·本生》）

①"人之性壽，物者抇之，故不得壽"應當怎樣理解？

③怎樣看待本文提出的"三患"？

十九、極言

【提要】　本文節選自 1980 年中華書局《抱朴子內篇校釋·極言》。作者葛洪（約公元 281～341 年），字稚川，自號抱朴子，丹陽句容（今屬江蘇）人，東晋著名醫藥學家、煉丹術家。始以儒術知名，性好神仙導養之法。《抱朴子》係道教名著。書分內外篇。內篇二十卷（篇），述"神仙方藥，鬼怪變化，養生延年，禳邪却禍之事"，爲現存體系最完整的"神仙家言"。外篇五十卷（篇），論"人間得失，世事臧否"。據史書記載，葛洪的醫學著作有七種，現僅存《肘後備急方》一書。本文認爲人可以長生不老、學而成仙（多已刪節），無疑是荒謬的；認爲經過長期不懈的內修外養可以延長壽命的觀點，則有可取之處，其中所述具體的養生方法也有借鑒作用。

　　或問曰："古之仙人者，皆由學以得之？ 將特稟異氣耶①？"

　　抱朴子答曰："是何言歟？ 彼莫不負笈隨師，積其功勤，蒙霜冒險，櫛風沐雨②，而躬親灑掃，契闊勞藝③，始見之以信行，終被試以危困，性篤行貞，心無怨貳④，乃得升堂以入於室。或有怠厭而中止，或有怨恚而造退⑤，或有誘於榮利而還修流俗之事，或有敗於邪説而失其淡泊之志，或朝爲而夕欲其成，或坐修而立望其効。若夫覩財色而心不戰⑥，聞俗言而志不沮者，萬夫之中有一人爲多矣。故爲者如牛毛，獲者如麟角也。

　　"夫彀勁弩者⑦，効力於發箭；涉大川者，保全於既濟。井不達泉，則猶不掘也；一步未至，則猶不往也。修塗之累⑧，非移晷所臻⑨；凌霄之高，非一簣之積⑩。然升峻者，患於垂上而力不足⑪；爲道者，病於方成而志不遂⑫。千倉萬箱，非一耕所得；干天之木⑬，非旬日所長。不測之淵，起於汀瀅⑭；陶朱之資⑮，必積百千。若乃人退己進，陰子所以窮至道也⑯；敬卒若始，羨門所以致雲龍也⑰。我志誠堅，彼何人哉？"

　　①將：抑或。
　　②櫛（zhì 至）風沐雨：以風梳髪，以雨洗頭。形容不避風雨，奔波勞苦。語本《莊子·天下》。亦作"沐雨櫛風"。
　　③契闊：勞苦。　　勞藝：勞作。
　　④怨貳：懷怨而有貳心。
　　⑤造：急忙。
　　⑥戰：恐懼。
　　⑦彀（gòu 構）：拉滿弓弩。
　　⑧修：長。

⑨移晷（guǐ 鬼）：日影移動。

⑩簣（kuì 潰）：盛土的竹筐。

⑪垂：將近。

⑫方：將要。　遂：順。

⑬干天：直沖雲天。干，干犯。

⑭汀瀅（tīng yìng 聽映）：小水流。

⑮陶朱：即"陶朱公"，春秋時富商范蠡。事見《史記·貨殖列傳》。

⑯"人退"十一字：據《神仙傳》載，陰子從馬鳴生學道。馬終日高談當世之事，而不傳授度世之法，如此十餘年。同時共事鳴生者十二人皆離去，唯陰子執禮益恭，鳴生以其"真能得道"，授以《太清神丹經》。陰子，陰長生，東漢新野人。

⑰"羨門"句：謂羨門成仙，駕龍而去。雲龍，即龍。《易·乾》："雲從龍。"故稱。

抱朴子曰："俗民既不能生生①，而務所以煞生②。夫有盡之物，不能給無已之耗；江河之流，不能盈無底之器也。凡人利入少而費用多者，猶不供也，況無錙銖之來③，而有千百之往乎？人無少長，莫不有疾，但輕重言之耳。而受氣各有多少，多者其盡遲，少者其竭速。其知道者，補而救之，必先復故，然後方求量表之益④。若令服食終日，則肉飛骨騰⑤，導引改朔⑥，則羽翮參差⑦，則世間無不信道之民也。患乎升勺之利未堅⑧，而鐘石之費相尋⑨；根柢之據未極，而冰霜之毒交攻。不知過之在己，而反云道之無益，故捐丸散而罷吐納矣。故曰：非長生難也，聞道難也；非聞道難也，行之難也；非行之難也，終之難也。良匠能與人規矩，不能使人必巧也；明師能授人方書，不能使人必爲也。夫修道猶如播穀也，成之猶收積也。厥田雖沃，水澤雖美，而爲之失天時，耕鋤又不至，登稼被壟⑩，不獲不刈⑪，頃畝雖多，猶無獲也。凡夫不徒不知益之爲益也，又不知損之爲損也。夫損易知而速焉，益難知而遲焉，人尚不悟其易，安能識其難哉？夫損之者，如燈火之消脂，莫之見也，而忽盡矣；益之者，如苗禾之播殖，莫之覺也，而忽茂矣。故治身養性，務謹其細。不可以小益爲不平而不修，不可以小損爲無傷而不防。凡聚小所以就大，積一所以至億也。若能愛之於微，成之於著，則幾乎知道矣⑫。"

①生生：使生命生長不息。

②煞：損傷。

③錙銖：古重量單位。喻極微小的數量。錙爲一兩的四分之一，銖爲一兩的二十四分之一。

④表：指體表。

⑤肉飛骨騰：喻身體輕捷，能飛騰上天。肉、骨，都指身體。

⑥改朔：一個月時間。朔，農曆每月初一。

⑦羽翮（hé核）：鳥翼。

⑧升勺：古容量單位。此言其少。十勺爲一合，十合爲一升。

⑨鐘石：古容量單位。此言其多。鐘，説法不一，西晋·杜預説一鐘爲六斛四斗。尋：連續不斷。

⑩登：成熟。　被：覆蓋。

⑪刈（yì義）：割。

⑫幾乎：接近於。

或問曰："世有服食藥物，行氣導引，不免死者，何也？"

抱朴子答曰："不得金丹①，但服草木之藥及修小術者，可以延年遲死耳，不得仙也。或但知服草藥，而不知還年之要術②，則終無久生之理也。夫木槿楊柳③，斷，殖之更生④，倒之亦生，橫之亦生。生之易者，莫過斯木也。然埋之既淺，又未得久，乍刻乍剥⑤，或搖或拔，雖壅以膏壤⑥，浸以春澤⑦，猶不脱於枯瘁者，以其根荄不固⑧，不暇吐其萌芽，津液不得遂結其生氣也。人生之爲體，易傷難養，方之二木⑨，不及遠矣。而所以攻毁之者，過於刻剥，劇乎搖拔也。濟之者鮮，壞之者衆，死其宜也。

"夫吐故納新者，因氣以長氣，而氣大衰者，則難長也；服食藥物者，因血以益血，而血垂竭者，則難益也。夫奔馳而喘逆，或欬或滿⑩，用力役體，汲汲短乏者⑪，氣損之候也；面無光色，皮膚枯腊⑫，脣焦脈白⑬，腠理萎瘁者，血減之證也。二證既衰於外，則靈根亦凋於中矣⑭。如此則不得上藥，不能救也。凡爲道而不成，營生而得死者，其人非不有氣血也，然身中之所以爲氣爲血者，根源已喪，但餘其枝流也。譬猶入水之燼⑮，火滅而煙不即息，既斷之木，柯葉猶生⑯。二者非不有煙，非不有葉，而其所以爲煙爲葉者，已先亡矣。世人以覺病之日，始作爲疾，猶以氣絶之日，爲身喪之候也。唯怨風冷與暑濕，不知風冷暑濕不能傷壯實之人也。徒患體虛氣少者，不能堪之，故爲所中耳。

"何以較之？設有數人，年紀老壯既同，服食厚薄又等，俱造沙漠之地，並冒嚴寒之夜，素雪墮於上，玄冰結於下⑰，寒風摧條而宵駭，欬唾凝泆於脣吻⑱，則其中將有獨中冷者，而不必盡病也。非冷氣之有偏，蓋人體有不耐者耳。故俱食一物，或獨以結病者，非此物之有偏毒也；鈞器齊飲⑲，而或醒或醉者，非酒勢之有彼此也；同冒炎暑，而或獨以暍死者⑳，非天熱之有公私也；齊服一藥，而或昏瞑煩悶者，非毒烈之有愛憎也。是以衝風赴林㉑，而枯柯先摧；洪濤淩崖㉒，而拆隙首頹㉓；烈火燎原，而燥卉前焚；龍椀墜地㉔，而脆者獨破。由兹以觀，則人之無道，體已素病，因風寒暑濕者以發之耳。苟能令正氣不衰，形神相衛，莫能傷也。凡爲道者，常患於晚，不患於早也。恃年紀之少壯、體力之方剛者，自役過差㉕，百病兼結，命危朝露，不得大藥，但服草木，可以差於常人，不能延其大限也㉖。故仙經曰㉗：養生以不傷爲本。此要言也。神農曰：百病不愈，安得長生？信哉斯言也！"

①金丹：古代方士所煉金石之藥。

②還年：返老還童。

③木槿（jǐn 僅）：木名。落葉灌木，夏秋開紅、白或紫色花，朝開暮斂。

④殖：種植。

⑤乍：忽然。

⑥壅：用土壤或肥料培在植物根部。

⑦浸：灌溉。　　澤：雨露。

⑧根荄（gāi 該）：根部。根，樹根。荄，草根。

⑨方：比擬。

⑩懣（mèn 悶）：通"懣"。煩悶。

⑪汲汲：心情急切貌。此形容呼吸急促的樣子。

⑫腊（xī 西）：皮膚乾燥皴裂。

⑬脈白：表露的經脈顏色淺淡。

⑭靈根：本根。此指氣血生化的基礎，即元氣。

⑮燼：物體燃燒後剩下的部分。此指燃燒着的物體。

⑯柯：草木的枝莖。

⑰玄冰：厚冰。

⑱冱（hù 護）："冱"的異體字。凍結。

⑲鈞器：同等的飲器。鈞，通"均"，同等。

⑳喝（yē 椰）：中暑。

㉑衝風：暴風。

㉒淩：超越。此謂漫過。

㉓拆隙：裂縫。拆，通"坼"，裂開。

㉔龍：當作"籠"。　　椀："碗"的異體字。

㉕過差：過度。

㉖大限：壽數。

㉗仙經：指道教經典著作。

或問曰："所謂傷之者，豈非淫慾之間乎？"

抱朴子曰："亦何獨斯哉？然長生之要，在乎還年之道。上士知之，可以延年除病，其次不以自伐者也。若年尚少壯而知還年，服陰丹以補腦①，采玉液於長谷者②，不服藥物，亦不失三百歲也，但不得仙耳。不得其術者，古人方之於冰盃之盛湯，羽苞之蓄火也。且又才所不逮而困思之，傷也；力所不勝而强舉之，傷也；悲哀憔悴，傷也；喜樂過差，傷也；汲汲所欲，傷也；久談言笑，傷也；寢息失時，傷也；挽弓引弩，傷也；沈醉嘔吐，傷也；飽食即卧，傷也；跳走喘乏，傷也；歡呼哭泣，傷也；陰陽不交③，傷也。積傷至盡則早亡，早亡非道也。是以養生之方，唾不及遠，行不疾步，耳不極聽，目不久視，坐不至久，卧不及疲，先寒而衣，先熱而解。不欲極飢而食，食不過飽；不欲極渴而飲，飲不過多。凡食過則結積聚，飲過則成痰癖④。不欲甚勞甚逸，不欲起晚，不欲汗流，不欲多睡，不欲奔車走馬，不欲極目遠望，不欲多啖生冷，不欲飲酒當風，不欲數數沐浴⑤，不欲廣志遠願，不欲規造異巧⑥。冬不欲極溫，夏不欲窮涼，不露卧星下，不眠中見肩。大寒大熱，大風大霧，皆不欲冒之。五味入口不欲偏多，故酸多傷脾，苦多傷肺，辛多傷肝，鹹多則傷心，甘多則傷腎，此五行自然之理也。凡言傷者，亦不便覺也，謂久則壽損耳。是以善攝生者，卧起有四時之早晚，興居有至和之常制，調利筋骨有偃仰之方⑦，杜疾閑邪有吞吐之術⑧，流行榮衛有補瀉之法，節宣勞逸有與奪之要⑨。忍怒以全陰氣，抑喜以養陽氣⑩。然後先將服草木以救虧缺，後服金丹以定無窮，長生之理，盡於此矣。若有欲決意任懷⑪，自謂達識知命，不泥異端，極情肆力，不營久生者，聞此言也，雖風之過耳，電之經目，不足諭也。雖身枯於流連之中⑫，氣絕於紈綺之間⑬，而甘心焉，亦安可告之以養生之事哉？不惟不納，乃謂妖訛也，而望彼信之，所謂以明鑑給矇瞽⑭，以絲竹娛聾夫也⑮。」

①陰丹：即金丹。

②玉液：瓊樹花芯的汁液。　　長谷：深山岩谷。

③陰陽不交：此謂禁絕房事。

④痰癖：水飲不停，化而爲痰，流移兩脅之間，以致脅痛的病證。

⑤數數：頻繁。

⑥規：謀劃。

⑦偃仰：俯仰。

⑧閑：防御。

⑨與奪：取舍。

⑩"忍怒"二句：《素問·陰陽應象大論》："暴怒傷陰，暴喜傷陽。"

⑪任懷：猶任性。縱任性情，不加約束。

⑫流連：樂而忘返。

⑬紈綺：精美的絲織品。引申爲富貴安樂的家境。

⑭矇瞽：盲人。

⑮絲竹：指代音樂。

閱讀實踐（19）

（一）本篇內容要點

1. 詞語注釋

①將（特）　②櫛風沐雨　③契闊　④造（退）　⑤（不）戰　⑥修（塗）　⑦移晷
⑧垂（上）　⑨方（成）　⑩干（天）　⑪汀瀅　⑫煞（生）　⑬錙銖　⑭改朔　⑮（相）尋　⑯登（稼）　⑰被（蠱）　⑱幾乎　⑲還年　⑳根荄　㉑方（之）　㉒（或）滿　㉓靈根　㉔鈞（器）　㉕喝（死）　㉖衝風　㉗淩（崖）　㉘過差　㉙大限　㉚數數　㉛規（造）　㉜閑（邪）　㉝與奪　㉞流連　㉟紈綺　㊱矇瞽　㊲絲竹

2. 文意理解

① "俗民" 之所以 "煞生" 的原因是什麼？一般人對於養生的認識存在哪些誤區？

②作者認爲 "善攝生者" 應當如何？

（二）課外閱讀

　　真人曰雖常服餌而不知養性之術亦難以長生也養性之道常欲小勞但莫大疲及強所不能堪耳且流水不腐戶樞不蠹以其運動故也養性之道莫久行久立久坐久臥久視久聽蓋以久視傷血久臥傷氣久立傷骨久坐傷肉久行傷筋也仍莫強食莫強酒莫強舉重莫憂思莫大怒莫悲愁莫大懼莫跳踉莫多言莫大笑勿汲汲於所欲勿悁悁懷忿恨皆損壽命若能不犯者則得長生也故善攝生者常少思少念少欲少事少語少笑少愁少樂少喜少怒少好少惡行此十二少者養性之都契也多思則神殆多念則志散多欲則志昏多事則形勞多語則氣乏多笑則藏傷多愁則心懾多樂則意溢多喜則忘錯昏亂多怒則百脉不定多好則專迷不理多惡則憔悴無懽此十二多不除則榮衛失度血氣妄行喪生之本也惟無多無少者幾於道矣是知勿外緣者真人初學道之法也若能如此者可居溫疫之中無憂疑矣<u>既屏外緣會須守五神從四正言最不得浮思妄念心想欲事惡邪大起故孔子曰思無邪也</u>（節選自唐·孫思邈《備急千金要方·道林養性》）

　　①文中所述養性之道對運動是如何主張的？

　　②本文認爲善攝生者要做到哪十二 "少"？

二十、大醫精誠

【提要】　本文選自 1955 年人民衛生出版社影印宋刊本《備急千金要方》卷一。作者孫思邈（公元 581～682 年），京兆華原（今陝西耀縣）人，唐代著名醫學家。善言老莊，兼好佛典，隱居山林，行醫民間，世稱真人、藥王。一生著述豐富，主要有《備急千金要方》與《千金翼方》各三十卷傳世，另有《千金髓方》二十卷已佚。《備急千金要方》簡稱《千金要方》或《千金方》，以爲 "人命至重，有貴千金，一方濟之，德逾於此"，故以爲名。該書分232 門，載方論 5300 首，保存了唐代以前許多珍貴的醫學文獻資料，是我國現存最早的臨床實用百科全書。本文是一篇論述醫德規範的文章，指出作爲一個醫生應當做到 "精"、"誠"二字。"精" 即醫技要精湛，必須 "博極醫源，精勤不倦"；"誠" 即品德要高尚，立志 "普救含靈之苦"，診治 "纖毫勿失"，不得炫己毀人、"經略財物"。這些看法，至今仍有重要的教育意義。

　　張湛曰[①]："夫經方之難精[②]，由來尚矣[③]。" 今病有内同而外異[④]，亦有内異而外同，故五藏六腑之盈虛，血脈榮衛之通塞[⑤]，固非耳目之所察，必先診候以審之。而寸口關尺，有浮沈絃緊之亂；俞穴流注[⑥]，有高下淺深之差；肌膚筋骨，有厚薄剛柔之異。唯用心精微者，始可與言於兹矣。今以至精至微之事[⑦]，求之於至麤至淺之思，其不殆哉？若盈而益之，虛而損之，通而徹之，塞而壅之，寒而冷之，熱而温之，是重加其疾。而望其生，吾見其死矣。故醫方卜筮[⑧]，藝能之難精者也，既非神授，何以得其幽微？世有愚者，讀方三年，便謂天下無病可治；及治病三年，乃知天下無方可用。故學者必須博極醫源，精勤不倦，不得道聽途説，而言醫道已了[⑨]，深自誤哉！

①張湛：東晉學者。曉養生之術，撰有《養生要集》十卷、《延生秘録》十二卷，均佚。今有《列子注》八卷傳世。

②經方：一般指《傷寒雜病論》等著作中的醫方。此泛指醫道。

③尚：久遠。

④今：語首助詞，猶夫。

⑤榮：通 "營"。指營氣。

⑥流注：謂經絡氣血運行灌注。

⑦今：如果。

⑧卜筮（shì 誓）：占卜。古時占卜吉凶，用龜甲稱卜，用蓍草稱筮，合稱卜筮。

⑨了：盡。

　　凡大醫治病，必當安神定志，無欲無求，先發大慈惻隱之心，誓願普救含靈之苦。若有疾厄來求救者，不得問其貴賤貧富，長幼妍蚩①，怨親善友②，華夷愚智③，普同一等，皆如至親之想，亦不得瞻前顧後，自慮吉凶，護惜身命。見彼苦惱，若己有之，深心悽愴，勿避嶮巇、晝夜、寒暑、飢渴、疲勞④，一心赴救，無作功夫形迹之心⑤。如此可爲蒼生大醫，反此則是含靈巨賊。自古名賢治病，多用生命以濟危急，雖曰賤畜貴人，至於愛命，人畜一也。損彼益己，物情同患⑥，況於人乎⑦！夫殺生求生，去生更遠，吾今此方所以不用生命爲藥者，良由此也。其虻蟲、水蛭之屬，市有先死者，則市而用之⑧，不在此例。只如雞卵一物，以其混沌未分⑨，必有大段要急之處⑩，不得已隱忍而用之⑪。能不用者，斯爲大哲⑫，亦所不及也。其有患瘡痍、下痢，臭穢不可瞻視，人所惡見者，但發慚愧悽憐憂恤之意，不得起一念蒂芥之心⑬，是吾之志也。

①妍蚩（yán chī 研痴）：美醜。妍，姣美。蚩，同"媸"，醜陋。
②怨親善友：謂關係親疏。善，交往一般者。友，過從密切者。
③華夷：謂不同民族之人。華，指漢族。夷，古代對异族的通稱。
④嶮巇（xī 西）：艱險崎嶇。嶮，"險"的异體字。
⑤功夫：時間。此謂耽擱時間。　　　形迹：客套。此謂婉言推托。
⑥患：厭恨。
⑦於人：《醫心方》引作"聖人"。
⑧市：購買。
⑨混沌：古人想象中天地未分時渾然一體的狀態。此指雞雛成形前的狀態。
⑩大段：猶言十分。
⑪隱忍：克制忍耐。
⑫大哲：才能識見超越尋常的人。
⑬蒂芥：即"蒂芥"，又作"芥蒂"。細小的梗塞物。喻鬱積在胸中的怨恨或不快。

　　夫大醫之體①，欲得澄神內視②，望之儼然③，寬裕汪汪④，不皎不昧⑤。省病診疾，至意深心；詳察形候，纖毫勿失；處判針藥，無得參差⑥。雖曰病宜速救，要須臨事不惑。唯當審諦覃思⑦，不得於性命之上，率爾自逞俊快⑧，邀射名譽⑨，甚不仁矣！又到病家，縱綺羅滿目⑩，勿左右顧眄⑪，絲竹湊耳，無得似有所娛，珍羞迭薦⑫，食如無味，醽醁兼陳⑬，看有若無。所以爾者，夫壹人向隅，滿堂不樂⑭，而況病人苦楚，不離斯須。而醫者安然懽娛，傲然自得，茲乃人神之所共恥，至人之所不爲⑮。斯蓋醫之本意也。

①體：風度。
②內視：謂不視外物，排除雜念。
③儼然：莊重貌。

④寬裕：氣度寬宏。　　汪汪：水寬廣貌。此喻心胸寬闊。

⑤不皎不昧：謂不亢不卑。

⑥參差（cēn cī）：差錯。

⑦審諦：仔細觀察。　　覃思：深思。

⑧率爾：輕率貌。　　俊快：灑脫迅捷。

⑨邀射：謀取。

⑩綺羅：指穿着綺羅的人。爲貴婦、美女的代稱。綺，"綺"的异體字。

⑪顧眄（miǎn 免）：斜視。

⑫珍羞：貴重珍奇的食品。亦作"珍饈"。　　迭：交替。　　薦：進獻。

⑬醽醁（líng lù 靈録）：美酒名。

⑭"夫壹人"二句：語本西漢劉向《説苑·貴德》。隅，角落。

⑮至人：古代指思想道德達到最高境界的人。

　　夫爲醫之法，不得多語調笑，談謔諠譁①，道説是非，議論人物，衒燿聲名，訾毀諸醫，自矜己德，偶然治差一病，則昂頭戴面②，而有自許之貌，謂天下無雙，此醫人之膏肓也③。

　　老君曰④："人行陽德⑤，人自報之；人行陰德⑥，鬼神報之。人行陽惡，人自報之；人行陰惡，鬼神害之。"尋此貳途，陰陽報施⑦，豈誣也哉？所以醫人不得恃己所長，專心經略財物⑧，但作救苦之心，於冥運道中⑨，自感多福者耳。又不得以彼富貴，處以珍貴之藥，令彼難求，自衒功能，諒非忠恕之道⑩。志存救濟⑪，故亦曲碎論之⑫，學者不可恥言之鄙俚也⑬。

　　①談謔（xuè 血）：談笑。謔，開玩笑。　　諠譁：即"喧嘩"。大聲吵鬧。諠，"喧"的异體字。譁，"嘩"的异體字。

　　②戴面：仰面。

　　③膏肓：此喻惡劣習氣。

　　④老君：即老子。姓李，名耳，字伯陽，謚曰聃，春秋時思想家，道家學派的創始者。唐代乾封元年上尊號"玄元皇帝"，武后時改稱"老君"。俗稱"太上老君"。

　　⑤陽德：指公開做的有德於人的事。

　　⑥陰德：指暗中做的有德於人的事。

　　⑦陰陽報施：即上文所云陽施則有陽報，陰施則有陰報。

　　⑧經略：謀取。

　　⑨冥運道：猶冥道。冥界。

　　⑩諒：確實。　　忠恕之道：儒家倫理思想。"忠"謂積極爲人，"恕"謂推己及人。

　　⑪救濟：救世濟民。

　　⑫曲碎：瑣碎。

　　⑬鄙俚：粗俗。

閱讀實踐（20）

（一）本篇內容要點

1. 詞語注釋

①（由來）尚　②今（病）　③今（以）　④（已）了　⑤妍蚩　⑥（同）患　⑦市（而用之）　⑧混沌　⑨大段　⑩隱忍　⑪蒂芥　⑫（之）體　⑬內視　⑭儼然　⑮汪汪　⑯參差　⑰審諦　⑱覃思　⑲率爾　⑳邀射　㉑顧眄　㉒迭（薦）　㉓戴面　㉔膏肓　㉕經略　㉖諒（非）　㉗忠恕　㉘救濟　㉙曲碎　㉚鄙俚

2. 文意理解

①本文從哪些方面論述"誠"？

②作者孫思邈思想體系複雜，本文有哪些具體反映？

3. 背誦

"夫大醫之體"段。

（二）課外閱讀

孫思邈京兆華原人也七歲就學日誦千餘言弱冠善談莊老及百家之說兼好釋典洛州總管獨孤信見而歎曰此聖童也但恨其器大難爲用也周宣帝時思邈以王室多故乃隱居太白山隋文帝輔政乃徵爲國子博士稱疾不起嘗謂所親曰過五十年當有聖人出吾方助之以濟人及太宗即位召詣京師嗟其容色甚少謂曰故知有道者誠可尊重羨門廣成豈虛言哉將授以爵位固辭不受顯慶四年高宗召見拜諫議大夫又固辭不受當時知名之士宋令文孟詵盧照鄰等執師資之禮以事焉照鄰有惡疾醫所不能愈乃問思邈名醫愈疾其道何如思邈曰吾聞善言天者必質之於人善言人者亦本之於天天有四時五行寒暑迭代其轉運也和而爲雨怒而爲風凝而爲霜雪張而爲虹蜺此天地之常數也人有四支五藏一覺一寢呼吸吐納精氣往來流而爲榮衛彰而爲氣色發而爲音聲此人之常數也陽用其形陰用其精天人之所同也及其失也蒸則生熱否則生寒結而爲瘤贅陷而爲癰疽奔而爲喘乏竭而爲燋枯診發乎面變動乎形推此以及天地亦如之故五緯盈縮星辰錯行日月薄蝕孛彗飛流此天地之危診也寒暑不時天地之蒸否也石立土踊天地之瘤贅也山崩土陷天地之癰疽也奔風暴雨天地之喘乏也川瀆竭涸天地之燋枯也良醫導之以藥石救之以鍼劑聖人和之以至德輔之以人事故形體有可愈之疾天地有可消之災又曰膽欲大而心欲小智欲圓而行欲方詩曰如臨深淵如履薄冰謂小心也赳赳武夫公侯干城謂大膽也不爲利回不爲義疚行之方也見機而作不俟終日智之圓也（節選自《舊唐書·孫思邈傳》）

①"善言天者，必質之於人；善言人者，亦本之於天"有何含意？《內經》有何相關論述？

②如何理解"膽欲大而心欲小，智欲圓而行欲方"？

二十一、汗下吐三法該盡治病詮

【提要】　　本文選自明嘉靖辛丑步月樓本《儒門事親》卷二。作者張從正（約公元1156～1228年），字子和，自號戴人，睢州考城（今河南蘭考）人，金代著名醫學家，金元四大家之一，攻下派的倡導者。張氏繼承劉完素的學術思想，用藥偏於寒涼。他認爲外邪是致病之因，治法應以祛邪爲主，擴大了《傷寒論》中關於汗下吐三法的運用範圍。其主要著作《儒門事親》，全書共十五卷。首三卷爲張從正所撰，其餘爲友人及弟子輯著而成，主要闡述張氏運用汗下吐三法治病的理論和經驗，并列舉各類病證共二百餘例說明其攻邪治法的療效。本文論述"祛邪所以扶正"的論點，力斥庸醫濫用溫補，說明汗下吐三法的理論根據，認爲所有祛邪之法皆可歸入汗下吐三法，集中地反映了張氏的學術思想。這對濫用補法的現象具有針砭作用，但對攻補關係的看法有一定的片面性。

　　人身不過表裏，氣血不過虛實。表實者裏必虛，裏實者表必虛，經實者絡必虛，絡實者經必虛，病之常也。良工之治病，先治其實，後治其虛，亦有不治其虛時。粗工之治病，或治其虛，或治其實，有時而幸中，有時而不中。謬工之治病，實實虛虛，其誤人之迹常著，故可得而罪也。惟庸工之治病，純補其虛，不敢治其實，舉世皆曰平穩，誤人而不見其迹。渠亦不自省其過[①]，雖終老而不悔，且曰："吾用補藥也，何罪焉？"病人亦曰："彼以補藥補我，彼何罪焉？"雖死而亦不知覺。夫粗工之與謬工，非不誤人，惟庸工誤人最深，如鯀湮洪水[②]，不知五行之道。

　　夫補者人所喜，攻者人所惡，醫者與其逆病人之心而不見用，不若順病人之心而獲利也，豈復計病者之死生乎？嗚呼！世無真實，誰能別之？今予著此吐汗下三法之詮[③]，所以該治病之法也，庶幾來者有所憑藉耳。

　　①渠：他。
　　②鯀（gǔn 滾）：夏禹之父。奉唐堯之命治理洪水。他采取築堤防水之法，九年未能治平，被虞舜處死於羽山。　　湮：堵塞。
　　③詮：詳盡解釋。此指文章。

　　夫病之一物，非人身素有之也。或自外而入，或由內而生，皆邪氣也。邪氣加諸身[①]，速攻之可也，速去之可也，攬而留之[②]，可乎？雖愚夫愚婦，皆知其不可也。及其聞攻則不悅，聞補則樂之。今之醫者曰："當先固其元氣，元氣實，邪自去。"世間如此妄人，何其多也！

　　夫邪之中人，輕則傳久而自盡，頗甚則傳久而難已，更甚則暴死。若先論固其元氣，以補劑補之，真氣未勝，而邪已交馳橫騖而不可制矣③。惟脈脫、下虛、無邪、無積之人，始可議補，其餘有邪積之人而議補者，皆鯀湮洪水之徒也。

今予論吐、汗、下三法，先論攻其邪，邪去而元氣自復也。況予所論之三法，諳練日久，至精至熟，有得無失，所以敢爲來者言也。

①諸：於。

②攬：持。

③交馳橫騖：謂邪氣盛實擴散。交馳，往來不斷。橫騖，縱橫奔馳。

天之六氣，風、暑、火、濕、燥、寒；地之六氣，霧、露、雨、雹、冰、泥；人之六味，酸、苦、甘、辛、鹹、淡。故天邪發病，多在乎上；地邪發病，多在乎下；人邪發病，多在乎中。此爲發病之三也。處之者三①，出之者亦三也。諸風寒之邪，結搏皮膚之間，藏於經絡之內，留而不去，或發疼痛走注②，麻痹不仁，及四肢腫癢拘攣，可汗而出之；風痰宿食③，在膈或上脘，可涌而出之；寒濕固冷④，熱客下焦，在下之病，可泄而出之。《內經》散論諸病⑤，非一狀也；流言治法，非一階也⑥。《至真要大論》等數篇言運氣所生諸病，各斷以酸苦甘辛鹹淡以總括之⑦。其言補，時見一二；然其補，非今之所謂補也，文具於《補論》條下⑧，如辛補肝，鹹補心，甘補腎，酸補脾，苦補肺⑨。若此之補，乃所以發腠理，致津液，通血氣。至其統論諸藥⑩，則曰：辛甘淡三味为陽，酸苦鹹三味为陰。辛甘發散，淡滲泄，酸苦鹹涌泄。發散者歸於汗，涌者歸於吐，泄者歸於下。滲为解表，歸於汗；泄为利小溲，歸於下。殊不言補⑪。乃知聖人止有三法，無第四法也。

然則，聖人不言補乎？曰：蓋汗下吐，以若草木治病者也⑫。補者，以穀肉果菜養口體者也⑬。夫穀肉果菜之屬，猶君之德教也⑭；汗下吐之屬，猶君之刑罰也。故曰：德教，興平之粱肉⑮；刑罰，治亂之藥石。若人無病，粱肉而已；及其有病，當先誅伐有過⑯。病之去也，粱肉補之，如世已治矣，刑措而不用。豈可以藥石爲補哉？必欲去大病大瘵⑰，非吐汗下末由也已⑱。

①處：居止。

②走注：即風痹。又稱行痹。症見游走性疼痛。

③風痰：痰證的一種。謂素有痰疾，因感受風邪或風熱怫鬱而發。　　宿食：積食。

④固冷：即痼冷。指真陽不足，陰寒之邪久伏體內所致病證。

⑤散：分別。下文"流"義同。

⑥階：途徑。

⑦斷：區分。

⑧具：記載。　　補論：《儒門事親》卷三中的文章篇名。

⑨"辛補肝"五句：按中醫五行理論，辛味入肺，肺屬金，肝屬木，金能克木。因作者認爲祛邪即所以扶正，故云。其餘"鹹補心"等仿此。

⑩至：至於。　　統論：總論。

⑪殊：完全。

⑫若：此。

⑬口體：義偏於"體"。身體。

⑭德教：道德教化。

⑮興平：昌盛太平。

⑯過：過失。此指病邪。

⑰瘵（zhài 債）：病。

⑱末由：無從。

　　然今之醫者，不得盡汗下吐法，各立門牆①，誰肯屈己之高而一問哉？且予之三法，能兼衆法，用藥之時，有按有蹻②，有揃有導③，有減有增，有續有止。今之醫者，不得予之法，皆仰面傲笑曰："吐者，瓜蒂而已矣；汗者，麻黃、升麻而已矣；下者，巴豆、牽牛、朴硝、大黃、甘遂、芫花而已矣。"既不得其術，從而誣之，予固難與之苦辯，故作此詮。

　　所謂三法可以兼衆法者，如引涎、漉涎、嚔氣、追淚④，凡上行者，皆吐法也；炙、蒸、熏、渫、洗、熨、烙、鍼刺、砭射、導引、按摩⑤，凡解表者，皆汗法也；催生下乳、磨積逐水、破經泄氣⑥，凡下行者，皆下法也。以余之法，所以該衆法也。然予亦未嘗以此三法，遂棄衆法，各相其病之所宜而用之⑦。以十分率之⑧，此三法居其八九，而衆法所當纔一二也。

　　或言《內經》多論鍼而少論藥者，蓋聖人欲明經絡。豈知鍼之理，即所謂藥之理。即今著吐汗下三篇，各條藥之輕重寒溫於左⑨。仍於三法之外，別著《原補》一篇⑩，使不預三法。恐後之醫者泥於補，故置之三篇之末，使用藥者知吐中有汗，下中有補，止有三法。《內經》曰⑪："知其要者，一言而終。"是之謂也！

①門牆：指學術的門徑。

②蹻（qiāo 悄）："蹺"的異體字。王冰注："按，謂仰按皮肉；蹻，謂捷舉手足。"按蹻都指按摩。

③揃（jiǎn 剪）：揃摵。即按摩。

④漉（lù 祿）涎：使唾液滲出。漉，滲出，潤濕。　　嚔（tì 替）氣：以藥取嚔，以通氣開竅。　　追淚：搐藥入鼻以取淚。追，逐出。

⑤渫（xiè 屑）：清除污穢。

⑥磨積：消除積滯。　　破經：疏通經血。

⑦相（xiàng 向）：視。

⑧率（lù 律）：比例。動詞。

⑨條：列舉。　　左：下。

⑩原補：即《儒門事親》卷二之《推原補法利害非輕說》。該篇居《凡在上者皆可吐式》、《凡在表者皆可汗式》、《凡在下者皆可下式》三篇之後。

⑪內經：以下引文見《素問·六元正紀大論》等篇。

閱讀實踐（21）

（一）本篇內容要點

1. 詞語注釋

①渠（亦）　②（緣）湮　③（之）詮　④（加）諸　⑤（一）階　⑥（文）具　⑦至（其）　⑧統論　⑨殊（不）　⑩（以）若　⑪口體　⑫德教　⑬（有）過　⑭（大）瘥　⑮末由　⑯門牆　⑰相（其病）　⑱率（之）　⑲條（藥）　⑳（於）左

2. 文意理解

①第一段在贊揚"良工"的同時，抨擊的重點是哪一類醫生？為什麼？

②如何理解"吐中有汗，下中有補"？

（二）課外閱讀

夫人之好補則有無病而補者有有病而補者無病而補者誰與上而縉紳之流次而豪富之子有金玉以榮其身芻豢以悅其口寒則衣裘暑則臺榭動則車馬止則裀褥味則五辛飲則長夜故年半百而衰也然則奈何以藥為之補矣有病而補之者誰與上而仕宦豪富之家微而農商市庶之輩嘔而補吐而補泄而補痢而補瘧而補咳而補勞而補產而補殊不知嘔得熱而愈酸吐得熱而愈暴泄得熱而清濁不分痢得熱而休息繼止瘧得熱而進不能退咳得熱而濕不能除勞得熱而火益煩產得熱而血愈崩蓋如是而死者八九生者一二死者枉生者幸幸而一生憔悴之態人之所不堪也予請為言補之法大抵有餘者損之不足者補之是則補之義也陽有餘而陰不足則當損陽而補陰陰有餘而陽不足則當損陰而補陽熱則芒硝大黃損陽而補陰也寒則乾薑附子損陰而補陽也豈可以熱藥而云補乎哉而寒藥亦有補之義也（節選自金·張從正《儒門事親·補論》）

①作者針對"有病而補者"，列舉了哪些濫補現象？後果如何？

②如何理解"寒藥亦有補之義"？

二十二、諸醫論

【提要】　本文選自人民衛生出版社 1962 年版《古今圖書集成·醫部全錄》卷五百零二。作者呂復，字元膺，晚年自號滄州翁，鄞（今浙江寧波）人，元明之際醫家。生卒年不詳。少年時從師學經，并習詞賦，後因母病轉攻醫學，著有《內經或問》、《靈樞經脉箋》、《切脉樞要》等十餘種，惜均佚。《古今圖書集成》原名《古今圖書匯編》，清代康熙年間陳夢雷等原輯，雍正時蔣廷錫等重輯，雍正四年以銅活字排印六十四部。全書共一萬卷。其中《醫部全錄》五百二十卷，約九百五十萬言，爲我國至今最大的一部醫學類書。本文引用衆多成語典故，采取比喻方法，對先秦、兩漢以及唐、宋、金、元時期的十六位醫家的學術造詣及診療特點，予以扼要的評述，既形象生動，又委婉含蓄。

　　扁鵲醫如秦鑑燭物①，妍媸不隱，又如奕秋遇敵②，著著可法③，觀者不能察其神機。倉公醫如輪扁斲輪④，得心應手，自不能以巧思語人。張長沙醫如湯武之師⑤，無非王道⑥，其攻守奇正⑦，不以敵之大小皆可制勝。華元化醫如庖丁解牛，揮刃而肯綮無礙⑧，其造詣自當有神，雖欲師之而不可得。

　　①秦鑑：相傳秦始皇宮中有一面方鏡，能照見人臟腑的疾患、心的邪正。說見《西京雜記》卷三。鑑，"鑒"的异體字，鏡子。

　　②奕秋：當爲"弈秋"。古代擅長下棋的人。事見《孟子·告子上》。

　　③著著：每一步棋。

　　④輪扁：春秋時齊國著名造車工匠，名扁。事見《莊子·天道》。　　斲（zhuó 酌）輪：斫木製造車輪。

　　⑤湯武：商湯王和周武王的并稱。"張長沙"後原奪"醫"字，據文意補。

　　⑥王道：儒家稱以"仁義"治理天下，與"霸道"相對。參見《孟子·梁惠王上》。

　　⑦奇正：古代兵法術語。古代作戰以設伏掩襲等爲奇，對陣交鋒爲正。語見《孫子·勢》。此喻張仲景治法的多變。

　　⑧肯綮：指筋骨。肯爲貼附於骨的肌肉，綮爲筋肉聚結之處。

　　孫思邈醫如康成註書①，詳於訓詁，其自得之妙，未易以示人，味其膏腴②，可以無飢矣。龐安常醫能啓扁鵲之所秘③，法元化之可法，使天假之年④，其所就當不在古人下⑤。錢仲陽醫如李靖用兵⑥，度越縱舍⑦，卒與法會，其始以顱顖方著名於時，蓋因扁鵲之因時所重⑧，而爲之變爾。陳無擇醫如老吏斷案⑨，深於鞫讞⑩，未免移情就法，自當其任則有餘，使之代治則繁劇。許叔微醫如顧愷寫神⑪，神氣有餘，特不出形似之外，可模而不可及。

①康成：東漢經學家鄭玄，字康成。曾爲《周易》、《尚書》、《毛詩》、《三禮》、《論語》等作注。

②膏腴：肥沃。此指孫思邈著作的豐富内容。

③龐安常：名安時。北宋著名醫家，精於《傷寒論》，著有《傷寒總病論》。

④天假之年：假如天授與他年歲，即讓他壽命延長。龐安時享年五十八歲。假，給予。之，指代龐安常。

⑤所就：成就的事業。

⑥李靖：唐初軍事家。本名藥師，精熟兵法，封衛國公。曾著《李衛公兵法》，今佚，《通典》中保存了部分内容。

⑦度越縱舍：古代兵法術語。安全越過險要地區叫度越；爲全殲敵軍而故意放過敵人稱縱舍。

⑧因時所重：謂順應當時的社會風尚。

⑨陳無擇：名言，字無擇，南宋醫家。著有《三因極一病證方論》，將所有疾病歸於内因、外因和不内外因三類，有些機械牽强。故下文云“未免移情就法”。

⑩鞠讞（jū yàn 居厭）：審訊議斷（獄案）。

⑪顧愷：即顧愷之。東晋著名畫家，字長康，小字虎頭。他曾提出“遷想妙得”、“以形寫神”等論點，對中國畫的發展，有很大影響。　　寫神：畫像。

　　張易水醫如濂溪之圖太極①，分陰分陽，而包括理氣②，其要以古方新病自爲家法③，或者失察，欲指圖爲極，則近乎畫蛇添足矣。劉河間醫如橐駝種樹④，所在全活，但假冰雪以爲春，利於松柏而不利於蒲柳。張子和醫如老將對敵，或陳兵背水⑤，或濟河焚舟⑥，置之死地而後生，不善效之，非潰則北矣，其六門三法⑦，蓋長沙之緒餘矣⑧。李東垣醫如絲絃新絙⑨，一鼓而竽籟並熄⑩，膠柱和之⑪，七絃由是而不諧矣⑫，無他，希聲之妙⑬，非開指所能知也⑭。

①張易水：即張元素。金朝著名醫學家。字潔古。易州（今河北易縣）人。因易水源於易州，故又稱張易水。著有《醫學啓源》、《珍珠囊》、《臟腑標本藥式》、《藥注難經》等。

濂溪：即周敦頤。字茂叔，道州營道（今湖南道縣）人，北宋哲學家。曾築室於廬山蓮花峰下小溪上，取營道故居濂溪命名，後人遂稱其爲濂溪先生。著作有《太極圖説》、《通書》等。

②理氣：中國哲學的一對基本範疇。“理”指事物的條理或準則；“氣”指一種極細微的物質。宋代理學以“理”爲宇宙的本體，“氣”爲其現象，天地間先存在理，然後陰陽之氣運行而生萬物。此用以比喻張元素著作所包含的哲理。

③古方新病：張元素曾提出“運氣不濟，古今異軌，古方新病，不相能也”的觀點，故云。語見《金史·張元素傳》。　　家法：此指學術流派的傳統。

④橐駝種樹：唐代柳宗元所著《種樹郭橐駝傳》，説郭橐駝種樹能順其自然，所種皆活。橐駝，駱駝，亦作“橐馳”、“橐他”、“橐它”、“橐佗”等，借指駝背的人。

⑤陳兵背水：把部隊陳列於背依河流的陣地，以示死戰。語出《史記·淮陰侯列傳》。

⑥濟河焚舟：過河後燒掉渡船，以示不取勝則不欲生還。語出《左傳·文公三年》。

⑦六門三法：《儒門事親》卷十二《三法六門》謂吐劑、汗劑、下劑三法，風門、暑門、濕門、火門、燥門、寒門六門。

⑧緒餘：殘餘。同義詞複用。

⑨緪（gēng 耕）：旋緊。

⑩竽籟：竽和簫。

⑪膠柱：粘住瑟上調節聲音的弦柱。後以"膠柱鼓瑟"、"膠柱調瑟"比喻拘泥不知變通。語見《史記·廉頗藺相如列傳》和《淮南子·齊俗》。

⑫七絃：琴有七弦，因以爲琴的代稱。此指琴聲。

⑬希聲：指奇异的音響。

⑭開指：初學彈奏樂器的人。此喻初學醫者。

　　嚴子禮醫如歐陽詢寫字①，善守法度而不尚飄逸，學者易於摹倣，終乏漢晉風度②。張公度醫專法仲景③，如簡齋賦詩④，并有少陵氣韻⑤。王德膚醫如虞人張羅⑥，廣絡原野⑦，而脱兔殊多，詭遇獲禽⑧，無足算者耳。

①嚴子禮：南宋醫家。名用和，編著有《濟生方》。　　歐陽詢：唐書法家。字信本，書法於平正中見險絶，自成一家，人稱"歐體"。傳世碑帖有《九成宮醴泉銘》等，并編有《藝文類聚》百卷。

②漢晉風度：此指漢晉期間書法家鍾繇、王羲之等書法不拘一格的飄逸風度。

③張公度：名驥，南宋醫家。

④簡齋：即陳與義。字去非，號簡齋，南宋詩人，著有《簡齋集》、《無往詞》。

⑤少（shào 紹）陵：指唐代著名詩人杜甫。少陵原爲陵墓名，在今陝西西安市南。漢宣帝許皇后葬於鴻固原，因其陵小於宣帝之杜陵，故名。杜甫曾居於陵西，因自號少陵野老，世稱杜少陵。

⑥王德膚：南宋醫家。名碩，著有《易簡方》。　　虞人：古代掌管山澤苑囿的官員。

⑦廣絡原野：謂在無邊的田野上廣泛籠罩。此喻没有目標地多用藥而效果不佳。

⑧詭遇：謂違背禮法，驅車橫射禽獸。語見《孟子·滕文公下》。此喻用藥不按法度。

閱讀實踐（22）

（一）本篇内容要点

1. 詞語注釋

①（秦）鑑　②著著　③肯綮　④（天）假　⑤（所）就　⑥寫神　⑦家法　⑧陳兵背水　⑨濟河焚舟　⑩緒餘　⑪膠柱　⑫希聲　⑬開指　⑭廣絡原野　⑮詭遇

2. 文意理解

①如何理解"指圖爲極"？其中"圖"和"極"分别比喻什麽？

②如何理解劉河間"但假冰雪以爲春，利於松柏而不利於蒲柳"？

(二) 課外閱讀

張戴人醫亦奇傑也世人不究其用意議其治疾惟事攻擊即明理如丹溪格致餘論亦譏其偏丹溪之説出益令人畏汗吐下三法如虎並其書置之不與睫交予甚冤之予惟人之受病如寇入國不先逐寇而先拊循適足以養寇而擾黎元也戴人有見於是故以攻疾爲急疾去而後調養是以靖寇安民之法矣丹溪引内經邪之所湊其氣必虛爲論乃遺下文留而不去其病爲實一句引精氣奪則虛又遺邪氣盛則實一句引虛者正氣虛也又遺實者邪氣實也一句撼其可議戴人爲言而於戴人所急者略而不採丹溪且若此余又何怪哉有謂劉守真長於治火斯言亦未知守真所長也守真高邁明敏非泛常可儔其所治多在推陳致新不使少有怫鬱正造化新新不停之意醫而不知此是無術也此王海藏之言海藏乃東垣高弟尚推轂如此則其邃學可知且其所撰原病式特爲病機而發故不暇論及其餘若所著保命集三卷治雜證則皆妙絶矣然則謂守真長於治火者其真未知守真所長者乎醫家雅議李東垣善於内傷而虛怯非其所長故有補腎不若補脾之語竊謂腎主闔闢腎間元氣人之司命豈反輕於脾胃哉蓋病有緩急而時勢有不同東垣或以急者爲首務也彼當金元擾攘之際人生斯世疲於奔命未免勞倦傷脾憂思傷脾飢飽傷脾何莫而非傷脾也者内經曰脾胃者倉廩之本營之居也又曰五臟六腑皆稟受於脾胃脾胃一傷則臟腑無所受氣故東垣惟孜孜以保脾胃爲急彼虛怯傷腎陰者乃燕居安閒淫佚之疾又不可同日而語也不則内外傷辨惑論與外科精義及蘭室秘藏等書皆治雜證者豈止内傷已哉此可以觀矣余觀近世醫家明理學者宜莫如丹溪雖倡陽有餘陰不足之論其用意固有所在也蓋以人當承平酣酒縱欲以竭其精精竭則火熾復以剛劑認爲溫補故不旋踵血溢内熱骨立而斃與燈膏竭而復加炷者何異此陽有餘陰不足之論所由著也後學不察概守其説一遇虛怯開手便以滋陰降火爲劑及末期卒聲啞泄瀉以死則曰丹溪之論具在不知此不善學丹溪之罪而於丹溪何尤（節選自明·孫一奎《醫旨緒餘·張劉李朱滑六名師小傳》）

①朱丹溪在引述《内經》之文評議張子和時，是如何斷章取義的？

②如何理解"有謂劉守真長於治火，斯言亦未知守真所長也"？

③作者如何理解"東垣惟孜孜以保脾胃爲急"？

二十三、贈賈思誠序

【提要】　本文選自中華書局《四部備要》影印本《宋文憲公全集》卷四十四。作者宋濂（公元 1310～1381 年），字景濂，號潛溪，又號白牛生，浦江（今屬浙江）人，元明之際著名文學家。官至翰林學士承旨知制誥，主修《元史》，被推爲“開國文臣之首”。後因長孫宋慎牽涉左丞相胡惟庸謀反案，全家流放茂州，中途病死於夔州（今四川奉節）。正德（1506～1521 年）年間追諡文憲。有《宋學士全集》七十五卷，出於其手定。清人嚴榮又增編爲《宋文憲公全集》五十三卷。本文叙述張君“勤民成疾”的事迹，以濃重的筆墨表彰賈思誠待患者“如手足之親”的高尚醫德，并由此對苛虐的官政和庸俗的醫風進行抨擊。

同里張君以書來謂濂曰：“壬辰之秋①，兵發中原，大江之南，所在皆繹騷②，時惟伯嘉納公持部使者節來莅浙東③，慎簡羣材④，官而任之，以保障乎一方。余雖不敏，公不以爲無似⑤，俾攝録事判官⑥。判官職在撫治一城生聚⑦，凡其悍禦綏輯之策⑧，不憚晝夜而勤行之，以酬公知遇之萬一⑨。然節宣之功不加，日積月深，以勞而致疾。疾之初作，大熱發四體中⑩，繼之以昏仆。迨其甦也⑪，雙目運眩⑫，耳中作秋蟬鳴，神思恍惚，若孑孑然離羣而獨立⑬，若御驚飆而游行太空⑭，若乘不繫之舟以簸蕩於三峽四溟之閒⑮，殊不能自禁。聞丹溪朱先生彦脩醫名徧四方，亟延治之。先生至，既脈曰：‘內摇其真，外勞其形，以虧其陰，以耗其生，宜收視返聽於太虛之庭⑯，不可專藉藥而已之也。’因屬其高第弟子賈君思誠留以護治之。賈君即視余如手足之親，無所不致其意：慮余怒之過也，則治之以悲；悲之過也，則治之以喜；喜之過也，則治之以恐；恐之過也，則治之以思；思之過也，則治之以怒⑰。左之右之⑱，扶之掖之，又從而調柔之⑲。不特此也，其逆厥也⑳，則藥其湧泉以寤之㉑；其怔忡也㉒，則按其心俞而定之㉓。如是者數年，不可一朝夕離去。寧食不鮮羞，衣不褕裘㉔，何可一日以無賈君？寧士不魯鄒㉕，客不公侯㉖，何可一日以無賈君？余疾於是乎告瘳，而賈君有功於余者甚大矣！子幸賜之一言，多賈君之善，而昭余之不敢忘德於賈君㉗，不識可不可乎？”

①壬辰：即公元 1352 年。是年農民起義軍攻下漢陽、武昌、興國、江陰、安慶等地。

②繹騷：擾動。同義詞複用。

③伯嘉納：人名。　部使者：官名。　節：符節。古時使臣執以示信之物。　莅（lì立）：“莅”的异體字。治理。

④簡：選擇。　材：人才。

⑤無似：猶不肖。謙詞。

⑥攝：代理。　　錄事判官：官名。掌管文書的屬官。

⑦撫治：安撫治理。　　生聚：此指百姓。

⑧捍御：防衛。　　綏輯：安撫集聚。

⑨知遇：賞識。

⑩四體：四肢。此指身體。

⑪其：此指代“我”。

⑫運眩：昏花。

⑬孑孑（jié jié 潔潔）然：孤單貌。

⑭驚飆（biāo 標）：暴風。

⑮三峽四溟：泛指峽灣海流。溟，海。

⑯收視返聽：謂無視無聽。　　太虛之庭：指清靜虛無的境界。

⑰“慮余”十句：謂調理情志以治其病。《素問·陰陽應象大論》：“怒傷肝，悲勝怒。喜傷心，恐勝喜。思傷脾，怒勝思。憂傷肺，喜勝憂。恐傷腎，思勝恐。”

⑱左、右：幫助。

⑲調柔：調和順適。

⑳逆厥：謂突然昏倒，不省人事。

㉑湧泉：穴位名。位於足底中。

㉒怔忡：自覺心跳劇烈的證候。

㉓心俞：穴位名。位於第五胸椎棘突下兩旁相去脊各 1.5 寸。

㉔裼（xī 西）裘：此謂華麗漂亮的衣服。用作動詞。裼，裘上所加外衣。

㉕魯鄒：指孔孟那樣的聖人。用作動詞。因孔子是魯國人，孟子是鄒國人，故云。

㉖客：客卿。

㉗昭：顯示。

　　余發張君之書①，重有感焉。世之爲民宰者，恆飽食以嬉，其視吾民之顛連②，漠然若秦越肥瘠之不相維繫③，非惟不相維繫，又监其髓、刳其膏而不知止④，孰有如張君勤民成疾者乎？世之醫者，酬接之繁，不暇雍容⑤，未信宿輒謝去⑥，至有視不暇脈，脈不暇方，而不可挽留者，孰有如賈君調護數年之久而不生厭者乎？是皆可書。余方執筆以從文章家之後，此而不書，烏乎書？

　　雖然，今之官政苛虐，敲撲椎繫⑦，惟日不足，我民病此久矣⑧。我瞻四方，何林林乎⑨！州邑之間，其有賢牧宰能施刀圭之劑以振起之者乎⑩？設有是，余雖不敏，猶能研墨濡毫，大書而不一書。是爲序。

①發：開啓。

②顛連：困頓不堪。

③秦越：春秋時秦越兩國，一在西北，一在東南，相距極遠，故常并舉以喻疏遠。

④鹽（gǔ 古）：吸飲。

⑤雍容：從容不迫。

⑥信宿：過兩夜。信，再宿。

⑦繫：一本作"擊"，可參。

⑧病：怨恨。

⑨林林：衆多貌。

⑩牧宰：泛指郡縣長官。州官稱牧，縣官稱宰。　　刀圭之劑：此指救治弊政的方法。

閱讀實踐（23）

（一）本篇内容要點

1. 詞語注釋

①繹騷　②（來）涖　③（慎）簡　④無似　⑤（俾）攝　⑥生聚　⑦知遇　⑧四體
⑨運眩　⑩子子然　⑪驚飆　⑫收視返聽　⑬魯鄒　⑭昭（余）　⑮發（張君之書）　⑯顛
連　⑰秦越　⑱鹽（其髓）　⑲雍容　⑳信（宿）　㉑病（此）　㉒林林

2. 文意理解

①"寧食不鮮羞"兩組句子表達張君什麼樣的感情？對描寫賈君的人物形象有何作用？

②賈君與"世之醫者"在醫德醫風方面形成鮮明的對照，文中是如何描述的？

（二）課外閱讀

　　處暗室者具目之形而不能視一室之中則必戚焉不樂思火而燭穴而牖然後以爲快矧瞽而不覩日月之光八荒之大泰山之高如夜索途而莫知所從則衣之以文繡享之以五鼎勢與王公等亦必不樂也苟有能治之者使昭昭然見日月之明八荒之大泰山之高將不遠千里造之以求其大快於己夫有大快於己雖無文繡之衣五鼎之享王公孰加焉此皆樂之至矣雲間沈光明者其先世嘗受術於龍樹師内障凡三十有六外障凡三十有六悉能治而去之不啻金箆刮膜而始之無所覩者毫芒可辨也光明克世其學邑之大夫士咸稱之余始而疑終而信既而竊嘆之曰<u>天下之瞽於目者有良醫以治之瞽於心者獨無良醫乎瞽於目者什一而瞽於心者恒什九明於日月者弗之察大於八荒者弗之顧高於泰山者弗之見由是是非邪正之無別禍其身而蠹其國豈非瞽之深者歟心之瞽甚於目之瞽治其心者愈於治其目矣潤之以六藝廣之以道德塞可通也蒙可啓也徹乎遠近視之而無不周也極乎小大測之而無不合也則其爲快奚止於目之能視</u>邪余因彼而感於此矣今年秋賀璋者目病而視眊遂造光明治之既愈來求余言以贈之故爲書其說且俾吾學者有所警焉（明·貝瓊《清江貝先生文集·贈醫師沈光明序》）

①"瞽於目"與"瞽於心"各是何意？爲什麽說"瞽於目者什一，而瞽於心者恒什九"？

②作者認爲如何治療"心之瞽"？

二十四、醫俗亭記

【提要】　本文選自上海古籍出版社 1987 年重印臺灣商務印書館影印文淵閣《欽定四庫全書》本《家藏集》卷三十一。作者吳寬（公元 1435～1504 年），字原博，號匏庵，長洲（今江蘇蘇州）人，明代文學家、書法家。累官至禮部尚書兼翰林院學士，卒諡文定。《家藏集》又稱《匏翁家藏集》、《匏翁家藏稿》、《匏菴集》，爲吳氏詩文別集。本文以竹爲喻，贊美竹之形體、質性及其醫俗之功，表達了醫治天下俗病的願望。

余少嬰俗病，湯熨鍼石，咸罔奏功，而年日益久，病日益深，殆由腠理肌膚以達於骨髓，而爲廢人矣。客有過余，誦蘇長公《竹》詩①，至“士俗不可醫”之句，瞿然驚曰②：“余病其痼也耶，何長公之詩云爾也③？”既④，自解曰：“士俗坐無竹耳⑤，使有竹，安知其俗之不可醫哉？”則求竹以居之。

①蘇長公：指北宋文學家蘇軾。長公，長兄之稱。　　竹詩：此詩題爲《於潛僧綠筠軒》。詩中有“可使食無肉，不可居無竹。無肉令人瘦，無竹令人俗。人瘦尚可肥，士俗不可醫”等句。

②瞿（jù據）然：心驚貌。

③“余病”二句：意爲我的病大概很重了吧，爲什麼長公的詩這樣説呢。云爾，如此説。

④既：一會兒。

⑤坐：因爲。

而家之東偏，隙地僅半畝①，牆角蕭然有竹數十箇②。於是日使僮奴壅且沃之，以須其盛。越明年，挺然百餘，其密如簀③，而竹盛矣。復自喜曰：“余病其起也耶？”因構小亭其中。食飲於是，坐卧於是，嘯歌於是，起而行於是，倚而息於是，傾耳注目，舉手投足，無不在於是。其藉此以醫吾之俗何如耶？吾量之隘俗也，竹之虛心有容足以醫之；吾行之曲俗也，竹之直立不撓足以醫之；吾宅心流而無制④，竹之通而節足以醫之；吾待物混而無別，竹之理而析足以醫之。竹之干雲霄而直上，足以醫吾志之卑；竹之歷冰雪而愈茂，足以醫吾節之變。其瀟灑而可愛也，足以醫吾之凝滯；其爲箭、爲簡、爲箭、爲笙、爲簫、爲簾篚也⑤，足以醫吾陋劣而無用。蓋踰年，而吾之病十已去二三矣。久之，安知其體不飄然而輕舉，其意不釋然而無纍⑥，其心不充然而有得哉？

①僅（jìn近）：將近。

②蕭然：冷落貌。　　箇（gè各）：竹一枝。引申爲量詞，猶枚。

③簣（zé 責）：用竹片編成的床墊。亦泛指竹席。

④宅心：居心。　　流：放縱。

⑤箇（tǒng 統）：竹筒。　　簠簋（fǔ guǐ 府鬼）：皆古代祭祀用器。簠用以盛稻粱，簋用以盛黍稷。

⑥釋然：疑慮消除貌。

　　古之俞跗、秦越人輩，竹奚以讓爲①？然而，是竹也，不苦口，不瞑眩②，不湔浣腸胃，不漱滌五臟。長公不余秘而授之。余用之，既有功緒矣③。使人人皆用之，天下庶幾無俗病與？

①"竹奚以"句：意爲爲什麼辭讓竹子呢，亦即爲什麼不用竹子治病呢。奚以……爲，表示疑問的固定結構。

②瞑眩：頭暈目眩。《尚書·説命上》有"若藥弗瞑眩，厥疾弗瘳"句，故云。

③功緒：功效。同義詞複用。

　　明年余將北去京師①。京師地不宜竹。余恐去竹日遠而病復作也②。既以名其亭，復書此爲記。遲他日歸亭中③，願俾病根悉去之，不識是竹尚納我否？

①京師：京城。指今北京。

②去：離開。

③遲（zhì 至）：等待。

閱讀實踐（24）

（一）本篇内容要點

1. 詞語注釋

①瞿然　②云爾　③既（自解）　④坐（無竹）　⑤僅（半畝）　⑥蕭然　⑦（如）簣　⑧宅心　⑨流（而無制）　⑩釋然　⑪讓（爲）　⑫瞑眩　⑬功緒　⑭去（竹）　⑮遲（他日）

2. 文意理解

①文中如何描述作者求竹前後的鮮明變化？

②末段反映作者什麼樣的心緒？爲什麼説"京師地不宜竹"？"病根"指什麼？

（二）課外閱讀

　　浦陽鄭君仲辨其容闐然其色渥然其氣充然未嘗有疾也他日左手之拇有疹焉隆起而粟君疑之以示人人大咲以爲不足患既三日聚而如錢憂之滋甚又以示人咲者如初又三日拇之大盈握近拇之指皆爲之痛若剟刺狀肢體心膂無不病者懼而謀諸醫醫視之驚曰此疾之奇者雖病在指其實一身病也不速治且能傷生然始發之時

終日可愈三日越旬可愈今疾且成已非三月不能瘳終日而愈艾可治也越旬而愈藥可治也至於既成甚將延肝膈否亦將爲一臂之憂非有以禦其內其勢不止非有以治其外疾未易爲也君從其言日服湯劑而傅以善藥果至二月而復瘳三月而神色始復余因是思之天下之事常發於至微而終爲大患始以爲不足治而終至於不可爲當其易也惜旦夕之力忽之而不顧及其既成也積歲月疲思慮而僅克之如此指者多矣蓋衆人之所可知者衆人之所能治也其勢雖危而未及深畏<u>惟萌於不必憂之地而寓於不可見之初</u>衆人咲而忽之者此則君子之所深畏也昔之天下有如君之盛壯無疾者乎愛天下者有如君之愛身者乎而可以爲天下患者豈特瘡痏之於指乎君未嘗敢忽之特以不早謀於醫而幾至於甚病況乎視之以至疏之勢重之以疲敝之餘吏之戕摩剝削以速其疾者亦甚矣幸其未發以爲無虞而不知畏此真可謂智也與哉余賤不敢謀國而君慮周行果非久於布衣者也傳不云乎三折肱而成良醫君誠有位於時則宜以拇指爲戒洪武辛酉九月二十六日述（明·方孝孺《遜志齋集·指喻》）

　　①“雖病在指，其實一身病也”與“天下之事，常發於至微，而終爲大患”之間有何內在關係？

　　②“始以爲不足治，而終至於不可爲”有何寓意？

二十五、諸家得失策

【提要】　本文選自清光緒六年掃葉山房藏版《針灸大成》卷三。作者楊濟時（公元1522～1620年），字繼洲，三衢（今浙江衢縣）人，明代著名醫學家。《針灸大成》又名《針灸大全》，是楊濟時在家傳《衛生針灸玄機秘要》的基礎上，博采衆書，參以己驗，編撰而成。該書是繼《内經》、《針灸甲乙經》、《銅人腧穴針灸圖經》後，對針灸理論的又一次系統總結。本文是楊氏考卷之一，論述針灸的起源與諸家的得失。策是古代的一種文體，用於士人考試。應試時由皇帝出題，寫在簡上，叫作策問。應試者按題陳述自己的意見，叫作對策。

問：人之一身，猶之天地。天地之氣，不能以恆順，而必待於範圍之功①；人身之氣，不能以恆平，而必待於調攝之技。故其致病也，既有不同；而其治之，亦不容一律。故藥與針灸，不可缺一者也。然針灸之技，昔之專門者固各有方書，若《素問》、《針灸圖》、《千金方》、《外臺秘要》，與夫補瀉灸刺諸法，以示來世矣。其果何者而爲之原歟？亦豈無得失去取於其間歟？諸生以是名家者②，請詳言之。

①範圍：規範。
②名家：謂學有專長而自成一家。

對曰：天地之道，陰陽而已矣；夫人之身，亦陰陽而已矣。陰陽者，造化之樞紐，人類之根柢也。惟陰陽得其理則氣和，氣和則形亦以之和矣。如其拂而戾焉①，則贊助調攝之功自不容已矣。否則，在造化不能爲天地立心②，而化工以之而息③；在夫人不能爲生民立命④，而何以臻壽考無疆之休哉⑤？此固聖人贊化育之一端也，何可以醫家者流而小之邪⑥？

①拂：違逆。　　戾（hì立）：違反。
②立心：樹立準則。
③化工：自然的造化者。此指化育萬物的功能。
④立命：修身養性以奉天命。
⑤休：美善。此指美好的境界。
⑥小：輕視。

愚嘗觀之《易》曰："大哉乾元！萬物資始①。""至哉坤元！萬物資生②。"是一元之氣流行於天地之間③，一闔一開，往來不窮，行而爲陰陽，布而爲五行，流而爲四時，而萬物由之以化生。此則天地顯仁藏用之常④，固無庸以贊助爲也。然陰陽之施化，不能以無愆，而雨暘寒暑⑤，不能以時若⑥，則範圍之功，不能無待於聖人也。故《易》曰：“后以裁成天地之道，輔相天地之宜，以左右民⑦。”此其所以人無夭札，物無疵厲⑧，而以之收立命之功矣。然而吾人同得天地之理以爲理，同得天地之氣以爲氣，則其元氣流行於一身之間，無異於一元之氣流行於天地之間也。夫何喜怒哀樂、心思嗜欲之汨於中，寒暑風雨、溫涼燥濕之侵於外？於是有疾在腠理者焉，有疾在血脈者焉，有疾在腸胃者焉。然而疾在腸胃，非藥餌不能以濟；在血脈，非針刺不能以及；在腠理，非熨炳不能以達。是針、灸、藥者，醫家之不可缺一者也。夫何諸家之術惟以藥，而於針、灸則併而棄之，斯何以保其元氣，以收聖人壽民之仁心哉？

①“大哉”二句：語出《周易》乾卦之象辭。乾元，天。資，憑借。

②“至哉”二句：語出《周易》坤卦之象辭。坤元，地。

③一元之氣：古代哲學指產生和構成天地萬物的原始物質。

④顯仁藏用：語本《周易·繫辭上》“顯諸仁，藏諸用”。意謂顯現資生化育萬物之仁德，隱藏於百姓不知之日用。

⑤暘：晴天。

⑥若：順。

⑦“后以”三句：語出《周易》泰卦之象辭。裁成，剪裁成就。

⑧疵厲：同“疵癘”。灾害疫病。

　　然是針與灸也，亦未易言也。孟子曰：“離婁之明，不以規矩，不能成方圓；師曠之聰，不以六律，不能正五音①。”若古之方書，固離婁之規矩、師曠之六律也。故不遡其原②，則無以得古人立法之意；不窮其流，則何以知後世變法之弊？今以古之方書言之，有《素問》、《難經》焉，有《靈樞》、《銅人圖》焉③，有《千金方》，有《外臺秘要》焉，有《金蘭循經》④，有《針灸雜集》焉⑤。然《靈樞》之《圖》⑥，或議其太繁而雜；於《金蘭循經》，或嫌其太簡而略；於《千金方》，或詆其不盡《傷寒》之數；於《外臺秘要》，或議其爲醫之蔽；於《針灸雜集》，或論其未盡針灸之妙。遡而言之，則惟《素》、《難》爲最要。蓋《素》、《難》者，醫家之鼻祖⑦，濟生之心法，垂之萬世而無弊者也。

①“離婁”六句：語出《孟子·離婁上》。離婁，傳說爲黃帝時人，明目善視，能於百步之外，見秋毫之末。師曠，字子野，春秋時晉國樂官，生而目盲，善辨聲樂。

②遡：“溯”的異體字。

③銅人圖：即《銅人腧穴針灸圖經》。

④金蘭循經：即《金蘭循經取穴圖解》，一卷，元代翰林學士忽泰必烈撰。

⑤針灸雜集：又作《針灸雜說》，一卷，元竇桂芳撰。

⑥靈樞之圖：《靈樞》與《銅人腧穴針灸圖經》。之，與。一説"靈樞"係"銅人"之訛。

⑦鼻祖：比喻某一學派或行業的始創者。鼻，創始。

夫既由《素》、《難》以遡其原，又由諸家以窮其流。探脈絡，索榮衛，診表裏，虛則補之，實則瀉之，熱則凉之，寒則温之，或通其氣血，或維其真元。以律天時①，則春夏刺淺，秋冬刺深也；以襲水土②，則濕致高原，熱處風凉也；以取諸人，肥則刺深，瘠則刺淺也。又由是而施之以動搖、進退、搓彈、攝按之法③，示之以喜怒、憂懼、思勞、醉飽之忌，窮之以井滎俞經合之源，究之以主客標本之道、迎隨開闔之機④。夫然後陰陽和，五氣順，榮衛固，脈絡綏，而凡腠理血脈，四體百骸，一氣流行，而無壅滯痿痺之患矣。不猶聖人之裁成輔相，而一元之氣周流於天地之間乎？先儒曰："吾之心正，則天地之心亦正；吾之氣順，則天地之氣亦順。"此固贊化育之極功也⑤，而愚於醫之灸刺也亦云。

①律天時：效法四時。語出《禮記·中庸》。

②襲水土：依據地理。語出《禮記·中庸》。

③"動搖"八字：指八種針刺方法。

④主客：本經原穴爲主，與本經相表裏之絡穴爲客。兩穴配合使用。　迎隨：逆經行方向進針，逢其氣之來爲迎；順經行方向進針，順其氣之去爲隨。迎爲瀉，隨爲補。　開闔：出針時搖大其孔，使邪外出爲開；出針時揉閉其孔，不使經氣外泄爲闔。開爲瀉，闔爲補。

⑤極功：最高的功德。

閱讀實踐（25）

（一）本篇內容要點

1. 詞語注釋

①範圍　②名家　③拂（而戾）　④（拂而）戾　⑤立心　⑥化工　⑦立命　⑧（之）休　⑨小（之）　⑩乾元　⑪坤元　⑫顯仁藏用　⑬（雨）暘　⑭（以時）若　⑮裁成　⑯疵厲　⑰鼻祖　⑱律（天時）　⑲襲（水土）

2. 文意理解

①本文如何看待"藥與針灸"的關係？作者對"以醫家者流而小之"、"并而弃之"提出批評，其理由是什麼？

②本文所講諸家之"得"、"失"分別何在？

（二）課外閱讀

戊辰歲李邃麓公胃旁一痞塊如覆盃形體羸瘦藥勿愈予視之曰既有形於內豈藥力所能除必針灸可消詳取塊中用以盤針之法更灸食倉中脘穴而愈邃麓公問曰人之生痞與疝癖積聚癥瘕是如何曰痞者否也如易所謂天地不交之否內柔外剛萬物不通之義也物不可以終否故痞久則成脹滿而莫能療焉疝癖者懸絕隱僻又玄妙莫測之名也積者跡也挾痰血以成形跡亦鬱積至久之謂爾聚者緒也依元氣爲端緒亦聚散不常之意云癥者徵也又精也以其有所徵驗及久而成精萃也瘕者假也又遐也以其假借氣血成形及歷年遐遠之謂也大抵痞與疝癖乃胸膈之候積與聚爲腹內之疾其爲上中二焦之病故多見於男子其癥與瘕獨見於臍下是爲下焦之候故常見於婦人大凡腹中有塊不問男婦積聚癥瘕俱爲惡症切勿視爲尋常初起而不求早治若待痞疾脹滿已成胸腹鼓急雖扁鵲復生亦莫能救其萬一有斯疾者可不懼乎李公深以爲然（明・楊濟時《針灸大成・醫案》）

①作者是如何解釋痞症的？
②“大凡腹中有塊，不問男婦，積聚癥瘕，俱爲惡症”的原因是什麼？

二十六、病家兩要說

【提要】　本文選自上海科技出版社 1955 年影印岳峙樓藏版《景岳全書》卷三。作者簡介見本教材《類經·序》。《景岳全書》是一部綜合性醫書，係張介賓博采諸家之說，結合個人學術見解及臨證經驗撰寫而成，全書共六十四卷，分十六種。本文從病者的角度出發，提出擇醫之"兩要"：一是"忌浮言"。特別是在性命危急時刻，摒除浮言，自有定見，尤爲重要。二是"任真醫"。任真醫的關鍵在於知真醫，只有熟察於平時，識其蘊蓄，才能以性命付之。

醫不貴於能愈病，而貴於能愈難病；病不貴於能延醫，而貴於能延真醫。夫天下事，我能之，人亦能之，非難事也；天下病，我能愈之，人亦能愈之，非難病也。惟其事之難也，斯非常人之可知；病之難也，斯非常醫所能療。故必有非常之人，而後可爲非常之事；必有非常之醫，而後可療非常之病。第以醫之高下，殊有相懸。譬之升高者，上一層有一層之見，而下一層者不得而知之；行遠者，進一步有一步之聞，而近一步者不得而知之。是以錯節盤根①，必求利器，《陽春》、《白雪》，和者爲誰？夫如是，是醫之於醫尚不能知，而矧夫非醫者！昧真中之有假，執似是而實非。鼓事外之口吻②，發言非難；撓反掌之安危③，惑亂最易。使其言而是，則智者所見畧同，精切者已算無遺策④，固無待其言矣；言而非，則大隳任事之心⑤，見幾者寧袖手自珍⑥，其爲害豈小哉？斯時也，使主者不有定見，能無不被其惑而致悮事者，鮮矣！此浮言之當忌也⑦。

　　①錯節盤根：也作"盤根錯節"。此以樹木根幹枝節盤曲交錯，比喻事物繁難複雜。
　　②口吻：口舌。
　　③撓：擾亂。
　　④遺策：失算。
　　⑤隳（huī 灰）：毀壞。
　　⑥見幾：謂從事物細微變化中預見其先兆。
　　⑦浮言：沒有根據的話。

又若病家之要，雖在擇醫，然而擇醫非難也，而難於任醫；任醫非難也，而難於臨事不惑，確有主持，而不致朱紫混淆者之爲更難也。倘不知此，而偏聽浮議，廣集羣醫，則騏驥不多得，何非冀北駑群①？帷幄有神籌②，幾見圮橋傑豎③？危急之際，奚堪庸妄之悮投？疑似之秋，豈可紛紜之錯亂？一着之謬④，此生付之矣。以故議多者無成，醫多者必敗。多，何以敗也？君子不多也。欲辨此多，誠非易也。然而尤有不易者，則正在知醫一節耳。

①駑群：指劣馬。

②帷幄：軍帳。　　籌：謀劃。

③圯橋杰豎：指張良。事見《史記·留侯世家》。圯橋，故址在今江蘇邳縣南小沂水上。相傳秦末張良在此橋遇黄石公，受得《太公兵法》。豎，小子。

④着（zhāo招）：計策。

夫任醫如任將，皆安危之所關。察之之方，豈無其道？第欲以慎重與否觀其仁，而怯懦者實似之；穎悟與否觀其智，而狡詐者實似之；果敢與否觀其勇，而猛浪者實似之①；淺深與否觀其博②，而強辯者實似之。執拗者若有定見③，誇大者若有奇謀。熟讀幾篇，便見滔滔不竭；道聞數語，謂非鑿鑿有憑④？不反者，臨涯已晚；自是者，到老無能。執兩端者⑤，冀自然之天功；廢四診者，猶瞑行之瞎馬。得穩當之名者，有耽閣之悞⑥；昧經權之妙者⑦，無格致之明⑧。有曰專門，決非通達，不明理性，何物聖神⑨？又若以己之心度人之心者，誠接物之要道，其於醫也則不可，謂人己氣血之難符⑩；三人有疑從其二同者，爲決斷之妙方，其於醫也亦不可，謂愚智寡多之非類。凡此之法，何非徵醫之道？而徵醫之難，於斯益見。然必也小大方圓全其才⑪，仁聖工巧全其用⑫，能會精神於相與之際⑬，燭幽隱於玄冥之間者，斯足謂之真醫，而可以當性命之任矣。惟是皮質之難窺，心口之難辨，守中者無言⑭，懷玉者不衒⑮，此知醫之所以爲難也。故非熟察於平時，不足以識其蘊蓄；不傾信於臨事⑯，不足以盡其所長。使必待渴而穿井，鬥而鑄兵，則倉卒之間，何所趨賴⑰？一旦有急，不得已而付之庸劣之手，最非計之得者。子之所慎，齋戰疾⑱。凡吾儕同有性命之慮者，其毋忽於是焉！噫！惟是伯牙常有也⑲，而鍾期不常有⑳；夷吾常有也㉑，而鮑叔不常有㉒。此所以相知之難，自古苦之，誠不足爲今日怪㉓。倘亦有因予言而留意於未然者，又孰非不治已病治未病，不治已亂治未亂之明哲乎！惟好生者畧察之！

①猛浪：即孟浪。魯莽。

②淺深：義偏於“深”。

③執拗：堅持己見，固執任性。拗，“拗”的異體字。

④鑿鑿：確實。

⑤執兩端：左右不定。此謂處方施治模棱兩可。

⑥耽閣：同“耽擱”。耽，“耽”的異體字。閣，通“擱”。

⑦經權：義偏於“權”。權變。

⑧格致："格物致知"的省略。謂探究事物的原理而獲得知識。

⑨何物：何人。

⑩謂：通"爲"。因爲。下一"謂"字同。

⑪小大方圓：即心小、膽大、行方、智圓。語本《新唐書·孫思邈傳》。

⑫仁聖工巧：即神聖工巧。指望聞問切四診。語本《難經·六十一難》。

⑬會：集中。　與：交往。

⑭守中：保持內心的虛無清静。

⑮懷玉：懷抱仁德。

⑯傾信：完全相信。傾，竭盡。

⑰趨賴：依賴。

⑱"子之所慎"二句：語見《論語·述而》。

⑲伯牙：春秋時人，以精於琴藝而著名。

⑳鍾期：即鍾子期。春秋時楚人，精於音律。伯牙鼓琴，志在高山流水，子期聽而知之。伯牙、鍾子期事見《吕氏春秋·本味》。

㉑夷吾：即管仲。名夷吾，字仲，春秋時齊人。初事公子糾，後相齊桓公，曾九合諸侯，一匡天下，使桓公成爲春秋五霸之一。

㉒鮑叔：即鮑叔牙。春秋時齊人。與管仲交，知其賢，向桓公進薦管仲，使其成就霸業。管仲、鮑叔牙事見《史記·管晏列傳》。

㉓怪：罕見。

閱讀實踐（26）

（一）本篇内容要點

1. 詞語注釋

①錯節盤根　②口吻　③遺策　④（大）臠　⑤見幾　⑥浮言　⑦帷幄　⑧猛浪　⑨鑿鑿　⑩執兩端　⑪經權　⑫格致　⑬何物　⑭謂（人己）　⑮小大方圓　⑯仁聖工巧　⑰會（精神）　⑱（相）與　⑲守中　⑳懷玉　㉑傾信　㉒（今日）怪

2. 文意理解

①"欲辨此多，誠非易也"中的"多"指什麼多？作者如何描寫與看待此"多"？

②"惟是伯牙常有也，而鍾期不常有；夷吾常有也，而鮑叔不常有。"兩個典故的比喻義分别是什麼？作者用這兩個典故想説明什麼？

（二）課外閱讀

萬物生成之道惟陰與陽非陽無以生生者神其化也非陰無以成成者立其形也人有陰陽即爲血氣陽主氣故氣全則神王陰主血故血盛則形強人生所賴惟斯而已然人之初生必從精始精之與血若乎非類而丹家曰涕唾精津汗血液七般靈物總屬陰由此觀之則凡屬水類無非一六所化而血即精之屬也但精藏於腎所藴不多而血

富於衝所至皆是蓋其源源而來生化於脾總統於心藏受於肝宣布於肺施瀉於腎灌溉一身無所不及故凡爲七竅之靈爲四肢之用爲筋骨之和柔爲肌肉之豐盛以至滋臟腑安神魂潤顔色充榮衛精液得以通行二陰得以調暢凡形質所在無非血之用也是以人有此形惟賴此血故血衰則形萎血敗則形壞而百骸表裏之屬凡血虧之處則必隨所在而各見其偏廢之病倘至血脫則形何以立氣何所歸亡陰亡陽其危一也然血化於氣而成於陰陽虛故不能生血所以血宜溫而不宜寒陽亢則最能傷陰所以血宜靜而不宜動此盈虛性用之機苟能察其精義而得養營之道又何血病之足慮哉（《景岳全書》卷三十《血證·論證》）

①爲什麼說"血即精之屬"？

②如何理解"凡形質所在無非血之用也"？

二十七、不失人情論

【提要】　　本文選自明崇禎十年刊本《醫宗必讀》卷一。作者李中梓（公元 1588～1655年），字士材，號念莪，華亭（今上海松江）人，明末著名醫學家。所著《醫宗必讀》、《內經知要》、《傷寒括要》、《士材三書》、《刪補頤生微論》等，在醫學界頗有影響。《醫宗必讀》成書於公元 1637 年，共十卷。包括醫論、內景圖說、診斷、本草、病機等內容，附有醫案。本文係作者選取張介賓《類經·脉色類》"不失人情論"句所加按語，刪節潤色而成。文中分析病人、旁人、醫人之情，指出醫療過程中的種種人爲困難，醫師處於不能遷就的病情與不得不遷就的人情之間，故而發出"戞戞乎難之矣"的感嘆。

　　嘗讀《內經》至《方盛衰論》，而殿之曰"不失人情"①，未嘗不瞿然起，喟然嘆軒岐之入人深也！夫不失人情，醫家所甚亟，然戞戞乎難之矣②。大約人情之類有三：一曰病人之情，二曰旁人之情，三曰醫人之情。

　　①殿：在後。
　　②戞戞（jiá jiá 頰頰）：困難貌。戞，"戛"的異體字。

　　所謂病人之情者，五藏各有所偏，七情各有所勝，陽藏者宜涼①，陰藏者宜熱②；耐毒者緩劑無功，不耐毒者峻劑有害：此藏氣之不同也。動靜各有欣厭，飲食各有愛憎；性好吉者危言見非③，意多憂者慰安云僞；未信者忠告難行，善疑者深言則忌：此好惡之不同也。富者多任性而禁戒勿遵，貴者多自尊而驕恣悖理：此交際之不同也④。貧者衣食不周，況乎藥餌？賤者焦勞不適，懷抱可知⑤：此調治之不同也。有良言甫信，謬說更新，多歧亡羊⑥，終成畫餅⑦：此無主之爲害也⑧。有最畏出奇⑨，惟求穩當，車薪杯水⑩，難免敗亡：此過慎之爲害也。有境遇不偶⑪，營求未遂，深情牽掛，良藥難醫：此得失之爲害也。有性急者遭遲病，更醫而致雜投；有性緩者遭急病，濡滯而成難挽：此緩急之爲害也。有參朮沾唇懼補，心先痞塞；硝黃入口畏攻，神即飄揚：此成心之爲害也⑫。有諱疾不言，有隱情難告，甚而故隱病狀，試醫以脈。不知自古神聖，未有捨望、聞、問，而獨憑一脈者。且如氣口脈盛⑬，則知傷食，至於何日受傷，所傷何物，豈能以脈知哉？此皆病人之情，不可不察者也。

　　①陽藏：即陽臟。指陽盛的體質。
　　②陰藏：即陰臟。指陰盛的體質。
　　③危言：直言。
　　④交際：往來應酬。

⑤懷抱：胸襟。

⑥多歧亡羊：語本《列子·説符》。亦作"歧路亡羊"。比喻因情況複雜多變，找不到正確方向。

⑦畫餅：比喻虛名没有實用。語見《三國志·魏志·盧毓傳》。此喻没有效果。

⑧主：主見。

⑨出奇：謂運用不尋常的治法。

⑩車薪杯水：用一杯水去滅一車柴之火焰。喻無濟於事。語見《孟子·告子上》。亦作"杯水車薪"。

⑪不偶：不合。引申爲命運不好。

⑫成心：偏見。

⑬且如：如果。

所謂旁人之情者，或執有據之論，而病情未必相符，或興無本之言，而醫理何曾夢見？或操是非之柄，同我者是之，異己者非之，而真是真非莫辨；或執膚淺之見，頭痛者救頭，脚痛者救脚，而孰本孰標誰知？或尊貴執言難抗，或密戚偏見難回。又若薦醫，動關生死。有意氣之私厚而薦者①，有庸淺之偶效而薦者，有信其利口而薦者，有食其酬報而薦者。甚至薰蕕不辨②，妄肆品評，譽之則跖可爲舜③，毀之則鳳可作鴞④，致懷奇之士，拂衣而去，使深危之病，坐而待亡。此皆旁人之情，不可不察者也。

①意氣：情誼。

②薰蕕：香臭。薰爲香草，蕕爲臭草。語見《左傳·僖公四年》。

③跖（zhí 直）：春秋戰國時期人民起義的領袖，舊時被誣爲大盜。

④鴞（xiāo 消）：鴟鴞，猛禽名，亦稱猫頭鷹。舊時被視爲不祥之惡鳥。

所謂醫人之情者，或巧語誑人，或甘言悦聽①，或強辯相欺，或危言相恐②：此便佞之流也③。或結納親知，或修好僮僕④，或求營上薦，或不邀自赴：此阿諂之流也⑤。有腹無藏墨，詭言神授，目不識丁，假託秘傳：此欺詐之流也。有望、聞、問、切，漫不關心；枳、朴、歸、芩，到手便撮。妄謂人愚我明，人生我熟：此孟浪之流也。有嫉妒性成，排擠爲事，陽若同心，陰爲浸潤⑥，是非顛倒，朱紫混淆：此讒妒之流也。有貪得無知，輕忽人命。如病在危疑，良醫難必⑦，極其詳慎，猶冀回春；若輩貪功，妄輕投劑，至於敗壞，嫁謗自文⑧：此貪倖之流也⑨。有意見各持，異同不決，曲高者和寡，道高者謗多。一齊之傅幾何？衆楚之咻易亂⑩：此膚淺之流也。有素所相知，苟且圖功，有素不相識，遇延辨症，病家既不識醫，則倏趙倏錢，醫家莫肯任怨，則惟芩惟梗。

或延醫衆多，互爲觀望；或利害攸繫，彼此避嫌。惟求免怨，誠然得矣；坐失機宜，誰之咎乎？此由知醫不眞，任醫不專也。

①悅聽：猶悅耳。此謂迷惑人。

②危言：令人驚懼的話。

③便佞（pián nìng 駢濘）：巧言善辯，阿諛逢迎。

④修好：人與人之間表示友好。此謂籠絡。

⑤阿諂（ē chǎn 娿産）：阿諛奉承。

⑥浸潤：譖言。語見《論語·顔淵》。

⑦必：決定。

⑧嫁謗自文：轉嫁謗言，掩飾自己。謗，責備的話。文，掩飾。

⑨貪倖：貪圖僥倖。

⑩“一齊”十二字：一個齊人教楚語有多少作用？衆多楚人喧嘩容易擾亂。比喻良醫的高論易被衆多庸醫的錯誤淹没。語本《孟子·滕文公下》。成語“一傅衆咻”本此。

　　凡若此者，孰非人情，而人情之詳，尚多難盡。聖人以不失人情爲戒，欲令學者思之慎之，勿爲陋習所中耳[①]。雖然，必期不失[②]，未免遷就。但遷就既礙於病情，不遷就又礙於人情，有必不可遷就之病情，而復有不得不遷就之人情，且奈之何哉！故曰：戞戞乎難之矣！

①中（zhòng 仲）：侵襲。

②必期：必定。期，必。

閲讀實踐（27）

（一）本篇内容要點

·1. 詞語注釋

①殿（之）　②戞戞　③危言　④懷抱　⑤多歧亡羊　⑥畫餅　⑦出奇　⑧車薪杯水　⑨不偶　⑩成心　⑪且如　⑫意氣　⑬薰猶　⑭便佞　⑮修好　⑯阿諂　⑰浸潤　⑱（難）必　⑲嫁謗自文　⑳一傅衆咻　㉑（必）期

2. 文意理解

①本文描述“病人之情”、“旁人之情”、“醫人之情”的具體表現有哪些？

②“病家既不識醫，則倏趙倏錢，醫家莫肯任怨，則惟芩惟梗”反映病家和醫家分别存在什麽問題？

（二）課外閱讀

　　孫思邈之祝醫者曰行欲方而智欲圓心欲小而膽欲大嗟乎醫之神良盡於此矣宅心醇謹舉動安和言無輕吐目無亂觀忌心勿起貪念罔生毋忽貧賤毋憚疲勞檢醫

典而精求對疾苦而悲憫如是者謂之行方稟賦有厚薄年歲有老少身形有肥瘦性情有緩急境地有貴賤風氣有柔強天時有寒熱晝夜有重輕氣色有吉凶聲音有高下受病有久新運氣有太過不及知常知變能神能明如是者謂之智圓望聞問切宜詳補瀉寒溫須辨當思人命至重冥報難逃一旦差訛永劫莫懺烏容不慎如是者謂之心小補即補而瀉即瀉熱斯熱而寒斯寒抵當承氣時用回春薑附理中恒投起死析理詳明勿持兩可如是者謂之膽大四者似分而實合也世未有詳謹之士執成法以傷人靈變之人敗名節以損己行方者智必圓也心小則惟懼或失膽大則藥如其證或大攻或大補似乎膽大不知不如是則病不解是膽大適所以行其小心也故心小膽大者合而成智圓心小膽大智圓者合而成行方也世皆疑方則有礙乎圓小則有妨乎大故表而出之（節選自明·李中梓《醫宗必讀·行方智圓心小膽大論》）

　　何謂"行方"、"智圓"、"心小"、"膽大"？四者具有何種關係？

二十八、秋燥論

【提要】　本文選自明崇禎十六年刊本《醫門法律》卷四。校以《四庫醫學叢書》本。作者喻昌（公元 1585～1664 年），字嘉言，別號西昌老人，新建（今江西南昌）人，明末清初醫學家。著《尚論篇》、《尚論後篇》，對《傷寒論》及後世注釋加以評論闡發；著《寓意草》一卷，記載臨證醫案六十餘則，重視辨證施治；著《醫門法律》六卷，分門闡述各種雜病，對每一證候的處治，確立是非標準。本文是《醫門法律·傷燥門》中一篇有關辨證論治的文章。文中對燥邪的性質、致病特點與治療方法等加以較全面的論述，闡明秋令主氣應爲燥氣的新觀點，頗受醫界推崇。

　　喻昌曰：燥之與濕，有霄壤之殊①。燥者，天之氣也；濕者，地之氣也。水流濕，火就燥②，各從其類，此勝彼負，兩不相謀③。春月地氣動而濕勝，斯草木暢茂；秋月天氣肅而燥勝④，斯草木黃落。故春分以後之濕，秋分以後之燥，各司其政⑤。今指秋月之燥爲濕，是必指夏月之熱爲寒然後可。奈何《內經》病機一十九條獨遺燥氣？他凡秋傷於燥，皆謂秋傷於濕⑥。歷代諸賢，隨文作解，弗察其訛。昌特正之。
　　①霄壤：即天地。
　　②就：趨向。
　　③謀：合。
　　④肅：肅殺。
　　⑤司：主管。
　　⑥秋傷於濕：所指爲《素問·生氣通天論》"秋傷於濕，上逆而咳，發爲痿厥"，《陰陽應象大論》"秋傷於濕，冬生咳嗽"。

　　大意謂春傷於風，夏傷於暑，長夏傷於濕，秋傷於燥，冬傷於寒，覺六氣配四時之旨，與五運不相背戾，而千古之大疑始一抉也①。然則，秋燥可無論乎？夫秋不遽燥也，大熱之後，繼以涼生，涼生而熱解，漸至大涼，而燥令乃行焉。《經》謂"陽明所至，始爲燥，終爲涼"者②，亦誤文也。豈有新秋月華露湛③，星潤淵澄，天香遍野④，萬寶垂實，歸之燥政，迨至山空月小⑤，水落石出，天降繁霜，地凝白鹵⑥，一往堅急勁切之化⑦，反謂涼生，不謂燥乎？或者疑燥從火化，故先燥而後涼，此非理也。深乎！深乎！上古《脈要》曰⑧："春不沉，夏不弦，秋不數，冬不濇，是謂四塞⑨。"謂脈之從四時者，不循序漸進，則四塞而不通也。所以春、夏、秋、冬孟月之脈⑩，仍循冬、春、夏、秋季月之常⑪，不改其度。俟二分二至以後⑫，始轉而從本令之王氣⑬，乃爲平人順脈也。故天道春不分不溫，夏不至不熱，自然之運，悠久無疆。使在人之脈，方春即以弦應，方夏即以數應，躁促所加⑭，不三時而歲度終矣，其能長世乎？即是推之，秋月之所以忌數脈者，以其新秋爲燥所勝，故忌之也。若不病之人，新秋而脈帶微數，乃天真之脈⑮，何反忌之耶？且夫始爲燥，終爲涼，涼已即當寒矣，何至十月而反溫耶？涼已反溫，失時之序，天道不幾頓乎？不知十月之溫，不從涼轉，正從燥生。蓋金位之下，火氣承之⑯，以故初冬常溫，其脈之應，仍從乎金之濇耳。由濇而沉，其濇也，爲生水之金⑰，其沉也，即爲水中之金矣⑱。珠輝玉映，傷燥云乎哉？

①抉：揭示。

②"陽明所至"三句：語本《素問·六元正紀大論》。陽明，燥金。

③月華：月光。　　湛（zhàn 站）：濃。

④天香：芳香的美稱。

⑤山空月小：樹木凋零而山空，天高氣爽而月小。

⑥白鹵：鹽碱地上凝結的白色鹵碱。此喻白霜。

⑦一往：一概。

⑧脈要：古书名。已佚。

⑨"春不沉"五句：语见《素问·至真要大论》。四塞，四时之气格阻不通。

⑩孟：每季第一个月。

⑪季：每季第三个月。

⑫二分：春分、秋分。　　二至：夏至、冬至。

⑬王（wàng 旺）气：主气。

⑭躁促：急促。

⑮天真：谓天然性质。

⑯"金位"八字：语见《素问·六微旨大论》。

⑰生水之金：五行相生，金生水。秋为金，故曰生水之金。仍在金位，故脉见涩象。

⑱水中之金：冬为水，其脉沉，故曰水中之金。已进入水位，故脉见沉象。

　　然新秋之涼，方以却暑也①，而夏月所受暑邪，即從涼發。《經》云："當暑汗不出者，秋成風瘧②。"舉一瘧，而凡當風取涼，以水灌汗，迺至不復汗而傷其內者，病發皆當如瘧之例治之矣。其內傷生冷成滯下者，並可從瘧而比例矣③。以其原來皆暑濕之邪，外內所主雖不同，同從秋風發之耳。若夫深秋燥金主病，則大異焉。《經》曰："燥勝則乾④。"夫乾之爲害，非遽赤地千里也⑤。有乾於外而皮膚皴揭者⑥，有乾於內而精血枯涸者，有乾於津液而榮衛氣衰、肉爍而皮著於骨者⑦，隨其大經小絡所屬上下中外前後，各爲病所。燥之所勝，亦云熯矣⑧。至所傷則更厲。燥金所傷，本摧肝木，甚則自戕肺金。蓋肺金主氣，而治節行焉。此惟土生之金⑨，堅剛不撓，故能生殺自由，紀綱不紊。若病起於秋而傷其燥，金受火刑，化剛爲柔，方圓且隨型埴⑩，欲仍清肅之舊⑪，其可得耶？《經》謂"欬不止而出白血者死⑫"。白血，謂色淺紅而似肉似肺者。非肺金自削，何以有此？試觀草木菁英可掬⑬，一乘金氣，忽焉改容，焦其上首，而燥氣先傷上焦華蓋⑭，豈不明耶？詳此，則病機之"諸氣膹鬱，皆屬於肺"、"諸痿喘嘔，皆屬於上"二條⑮，明指燥病言矣。《生氣通天論》謂"秋傷於燥，上逆而欬，發爲痿厥"，燥病之要，一言而終，與病機二條適相脗合。祇以誤傳"傷燥"爲"傷濕"，解者竟指燥病爲濕病，遂至經旨不明。今一論之，而燥病之機，了無餘義矣⑯。其"左胠脅痛，不能轉側，嗌乾面塵，身無膏澤，足外反熱，腰痛，驚駭，筋攣，丈夫㿉疝，婦人少腹痛，目昧眥瘍⑰"，則燥病之本於肝，而散見不一者也。

①却：退。
②"當暑汗"二句：語見《素問·金匱真言論》。風瘧，瘧疾的一種，多由夏季貪涼受風，又感瘧邪所致。症見先寒後熱、寒少熱多、頭痛煩躁等。
③比例：比照。
④燥勝則乾：語見《素問·陰陽應象大論》。
⑤赤地：空無所有的地面。
⑥皴（cūn 村）揭：皮膚皸裂。
⑦肉爍：肌肉消削。爍，通"鑠"，消削。
⑧熯（hàn 汗）：乾燥。
⑨惟：由於。
⑩型埴（zhí 直）：鑄造器物的土模。埴，黏土。
⑪仍：因襲。
⑫"欬不止"九字：語見《素問·至真要大論》。白血，肺血，因肺金色白。
⑬菁（jīng 京）英：精華。　　可掬（jū 居）：可以用手捧住。
⑭華蓋：指肺。
⑮"諸氣"十六字：語見《素問·至真要大論》。膹（fén 憤）鬱，鬱結。
⑯了：完全。
⑰"左胠"十一句：語本《素問·至真要大論》。胠，腋下脅上。面塵，面色灰暗。㿉疝，病名，亦作"頹疝"，以睾丸腫大光亮如禿爲主症。眥，"眦"的異體字，上下眼瞼的結合處。

　　《内經》燥淫所勝①，其主治必以苦溫者，用火之氣味而制其勝也。其佐以或酸或辛者，臨病制宜，宜補則佐酸，宜瀉則佐辛也。其下之亦以苦溫者，如清甚生寒，留而不去，則不當用寒下，宜以苦溫下之。即氣有餘，亦但以辛瀉之，不以寒也。要知金性畏熱，燥復畏寒。有宜用平寒而佐以苦甘者②，必以冷熱和平爲方，制乃盡善也③。又六氣凡見下承之氣，方制即宜少變。如金位之下，火氣承之，則苦溫之屬宜減，恐其以火濟火也。即用下，亦當變苦溫而從寒下也。此《内經》治燥淫之旨，可贊一辭者也。至於肺氣膹鬱，痿喘嘔欬，皆傷燥之劇病，又非制勝一法所能理也。兹併入燥門，細商良治，學者精心求之，罔不獲矣。若但以潤治燥，不求病情，不適病所，猶未免涉於麄疏耳。

①内經：以下文意本《素問·至真要大論》及王冰注。

②平：《素問校訛》作“辛”。

③制：法度。此指方藥組成的法度。

閲讀實踐（28）

（一）本篇内容要點

1. 詞語注釋

①霄壤　②就（燥）　③（相）謀　④（天氣）肅　⑤司（其政）　⑥（一）抶　⑦（露）湛　⑧一往　⑨四塞　⑩孟（月）　⑪季（月）　⑫二分　⑬二至　⑭却（暑）　⑮比例　⑯赤地　⑰皴揭　⑱（肉）爍　⑲（云）漠　⑳（此）惟　㉑（欲）仍　㉒菁英　㉓可掬　㉔華蓋　㉕了（無）　㉖（左）胠

2. 文意理解

①作者從哪幾個方面分析秋燥？

②作者認爲治療燥病的方法是什麼？

（二）課外閱讀

　　顧鳴仲有腹疾近三十年朝寬暮急每一大發腹脹十餘日方減食濕麵及房勞其應如響腹左隱隱微高鼓呼吸觸之汩汩有聲以痞塊法治之内攻外貼究莫能療余爲懸内炤之鑒先與明之後乃治之人身五積六聚之症心肝脾肺腎之邪結於腹之上下左右及當臍之中者皆高如覆盂者也膽胃大小腸膀胱命門之邪各結於其本位不甚形見者也此症乃腎藏之陰氣聚於膀胱之陽經有似於痞塊耳何以知之腎有兩竅左腎之竅從前通膀胱右腎之竅從後通命門邪結於腹之左畔即左腎於膀胱爲之府也六腑惟膽無輸瀉其五腑受五臟濁氣傳入不能久留即爲輸瀉者也今腎邪傳於膀胱膀胱溺其輸瀉之職舊邪未行新邪踵至勢必以漸透入膜原如革囊裹物者然經曰膀胱者州都之官津液藏焉氣化則能出矣然則腎氣久聚不出豈非膀胱之失其運化乎夫人一圍之腹大小腸膀胱俱居其中而胞又居膀胱之中惟其不久留輸瀉是以寬乎若有餘地今腎之氣不自收攝悉輸膀胱膀胱之氣蓄而不瀉有同膽府之清净無爲其

能理乎宜其脹也有與生俱焉者矣經曰腎病者善脹尻以代踵脊以代頭倘膀胱能司其輸瀉何致若此之極耶又曰巨陽引精者三日太陽膀胱經吸引精氣者其脹止於三日此之爲脹且數十年之久其吸引之權安在哉治法補腎水而致充足則精氣深藏而膀胱之脹自消補膀胱而令氣旺則腎邪不蓄而輸化之機自裕所以然者以腎不補不能藏膀胱不補不能瀉然補腎易而補膀胱則難以本草諸藥多瀉少補也經於膀胱之予不足者斷以死期後人莫解其故吾誠揣之豈非以膀胱愈不足則愈脹脹極勢必逆傳於腎腎脹極勢必逆傳於小腸小腸脹極勢必逆傳於脾乃至通身之氣散漫而無統耶醫者於未傳之先蚤見而預圖之能事殫矣（清·喻昌《寓意草·論顧鳴仲痞塊痼疾根源及治法》）

顧鳴仲痞塊痼疾的根源與治法各是什麼？

二十九、元氣存亡論

【提要】　本文選自清咸豐七年海昌蔣氏衍芬草堂本《醫學源流論》卷上。作者徐大椿（公元 1693～1771 年），字靈胎，晚號洄溪老人，江蘇吳江人，清代著名醫學家。著作有《難經經釋》、《傷寒類方》、《神農本草百種錄》、《醫貫砭》、《蘭臺軌範》、《慎疾芻言》、《醫學源流論》等。《醫學源流論》凡兩卷，載文九十餘篇，尋本溯源，主要論述中醫學源流的得失利弊及理法方藥的臨床應用等，不失爲是清代一部較好的醫學論文集。本文强調元氣對人壽命的重要作用，說明保養元氣是養生的關鍵，指出重視元氣的盛衰存亡是臨床診治的基本原則。

養生者之言曰："天下之人皆可以無死。"斯言妄也。何則？人生自免乳哺以後，始而孩，既而長，既而壯，日勝一日，何以四十以後，飲食奉養如昔。而日且就衰？或者曰："嗜慾戕之也。"則絕嗜慾可以無死乎？或者曰："勞動賊之也。"則戒勞動可以無死乎？或者曰："思慮擾之也。"則屏思慮可以無死乎？果能絕嗜慾，戒勞動，減思慮，免於疾病夭札則有之，其老而眊[①]，眊而死，猶然也。況乎四十以前，未嘗無嗜慾、勞苦、思慮，然而日生日長，四十以後，雖無嗜慾、勞苦、思慮，然而日減日消。此其故何歟？

①眊：通"耄"。指八九十歲。

蓋人之生也，顧夏蟲而却笑[①]，以爲是物之生死，何其促也！而不知我實猶是耳。當其受生之時，已有定分焉[②]。所謂定分者，元氣也。視之不見，求之不得，附於氣血之內，宰乎氣血之先，其成形之時，已有定數。譬如置薪於火，始然尚微[③]，漸久則烈，薪力既盡，而火熄矣。其有久暫之殊者，則薪之堅脆異質也。故終身無病者，待元氣之自盡而死，此所謂終其天年者也[④]。至於疾病之人，若元氣不傷，雖病甚不死，元氣或傷[⑤]，雖病輕亦死。而其中又有辨焉：有先傷元氣而病者，此不可治者也；有因病而傷元氣者，此不可不預防者也；亦有因誤治而傷及元氣者，亦有元氣雖傷未甚，尚可保全之者。其等不一。故診病決死生者，不視病之輕重，而視元氣之存亡，則百不失一矣。

①却：後。
②定分（fèn 奮）：此謂固定的壽限。
③然：同"燃"。
④天年：自然的壽數。
⑤或：如果。

至所謂元氣者，何所寄耶？五臟有五臟之真精，此元氣之分體者也[①]。而其根本所在，即《道經》所謂"丹田"[②]，《難經》所謂"命門"[③]，《内經》所謂"七節之旁，中有小心"[④]。陰陽闔闢存乎此[⑤]，呼吸出入係乎此。無火而能令百體皆溫，無水而能令五臟皆潤。此中一線未絕，則生氣一線未亡，皆賴此也。

①分體：整體的一部分。

②道經：道家經典。　　　　丹田：道家稱在人身臍下三寸，是男子精室、女子胞宮所在處。

③命門：《難經·三十六難》："腎兩者，非皆腎也。其左者爲腎，右者爲命門。命門者，諸神精之所舍，原氣之所繫也。"

④"七節"八字：語見《素問·刺禁論》。七節，七椎，即由尾椎上數第七節。小心，王冰注爲"真心神靈之宮室"。

若夫有疾病而保全之法何如？蓋元氣雖自有所在，然實與臟腑相連屬者也[①]。寒熱攻補不得其道，則實其實而虛其虛，必有一臟大受其害。邪入於中而精不能續，則元氣無所附而傷矣。故人之一身，無處不宜謹護，而藥不可輕試也。若夫預防之道，惟上工能慮在病前，不使其勢已橫而莫救，使元氣克全，則自能託邪於外。若邪盛爲害，則乘元氣未動，與之背城而一決[②]，勿使後事生悔。此神而明之之術也。若欲與造化爭權，而令天下之人終不死，則無是理矣。

①連屬（zhǔ 主）：連接。

②背城一決：決一死戰。《左傳·成公二年》有"背城借一"語。

閱讀實踐（29）

（一）本篇内容要點

1. 詞語注釋

①（老而）眊　②却（笑）　③定分　④（始）然　⑤天年　⑥或（傷）　⑦丹田　⑧命門　⑨連屬　⑩背城一決

2. 文意理解

①作者認爲元氣對人的壽命有何重要作用？作者用什麽比喻加以形象説明？

②作者認爲元氣與疾病有何關係？

（二）課外閱讀

聖人之所以全民生也五穀爲養五果爲助五畜爲益五菜爲充而毒藥則以之攻邪故雖甘草人參誤用致害皆毒藥之類也古人好服食者必生奇疾猶之好戰勝者必有奇殃是故兵之設也以除暴不得已而後興藥之設也以攻疾亦不得已而後用其道

同也故病之爲患也小則耗精大則傷命隱然一敵國也以草木偏性攻藏府之偏勝必能知彼知己多方以制之而後無喪身殞命之憂是故傳經之邪而先奪其未至則所以斷敵之要道也橫暴之疾而急保其未病則所以守我之嚴疆也挾宿食而病者先除其食則敵之資糧已焚合舊疾而發者必防其併則敵之內應既絕辨經絡而無泛用之藥此之謂向導之師因寒熱而有反用之方此之謂行間之術一病而分治之則用寡可以勝衆使前後不相救而勢自衰數病而合治之則併力搗其中堅使離散無所統而衆悉潰病方進則不治其太甚固守元氣所以老其師病方衰則必窮其所之更益精銳所以搗其穴若夫虛邪之體攻不可過本和平之藥而以峻藥補之衰敝之日不可窮民力也實邪之傷攻不可緩用峻厲之藥而以常藥和之富強之國可以振威武也然而選材必當器械必良剋期不愆布陣有方此又不可更僕數也孫武子十三篇治病之法盡之矣
（清·徐大椿《醫學源流論·用藥如用兵論》）

　　①作者如何從用兵之道推論用藥之道？
　　②"知彼知己"典出哪裏？文中"彼"與"己"分別指什麼？

三十、與薛壽魚書

【提要】　本文選自《四部備要》本《小倉山房文集》卷十九。作者袁枚（公元 1716～1798 年），字子才，號簡齋，世稱隨園先生，錢塘（今浙江杭州）人，清代文學家。乾隆進士，曾任江蘇溧水、江浦、沭陽等地知縣，後辭官定居於江寧（今南京）小倉山隨園，直至逝世。著有《小倉山房文集》、《隨園詩話》等。薛雪，字生白，晚號一瓢，清代著名溫病學家。與袁枚交往甚深。薛雪去世後，其孫薛壽魚所撰墓志銘概述薛雪生平，竟"無一字及醫"，反而將其置於理學一流。袁枚爲此大爲憤慨，認爲這是"甘捨神奇以就臭腐"，即作信以答。信中高度贊揚薛雪的精湛醫技，論述醫學的巨大作用，對薛壽魚重理學、輕醫道的錯誤思想提出中肯批評。

　　談何容易①！天生一不朽之人，而其子若孫必欲推而納之於必朽之處②，此吾所爲悁悁而悲也③。夫所謂不朽者，非必周孔而後不朽也④。羿之射⑤，秋之弈⑥，俞跗之醫，皆可以不朽也。使必待周孔而後可以不朽，則宇宙間安得有此紛紛之周孔哉⑦？子之大父一瓢先生⑧，醫之不朽者也，高年不祿⑨，僕方思輯其梗概，以永其人⑩，而不意寄來墓志無一字及醫，反託於陳文恭公講學云云⑪。嗚呼！自是而一瓢先生不傳矣！朽矣！

　　①談何容易：本謂臣下在君王面前談説議論、指陳得失不可輕易。語見《漢書・東方朔傳》。此謂薛壽魚要改變對薛雪的評價豈可輕易。何容，豈可。

　　②若：其。

　　③悁悁（yuān yuān 冤冤）：憂悶貌。

　　④周孔：周公、孔子。此指像周公、孔子那樣的聖賢。

　　⑤羿（yì 藝）：即后羿。善射。

　　⑥秋：即弈秋。古代高明的棋手。

　　⑦宇宙：古代指時間和空間。

　　⑧大父：祖父。

　　⑨不祿：古代士死的委婉語。

　　⑩永：此謂使不朽。

　　⑪陳文恭：陳宏謀，字汝咨，清代廣西臨桂人。曾從吳與弼講學。官至東閣大學士兼工部尚書，卒諡文恭。早年治周敦頤、程顥、程頤、張載、朱熹五子之學，著有《培遠堂文集》。

　　夫學在躬行①，不在講也。聖學莫如仁，先生能以術仁其民，使無夭札，是即孔子老安少懷之學也②。素位而行學③，孰大於是，而何必捨之以他求？陽明勳業爛然④，胡世寧笑其多一講學⑤；文恭公亦復爲之，於余心猶以爲非。然而，文恭，相公也⑥；子之大父，布衣也。相公借布衣以自重，則名高；而布衣挾相公以自尊，則甚陋。今執途之人而問之曰：一瓢先生非名醫乎？雖子之仇，無異詞也。又問之曰：一瓢先生其理學乎？雖子之戚，有異詞也。子不以人所共信者傳先人⑦，而以人所共疑者傳先人，得毋以"藝成而下"之說爲斤斤乎⑧？不知藝即道之有形者也。精求之，何藝非道？貌襲之，道藝兩失。燕噲、子之何嘗不託堯舜以鳴高⑨，而卒爲梓匠輪輿所笑。醫之爲藝，尤非易言，神農始之，黃帝昌之，周公使冢宰領之，其道通於神聖。今天下醫絕矣，惟講學一流轉未絕者⑩，何也？醫之效立見，故名醫百無一人；學之講無稽，故村儒舉目皆是⑪。子不尊先人於百無一人之上，而反賤之於舉目皆是之中，過矣！即或衰年無俚⑫，有此附會，則亦當牽連書之，而不可盡沒有所由來⑬，僕昔疾病，性命危篤，爾時雖十周、程、張、朱何益⑭？而先生獨能以一刀圭活之⑮，僕所以心折而信以爲不朽之人也⑯。慮此外必有異案良方，可以拯人，可以壽世者，輯而傳焉，當高出語錄陳言萬萬⑰。而乃諱而不宣，甘捨神奇以就臭腐，在理學中未必增一偏席，而方伎中轉失一真人矣。豈不悖哉！豈不惜哉！

①躬行：親身實行。

②老安少懷：使老年人安寧，使年輕人懷歸。語本《論語·公冶長》。

③素位：安於素常所處的地位。亦即不求名位。語見《禮記·中庸》。

④陽明：王守仁，字伯安，曾築室於故鄉余姚（今屬浙江）陽明洞中，世稱陽明先生。明代哲學家、教育家，官至南京兵部尚書，卒諡文成。著作由弟子輯成《王文成公全書》三十八卷。由他創立的陽明學派影響很大，遠傳日本。　　爛然：光明顯赫貌。

⑤胡世寧：字永清，明弘治年間進士，官至南京兵部尚書，卒諡端敏。　　多：只是。

⑥相公：丞相。明代初期後廢除丞相之職，以內閣大學士協助皇帝處理政務，清代沿用，以授內閣大學士爲拜相。陳宏謀係東閣大學士，故稱。

⑦傳（zhuàn 撰）：爲……立傳。

⑧藝成而下：語出《禮記·樂記》。"藝成而下"與"德成而上"對言。意爲工於技藝的人成就再大也只能列於有德者之下，反映了儒家重道德輕技藝的觀念。　　斤斤：拘謹。此謂拘泥。

⑨燕噲（yān kuài 烟快）：燕王噲。戰國時期燕國國君，公元前 320～公元前 318 年在位。在位第三年把君位讓給相國子之，導致內訌外侵。　　鳴高：自鳴清高。

⑩轉：反而。

⑪村儒：指才疏學淺的文人。

⑫無俚：猶無聊。

⑬沒（mò 莫）：埋沒。

⑭周程張朱：皆宋代理學家。即北宋周敦頤、程顥與程頤兄弟、張載和南宋朱熹。

⑮刀圭：量藥的器具。此指藥物。

⑯心折：佩服。

⑰語録：此指二程與朱熹等人的《語録》。

閲讀實踐（30）

（一）本篇内容要點

1. 詞語注釋

①何容　②若（孫）　③悁悁　④大父　⑤不禄　⑥躬行　⑦老安少懷　⑧素位　⑨爛然　⑩多（一）　⑪傳（先人）　⑫鳴高　⑬轉（未絶）　⑭村儒　⑮無俚　⑯（盡）没　⑰刀圭　⑱心折

2. 文意理解

①作者與薛壽魚對薛雪的看法有何不同？

②“藝”、“道”二者的關係如何？引用燕噲讓位事典的用意是什麼？

（二）課外閲讀

　　黄帝作内經史册載之而其書不傳不知何代明夫醫理者託爲君臣問答之辭譔素問靈樞二經傳於世想亦聞陳言於古老敷衍成之雖文多敗闕寔萬古不磨之作窺其立言之旨無非竊擬壁經故多繁辭近有會稽張景岳出有以接乎其人而才大學博贍志頗堅將二書串而爲一名曰類經誠所謂別裁僞體者歟惜乎疑信相半未能去華存實余則一眼覷破既非聖經賢傳何妨割裂於是雞窗燈火數更寒暑徹底掀翻重爲删述望聞問切之功備矣然不敢創新立異名之曰醫經原旨爲醫家必本之經推原其大旨如此至於鍼灸一法另有專書故略收一二餘多節去其據文註釋皆廣集諸家之說約取張氏者爲多苟或義理未暢間嘗綴以愚見冒昧之責何所逃避際此醫風流弊之日苟有一人熟讀而精思之則未必無小補云乾隆十九年歲在甲戌埽葉老人薛雪譔（節選自清·薛雪《醫經原旨·緒言》）

　　①薛雪作《醫經原旨》的原因是什麼？

　　②“雞窗燈火”典出何處？是何意義？

三十一、醫學源流

【提要】　　本文選自上海衛生出版社 1956 年版《醫學三字經·醫學源流第一》。作者陳念祖（公元 1753～1823 年），字修園，一字良有，號慎修，長樂（今屬福建）人，清代醫學家。乾隆五十八年舉人，曾任知縣、代理知府等。陳修園著作甚多，其中《靈素節要淺注》、《傷寒論淺注》、《金匱要略淺注》、《時方妙用》、《傷寒醫訣串解》、《醫學實在易》、《醫學三字經》等，通俗明晰，對醫學普及工作有很大貢獻。《醫學三字經》共四卷，另有附錄，從醫學史到某些常見病證及其診治，都作了簡明扼要的介紹，是一部學習中醫的啟蒙讀物。本文頌揚諸多有貢獻的醫家，將醫學的源流關係清晰地展現在讀者面前。

　　醫之始，本岐黃，《靈樞》作，《素問》詳。《難經》出，更洋洋[①]。越漢季，有南陽，六經辨，聖道彰，《傷寒》著，《金匱》藏，垂方法，立津梁[②]。李唐後，有《千金》，《外臺》繼，重醫林。後作者，漸浸淫[③]，紅紫色，鄭衛音[④]。迨東垣，重脾胃，溫燥行，升清氣，雖未醇[⑤]，亦足貴。若河間，專主火，遵之經，斷自我[⑥]，一二方[⑦]，奇而妥。丹溪出，罕與儔[⑧]，陰宜補，陽勿浮[⑨]，雜病法，四字求[⑩]。若子和，主攻破，中病良，勿太過。四大家，聲名噪[⑪]，《必讀》書，錯名號[⑫]。明以後，須酌量。詳而備，王肯堂[⑬]；薛氏按[⑭]，說騎牆[⑮]；士材說，守其常；景岳出，著新方；石頑續[⑯]，溫補鄉；獻可論，合二張[⑰]；診脈法，瀕湖昂[⑱]。數子者，各一長，揆諸古，亦荒唐，長沙室，尚徬徨[⑲]。惟韻伯[⑳]，能憲章[㉑]；徐尤著，本喻昌[㉒]；大作者，推錢塘[㉓]。取法上[㉔]，得慈航[㉕]。

　　①洋洋：盛大貌。

　　②津梁：此喻能起橋梁作用的法則。

　　③浸淫：泛濫。

　　④鄭衛音：春秋戰國時鄭、衛兩國的民間音樂。因同孔子提倡的雅樂大相徑庭，故受儒家排斥，後為淫靡之樂的代稱。

　　⑤醇：精純。

　　⑥“遵之經”二句：自注：“《原病式》十九條，俱本《內經·至真要大論》，多以火立論，而不能參透經旨。”斷自我，意為主觀判斷。

　　⑦一二方：指六一散、防風通聖散之類。

　　⑧儔：相比。

　　⑨“陰宜補”二句：丹溪主張“陽常有餘，陰常不足”，故云。

　　⑩四字：指氣、血、痰、鬱。氣證用四君子湯，血證用四物湯，痰證用二陳湯，鬱證用越鞠丸。

⑪噪：衆口傳揚。

⑫錯名號：指《醫宗必讀·四大家論》以張爲張仲景一事。

⑬王肯堂：明代官吏、醫學家，字宇泰，金壇（今屬江蘇）人。著有《證治準繩》、《醫鏡》等，并輯刻《古今醫統正脉全書》。

⑭薛氏按：指薛己所撰《薛氏醫案》。薛己，明代醫學家，字新甫，號立齋，吳縣（今屬江蘇）人，曾任太醫院院判。

⑮騎牆：人騎在牆上，脚放兩側，依形勢跳向某邊。比喻立場不明確，游移於二者之間。

⑯石頑：指清初醫學家張璐。字路玉，晚號石頑老人。長洲（今江蘇蘇州）人。著有《傷寒纘論》、《傷寒緒論》、《診宗三昧》、《本經逢原》、《張氏醫通》等，立論以溫補爲主。

⑰合二張：自注云趙獻可所著《醫貫》"大旨重於命門，與張石頑、張景岳之法相同"。

⑱昂：軒昂高傲貌。

⑲"長沙室"二句：自注："數子雖曰私淑長沙，升堂有人，而入室者少矣。"徬徨，徘徊。

⑳韵伯：清代醫學家柯琴。字韵伯，號似峰。慈溪（今屬浙江）人，著《傷寒來蘇集》，對六經分證有特殊見解。另著《內經合璧》，未見刊行。

㉑憲章：效法。

㉒"徐尤著"二句：據自注，喻昌所著《醫門法律》多能闡發《金匱要略》之旨，而徐、尤"二公《金匱》之注俱本喻嘉言"，故云。徐指徐彬，字忠可，秀水（今浙江嘉興）人，清代醫家，曾師從喻昌，著有《傷寒方論》、《金匱要略論注》等。尤指尤怡，字在涇，號飼鶴山人，吳縣（今屬江蘇）人，清代醫家，著有《傷寒貫珠集》、《金匱要略心典》、《醫學讀書記》等。

㉓錢塘：指同爲錢塘（今浙江杭州）人的張志聰與高世栻。高世栻字士宗，曾師從張志聰，著有《素問直解》、《傷寒論集注》等。

㉔取法上："取法乎上，僅得乎中"的略語。取上等的法則，也只能得到中等的。謂做事要高標準嚴要求。語本唐太宗《帝範》卷四。

㉕慈航：佛教語。謂佛、菩薩以慈悲之心度人，如航船之濟衆，使脫離生死苦海。

閱讀實踐（31）

（一）本篇內容要點

1. 詞語注釋

①洋洋　②津梁　③浸淫　④鄭衛音　⑤（未）醇　⑥（與）儔　⑦（聲名）噪　⑧騎牆　⑨（瀕湖）昂　⑩徬徨　⑪憲章　⑫取法上　⑬慈航

2. 文意理解

①本文提到哪些學術主張？

②本文褒揚、貶抑、褒貶參半的醫家各有哪些？

3.背誦

全文。

（二）課外閱讀

古今醫書汗牛充棟何可勝言哉自上古及周秦兩漢魏晉六朝唐宋元明至國朝名賢代出各自成家其書不下幾千百種其中砂混南金魚目亂珠者亦復不少今汰其繁而檢其要若干種如三光之麗乎天五味之益於口誠不可一日廢焉每種略疏其大旨俾人知所采擇而訪求善本有欲熟讀者有欲熟玩者有欲查閱者此皆在人神而明之者也自上古神農著本草辨草木金石蟲魚禽獸之性一日而化七十毒合人之五臟六腑十二經脈條晰寒熱升降之治計藥三百六十五種分上中下三品是爲方書之祖黃帝作素問與岐伯雷公等六臣更相問難其言通貫三才包括萬象雖張李劉朱諸人終身鑽仰竟無能盡其蘊奧唐啓元子王冰註釋頗爲裨益靈樞經十二卷是書論針灸之道俞穴脈絡之曲折醫者終莫能外與素問通號內經难經本義二卷周秦越人撰計八十一難發明內經之旨辭義古奧猝不能通元滑壽伯仁所註較諸家箋釋則爲明暢金匱要略漢張機仲景撰晉王叔和編世罕傳本宋王洙始於祕閣錄出凡二十五篇二百六十二方爲醫雜症者之祖（節選自清·黃凱鈞《友漁齋醫話·古今醫書大意》）

作者撰寫本文的原因是什麼？

三十二、醫案六則

【提要】　醫案是疾病診療過程的記錄。古人醫案往往選擇複雜多變的病例，體式上以夾叙夾議體爲多，在叙述診療過程的同時，表明記錄者對相關問題的認識。本文第一則選自1959年中華書局校點本《史記·扁鵲倉公列傳》。作者司馬遷，介紹見本教材《扁鵲傳》。文章記述倉公診斷齊王侍醫遂“病中熱”的過程。第二則選自日本享保二十年（公元1735年）向井八三郎刊本《普濟本事方·傷寒時疫上》，并參他本作了校勘。作者許叔微（公元1079～約1154年），字知可，曾任集賢院學士，又稱許學士，真州白沙（今江蘇儀征）人，南宋醫學家。文章强調治療傷寒病須“循次第”，顧及病證的表裏虛實。第三則選自清光緒癸未吳江李齡壽藏版《古今醫案按·痢》。編者俞震，字東扶，號惺齋，嘉善（今屬浙江）人，清代雍正、乾隆年間名醫。文章通過患者自述，説明朱丹溪以先補後攻之法治愈痢疾，乃洞悉病情之故。第四則選自1959年人民衛生出版社互校本《醫貫·痢疾論》。《醫貫》作者趙獻可，字養葵，號醫巫閭子，鄞縣（今屬浙江）人，明代著名醫學家。選文爲徐陽泰所撰，自述趙氏辨證精當，治愈其夫婦暴痢、喘逆諸症的過程。第五則選自1957年人民衛生出版社影印信述堂藏版《續名醫類案·吐血》。編者魏之琇（公元1722～1772年），字玉璜，號柳洲，錢塘（今浙江杭州）人，清代醫學家。沈明生名時譽，華亭（今上海松江）人，明末清初醫家。文章叙述沈氏“舍症從脉”，以“血脱益氣”之法治愈吐血的經過。第六則選自1925年上海世界書局石印本《薛生白醫案·遺精》。作者薛雪（公元1681～1770年），字生白，號一瓢，晚年自號牧牛老朽，清代著名醫學家。文章論述不取補本之法，而以攻標之法治療遺精的道理。

（一）

　　齊王侍醫遂病①，自練五石服之②。臣意往過之。遂謂意曰：“不肖有病③，幸診遂也。”臣意即診之，告曰：“公病中熱④。論曰：‘中熱不溲者⑤，不可服五石。’石之爲藥精悍，公服之不得數溲，亟勿服，色將發臃。”遂曰：“扁鵲曰：‘陰石以治陰病⑥，陽石以治陽病⑦。’夫藥石者，有陰陽水火之齊⑧。故中熱，即爲陰石柔齊治之；中寒，即爲陽石剛齊治之。”臣意曰：“公所論遠矣⑨。扁鵲雖言若是，然必審診，起度量，立規矩，稱權衡，合色脉、表裏、有餘不足、順逆之法，參其人動靜與息相應⑩，乃可以論。論曰：‘陽疾處内、陰形應外者⑪，不加悍藥及鑱石。’夫悍藥入中，則邪氣辟矣⑫，而宛氣愈深⑬。診法曰：‘二陰應外、一陽接内者⑭，不可以剛藥。’剛藥入則動陽，陰病益衰，陽病益著，邪氣流行，爲重困於俞，忿發爲疽。"意告之後百餘日，果爲疽發乳⑮，上入缺盆⑯，死。此謂論之大體也，必有經紀。拙工有一不習，文理陰陽失矣⑰。

①侍醫：爲帝王及皇室成員治病的宮廷醫生。

②練：熔煉。　五石：五種石藥。有不同說法。《抱朴子·金丹》謂丹砂、雄黃、白礬、曾青、磁石。

③不肖：自謙之詞。

④中熱：内熱。

⑤不溲：謂小便短少，大便秘結。

⑥陰石：寒性礦物藥。　陰病：陰虛内熱之證。即下文所言"中熱"之證。

⑦陽石：熱性礦物藥。　陽病：陽虛形寒之證。即下文所言"中寒"之證。

⑧水火：即下文所言柔劑、剛劑。

⑨遠：迂達，不切近事情。

⑩息：脉息。

⑪"陽疾"八字：裏熱表寒，即真熱假寒。

⑫辟（bì 必）：閉阻。

⑬宛氣：鬱結之氣。

⑭"二陰"八字：表寒裏熱，即假寒真熱。二陰，少陰經，此指少陰病，多寒。一陽，少陽經，此指少陽病，多熱。

⑮疽發乳：即發乳疽。乳房深部的化膿性疾患。

⑯缺盆：人體部位名。在兩側前胸壁的上方，鎖骨上緣的凹陷處。

⑰文理：指病人的氣色脉理。

（二）

昔有鄉人丘生者病傷寒①，予爲診視。發熱頭疼煩渴，脈雖浮數而無力，尺以下遲而弱。予曰：雖屬麻黃證，而尺遲弱。仲景云：尺中遲者，榮氣不足，血氣微少，未可發汗②。予於建中湯加當歸、黃芪令飲。翌日脈尚爾，其家煎迫③，日夜督發汗藥，言幾不遜矣。予忍之，但只用建中調榮而已。至五日尺部方應。遂投麻黃湯，啜第二服，發狂，須臾稍定，略睡，已得汗矣。信知此事是難是難④。仲景雖云不避晨夜，即宜便治⑤，醫者亦須顧其表裏虛實，待其時日。若不循次第，暫時得安，虧損五臟，以促壽限⑥，何足貴也！《南史》記范雲初爲梁武帝屬官⑦，武帝將有九錫之命⑧，有旦夕矣⑨。雲忽感傷寒之疾，恐不得預慶事，召徐文伯診視，以實懇之曰："可便得愈乎？"文伯曰："便差甚易。政恐二年後不復起矣⑩。"雲曰："朝聞道，夕死猶可⑪，況二年乎！"文伯以火燒地，布桃葉，設席，置雲於上。頃刻汗解，撲以溫粉。翌日果愈。雲甚喜。文伯曰："不足喜也。"後二年果卒。夫取汗先期⑫，尚促壽限，況不顧表裏，不待時日，便欲速效乎？每見病家不耐，病未三四日，晝夜促汗，醫者隨情順意，鮮不敗事。故予書此爲醫者之戒。

①丘生：據許叔微《傷寒九十論》記載，其人姓邱，名忠臣。

②"尺中"四句：語本《傷寒論·辨太陽病脉證并治》。

③煎迫：煎熬逼迫。

④是：通"寔"。實在。

⑤"不避"八字：語本《傷寒論·傷寒例》。

⑥促：縮短。

⑦南史：以下所載事見《南史·范雲傳》。　　范雲：字彥龍，曾任梁吏部尚書、太子中庶子等職。　　梁武帝：姓蕭，名衍，公元 502～549 年在位。

⑧九錫：古代天子對諸侯、重臣賜給車馬、衣服等九種器物，是一種最高禮遇。

⑨旦夕：喻短時間内。

⑩政：通"正"。只。

⑪"朝聞"七字：語本《論語·里仁》。

⑫先期：早於正確的治療時期。

（三）

葉先生名儀①，嘗與丹溪俱從白雲許先生學②。其記病云：

歲癸酉秋八月③，予病滯下④，痛作，絶不食飲。既而困憊，不能起床，乃以衽席及薦闕其中⑤，而聽其自下焉。時朱彥修氏客城中，以友生之好⑥，日過視予，飲予藥，但日服而病日增。朋游譁然議之⑦，彥修弗顧也。浹旬病益甚⑧，痰窒咽如絮，呻吟亘晝夜⑨。私自虞，與二子訣，二子哭，道路相傳謂予死矣。彥修聞之，曰："吁！此必傳者之妄也。"翌日天甫明，來視予脈，煮小承氣湯飲予。藥下咽，覺所苦者自上下，凡一再行，意泠然⑩，越日遂進粥，漸愈。

朋游因問彥修治法。答曰："前診氣口脈虛，形雖實而面黄稍白。此由平素與人接言多，多言者中氣虛，又其人務竟已事⑪，恒失之飢而傷於飽，傷於飽，其流爲積⑫，積之久爲此證。夫滯下之病，謂宜去其舊而新是圖，而我顧投以參、尤、陳皮、芍藥等補劑十餘貼⑬，安得不日以劇？然非此浹旬之補，豈能當此兩貼承氣哉？故先補完胃氣之傷⑭，而後去其積，則一旦霍然矣⑮。"衆乃斂袵而服⑯。

①葉儀：字景翰，元明之際金華（今屬浙江）人，著有《南陽雜稿》。

②白雲許先生：元代理學家許謙。參見本教材《丹溪翁傳》。

③癸酉：此指公元 1333 年。

④滯下：古病名。即痢疾。

⑤袵（rèn 認）席：床席。袵，"衽"的异體字，床褥。　　薦：墊席。

⑥友生：朋友。此指同學。

⑦朋游：朋友。

⑧浹（jiā 佳）旬：一旬。

⑨亘（gèn）：貫穿。

⑩泠（líng 零）然：清凉貌。

⑪竟：完畢。

⑫流：變化。

⑬顧：反而。

⑭完：充足。

⑮一旦：忽然。　　霍然：消散貌。多用以形容病愈之速。

⑯斂袵：整理衣襟，表示恭敬。

（四）

不肖體素豐，多火善渴①，雖盛寒，床頭必置茗碗，或一夕盡數甌②，又時苦喘急。質之先生③，爲言此屬鬱火證，常令服茱連丸④，無恙也。丁巳之夏⑤，避暑檀州⑥，酷甚，朝夕坐冰盤間⑦，或飲冷香薷湯⑧，自負清暑良劑⑨。孟秋痢大作，初三晝夜下百許次，紅白相雜，絕無渣滓，腹脹悶，絞痛不可言。或謂宜下以大黃。先生弗顧也，竟用參、朮、薑、桂漸愈。猶白積不止，服感應丸而痊⑩。後少嘗蟹螯⑪，復瀉下委頓⑫，仍服八味湯及補劑中重加薑、桂而愈⑬。夫一身歷一歲間耳，黃連苦茗，曩不輟口，而今病以純熱瘥。向非先生⑭，或投大黃涼藥下之，不知竟作何狀。又病室孕時⑮，喘逆不眠，用逍遙散立安⑯，又患便血不止，服補中黑薑立斷⑰，不再劑。種種奇妙，未易殫述。噫！先生隔垣見人，何必飲上池水哉？聞之善贈人者以言⑱，其永矢勿諼者亦以言⑲。不肖侏儒未足爲先生重⑳，竊以識明德云爾㉑。

四明弟子徐陽泰頓首書狀㉒。

①善：多。

②甌（ōu 歐）：盆盂類瓦器。

③質：詢問。

④茱連丸：方名。《證治準繩》方，以茱連散研丸。功用瀉火，降逆止嘔。

⑤丁巳：此指公元 1617 年。

⑥檀州：地名。今北京密雲。

⑦冰盤：內置碎冰，其上擺列瓜果等食品的盛器。

⑧香薷湯：方名。《和劑局方》方。以香薷散水煎取汗。功用發汗解表，祛暑化濕和中。

⑨自負：自恃。

⑩感應丸：方名。《和劑局方》方。功用溫補脾胃，消積導滯。

⑪螯（áo 熬）：節肢動物變形的步足。末端兩歧，開合如鉗。

⑫委頓：疲困。

⑬八味湯：方名。《楊氏家藏方》方。功用溫補脾腎，順氣固澀。

⑭向：如果。用於既往事件的假設。

⑮室：妻子。

⑯逍遙散：方名。《和劑局方》方。功用疏肝解鬱，健脾和營。

⑰黑薑：即炮薑。

⑱"善贈"六字：語本《荀子·非相》。

⑲"永矢"八字：語本《詩·衛風·考槃》。矢，通"誓"。諼（xuān 宣），忘記。

⑳侏儒：本指身材特別矮小的人，此用爲自謙之詞。亦作"朱儒"。

㉑識：通"誌（志）"。記住。　　　明德：美德。

㉒四明：寧波府的別稱。

（五）

　　沈明生治孫子南媳，賦質瘦薄，脈息遲微，春末患吐紅。以爲脾虛不能攝血，投歸脾數劑而止①。慮後復作，索丸方調理，仍以歸脾料合大造丸數味與之②。復四五日後，偶值一知醫者談及，乃駭曰："諸見血爲熱，惡可用參、耆、河車溫補耶？血雖止，不日當復來矣。"延診，因亟令停服，進以花粉、知母之屬。五六劑後，血忽大來，勢甚危篤。此友遂斂手不治③，以爲熱毒已深，噬臍無及④。子南晨詣，慍形於色，咎以輕用河車，而盛稱此友先識，初不言曾服涼藥⑤，且欲責效於師⑥，必愈乃已。沈自訟曰⑦："既係熱症，何前之溫補如鼓應桴⑧，今祇增河車一味，豈遂爲厲如是⑨？且斤許藥中，乾河車僅用五錢，其中地黃、龜板滋陰之藥反居大半，纔服四五日，每服三錢，積而計之，河車不過兩許耳。"遂不復致辨⑩。往診其脈，較前轉微，乃笑曰："無傷也，仍當大補耳。"其家咸以爲怪，然以爲繫鈴解鈴⑪，姑聽之。因以歸脾料倍用參、耆，一劑而熟睡，再劑而紅止。於是始悟血之復來，由於寒涼速之也⑫。

　　因歎曰：醫道實難矣。某固不敢自居識者⑬，然舍症從脈，得之先哲格言；血脫益氣，亦非妄逞臆見。今人胸中每持一勝算⑭，見前人用涼，輒曰：“此寒症也，宜用熱。”見前人用熱，則曰：“此火症也，應用涼。”因攻之不靈，從而投補；因補之不效，隨復用攻。立意翻新，初無定見。安得主人、病人一一精醫察理，而不爲簧鼓動搖哉⑮？在前人，蒙謗之害甚微；在病者，受誤之害甚鉅⑯。此張景岳“不失人情”之論所由作也。

　　①歸脾：指歸脾湯。方名。《濟生方》方。功用健脾益氣，補血養心。
　　②大造丸：方名。又名河車大造丸。《景岳全書》方。功用補腎填精，健脾益氣養血。
　　③斂手：縮手，表示不敢妄爲。
　　④噬（shì 士）臍：比喻後悔不及。語本《左傳·莊公六年》。此喻來不及救治。噬，咬。
　　⑤初：從來。
　　⑥責：要求。
　　⑦訟：辯解。
　　⑧如鼓應桴：好像桴鼓相應。喻效驗迅捷。桴，鼓槌。
　　⑨厲：禍害。
　　⑩致：盡。　　辨：通“辯”。
　　⑪繫鈴解鈴：佛教禪宗語。謂虎項金鈴唯繫者能解。比喻誰作的事有了問題，仍須由誰去解決。亦作“解鈴繫鈴”。語本明代瞿汝稷《指月錄》卷二十三。
　　⑫速：招致。
　　⑬某：自稱之詞。
　　⑭勝算：能够制勝的計謀。
　　⑮簧鼓：此指動聽的言語。

（六）

　　素來擾虧根本，不特病者自嫌，即操醫師之術者，亦跋前躓後之時也①。值風木適旺之候②，病目且黃，已而遺精淋濁，少間則又膝脛腫痛不能行。及來診時，脈象左弦數，右搏而長，面沉紫，而時時作嘔。靜思其故，從前紛紛之病，同一邪也，均爲三病③，次第纏綿耳④，由上而下，由下而至極下，因根本久撥之體⑤，復蒸而上爲胃病，是腎胃相關之故也⑥。倘不稍爲戢除一二⑦，但取回陽返本，竊恐劍關苦拒，而陰平非復漢有也⑧。謹擬一法，略效丹溪，未識如何。

　　羚羊角　木瓜　酒炒黃柏　伏龍肝　生米仁　橘紅　馬料豆

①跋前疐（zhì 至）後：比喻進退兩難。語本《詩·豳風·狼跋》。跋，踩。疐，同“躓”，絆倒。

②“風木”六字：此指農曆二月。風木，指春天。

③均：分。

④纏綿：病久不愈。

⑤撥：此謂擾動。

⑥腎胃相關：語本《素問·水熱穴論》：“腎者，胃之關也。”

⑦戢（jí 及）：止息。

⑧“劍關”十一字：景元四年（公元263年），蜀帥姜維固守劍閣，魏鎮西將軍鄧艾自陰平道，經江油、綿竹，直趨成都滅蜀。以此比喻單純治本之不當。劍關，劍閣道，古道路名，爲諸葛亮所築，在今四川劍閣縣東北大小劍山之間，爲川陝間的主要通道。陰平，古道路名，自今甘肅文縣穿越岷山山脉，繞出劍閣之西，直達成都，路雖險阻，但最爲徑捷。

閱讀實踐（32）

（一）本篇內容要點

1. 詞語注釋

①（自）練　②不肖　③遠（矣）　④（與）息　⑤（邪氣）辟　⑥宛氣　⑦煎迫　⑧是（難）　⑨促（壽限）　⑩滯下　⑪友生　⑫亘（晝夜）　⑬泠然　⑭（其）流　⑮顧（投）　⑯霍然　⑰斂衽　⑱善（渴）　⑲自負　⑳委頓　㉑向（非）　㉒（病）室　㉓（永）矢　㉔（勿）諼　㉕侏儒　㊱明德　㉗斂手　㉘噬臍　㉙初（不）　㉚責（效）　㉛（自）訟　㉜如鼓應桴　㉝（爲）屬　㉞致（辨）　㉟繫鈴解鈴　㊱速（之）　㊲簧鼓　㊳跋前疐後　㊴均（爲）　㊵纏綿

2. 文意理解

①滯下病的病機和常規治法是什麼？朱丹溪爲何不采用常規治法？

②“先生隔垣見人，何必飲上池水哉”比喻什麼？

③“從前紛紛之病，同一邪也”的“邪”指什麼？“由上而下，由下而至極下”的“上”、“下”、“極下”分別指什麼？

（二）課外閱讀

宮詹前於乾隆丁未冬自毗陵抱疾歸證類噎隔已瀕於危予爲治之而愈嘉慶乙丑宮詹視學中州病發召診又爲治愈案載初集及輯錄中道光乙酉秋宮詹在都前疾又作初時尚輕來書語狀予輒憂之慮其年愈花甲血氣既衰非前此少壯可比末又云幸得請假南歸便圖就診深爲之喜及至臘底伊宅報中詳述病情較前再發更劇體憊不支勢其危篤令姪子碩兄呕欲邀予入都診治予雖老邁誼不容辭適迫歲暮冰雪嚴凝水陸舟車都難進發道阻且長恐其病不及待子碩兄躊躇無策再四相商祇得酌擬

一方專足送去冀幸得以扶持即可回籍調治另函致意勸令速歸回書云手翰再頒感淪肌髓妙劑服之不似昔年之應手蓋衰憊日久之故欲歸不得進退維谷負我良友何以爲人弟之心緒不可名狀永別之感慘劇難言然奄忽而徂勝於癡狂而活也專泐敬謝不能多寫亦不知結草何時南望故鄉惟有悵結未幾遂卒悲夫宮詹自訂年譜未竟令弟時任乾州續成之譜末有云兄病中嘗語人曰吾生平患此疾及今而三矣丁未乙丑皆瀕於危皆賴程杏軒治之而愈今無杏軒吾病殆不可爲矣予閱及此不禁泫然（清·程文囿《杏軒醫案·續録·噎膈》）

本文病主爲誰？所患何病？其發病與治療過程如何？

三十三、藥論四則

【提要】　藥論內容廣泛，涉及中藥種植、采摘、炮制、辨別、性味、功能、應用等方面。本文第一則選自 1957 年人民衛生出版社影印晦明軒金刊本《重修政和經史證類備用本草》。作者雷斆（xiào 效），南朝宋藥學家，生活在公元 5 世紀。所著《炮炙論》，是我國最早的製藥專著。內容今散見於歷代本草，《證類本草》收錄多達 240 餘種，現有輯本多種。選文介紹礦物藥礬石的加工炮製法，分爲火煅陰埋降除火毒和加藥火煅自然降除火毒兩法。第二則選自 1957 年古典文學出版社《夢溪筆談校證》。作者沈括（1031～1095 年），字存中，晚年自號夢溪老人，北宋愛國主義政治家和杰出科學家。選文從不同角度提出湯、散、丸三種不同劑型的選用原則。第三則選自 1993 年上海科學技術出版社影印明萬曆二十四年金陵初刻本《本草綱目》卷十五《菊》的"發明"。作者李時珍（1518～1593 年），明代著名醫藥學家。選文叙述菊的生長習性及其多方面的作用。第四則選自清光緒五年月河莫氏刻本《研經言》。作者莫枚士（1862～1933 年），字文泉，精於文字、訓詁之學，《研經言》爲其研治醫經的醫論專著。作者在選文中對不正確的炮製法提出批評。

（一）白礬

凡使，須以瓷瓶盛，於火中煅，令內外通赤，用鉗揭起蓋，旋安石蜂窠於赤瓶子中①，燒蜂窠盡爲度。將鉗夾出，放冷，敲碎，入鉢中，研如粉。後於屋下掘一坑，可深五寸，却以紙裹②，留坑中一宿，取出，再研。每修事十兩③，用石蜂窠六兩，盡爲度。

又云：凡使，要光明如水精④，酸、鹹、澀味全者，研如粉，於瓷瓶中盛。其瓶盛得三升以來⑤，以六一泥泥⑥，於火畔炙之令乾。置研了白礬於瓶內⑦，用五方草、紫背天葵二味自然汁各一鎰⑧，旋旋添白礬於中⑨，下火逼令藥汁乾⑩，用蓋子并瓶口⑪，更以泥泥，上下用火一百斤煅⑫，從巳至未⑬，去火，取白礬瓶出，放冷，敲破，取白礬。若經大火一煅，色如銀，自然伏火⑭，銖絫不失⑮。搗細，研如輕粉⑯，方用之。

①石蜂窠：蜂窠的一種。大如拳，色青黑，內居青色蜂十四至二十一只。

②却：再。

③修事：炮製。

④水精：即水晶。又稱石英。精，通"晶"。

⑤以來：上下。

⑥六一泥：道家煉丹時用以封爐的一種泥。用牡礪、赤石脂、滑石、胡粉等配製而成。後一"泥（nì 逆）"：塗抹。

⑦了：畢。

⑧五方草：馬齒莧的全草。　　自然汁：搗鮮藥所取未摻水之純汁。　　鎰（yì 逸）：古代重量單位，一般重二十兩或二十四兩，但據雷斅《論合藥分劑料理法則》爲十二兩。

⑨旋旋：緩緩。　　"添白礬"五字：據文意，當作"添於白礬中"。

⑩逼：通"煏"。用火烘乾。《玉篇》："煏，火乾也。"

⑪并：合上。

⑫火：指木炭。

⑬巳：時辰名。9～11 時。　　未：時辰名。13～15 時。

⑭伏火：謂降除石藥中的火毒之氣。

⑮銖絫：古代重量單位。《漢書·律曆志》顏師古注："十黍爲絫，十絫爲銖。"此喻極細小的分量。絫，後作"累"。

⑯輕粉：汞粉。由汞、白礬等升煉而成。

（二）論湯、散、丸

湯、散、丸各有所宜。古方用湯最多，用丸、散者殊少。煮散①，古方無用者，唯近世人爲之。大體欲達五藏四肢者莫如湯，欲留膈胃中者莫如散，久而後散者莫如丸。又無毒者宜湯，小毒者宜散，大毒者須用丸。又欲速者用湯，稍緩者用散，甚緩者用丸。此其大概也。近世用湯者全少，應湯皆用煮散②。大率湯劑氣勢完壯，力與丸、散倍蓰③。煮散者一啜不過三五錢極矣，比功較力，豈敵湯勢④？然湯既力大，則不宜有失消息⑤。用之全在良工，難可以定論拘也。

①煮散：藥物加工的方法之一。即散劑加水煮湯，去渣服用。

②應湯：謂應當用湯劑。《良方》"應湯"後有"者"字，可從。

③倍蓰（xǐ 徙）：謂增加幾倍。蓰，五倍。

④敵：抵得上。

⑤消息：斟酌。

（三）菊

菊春生夏茂，秋花冬實，備受四氣，飽經露霜，葉枯不落，花槁不零①，味兼甘苦，性稟平和。昔人謂其能除風熱，益肝補陰，蓋不知其得金水之精英尤多②，能益金水二臟也。補水所以制火，益金所以平木；木平則風息，火降則熱除。用治諸風頭目③，其旨深微。黃者入金水陰分，白者入金水陽分，紅者行婦人血分，皆可入藥。神而明之，存乎其人。其苗可蔬，葉可啜，花可餌，根實可藥，囊之可枕④，釀之可飲，自本至末，罔不有功。宜乎前賢比之君子⑤，神農列之上品，隱士采入酒斝⑥，騷人餐其落英⑦。費長房言九日飲菊酒，可以辟不祥⑧。《神仙傳》言康風子、朱孺子皆以服菊花成仙⑨。《荆州記》言胡廣久病風羸，飲菊潭水多壽⑩。菊之貴重如此，是豈群芳可伍哉⑪？

①零：凋落。

②金水：指秋、冬。

③諸風頭目：指因各種風邪所致頭目疾患。

④囊：裝入口袋。用作動詞。

⑤"前賢"六字：三國魏·鍾會所撰《菊花賦》有"早植晚發，君子德也"句，故云。

⑥"隱士"句：晋代陶淵明詩文常并言菊與酒，故云。斝（jiǎ 甲），古代銅製酒器，似爵而較大。

⑦"騷人"句：屈原《離騷》有"夕餐秋菊之落英"句，故云。騷人，詩人，指屈原。英，花。

⑧"費長房"二句：據南朝梁·吳均《續齊諧記》，江南桓景隨費長房游學，長房告之："九月九日汝家中當有灾，急去，令家人各作絳囊，盛茱萸以繫臂，登高飲菊花酒，此禍可除。"費長房，東漢方士，《後漢書·方術列傳》載其事。九日，指農曆九月初九，亦稱重九、重陽。

⑨神仙傳：書名。晋代葛洪撰。康風子、朱孺子未見於該書。唐·李汾《續神仙傳》卷上言朱孺子爲三國時人，服餌黃精十餘年，後煮食根形如犬、堅硬如石之枸杞，遂升雲而去。

⑩"荆州記"二句，據《荆州記》載，胡廣之父患風羸，飲菊潭水而愈。荆州記，晋代盛弘之撰。胡廣，東漢太尉，封育陽安樂鄉侯。

⑪伍：排爲同列。

（四）製藥論

自雷敩著炮製之論，而後世之以藥製藥者①，愈出而愈奇，但因此而失其本性者亦不少。藥之有利必有弊，勢也；病之資利不資弊②，情也；用之去弊勿去利，理也。古方能使各遂其性③，如仲景小半夏湯類，凡生薑、半夏並用者，皆一時同入之，非先時專製之，正欲生半夏之得盡其長，而復藉生薑以隨救其短。譬諸用人，自有使貪、使詐之權衡，不必胥天下之菲材而盡桎梏之④，使不得動也。各遂之妙如此。若後世專製之法，在臨時修合丸散而即服者猶可，倘預製備售，則被製者之力已微，甚而至再、至三、至十製，則取其質而汩其性，其能去病也其何？近見人治痰瘧，於肆中求半貝丸服之無效，取生半夏、貝母爲末，和薑汁服之即效，但微有煩狀耳。於此可類推已。或薄古法爲疏，盍思之！

①以藥製藥：以某些藥物參與其他藥物的炮製，意在增強藥效或減輕毒副作用。

②資：取用。

③遂：順應。

④胥：通"須"。等待。　　　菲材：也作"菲才"，才能淺薄之人。　　　桎梏：束縛。

閱讀實踐（33）

（一）本篇內容要點

1. 詞語注釋

①却（以紙裹）　②修事　③以來　④（研）了　⑤旋旋　⑥（下火）逼　⑦并（瓶口）　⑧銖絫　⑨倍莚　⑩（豈）敵　⑪消息　⑫（不）零　⑬囊（之）　⑭（可）伍　⑮資（利）　⑯遂（其性）　⑰胥（天下）　⑱菲材　⑲桎梏

2. 文意理解

①"補水所以制火，益金所以平木；木平則風息，火降則熱除"一句，句子承接關係應如何理解？

②"譬諸用人，自有使貪、使詐之權衡，不必胥天下之菲材而盡桎梏之，使不得動也"比喻什麼？

（二）課外閱讀

宗元白前以所致石鍾乳非良聞子敬所餌與此類又聞子敬時慣悶動作宜以爲未得其粹美而爲巁礦燥悍所中懼傷子敬醇懿仍習謬誤故勤勤以云也再獲書辭辱微引地理證驗多過數百言以爲土之所出乃良無不可者是將不然夫言土之出者固多良而少不可不謂其咸無不可也草木之生者依於土然即其類也而有居山之陰陽或近水或附石其性移焉又況鍾乳直產於石石之精巁疎密尋尺特異而穴之上下土之薄厚石之高下不可知則其依而產者固不一性取其色之美而不必唯土之信以求其至精凡爲此也幸子敬餌之近不至於是故可止禦也必若土之出無不可者則東南之竹箭雖旁歧揉曲皆可以貫犀革北山之木雖離奇液瞞空中立枯者皆可以梁百尺之觀航千仞之淵冀之北土馬之所生凡其大耳短脰拘攣跁跌薄蹄而曳者皆可以勝百鈞馳千里雍之塊璞皆可以備砥礪徐之糞壤皆可以封大社荊之茅皆可以縮酒九江之元龜皆可以卜泗濱之石皆可以擊考若是而不大謬者少矣其在人也則魯之晨飲其羊關轂而輠輪者皆可以爲師儒廬之沽名者皆可以爲太醫西子之里惡而顰者皆可以當侯王山西之冒沒輕儳沓貪而忍者皆可以鑒凶門制闑外山東之稚騃樸鄙力農桑唊棗栗者皆可以謀謨於廟堂之上若是則反倫悖道甚矣何以異於是物哉今

再三爲言者唯欲得其英精以固子敬之壽非以知藥石角技能也若以服餌不必利己姑勝務人而誇辯博素不望此於子敬其不然明矣故畢其說宗元再拜（節選自唐·柳宗元《河東先生集·與崔連州論石鍾乳書》）

　　①本文的主旨是什麼?
　　②作者對服石持什麼態度?

三十四、《素問》注文四則

【提要】　注釋中醫經典著作，是古代中醫藥學術傳承的一個重要方面。本文選編古代學者對《素問》的四則注文。第一則選自日本影印仁和寺本《太素》卷二十四《虛實補瀉》，作者楊上善（公元 585～670 年），隋唐人，著述頗多，類編撰注的《黃帝內經太素》是第一部爲《內經》專書所編修的類書，對醫學思想和語言文字的注釋達到一定高度，但也時有望文生義之誤。本則叙述神氣與感染外邪的關係，其中關於"㳙泝"的解釋應屬不當。第二則選自人民衛生出版社影印明代顧從德翻刻宋本《黃帝內經素問·至真要大論》王冰注。本則根據《素問》"諸寒之而熱者取之陰，諸熱之而寒者取之陽"之説，提煉出"益火之源，以消陰翳；壯水之主，以制陽光"的精辟名言。第三則選自明萬曆十四年天寶堂初刻本《黃帝內經素問注證發微·生氣通天論》，作者馬蒔，字仲化，號玄臺，會稽（今浙江紹興）人，明代醫家。本則注解經文的部分音義，并以串講方式論述陽氣不足所生各種病患及其機理。第四則選自上海科技出版社 1959 年版《黃帝內經素問集注·腹中論》，作者張志聰（約公元 1619～1674 年），字隱庵，錢塘（今浙江杭州）人，是清代較有影響的醫家。他召集門人商討《內經》之學，撰成《黃帝內經素問集注》和《黃帝內經靈樞集注》兩書。本則以中醫獨特的理論及取類比象的思維方式解釋《素問·腹中論》中治血枯病方的方義，并對方中"藘茹"一藥加以辨正。

（一）

《太素》卷二十四《虛實補瀉》：神有餘則笑不休，神不足則憂。血氣未并①，五藏安定，神不定則邪客於形②，㳙泝起於豪毛③，未入於經胳也，故命曰神之微。

神有餘不足憂笑者，神病候也④。以下言神病微也⑤。夫神者，身之主也，故神順理而動，則其神必安，神安則百體和適，和則腠理周密，周密則風寒暑濕無如之何，故終天年而無不道者也⑥。若忘神任情⑦，則哀樂妄作，作則喜怒動形，動則腠理開發，腠理開則耶氣競入，競入爲災，遂成百病，夭喪天年也。既不能善攝而病生者⑧，可除於晚微⑨。故耶之初客，外則始在皮毛，未入經胳；內則血氣未得相并，五藏安定。㳙泝起於豪毛，名曰神之微病也。㳙，謂毛孔也，水逆流曰泝，謂耶氣也，耶氣入於腠理時，如水逆流於㳙也。

①血氣未并：謂血氣正常運行，未至錯亂。《素問·調經論》王冰注謂血氣"未與邪合，故曰未并也"。

②神不定則：四字《素問》無。

③洫沴：當從《素問》作"洒淅"，王冰注："寒貌也。"俗字"洫"與"洒"形近，"沂"當是"淅"省寫致誤。　豪毛：即"毫毛"。豪，同"毫"。

④神病候：謂神氣（偏指情志）受病的征候。

⑤神病微：謂神氣（偏指正氣）感受微邪之病。

⑥道：規律。此指符合自然規律。用如動詞。

⑦忘神：猶忘情。不能控制感情。

⑧生：原書"生"字旁似有點刪記號，表示已刪除。

⑨晚微：謂已發病但尚輕淺之時。

（二）

《素問·至真要大論》：諸寒之而熱者取之陰①，熱之而寒者取之陽②，所謂求其屬也③。

言益火之源，以消陰翳④；壯水之主，以制陽光⑤：故曰求其屬也。夫粗工褊淺，學未精深，以熱攻寒，以寒療熱。治熱未已，而冷疾已生；攻寒日深，而熱病更起。熱起而中寒尚在，寒生而外熱不除；欲攻寒則懼熱不前，欲療熱則畏寒又止。進退交戰，危亟已臻。豈知藏府之源，有寒熱溫涼之主哉？取心者不必齊以熱，取腎者不必齊以寒，但益心之陽，寒亦通行，強腎之陰，熱之猶可⑥。觀斯之故，或治熱以熱，治寒以寒，萬舉萬全，孰知其意⑦，思方智極⑧，理盡辭窮。嗚呼！人之死者豈謂命，不謂方士愚昧而殺之耶⑨？

①"寒之"八字：意爲若用苦寒藥治熱病而熱象仍在，應當用補陰法治療。

②"熱之"八字：意爲若用辛熱藥治寒病而寒象仍在，應當用補陽法治療。

③屬：指病證之真實屬性。即陰虛而熱（如"寒之"句）或陽虛而寒（如"熱之"句）。

④"益火"八字：意爲用溫養心陽（現代學者認爲也應包括腎陽，下同）法消除陰寒之氣。火之源，指心陽。陰翳（yì意），指陰寒之氣。

⑤"壯水"二句：意爲用滋補腎陰法抑制陽亢之象。水之主，指腎陰。陽光，指陰虛內熱。

⑥"取心者"六句：意爲溫養陽氣不必全用熱藥，只要扶助心陽，寒藥也可用；滋補陰液不必全用寒藥，只要扶助腎陰，熱藥也可用。"益心之陽，寒亦通行"上承"取心者不必齊以熱"，"強腎之陰，熱之猶可"上承"取腎者不必齊以寒"。

⑦孰：同"熟"。深入。

⑧方：周全。

⑨方士：指醫生。

（三）

　　《素問·生氣通天論》：陽氣者，大怒則形氣絕，而血菀於上①，使人薄厥②。有傷於筋③，縱，其若不容。汗出偏沮④，使人偏枯。汗出見濕，乃生痤疿⑤。高粱之變，足生大丁，受如持虛。勞汗當風，寒薄爲皶⑥，鬱乃痤。菀，音鬱，《詩·小弁》有"菀者柳⑦"，亦注爲鬱。沮，子魚切。痤，作和反。疿，方味反。高，當作膏⑧。粱，當作粱。丁，後世作疔。皶，織加反。

　　此又言陽氣不固者，有爲厥、爲脹、爲偏枯、爲痤疿、爲大丁、爲皶痤諸證也。陽氣者，貴於清净，若大怒而不清净，則形氣、經絡阻絕不通，而血積於心胸之間。《奇病論》："岐伯曰：胞之絡脈絕⑨。"亦阻絕之義，非斷絕之謂。《舉痛論》："岐伯曰：怒則氣逆，甚則嘔血。"其氣有升而無降，使人依薄上下而厥逆矣⑩。然而血不營筋，筋將受傷，縱緩無策，胸膈䐜脹⑪，真若有不能容物者矣，所謂鼓脹而有粗筋見於腹者是也。又人當汗出之時，或左或右，一偏阻塞而無汗，則無汗之半體，他日必有偏枯之患，所謂半身不隨者是也。又人當汗出之時，玄府未閉⑫，乃受水濕，則陽氣方泄，寒水制之，熱鬱皮內，濕邪凝結，遂爲痤疿。痤則較疿爲大，其形類癤；疿則較痤爲小，即所謂風癮是也⑬。又人有嗜用膏粱美味者，肥厚內熱，其變饒生大疔。足之爲言饒也，非手足之足。蓋中熱既甚，邪熱易侵，如持空虛之器以受彼物者矣。又人於勞苦汗出之時，當風取凉，使寒氣薄於玄府之中，始則爲皶，俗云粉刺。鬱久則爲痤，較皶則稍大矣。凡若此者，皆陽氣不固使然也。

　　①菀：通"蘊"。蘊積。
　　②薄厥：即"暴厥"。薄，通"暴"。
　　③有：通"或"。指薄厥之外的另一種病變。
　　④沮（jù 劇）：濕潤。
　　⑤痤（cuó）疿：皮膚上的汗疹或癰癤。疿，"痱"的異體字。
　　⑥薄：搏擊。　　皶（zhā 渣）：亦作"皻"、"齇"、"齄"等。《素問·生氣通天論》王冰注："皶刺長於皮中，形如米，或如針，久者上黑，長一分餘，色白黃而瘦，於玄府中，俗曰粉刺。"
　　⑦菀者柳：《詩經·小雅·小弁》原句作"菀彼柳斯"。
　　⑧當作：用於校勘誤字的術語。一般認爲，本句"高"是"膏"的借字。下句仿此。
　　⑨胞：原作"抱"，據《素問·奇病論》改。
　　⑩依薄：同"倚薄"。交迫。

⑪䐜（chēn 嗔）脹：腫脹。

⑫玄府：汗孔。

⑬風瘾：即風瘾疹，亦即蕁麻疹。

（四）

《素問·腹中論》：以四烏鰂骨、一藘茹①，二物併合之，丸以雀卵，大如小豆，以五丸爲後飯②，飲以鮑魚汁，利腸中及傷肝也③。

鰂，賊同；藘茹當作茹藘④。烏鰂骨，烏賊魚之骨也。鰂魚狀若胞囊，腹中有墨，脊上止生一骨，清脆如通草。蓋烏者腎之色，骨乃腎所生，主補益腎藏之精血者也。茹藘一名茜草，又名地血，汁可染絳，其色紫赤，延蔓空通，乃生血通經之草也。夫魚乃水中動物，屬陰中之陽，血中之氣，故用烏鰂骨四者，以布散於四支也。血乃中焦所生，用茹藘一者，主生聚於中焦也。夫飛者主氣，潛者主血；卵白主氣，卵黃主血。雀乃羽蟲，丸以雀卵者，因氣竭肝虛，補血而補氣也。豆乃腎之穀，五者土之數。氣血皆中焦所生，故宜飯後而服五豆許也。鮑魚味鹹氣臭，主利下行，此飲鮑魚汁以利腸中，而後補及於肝之傷也。又按，《甲乙經》藘茹作'藺茹'⑤。

①"四烏"七字：謂烏鰂骨與藘茹二物配用比例爲四比一。鰂，《太素》卷三十《血枯》作"賊"。烏鰂骨即烏賊魚骨。《神農本草經》："烏賊魚骨，味鹹微温，主女子漏下、赤白經汁、血閉、陰蝕、腫痛、寒熱、癥瘕、無子。"藘（lú 驢）茹，據《廣雅》，爲《神農本草經》之"藺（lú 驢）茹"的別名，詳見注⑤。

②後飯：後文張志聰釋爲"飯後而服"，楊上善注亦謂"食後服之"，王冰注則謂"飯後藥先，謂之後飯"。

③腸：《太素》作"脅"，與所治之病起證"病胸脅支滿者妨於食"較合。

④茹藘：即茜根。《神農本草經》："茜根，味苦，寒，主寒濕、風痹、黃疸，補中。"

⑤藺茹：《神農本草經》："味辛，寒，有小毒。主蝕惡肉、敗瘡、死肌，殺疥蟲，排膿、惡血，除大風、熱氣、善忘、不樂。"《吳普本草》："一名屈居，一名離婁。"《廣雅》："屈居，藺茹也。"

閱讀實踐（34）

（一）本篇內容要點

1. 詞語注釋

①豪（毛）　②忘神　③陰翳　④陽光　⑤孰（知）　⑥（思）方　⑦方士　⑧菀（於上）　⑨薄厥　⑩（偏）沮　⑪痤痱　⑫（寒）薄　⑬當作　⑭膹（脹）　⑮玄府　⑯風瘧　⑰後飯

2. 文意理解

①第二則"或治熱以熱，治寒以寒，萬舉萬全，孰知其意，思方智極，理盡辭窮"強調什麼？

②第三則所得結論"陽氣不固"的原因和機理是什麼？

（二）課外閱讀

　　至真要大論故大要曰謹守病機各司其屬有者求之無者求之盛者責之虛者責之必先五勝疏其血氣令其調達而致和平此之謂也深乎聖人之言理宜然也有無求之虛盛責之言悉由也夫如大寒而甚熱之不熱是無火也熱來復去晝見夜伏夜發晝止時節而動是無火也當助其心又如大熱而甚寒之不寒是無水也熱動復止倏忽往來時動時止是無水也當助其腎內格嘔逆食不得入是有火也病嘔而吐食久反出是無火也暴速注下食不及化是無水也溏泄而久止發無恒是無火也故心盛則生熱腎盛則生寒腎虛則寒動於中心虛則熱收於內又熱不得寒是無水也寒不得熱是無火也夫寒之不寒責其無水熱之不熱責其無火熱之不久責心之虛寒之不久責腎之少有者寫之無者補之虛者補之盛者寫之適其中外疏其壅塞令上下無礙氣血通調則寒熱自和陰陽調達矣是以方有治熱以寒寒之而水食不入攻寒以熱熱之而昏躁以生此則氣不疏通壅而爲是也紀於水火餘氣可知故曰有者求之無者求之盛者責之虛者責之令氣通調妙之道也五勝謂五行更勝也先以五行寒暑溫涼濕酸鹹甘辛苦相勝爲法也（《素問·至真要大論》王冰注）

　　作者怎樣認識人體的陰陽與寒熱的關係？着重討論何種病理變化？制定哪些相關治則？

三十五、醫書凡例三則

【提要】　　凡例是書前說明内容或編撰體例的文字。本文第一則節選自人民衛生出版社影印日本江户醫學影北宋本《備急千金要方·新校備急千金要方例》。編撰者高保衡、孫奇、林億都是北宋醫家。他們對《素問》、《千金方》等書進行整理研究，爲古代醫藥學的傳承作出了貢獻。第二則節選自 1984 年人民衛生出版社點校本《簡明醫彀》。作者孫志宏，字克容，別號臺石，明末醫家。《簡明醫彀》是一部綜合性醫書，共八卷，以"其書備而不冗，約而不漏，義類淺顯，人人可解，若射必有彀，故命曰《簡明醫彀》"。第三則選自 1994 年人民衛生出版社點校本《醫碥》。作者何夢瑤，字報之，號西池，清代官吏、文人兼醫家，廣東南海人。雍正年間進士，歷官遼陽等地。著有《醫碥》、《本草韵語》、《神效脚氣秘方》、《婦科良方》、《幼科良方》等。"碥"是上下車馬的脚踏石，作者以此爲書名表明其願爲習醫者鋪墊階梯。

（一）

《千金方》舊有例數十條，散在諸篇。凡用一法皆宜徧知之，雖素熟其書者，臨事尚慮有所遺失，況倉卒遘疾①，按證爲治，不能無未達之惑；及新加撰次②，不可無法。今撮集舊凡并新校之意③，爲例一篇，次於今序之末，庶後之施用者無疑滯焉。

凡古方治疾，全用湯法，百十之中，未有一用散者。今世醫工，湯散未辨，宜其多説異端④，承疑傳謬。按湯法㕮咀⑤，爲各切如麻豆；散法治篩，爲治擇搗篩⑥。卒病賊邪⑦，須湯以蕩滌；長病痼疾，須散以漸漬⑧。此古人用湯液煮散之意也。後世醫工惟務力省，一切爲散，遂忘湯法。傳用既久，不知其非，一旦用湯，妄生疑訝。殊不知前世用湯，藥劑雖大，而日飲不過三數服，而且方用專一。今人治病，劑料雖薄⑨，而數藥競進，每藥數服。以古較今，豈不今反多乎？又昔人長將藥者⑩，多作煮散法，蓋取其積日之功。故每用一方寸匕爲一服⑪，多不過三方寸匕，然而須以帛裹，煮時微微振動。是古人之意豈須欲多服藥哉？又服丸之法，大率如梧子者二十丸，多不過三十四十丸。及服散者，少則刀圭錢五匕⑫，多則方寸而已。豈服湯特多，煮散、丸散則少乎？是知世人既不知斤兩升合之制，又不知湯液煮散之法。今從舊例，率定以藥二十古兩，水一小斗，煮取令一升五合，去滓垽⑬，分三服。自餘利湯欲少水而多取數⑭，補湯欲多水而少取數，各依方下別法。

　　凡古今病名，率多不同，緩急尋檢⑮，常致疑阻，若不判別，何以示衆？且如世人呼陰毒傷寒最爲劇病⑯，嘗深迹其由然⑰，口稱陰毒之名，意指少陰之證，病實陰易之候⑱，命一疾而涉三病⑲，以此爲治，豈不遠而⑳？殊不知陰毒、少陰、陰易自是三候，爲治全別。古有方證，其說甚明，今而混淆，害人最急。又如腸風、藏毒、咳逆、慢驚，遍稽方論，無此名稱。深窮其狀，腸風乃腸痔下血，藏毒乃痢之蠱毒，咳逆者，噦逆之名，慢驚者，陰癇之病。若不知古知今，何以爲人司命？加以古之經方，言多雅奧，以利爲滯下，以蹷爲腳氣，以淋爲癃㉑，以實爲秘，以天行爲傷寒，以白虎爲歷節㉒，以膈氣爲膏肓，以喘嗽爲欬逆，以強直爲痙，以不語爲瘖㉓，以緩縱爲痱，以怔忪爲悸㉔，以痰爲飲，以黃爲癉。諸如此類，可不討論？而況病有數候相類，二病同名者哉？宜其視傷寒、中風、熱病、溫疫通曰傷寒，膚脹、鼓脹、腸覃、石瘕率爲水氣㉕，療中風專用乎痰藥，指帶下或以爲勞疾，伏梁不辨乎風根㉖，中風不分乎時疾㉗。此今天下醫者之公患也，是以別白而言之。

　　凡諸方論，咸出前古諸家及唐代名醫，加減爲用，而各有效。今則遍尋諸家，有增損不同者，各顯注於方下，庶後人用之，左右逢其原也㉘。

　　凡諸方與篇題各不相符者，卒急之際，難於尋檢，今則改其詮次㉙，庶幾歷然易曉㉚。

　　凡諸方有一方數篇重出，主治不殊者，則去之；各有治療者，則云方見某卷某篇。

　　凡諸篇類例之體，則論居首，脈次之，大方在前，單方次之，針灸法處末焉。緩急檢之，繁而不雜也。

　　凡婦人之病，比之男子，十倍難治，所以別立方也。若是四時節氣爲病，虛實冷熱爲患者，故與丈夫同也㉛。其雜病與丈夫同者，散在諸卷。

　　凡諸卷中用字，文多假借，如乾字作干，屎字作矢，銳字作兌，其類非一。今則各仍舊文㉜，更不普加改定，亦從古之意也。

　　凡諸方論，今各檢見所從來及所流派㉝，比欲各加題別㉞，竊爲非醫家之急㉟。今但按文校定，其諸書之名，則隱而不出，以成一家之美焉。

①遘：遇到。
②新加撰次：指宋代校正後對原書編次的調整。
③舊凡：原有的凡例。
④多說异端：衆說紛紜。异端，各種說法。
⑤㕮咀：將藥物切細搗碎，如同咀嚼。

⑥治擇：泛指對藥物的整理挑揀。

⑦卒病：指新起之病。

⑧漸（jiān 尖）漬：浸潤。謂緩緩地發揮作用。

⑨劑料：按一定分量與比例配制而成的藥料。

⑩將（jiāng 姜）藥：飲服藥物。將，本謂奉養，引申爲服用。

⑪方寸匕：古代量取藥末的器具名。其形狀如刀匕，大小爲古代一寸正方，故名。

⑫錢五匕：指藥末蓋滿五銖錢邊一個字至不散落，爲一錢匕的四分之一，合 0.6 克。

⑬滓塈（yìn 印）：渣滓。塈，泥渣。

⑭自餘：此外。

⑮緩急：偏義於“急”。

⑯陰毒：係感受疫毒，内蘊咽喉，侵入血分的病證，屬危重病情。

⑰迹：探求。　由然：原委。

⑱陰易：病名。傷寒或瘟疫等病後餘熱未净，由房事而傳於對方，稱爲陰陽易。女傳於男者爲陰易。

⑲命：同“名”。命名。

⑳遠：此謂不切合病情。　而：語尾助詞。

㉑癃：同“癃”。排尿困難、小腹脹滿的病證。

㉒歷節：病名。又名白虎風、痛風。

㉓癔：疑爲“瘖（喑）”之訛字。

㉔怔忪（zhōng 忠）：即怔忡（chōng 充）。病名。指心跳劇烈的症狀。

㉕腸覃：古病名。指女子下腹部有塊狀物，而月經能按時來潮的病證。多因氣阻血瘀，癖阻而致。　石瘕：病名。指女子寒瘀留積胞宫所致瘕塊。　率：一概。

㉖伏梁：古病名。指多種脘腹部痞滿，并有腫塊突起如梁的疾患。　風根：以風爲其根本。按，伏梁多因氣血結滯而引起，但要區分其風根。

㉗時疾：即時令病。指季節性較强的感染性疾病。

㉘左右逢其原：謂做事得心應手。語見《孟子·離婁下》。

㉙詮次：編排的順序。

㉚歷然：清晰貌。

㉛故：仍然。　丈夫：男子。

㉜仍：沿用。

㉝所從來：來源。

㉞比：本來。

㉟爲：認爲。

（二）

　　是編諸論，首《內經》要旨，次先哲格言，次感受根源①，次本證形狀，次治療方法，次脈理大體。悉從簡徑明白，藥名字眼依俗，欲令覽者易了也。

　　是編最便宦遊旅客、鄉居僻處及暮夜叵測、迎醫不給者②，簡捷去病，故於微言奧義，惟采切要。

　　是編於各門各病，備載感受之由，加以警戒之語。尊生君子，預知調攝，可避疾迓壽③。

　　諸證主方，後附成方，皆前哲造理精妙④，兼以祖傳家秘，參酌用之，無不奏效。至如末附簡方⑤，亦皆選驗無誤，更便無藥者。

　　傷寒法祖仲景，方兼節菴⑥，及胎產、痘疹、外科，比諸證關係尤重⑦，故特加詳備。

　　諸病唯嘔證不能納藥，服時欲嘔，預備薑湯兼送，更以炒鹽二包，輪熨喉下至胸，多炒、頻熨即安。

　　藥品必取真實、新鮮、方產最佳者⑧，依法制度⑨，迺得獲痊。倘低偽黬蚛⑩，或舍貴用賤及制配鹵莽，或遇略知醫者，妄亂加減，皆無效，非方之咎。

　　治病分寒熱虛實，不可混。須細玩方論，如有疑惑，先配小劑，少服相安，漸加進之，病癒即止，勿多服。若攻利藥，尤不宜過。

　　是書成後，惟願高明重加訂梓，用廣拯濟⑪，志宏幸甚。

①感受：感染遭受。
②宦游：出外求官或做官。　　叵測：不可推測。叵，"不可"的合音詞。　　給（jǐ擠）：及。
③迓（yà亞）：迎接。
④造理：合乎事理。
⑤至如：即使。
⑥節菴：明代醫家陶華的號。參見本教材《溫病條辨·叙》注。
⑦比：和……相比。
⑧方產：產地。
⑨制度：製作。
⑩低偽：低劣虛假。　　黬（zhěn診）：黑貌。此指藥物顏色霉黑。
⑪用：以便。　　廣：擴大。

（三）

一^①、論證須明其所以然，則所當然者不言而喻。兹集務窮其源，故論證詳而繫方略。如怒、太息等篇，并不繫一方，但明其理，則方在其中。如必欲考古人成法，於《準繩》等書檢求可也^②。

一、論中所引古人成說，欲令讀者易曉，不無修飾之處，即非古人原文，故多不著其名氏，非掠美也^③，諒之。

一、議論多出臆見，間與古人牴牾^④，不避不敏^⑤，求正有道^⑥，幸恕狂瞽^⑦。

一、河間言暑火，乃與仲景論風寒對講^⑧，丹溪言陰虛，乃與東垣論陽虛對講，皆以補前人所未備，非偏執也。後人動議劉朱偏用寒凉，矯以溫補，立論過當，遂開酷烈之門。今日桂、附之毒，等於刀鋸。夢瑤目睹時弊，不得不救正其失，初非偏執^⑨，讀者幸勿以辭害意。

一、是集宦遊所作，自粵西而遼左^⑩，十餘年來，風鷁煙江^⑪，霜輪沙磧^⑫，偶有所得，隨付小吏錄之^⑬。以故體裁無定，亦欲改從畫一^⑭，而多事，倉卒未能也。

一、論中主治諸方，隸別門者^⑮，注明見某門字樣；其不注者，即本門方。或雖隸別門，而一篇之中重出數見，亦但於首見者注之，餘不復注。

一、方下例繫主治，以著本方之功，即以明用藥之理。知某藥爲某病設也。凡品味龐雜者，必所治之證不一，丹溪所謂雜合之病，須用雜合之藥治之也。本宜備錄，以鋟板力絀删之^⑯，用方者當因病加減，更詳考原方主治爲佳。諸方多從《準繩》錄入，按門索之。

一、藥品分兩輕重，古今不同，炮製亦異，當酌宜用之。

一、此書止論雜症，尚有《傷寒論近言》、《婦科輯要》、《幼科輯要》、《痘疹輯要》、《本草韻語》、《針灸吹雲集》等書，俟續刻呈教。

一、五卷《四診》^⑰，宰思恩時輯以教邑醫者^⑱，本自爲一書，今附《醫碥》之末，頗多改竄，與舊本歧出^⑲，當以今刻爲定。

①一：用于凡例之類每條的起首，表示凡例之一條。下同。
②準繩：指《證治準繩》，醫學叢書，又名《六科證治準繩》。明代王肯堂撰。
③掠美：奪人之美爲己有。
④間：間或。　牴牾（wǔ午）：抵觸。亦作“抵牾”。
⑤不敏：猶不才。

⑥有道：指高明之人。

⑦狂瞽（gǔ 鼓）：愚妄無知。自謙之辭。

⑧對講：相對而言。

⑨初非：絕無。初，完全。

⑩粵西：廣東西部地區。　　　遼左：即遼東。遼河以東地區。

⑪風鷁（yì 益）煙江：乘風駛船於煙霧彌漫的江面。喻旅途艱辛困苦。鷁，鳥名，古代常畫鷁於船首，故以鷁指代船。煙江，煙霧彌漫的江面。

⑫霜輪沙磧（qì 器）：頂霜駕車於沙漠。喻旅途艱辛困苦。輪，指代車。沙磧，沙漠。

⑬小吏：職位很低的官員。

⑭畫一：一致。

⑮隸：隸屬。

⑯鋟板：刻書。　　　力絀（chù 處）：力量不足。絀，短缺。

⑰五：第五。

⑱宰思恩：任思恩縣官。宰，治理。思恩，地名，今屬廣西。　　　邑：縣邑。

⑲歧出：旁出。謂不一致。

閱讀實踐（35）

（一）本篇內容要點

1. 詞語注釋

①遘（疾）　②呿咀　③多說异端　④卒病　⑤漸漬　⑥方寸匕　⑦錢五匕　⑧澤㳂
⑨自餘　⑩緩急　⑪（深）迹　⑫由然　⑬命（一疾）　⑭伏梁　⑮左右逢其原　⑯歷然
⑰故（與）　⑱丈夫　⑲比（欲）　⑳叵（測）　㉑（不）給　㉒迓（壽）　㉓（用）廣
㉔掠美　㉕牴牾　㉖狂瞽　㉗畫一　㉘隸（別門）　㉙（力）絀　㉚歧出

2. 文意理解

①《簡明醫彀》凡例從哪幾個方面對該書加以說明？

②用摘要或概括的方法，歸納《醫碥》各條凡例的主旨。

（二）課外閱讀

一脈經撰自叔和歌訣偽於五代俗工取其便利不究原委家傳戶誦熟在口頭守而勿失寧敢於悖內經不敢於悖口訣吾師是以辭而辟之援據經旨燦列圖文日月既已昭矣爝火其將熄乎一醫者人之司命脈者醫之大業此神聖之事生死反掌之操者也俗人不知藉此求食佯爲診候實盲無所知不過枯守數方徼幸病之合方未必方能合病也或高乎此者亦影響成說耳吾師考據古今衷極理奧而皆本乎心得妙有神遇未抽之緒斯吐有漏之義用補故非剿襲之詞有異雷同之旨一玄黃猶可辨似是渺難明如緩與遲相類而緩豈遲之謂微與細同稱而微非細之形一毫有誤千里全殊俗工

乃敢信口妄指欺所不知每念及此可勝浩歎是尤吾師之神測獨秘授及門者茲乃不惜龍珠爲人拈出千古上下厥功偉矣一天人同體時日異候理有預徵機嘗先見吾師效之六經配以諸部精推密察溯往知來未病而知其將病已病而知其將瘥斯真隔垣之視秦鏡之懸也門人董廣晉臣氏百拜述（《診家正眼》清·董廣凡例）

　　作者認爲俗工和良醫主要有哪些不同點？

三十六、方論三則

【提要】　方論，又稱"方解"、"醫方考"，是針對方劑有關内容進行考證、剖析、述評的文體。内容包括"考其製方之人、命名之義、立方之因與方之用"，尤詳於藥之品味、分兩製度以及類方比較、加減化裁、禁忌、得失等。旨在示人以規矩，授人以活法，大多文詞簡練，條理清晰。一般認爲"方之有解始於成無己"，其後方論漸豐，研究愈密，或散於醫著，或匯爲專集。本文第一則選自清宣統三年寧波汲綆齋石印本《古今名醫方論》卷四。作者羅美，字澹生，又字東美，號東逸，新安（今安徽黃山）人，清代醫家。《古今名醫方論》四卷，共選輯歷代名方一百五十餘首，方末載録自金朝成無己後二十餘位名醫的有關方論，對後世影響較大。腎氣丸爲《金匱要略》方。文章闡明腎氣丸命名的含義及"納桂、附於滋陰劑中"的道理，并對由之衍生的諸方得失進行簡要的分析比較。第二則選自1956年人民衛生出版社影印本《醫宗金鑒》卷一。作者吳謙，字六吉，安徽歙縣人，清代醫學家。生活於雍正、乾隆年間，供奉内廷，官太醫院院判。《醫宗金鑒》凡九十卷。内容豐富，簡明扼要，尤切合實用。桂枝湯爲《傷寒論》方。文章解釋桂枝湯命名的含義，揭示配伍的奧妙，指出服後"啜熱稀粥"、"温覆"等機理。第三則選自上海千頃堂書局石印本《成方便讀》卷二。作者張秉成，字兆嘉，江蘇武進人，清代醫家。《成方便讀》是方劑學專著，全書四卷，匯編古今常用方290餘首，分21門。每方撰有歌訣，并詳釋方義。蘇合香丸爲《太平惠民和劑局方》方。文章闡明各種"卒中"昏迷有虛實、閉脱之不同，指出蘇合香丸適宜救治邪中氣閉。

（一）

　　柯韻伯曰：命門之火，乃水中之陽。夫水體本静，而川流不息者，氣之動，火之用也，非指有形者言也。然火少則生氣，火壯則食氣[①]，故火不可亢，亦不可衰。所云火生土者，即腎家之少火，遊行其間，以息相吹耳[②]。若命門火衰，少火幾於熄矣[③]。欲暖脾胃之陽，必先温命門之火。此腎氣丸納桂、附於滋陰劑中，是"藏心於淵，美厥靈根"也[④]。命門有火，則腎有生氣矣。故不曰"温腎"，而名"腎氣"，斯知腎以氣爲主，腎得氣而土自生也。且形不足者，温之以氣[⑤]，則脾胃因虛寒而病者固痊，即虛火不歸其部而失血亡陽者，亦納氣而歸封蟄之本矣[⑥]。

　　崔氏加減八味丸[⑦]，以五味之酸收，易附子之辛熱，腎虛而不甚寒者宜之也。《千金方》於八味外，更加玄參之鹹寒，以助熟地而滋腎，加芍藥之酸寒，助丹皮以滋肝，總之爲桂、附加瑣耳⑧。以之壯水則有餘，以之益陽恐不足也。《濟生方》加牛膝、車前以治水腫，倍茯苓以輔地黄、山藥、茱萸，與澤、丹、車、牛等列⑨，隨證加減，允爲得法⑩。益陰腎氣丸，於六味外加當歸、五味、柴胡⑪，以治目暗不見，化裁之妙矣⑫。

　　①"火少（shào 紹）"十字：謂陽氣溫和正常則使真氣生發，陽氣亢盛則使真氣受損。語本《素問·陰陽應象大論》。壯，謂亢盛。食，通"蝕"，消損。

　　②以息相吹：本謂自然界的塵埃等微細物質因風而動。語本《莊子·逍遥游》。此指脾胃運化有賴腎之陽氣溫煦推動。息，氣息，此指腎之陽氣。

　　③幾：接近。

　　④"藏心於淵"八字：原指涵養心性，使道德完美。語見西漢揚雄《太玄·養》。此指寓溫陽於滋陰之中，以壯其生化之源。靈根，植物根苗的美稱，此喻生化之源即命門之火。

　　⑤"形不足者"八字：語本《素問·陰陽應象大論》。

　　⑥封蟄之本：指腎。語本《素問·六節藏象論》。

　　⑦"崔氏"句：《肘後方》方，名見《朱氏集驗方》卷二"八味丸"。因該方組成與《金匱》腎氣丸僅一味藥物之异，爲免混淆，故冠名"崔氏"。

　　⑧瑣：通"鎖"。鎖鏈。

　　⑨"濟生方"三句：所述即加味腎氣丸。《濟生方》方。功用溫腎化氣，利水消腫。《濟生方》又名《嚴氏濟生方》，宋嚴用和撰。

　　⑩允：確實。

　　⑪六味：即地黄丸。《小兒藥證直訣》方。功用滋補肝腎。

　　⑫化裁：謂隨事物的變化而相裁節。

（二）

　　名曰桂枝湯者，君以桂枝也。桂枝辛溫，辛能散邪，溫從陽而扶衛；芍藥酸寒，酸能斂汗，寒走陰而益營。桂枝君芍藥①，是於發散中寓斂汗之意；芍藥臣桂枝，是於固表中有微汗之道焉。生薑之辛，佐桂枝以解肌表；大棗之甘，佐芍藥以和營裏。甘草甘平，有安內攘外之能，用以調和中氣，即以調和表裏，且以調和諸藥矣。以桂、芍之相須②，薑、棗之相得③，借甘草之調和陽表陰裏，氣衛血營，并行而不悖，是剛柔相濟以爲和也。而精義在"服後須臾啜熱稀粥，以助藥力"。蓋穀氣內充，不但易爲釀汗④，更使已入之邪不能少留，將來之邪不得復入也。又妙在"溫覆令一時許⑤，漐漐微似有汗"⑥，是授人以微汗之法也。"不可令如水流離，病必不除"，禁人以不可過汗之意也。此方爲仲景群方之冠，乃解肌、發汗、調和營衛之第一方也。凡中風、傷寒，脈浮弱、汗自出而表不解者，皆得而主之。其他但見一二證即是，不必悉具。

①君芍藥：爲芍藥之君。君，用如動詞。下文"臣"用法同此。

②相須：兩種性能相類的藥物同用，能互相增强作用。

③相得：相互配合。

④釀：造成。

⑤一時：一個時辰。

⑥縶縶（zhí zhí 執執）：汗浸出不止貌。　　似：持續。

（三）

【蘇合香丸】治諸中卒暴昏迷①，痰壅氣閉，不省人事，以及鬼魅惡氣、時行瘴癘等證②。夫"中"之爲病，有中風、中寒、中暑、中濕、中痰、中氣、中食、中惡種種不同③，其病狀大都相似。其治法，且無論其何邪所中，務須先辨其閉、脫兩途。其閉者，雖亦見肢厥脈伏，而其兩手必握固，二便必閉塞，口痙不開④，兩目直視。此爲邪氣驟加，正氣被遏，不得不用芳香開竅之品以治其標，或蘇合、牛黃、至寶、紫雪之類⑤，審其寒熱、別其邪正而擇用之，庶幾經隧通而正氣復⑥，然後再治其致病之由、所因之病⑦。若脫證，則純屬乎虛，雖病狀亦與諸"中"相似，但手撒、口開、眼合、汗出如珠、小便不禁，全見五絕之候⑧。此爲本實先撥⑨，故景岳有"非風"之名⑩。若一辨其脫證，無論其爲有邪無邪，急以人參、桂、附之品回陽固本，治之尚且不暇，何可再以開泄之藥耗散真氣乎？須待其根本漸固，正氣漸回，然後再察其六淫七情，或內或外而緩調之，則庶乎可也。此方匯集諸香以開其閉，而以犀角解其毒，白尤、白蜜匡其正⑪，朱砂辟其邪。性偏於香，似乎治邪中氣閉者爲宜耳。

①諸中（zhòng 重）：各類卒中病。中，卒中，病名。此指猝然如死而氣不絕之證。卒（cù 促）暴：突然。

②瘴癘：又稱瘴氣、瘴毒。指南方山嵐霧露烟瘴濕熱惡氣。

③中氣：又名"氣中"，類中風之一。多由情志因素引起。　　中惡：病名。舊指中鬼祟邪惡之氣所致。

④口痙：即"口噤"。牙關緊閉。

⑤牛黃：即安宮牛黃丸，《溫病條辨》方。功用開竅填精，清熱解毒。　　至寶：即至寶丹，《太平惠民和劑局方》方。功用開竅安神，清熱解毒。　　紫雪：即紫雪丹。《太平惠民和劑局方》方。功用清熱解毒，鎮痙開竅。

⑥隧：通"隧"。指人體氣血津液等通道。

⑦所因之病：指兼證或後遺症。因，隨。

⑧五絕：指五臟衰竭，爲心絕、肝絕、脾絕、肺絕、腎絕的合稱。語見《中藏經》卷上。

⑨本實先撥：指樹根先自斷絕。語見《詩·大雅·蕩》。此指人體元氣先已衰竭。撥，斷絕。

⑩非風：病名，即"類中風"。語見《景岳全書》卷十一。

⑪匡：輔助。

閱讀實踐（36）

（一）本篇內容要點

1. 詞語注釋

①食（氣）　②（以）息　③幾（於熄）　④靈根　⑤封蟄之本　⑥（加）瑣　⑦允（爲）　⑧化裁　⑨君（芍藥）　⑩相須　⑪相得　⑫釀（汗）　⑬一時　⑭漐漐　⑮（微）似　⑯中氣　⑰中惡　⑱（經）隊　⑲五絕　⑳（先）撥　㉑匡（其正）

2. 文意理解

①作者認爲腎氣丸"納桂附於滋陰劑中"有何深奧道理？

②作者認爲桂枝湯"服後須臾啜熱稀粥，以助藥力"及"溫覆令一時許，漐漐微似有汗"各有何精義？

③作者認爲蘇合香丸適合何種證候？

（二）課外閱讀

　　傷寒邪氣在表者必漬形以爲汗邪氣在裏必蕩滌以爲利其於不外不內半表半裏既非發汗之所宜又非吐下之所對是當和解則可矣小柴胡爲和解表裏之劑也柴胡味苦平微寒黃芩味苦寒內經曰熱淫於內以苦發之邪在半表半裏則半成熱矣熱氣內傳攻之不可則迎而奪之必先散熱是以苦寒爲主故以柴胡爲君黃芩爲臣以成徹熱發表之劑人參味甘溫甘草味甘平邪氣傳裏則裏氣不治甘以緩之是以甘物爲之助故用人參甘草爲佐以扶正氣而復之也半夏味辛微溫邪初入裏則裏氣逆辛以散之是以辛物爲之助故用半夏爲佐以順逆氣而散邪也裏氣平正則邪氣不得深入是以三味佐柴胡以和裏生薑味辛溫大棗味甘溫內經曰辛甘發散爲陽表邪未已迤邐內傳既未作實宜當兩解其在外者必以辛甘之物發散故生薑大棗爲使輔柴胡以和表七物相合兩解之劑當矣（金·成無己《傷寒明理論·小柴胡湯》卷四）

①本段主旨是什麼？

②小柴胡湯以柴胡爲君、黃芩爲臣的理論依據是什麼？

三十七、醫書提要三則

【提要】　　提要屬於說明文，又稱"題解"、"書錄"、"書目提要"等。書目提要發端於西漢劉向、劉歆父子的《別錄》、《七略》，主旨是"條其篇目，撮其指意"，逐一簡要介紹書籍的有關情況，包括作者、年代、版本、主要內容、編寫體例、學術源流與評價等，幫助讀者了解該書的特點。古書提要往往內容高度概括，重點突出，簡明扼要。第一則選自1956年中華書局影印浙江杭州本《四庫全書總目提要》（詳見下編第一章第三節常用工具書簡介）卷103子部十三醫家類一。作者紀昀（公元1724～1805年），字曉嵐，又字春帆，晚年自號石雲，河間（今屬河北）人，乾隆十九年進士，官至禮部尚書、協辦大學士，卒諡文達。文章着重考證《素問》書名的由來，説明王冰對《素問》編次補綴及其注釋的貢獻。第二則選自1959年商務印書館本《鄭堂讀書記》。作者周中孚（公元1768～1831年），字信之，號鄭堂，烏程（今浙江吳興）人。仿照《四庫提要》體例而成是編，共七十一卷，另有補遺三十卷，收書四千餘種。文章揭示喻昌著《醫門法律》的用意，并贊揚該書是"濟川之舟楫，烹魚之釜鬵"。第三則選自1986年山西人民出版社《山右叢書初編》本《萬卷精華樓藏書記》卷八十。作者耿文光（公元1830～1910年），字斗垣，號蘇溪漁隱，靈石（今屬山西）人。同治元年舉人。耿氏以家築萬卷精華樓所藏古籍八萬餘卷爲目，歷時九年，撰成此書，分經史子集四部四十六類，每類有總論、解題，資料豐富。文章概述《瘟疫論類編》、《説疫》二書的分類情況，并稱贊二書不僅文辭可觀，且在瘟疫病的治療方面"自紓己見，多中病情"。

（一）

《黃帝素問》二十四卷，唐·王冰注。《漢書·藝文志》載《黃帝內經》十八篇，無"素問"之名。後漢張機《傷寒論》引之，始稱《素問》。晋·皇甫謐《甲乙經·序》稱《鍼經》九卷，《素問》九卷，皆爲《內經》，與《漢志》十八篇之數合，則《素問》之名起於漢晋間矣，故《隋書·經籍志》始著錄也。然《隋志》所載祇八卷，全元起所注已闕其第七[①]。冰爲寶應中人，乃自謂得舊藏之本，補足此卷。宋林億等校正，謂《天元紀大論》以下，卷帙獨多，與《素問》餘篇絶不相通[②]，疑即張機《傷寒論·序》所稱《陰陽大論》之文，冰取以補所亡之卷，理或然也[③]。其《刺法論》、《本病論》，則冰本亦闕，不能復補矣。冰本頗更其篇次[④]，然每篇之下，必注全元起本第幾字，猶可考見其舊第。所注排抉隱奧[⑤]，多所發明。其稱大熱而甚，寒之不寒，是無水也，大寒而甚，熱之不熱，是無火也。無火者不必去水，宜益火之源，以消陰翳，無水者，不必去火，宜壯水之主，以鎮陽光⑥，遂開明代薛己諸人探本命門之一法，其亦深於醫理者矣。冰名見《新唐書·宰相世系表》，稱爲京兆府參軍⑦。林億等引《人物志》謂冰爲太僕令⑧，未知孰是。然醫家皆稱王太僕，習讀億書也。其名晁公武《讀書志》作"王砅"⑨，杜甫集有《贈重表侄王砅》詩，亦復相合。然唐宋《志》皆作"冰"，而世傳宋槧本亦作"冰"字⑩，或公武因杜詩而誤歟⑪？

①全元起：南朝齊梁時期人，曾任侍郎，并注釋《素問》八卷七十篇。全元起注本爲現存文獻所載最早的《素問》注本，可惜亡佚於南北宋之交。《南史·王僧孺傳》載有全元起欲注《素問》事。

②通：同。

③或然：或許可能。

④頗：皆。

⑤排：疏通。　　抉：擇取。

⑥"其稱"十三句：語本《素問·至真要大論》王冰的兩條注文。參見本教材《〈素問〉注文四則》第二則。

⑦"冰名"二句：《新唐書》卷七十二在王氏任職系列中有"冰京兆府參軍"六字，蓋爲同名之人，并非注《素問》的王冰。世系，家族世代相承的系統。京兆，指京畿（jī機）一帶，今陝西西安以東至華縣之間。參軍，官名，即參謀軍務，隋唐時兼爲郡官。

⑧"林億"句：林億等在今本《黃帝內經素問注》王冰序文篇題下云："按唐《人物志》，冰仕唐爲太僕令，年八十餘，以壽終。"考唐代并無以"人物志"爲名的書籍存世。今存《人物志》，爲三國魏·劉劭撰。故林億所指唐《人物志》，疑爲唐代林寶所撰《元和姓纂》。太僕令，官名，掌輿馬畜牧之事。

⑨晁公武：宋代著名藏書家，澶州清豐（今山東巨野）人，字子止，又稱昭德先生。所撰《郡齋讀書志》後私家藏書目録，按經、史、子、集分爲四十多類。　　砅：音 lì（力）。

⑩槧（qiàn欠）本：猶刻本。

⑪因：沿襲。

（二）

《醫門法律》，附《寓意草》，國朝喻昌撰。《四庫全書》著録《寓意草》作四卷。嘉言既著《尚論篇》，發揮仲景《傷寒論》之秘，猶恐人之進求《靈》、《素》、《難經》、《甲乙》諸書，文義浩渺，難以精研，用是參究仲景《金匱》之遺①，分門析類，定爲是編。其於風寒暑濕燥火六氣及雜證多門，俱能擬議以通元奧②，俾觀者爽然心目，合之《尚論篇》，可爲濟川之舟楫，烹魚之釜鬵③，故後人以嘉言及薛己、王肯堂、張介賓，上配張、李、劉、朱四家也。書成於順治戊子④，自爲之序。末附《寓意草》，爲所治醫案，但稱治驗，而不言其所以然者，殊有上下牀之別矣⑤。書成於崇禎癸未⑥，亦自爲之序。婁東胡卣成周霛又爲之序⑦。

①用是：因此。用，因。

②擬議：揣度議論。

③釜鬵（xín）：釜與鬵，皆古代炊具。語見《詩·檜風·匪風》。

④書：此指《醫門法律》。　　戊子：此指公元 1648 年。按，《醫門法律》當成書於順治戊戌（公元 1658 年），疑作者誤記。

⑤上下牀：喻高低懸殊。事見《三國志·魏書·陳登傳》。

⑥書：此指《寓意草》。　　崇禎癸未：公元 1643 年。

⑦婁東：婁，疑指婁縣，今江蘇昆山縣東北。

（三）

《温疫論類編》五卷，附《松峰説疫》六卷，國朝劉奎撰①。原本。此即吴氏之書②，而重爲訂正者也。凡分五類，曰諸論，曰統治，曰雜症，曰撮要，曰正誤。前後有所移易，加以評釋，爲讀吴書之助。《説疫》成於乾隆五十一年③，前有自序并凡例。凡六門，分爲六卷，曰述古，曰論治，曰雜疫，曰辨疑，曰諸方，曰運氣。松峰所著醫書多未脱稿，今所傳者，惟此二種。醫家文詞多不工，又可書字句亦拙。李士材、汪訒菴、劉松峰等筆墨稍覺可觀④，因著之疫方多可備用。葱熨法最效，人多忽之，亦見於他書。此説就其經歷者言之，故於吴氏方論，一概不録。自紓所見⑤，多中病情，余於是書蓋有取焉。其他如瘟疫，明辨表裏，最清簡而有法⑥，且多篤論⑦。《温病條辨》文法仲景，專尚簡要，歷取諸賢精妙，參以心得，其方法多本之葉天士，而味則加重。《寒瘟條辨》説呃逆最詳。大抵瘟疫一門，用河間法十不失一，用景岳法爲害最巨。多觀疫書，庶少錯誤。

僅讀傷寒書不足以治瘟疫，不讀傷寒書亦不足以治瘟疫。瘟疫變現雜症之多，幾與傷寒等。吴論中僅有數條，傷寒中之方論，瘟疫中可以裁取而用之者正復不少，然必斟酌盡善而後可。是總在人之學力見解，不獨醫家爲然也。

①劉奎：字文甫，號松峰，清代山東諸城縣人。著有《松峰説疫》六卷，《瘟疫論類編》五卷，刊於乾隆年間。二書影響較大，流傳日本等國。

②吴氏之書：指明代吴又可的《瘟疫論》。

③乾隆五十一年：公元 1786 年。

④汪訒菴：名昂，字訒菴，清代醫學家，安徽休寧人。著有《醫方集解》、《湯頭歌訣》等。菴，"庵"的異體字

⑤紓（shū 書）：抒發。

⑥清簡：清新簡練。

⑦篤論：確切的評論。

閱讀實踐（37）

（一）本篇內容要點

1. 詞語注釋

①（相）通　②或然　③頗（更）　④排（抉）　⑥世系　⑥槧本　⑦因（杜詩）　⑧用是　⑨擬（議）　⑩上下牀　⑪（自）紓　⑫篤論

2. 文意理解

①第一則考證了王冰哪些方面材料？

②第二則認爲喻昌著《醫門法律》的用意是什麼？

③第三則爲何說"僅讀傷寒書不足以治瘟疫，不讀傷寒書亦不足以治瘟疫"？

（二）課外閱讀

《證治準繩》一百二十卷明王肯堂撰肯堂有尚書要旨已著錄是編據肯堂自序稱先撰證治準繩八册專論雜證分十三門附以類方八册皆成於丁酉戊戌間其書采摭繁富而參驗脈證辨別異同條理分明具有端委故博而不雜詳而有要於寒溫攻補無所偏主視繆希雍之餘派虛實不問但談石膏之功張介賓之末流診候未施先定人參之見者亦爲能得其平其諸傷門內附載傳尸勞諸蟲之形雖似涉乎語怪然觀北齊徐之才以死人枕療鬼疰則專門授受當有所傳未可概疑以荒誕也其傷寒準繩八册瘍醫準繩六册則成於甲辰幼科準繩九册女科準繩五册則成於丁未皆以補前書所未備故仍以證治準繩爲總名惟其方皆附各證之下與雜證體例稍殊耳史稱肯堂好讀書尤精於醫所著證治準繩該博精詳世競傳之其所著鬱岡齋筆塵論方藥者十之三四蓋於此一藝用力至深宜其爲醫家之圭臬矣（清·紀昀《四庫全書總目提要》卷 104 子部十四醫家類二）

①本文主旨是什麼？

②《傷寒準繩》、《幼科準繩》等書皆成於《證治準繩》之後，爲何仍稱《證治準繩》？

三十八、醫話四則

【提要】 醫話是中醫著述載體之一,屬於醫學小品文。它隨手筆録,不拘一格,形式多樣,短小活潑,或夾叙夾議地説理,或扼要生動地述事,往往含義深刻,意味雋永。本文第一則選自乾隆壬子刊本《吴醫匯講·書方宜人共識説》。《吴醫匯講》由清代乾隆年間醫家唐大烈主編,爲國内最早具有刊物性質的醫學文獻。作者顧文烜(xuān 宣),字雨田,號西疇,吴縣(今屬江蘇)人,乾隆年間醫家。文章對醫生開醫方喜用古名怪名、寫草體字提出批評,對同人發出"凡書方案,字期清爽,藥期共曉"的倡議,至今仍有現實意義。第二則選自嘉慶十七年刊本《醫經餘論》。作者羅浩,字養齋,新安(今安徽徽州地區)人,清代醫家。《醫經餘論》一卷,成書於公元 1812 年,是一部醫話專著,所論多爲作者攻讀醫籍與臨床實踐的心得體會,間有醫書文字或人物事迹之考釋内容。文章歷陳讀書之病,認爲不善讀書,其弊甚於不讀書。第三則選自 1937 年上海大東書局《中國醫學大成》本《冷廬醫話》卷二。作者陸以湉,字薪安,一字定圃,桐鄉(今屬浙江)人,晚清醫家。《冷廬醫話》五卷,成書於公元 1858 年,所載醫史文獻資料豐富,論述精廣,并多個人識見,在醫話著作中素負盛譽。文章通過崔默庵診證一事,説明醫生診病必須周到細致,用心體察,方能準確把握病因。第四則選自《中國醫學大成》本《對山醫話》卷一。作者毛對山,字祥麟,上海人,清末醫家。《對山醫話》四卷,成書於公元 1902 年,對醫理多有發揮。文章通過自身經歷,説明憑脉決證雖是診病手段之一,但若對脉象不加分析,主觀臆斷,則不免失誤。

(一)

國家徵賦,單日易知①;良將用兵,法云貴速。我儕之治病亦然。嘗見一醫方開小草,市人不知爲遠志之苗,而用甘草之細小者。又有一醫方開蜀漆,市人不知爲常山之苗,而另加乾漆者。凡此之類——如寫玉竹爲葳蕤,乳香爲薫陸,天麻爲獨摇草,人乳爲蟠桃酒,鴿糞爲左蟠龍,竈心土爲伏龍肝者——不勝枚舉。但方書原有古名②,而取用宜乎通俗。若圖立異矜奇,使人眼生不解,危急之際,保無誤事?

又有醫人工於草書者③,醫案人或不識,所係尚無輕重④,至於藥名,則藥鋪中人豈能盡識草書乎?孟浪者約略撮之而貽誤,小心者往返詢問而羈延⑤。

可否相約同人,凡書方案,字期清爽,藥期共曉?

①易知:即易知由單。古代交納田賦的通知書。單上寫明田地等級、人口多少、應征款項和起交存留等。亦稱由貼、由單。

②但:盡管。

③書：字。

④輕重：義偏於"重"。緊要。

⑤羈（jī 機）延：羈絆拖延。

（二）

　　古今醫書，汗牛充棟①。或矜一得之長，或爲沽名之具，其書未必盡善，學者亦難博求。然其中果有精義，則不容以不閱矣。然讀醫書者，每有四病：一在於畏難。《內》、《難》經爲醫書之祖，而《內》、《難》經之理，精妙入神，則舍去而覽易解之方書，以求速於自見②。即讀《內經》，或取刪節之本，文義不貫，或守一家之說，至道難明：其病一也。一在於淺嘗。畧觀書之大意，自負明理，不知醫道至微至奧。前賢之書，闡明其理，博大精深，不獨義非膚廓③，即其辭亦古茂④。若草率以觀，既不能識其精妙，且誤記誤會，遂有毫釐千里之失：其病二也。一在於篤嗜古人，不知通變。執《傷寒》、《金匱》之說，不得隨時應變之方，不考古今病情之異，膠柱鼓瑟，以爲吾能法古，治之不愈，即咎古人之欺我也。甚至讀張子和書而用大攻大伐，讀薛立齋書而用大溫大補，不知二公南北殊途，施治各異，且其著書之意，亦不過指示後人見證之有宜大攻大伐、大溫大補者，非以此即可概天下病也，乃不能深求其意而妄守之：其病三也。一在於不能持擇。廣覽羣書，胸無定見，遇症即茫然莫之適從⑤。寒熱溫涼之見交橫於前，遲疑恐懼之心一時莫定。甚至用不經之語⑥，以爲有據，而至當不易之理，反致相遺，其誤人若此：其病四也。有此四病，則醫書讀與不讀等。然不讀書，其心必虛，尚可即病以推求；讀書者自必言大而夸，據書以爲治，而害人之患伊于胡底矣⑦。可不懼哉！

　　①汗牛充棟：謂書籍存放時可堆至屋頂，運輸時可使牛馬累得出汗。形容書籍之多。語本柳宗元《文通先生陸給事墓表》。

　　②自見（xiàn 現）：顯示自己。

　　③膚廓：謂文辭空泛而不切實際。

　　④古茂：古雅美盛。

　　⑤適從：猶依從。

　　⑥不經：荒誕不合常理。

　　⑦伊于胡底：謂不知將弄到什麼地步，即不堪設想的意思。語見《詩·小雅·小旻》。

（三）

太平崔默庵醫多神驗①。有一少年新娶，未幾出痘，徧身皆腫，頭面如斗。諸醫束手②，延默庵診之。默庵診症，苟不得其情，必相對數日沈思，反覆診視，必得其因而後已。診此少年時，六脈平和，惟稍虛耳，驟不得其故③。時因肩輿道遠腹餓④，即在病者榻前進食。見病者以手擘目⑤，觀其飲啖，蓋目眶盡腫，不可開合也⑥。問："思食否？"曰："甚思之，奈爲醫者戒余勿食何？"崔曰："此症何礙於食？"遂命之食。飲啖甚健，愈不解。

久之，視其室中，牀榻桌椅漆氣熏人，忽大悟，曰："余得之矣！"亟命別遷一室，以螃蟹數勮生搗，徧敷其身。不一二日，腫消痘現，則極順之症也⑦。蓋其人爲漆所咬⑧，他醫皆不識云。

①太平：地名。今安徽當塗。
②束手：捆綁雙手。比喻無計可施。
③驟：急切間。
④肩輿：轎子。亦稱平肩輿。此謂坐轎。
⑤擘（bò簸）：分開。
⑥開合：義偏於"開"。睜開。
⑦則：猶言原來。
⑧爲漆所咬：被漆傷害。指對漆的過敏反應。

（四）

余初讀《靈》、《素》諸書，覺其經義淵深，脈理錯雜，每若望洋意沮①。繼復併心壹志②，徧覽前賢註釋，有所疑，則鎮日默坐苦思而力索之③，乃漸通五運六氣、陰陽應象之理④。每調氣度脈，浪決人生死⑤，亦時或有驗。

憶昔避兵鄉里，對巷有吳某晨起方灑掃，忽仆地不語，移時始醒。延余診視，仍能起坐接談。按脈則勢急而銳，真有發如奪索者⑥，蓋腎氣敗也。危期當不越宿⑦，遽辭以出⑧。人咸不之信。詎日未昃⑨，而氣絕矣。又布商周某，偶感微疾，就余診視。余曰："今所患勿藥可愈。惟按心脈獨堅⑩，濕痰阻氣，氣有餘即是火，火鬱不散當發癰。"時周腦後生細瘡，累累若貫珠⑪。余曰："君以此無所苦⑫，一旦勃發，爲害非淺，亟宜慎之。"彼終不爲意。及明春，果以腦後毒發而死。據此，則憑脈決症，似乎如響斯應矣⑬。

豈知脈理微茫⑭，又有不可臆斷者。余有戚某過余齋，形色困憊，詢知患咳經月⑮，行動氣喘，故來求治。診其脈至而不定，如火薪然⑯。竊訝其心精已奪，草枯當死⑰。戚固寒士，余以不便明言，特贈二金⑱，惟令安養，時已秋半。及霜寒木落，往探之，而病已痊。細思其故，得毋來診時日已西沉，行急而咳亦甚，因之氣塞脈亂，乃有此象歟？然惟於此而愈不敢自信矣。

①望洋：仰視貌。比喻力不從心，無可奈何。亦作"望羊"、"望陽"等。語見《莊子·秋水》。　　意沮（jǔ舉）：心情沮喪。

②併心壹志：專心致志。

③鎮日：猶整日。

④陰陽應象：謂人體臟腑陰陽與四時五行陰陽的現象對應聯繫。

⑤浪：隨便。

⑥奪索：爭奪之繩索。喻引長而堅勁之死腎脉。語見《素問·平人氣象論》。

⑦危期：死期。

⑧遽（jù巨）：急忙。

⑨詎（jù巨）：至。　　昃（zè仄）：日西斜。

⑩心脉：左手寸脉。

⑪累累：連貫成串貌。

⑫以：有。

⑬如響斯應：如同回聲應和。比喻效驗迅速。斯，語中助詞。

⑭微茫：隱約模糊。亦作"微芒"。

⑮經月：一個月。

⑯如火薪然：如同剛燃燒的火焰搖晃不定。《素問·大奇論》有"脈見如火薪然，是心精之予奪也，草乾而死"句。薪，《太素》、《甲乙經》并作"新"，當是。

⑰草枯當死：指草枯的季節。

⑱二金：二兩白銀。

閱讀實踐（38）

（一）本篇內容要點

1. 詞語注釋

①（草）書　②輕重　③汗牛充棟　④自見　⑤膚廓　⑥古茂　⑦不經　⑧束手　⑨驟（不得）　⑩肩輿　⑪擘（目）　⑫開合　⑬則（極順）　⑭望洋　⑮意沮　⑯鎮日　⑰浪（決人）　⑱遽（辭）　⑲詎（日）　⑳（未）昃　㉑累累　㉒如響斯應　㉓微茫　㉔經月

2. 文意理解

②第二則作者爲何說"醫書讀與不讀等"？

③第三則，根據崔默庵診病的經歷，我們可以得到什麼啟示？

④第四則的主旨是什麼？

（二）課外閱讀

　　爲醫者非博極群書不可第有學無識遂博而不知反約則書不爲我用我反爲書所縛矣泥古者愚其與不學無術者相去幾何哉柯氏有讀書無眼遂致病人無命之歎夫人非書不通猶人非飯不活也然食而化雖少吃亦長精神食而不化雖多吃徒增疾病所以讀書要識力始能有用吃飯要健運始能有益奈毫無識力之人狃於如菜作齏之語涉獵一書即爾懸壺應世且自誇曰儒理喻氏所謂業醫者愈衆而醫學愈荒醫品愈陋不求道之明但求道之行此猶勉强吃飯縱不停食而即死亦爲善食而形消黃玉楸比諸酷吏蝗螟良不誣也更有文理全無止記幾個成方遂傳衣缽而世其家業草菅人命恬不爲羞尤可鄙矣語云用藥如用兵善用兵者岳忠武以八百人破楊幺十萬不善用兵者趙括以二十萬人受坑於長平噫是非才學識三長兼具之豪傑斷不可以爲醫也父兄之爲其子弟擇術者尚其察諸（清·王士雄《潛齋醫話·勸醫説》）

①本文主旨是什麼？

②喻氏爲何説"業醫者愈衆，而醫學愈荒，醫品愈陋"？

三十九、《理瀹駢文》三則

【提要】　本文選自人民衛生出版社 1955 年影印本《理瀹駢文》。作者吳師機（公元 1806~1886 年），原名安業，字尚先，錢塘（今浙江杭州）人，清代著名中醫外治法專家。創用內病外治法，以膏藥、熏洗等法治療內、外、婦、兒科諸病，世稱外治之宗。《外治醫說》成書於 1865 年，後易名爲《理瀹駢文》，蓋取“醫者理也，藥者瀹也”之意。書中提出“外治之理即內治之理”的觀點，闡述外治法的理論依據，以及膏藥的制法、用法和治療範圍、作用等，有較高的實用價值。第一則敘述作者用膏藥治病的盛況。第二則說明外治法古已有之。第三則駁斥人們對外治法的種種非難。

（一）

干戈未靖①，鄉村尚淹②。瞻望北斗，懷想西湖③。愁聞庚子《哀賦》④，怕覽陶公《歸辭》⑤。案有醫書，庭多藥草。幸晨夕之閑暇，借方技以銷磨。地去一二百里，人來五六十船⑥。未挹上池之水⑦，空懸先天之圖⑧。笑孟浪而酬塞⑨，愧不良而有名。徒以肺腑無言，且託毫毛是視。浮沉遲數之不明，汗吐下和之弗問⑩。或運以手⑪，或點其背⑫。膏既分傅，藥還數裹。愛我者見而訝之⑬，忌我者聞而議之⑭。然而非蕭敵魯之明醫⑮，詎能知病⑯？比羊叔子之饋藥，要不酖人⑰！寄諸遠道，偶同段孅之緘封⑱；平以數句，非必陳珪之縫合⑲。時無上工十全，聊作窮鄉一劑。

①干戈未靖：指咸豐三年（公元 1853 年）太平天國起義軍攻占南京、揚州。干戈，代指戰爭。靖，安定。

②淹：淹沒。此謂淹沒於戰火。

③“瞻望北斗”二句：咸豐三年吳尚先一家從揚州遷往泰州（今江蘇境內），客居他鄉，故云。

④庚子《哀賦》：指庚信的《哀江南賦》。庚信，字子山，南陽新野（今屬河南）人，北周文學家，善詩賦、駢體文，有《庚子山集》。

⑤陶公《歸辭》：指陶淵明《歸去來兮辭》。陶淵明，一名潛，字元亮，世稱靖節先生，潯陽柴桑（今江西九江）人，東晉著名文學家，長於詩文辭賦，有《陶淵明集》。

⑥“地去”二句：據作者自述，到他那裏就診的患者，方圓一二百里，每天有五六十船，最多時候一個月曾治兩萬多人次。

⑦“未挹（yì義）”句：謂自己未飲上池之水，因而沒有扁鵲隔垣見人的才能。挹，舀取。

⑧"空懸"句：謂自己診脉水平不高。空，徒然。先天之圖，即八卦，語見明代李梴《醫學入門》。喻診脉如觀先天之圖，非心清氣定者不能明察。

⑨酬塞：猶搪塞。

⑩"浮沉"二句：意謂看病毋須切脉，也不必講究汗下吐等治病之法。《理瀹駢文》有"余不切脉"、"余不處劑"語。

⑪運以手：用手按摩。

⑫點其背：在背部點明（貼膏藥的）部位。

⑬訝：稱譽。

⑭議：非議。

⑮蕭敵魯：即遼朝的耶律敵魯。耶律爲複姓，遼以後改爲漢姓蕭。《遼史·方技傳》言耶律敵魯"精於醫，察形色即知病原，雖不診候，有十全功"。

⑯詎：豈。

⑰"比羊叔子"二句：意爲比作羊叔子贈送藥物，總不會毒害人。羊叔子，名祜（hù 户），晋南城（今山東費縣）人，以清德聞於世，其饋藥事見《晋書·羊祜傳》。酖（zhèn 陣），"鴆"的异體字，毒害。

⑱"寄諸"二句：意爲贈送給長途跋涉的人，其作用或許與段翳的書信相同。段翳預爲一書生合膏藥，并藏於筒中，事見《後漢書·段翳傳》。段翳，字元章，廣漢新都（今屬四川）人。緘封，書信。

⑲"平以"二句：意爲用膏藥治愈疾病雖然療程較長，但不必像華佗那樣開刀縫合。陳珪，暗喻華佗，事見《華佗傳》。

（二）

嗟呼！金液徒聞①，玉版空在②。三醫之謁③，誰是神手？一藥之誤，每欲噬臍。夙披古籍，仰企前修④。李元忠研習積年⑤，高若訥兼通諸部⑥。慨此事之難知⑦，覺而方之非是⑧。昌陽、豨苓，欲反韓公之論⑨；楮實、薑豆，恨乏廷紹之才⑩。因思合歡蠲忿，萱草忘憂，博物者詎必應病投藥？艾炷灸額，瓜蒂㖨鼻⑪，知名者何曾診脉處湯？是以慕元化之術，傳神膏於漢季；不復避韓皋之諱，嫌膏硬於天寒⑫。今夫懾於勢者，必不能盡其意；狃於習者⑬，亦無以得於心。是以郭玉治病，多在貧賤⑭；元素處方，自爲家法⑮。

①金液：古代方士所煉丹液。謂服之可以成仙。

②玉版：自注："《素問》有《玉版篇》。"

③三醫之謁：事見《列子·力命》。三醫，指矯氏衆醫、俞氏良醫、盧氏神醫。

④仰企：仰慕企望。　　前修：前代賢人。

⑤李元忠：北齊趙郡柏人（今河北唐山）人。據《北齊書·李元忠傳》，李元忠因母老多

病，乃專心醫學，研習數年，遂精通方技，爲人仁恕，見有疾者，不問貴賤，皆爲救療。

　　⑥高若訥：北宋并州榆次（今屬山西）人。《宋史·高若訥傳》："若訥强學善記，自秦漢以來諸傳記無不該通。因母病遂兼通醫書，雖國醫皆屈伏。"

　　⑦"此事"五字：暗含《此事難知》書名。元代王好古撰《此事難知》，編集其師李杲的醫學論述。此事，指醫學。

　　⑧"而方"五字：《史記·扁鵲倉公列傳》："慶（公乘陽慶）謂意（淳于意）曰：'盡去而方書，非是也。'"

　　⑨"昌陽"二句：意爲自己用膏藥治病，不怕被人譏諷爲服豨苓延年。韓愈《進學解》："訾醫師以昌陽引年，欲進其豨苓也。"昌陽，即菖蒲，久服可以延年。豨苓，即猪苓，主滲泄。

　　⑩"楮實"二句，意爲自恨缺乏吳廷紹的才識。《十國春秋》載廷紹用楮實湯治李昇（biàn變）喉噎、甘豆湯治馮延巳腦痛。廷紹，即吳廷紹，五代南唐醫家。薑豆，疑"甘豆"之誤。

　　⑪瓜蒂歕鼻：用瓜蒂散嗌鼻取嚏。歕，"噴"的异體字。

　　⑫"不復"二句：韓皋，字仲聞，唐代人。據說韓皋有疾，請醫診治，醫曰天寒膏硬，皋不悅。因爲寒膏與韓皋同音，醫生冒犯了他的名諱。

　　⑬狃（niǔ紐）：局限。

　　⑭"郭玉"二句：事見范曄《後漢書·郭玉傳》。

　　⑮"元素"二句：《金史·張元素傳》："平素治病不用古方，其說曰：'運氣不齊，古今异軌，古方新病，不相能也。'自爲家法云。"張元素字潔古，金朝著名醫家。

（三）

　　有譏外治爲詭道以欺世者，不知其道即近在人耳目前也。人生唯飲食屬内耳，其餘有益於身者，無非身外物也。夏之簟①，冬之裘，不在外者乎？暑則卧簟②，寒則圍爐，不在外者乎？而熱者以涼，冷者以暖，隨四時而更變，因是得免於病。不獨此也。諸陽聚於頭③，十二經脈三百六十五絡，其氣血皆上於面，而走空竅。面屬陽明胃。晨起擦面，非徒爲光澤也，和氣血而升陽益胃也；洗眼，滋臟腑之精華以除障也④；漱齒，堅骨以防蠹也；梳髮，疏風散火也。飯後摩腹，助脾運免積滯也。臨卧濯足，三陰皆起於足指⑤，寒又從足心入，濯之所以温陰而祛寒也⑥。痛則手揉，癢則爪搔；唾可抹毒，溺可療傷。近取諸身，甚便也，何嘗必須服藥乎？七情之病也，看花解悶，聽曲消愁，有勝於服藥者矣。人無日不在外治調攝之中，特習焉不察耳。

　　諺曰："看不見遮一層，走不動拖一根。"無理之言中有妙理，老人有疾亦不恃藥餌也。又諺曰："瓜熟蒂落。"婦人胎產，始終不服藥者多。至於小兒斷乳、種痘，只傳外治，不聞古有內服之方，時賢亦未有言內服者，如以外治爲不然，胡不出一內服之方乎？又《洗冤錄》所載五絕救法⑦，大都外治起死回生，有功匪淺，蓋服藥者至此技亦窮矣。夫絕症可以外治法救，未絕者更易救也。倘醫家能以其法推之，而體察於人情物理，於無法之中別生妙法，則治諸症莫不可起死回生，豈非人心之大快哉！又何嫌於詭道以欺世乎？

①箑（shà霎）：扇子。
②簟（diàn店）：竹席。
③諸陽：指人身六條陽經。
④障：翳障。
⑤指：脚趾。
⑥陰：此指下肢。
⑦洗冤錄：指宋代宋慈的法醫專著《洗冤集錄》。　　五絕：舊指縊死、壓死、溺死、魇死和產乳（臨產時突然暈絕）五種絕症。

閱讀實踐（39）

（一）本篇內容要點

1. 詞語注釋

①干戈　②（未）靖　③（尚）淹　④（未）捃　⑤空（懸）　⑥訝（之）　⑦議（之）　⑧詎（能）　⑨酖（人）　⑩緘封　⑪仰企　⑫前修　⑬狃（於）　⑭（夏之）箑　⑮（卧）簟　⑯（足）指

2. 文意理解

②第二則表明作者怎樣的一種決心？
③第三則從哪些方面論述外治"近在人耳目前"？

（二）課外閱讀

醫之難在不能見臟腑而人之敢於爲醫者正恃此皆不見臟腑然孟浪酬塞欺人欺己於心終有不自安者余非不慕高醫之一劑知二劑已也而自問聰明才力萬不及前人閱歷愈深膽愈小不得不遁而出此所謂畫虎不成不若刻鵠者也又所謂與爲牛後不若爲雞口者也自任如此故教人亦遂如此也惟是治分內外而讀書明理則一能通其理則辨症明白兼知古人處方用藥之意庶幾用膏薄貼用藥糝敷用湯頭煎抹炒熨無不頭頭是道應手得心具有內外一貫之妙否則依樣畫胡蘆病藥不相對或且相反誤人匪淺（節選自清·吳師機《理瀹駢文》）

①本文主旨是什麼？
②爲什麼說"閱歷愈深膽愈小"？

四十、《素問》校記四則

【提要】　校記是對原書進行核對校勘、訂正差錯所作的記錄，一般兼有注釋。本文所選《素問》校記四則，均爲清儒所作。考證嚴密，行文簡樸，信實有據，大致體現了清儒校釋古籍的風格和方法，對於當前閱讀整理古代醫籍具有一定啓示和借鑒作用。本文第一則選自清光緒九年刊本《春在堂全書·讀書餘録》。作者俞樾（公元 1821～1907 年），字蔭甫，號曲園，浙江德清人，清末著名樸學家。道光三十年進士，曾授翰林院編修、河南學政。《清史稿》有其傳。著有《群經評議》、《諸子評議》、《古書疑義舉例》等，全部著作匯刻爲《春在堂全書》250 卷。《讀書餘録》（後又稱《内經辯言》）是清代研治《素問》的考據名著，其中有《素問》校記四十餘則。本則指出王冰注“隱曲”二字有四失，并引《左傳》證明“隱曲”義爲“小便”。第二則選自清光緒五年世澤樓刊本《黃帝内經素問校義》。作者胡澍（公元 1825～1872 年），字荄甫，一字甘伯，號石生，安徽績溪人，清末學者。咸豐九年中舉，曾任户部郎中、内閣中書。《黃帝内經素問校義》凡 39 則。本則對“汗出偏沮，使人偏枯”之“沮”加以考釋，反映胡氏知識的淵博和論證的縝密。第三則選自清光緒二十年瑞安孫氏刊本《札迻·素問王冰注校》。作者孫詒讓（公元 1848～1908 年），字仲容，號籀廎（zhòu qǐng 宙頃），浙江瑞安人，清末經學家、樸學家。同治舉人，曾任刑部主事。著有《周禮正義》、《墨子閒詁》、《札迻》等。《札迻》爲清代子書校勘名著，全書十二卷，共校書 77 種。其中卷十一爲《素問王冰注校》，共校釋《素問》13 則。本則就“臣治疏愈，説意而已”一句王冰斷句錯誤，指出其誤斷的根本原因在於誤解“愈”字。第四則選自 1963 年中華書局本《香草續校書·内經素問》。作者于鬯（chàng 唱）（公元 1854～1910 年），字醴尊，號香草，南匯（今屬上海市）人，清末經學家。著有《香草校書》、《香草續校書》、《戰國策注》等。《香草續校書》凡二十二卷。其中卷二爲《内經·素問》，載有《素問》校記 102 條。本則對“木敷者，其葉發”的“敷”與“發”加以辨析。

（一）

《陰陽別論》：“曰二陽之病發心脾[①]，有不得隱曲，女子不月。”王注曰：“隱曲謂隱蔽委曲之事也。夫腸胃發病，心脾受之。心受之則血不流，脾受之則味不化。血不流故女子不月，味不化則男子少精，是以隱蔽委曲之事不能爲也。”

　　樾謹按：王氏此注有四失焉。本文但言女子不月，不言男子少精，增益其文，其失一也；本文先言不得隱曲，後言女子不月，乃增出男子少精，而以不得隱曲總承男女而言，使經文倒置，其失二也；女子不月既著其文，又申以不得隱曲之言[②]，而男子少精必待注家補出，使經文詳略失宜，其失三也；《上古天真論》曰：“丈夫八歲，腎氣實，髮長齒更；二八腎氣盛，天癸至，精氣溢。”爲是男子之精與女子月事并由腎氣，少精與不月應是同病。乃以女子不月屬之心，而以男子少精屬之脾，其失四也。今按下文云：“三陰三陽俱搏③，心腹滿，發盡，不得隱曲，五日死。”注云：“隱曲爲便瀉也。”然則，不得隱曲，謂不得便瀉。王注前後不照，當以後注爲長。便爲瀉，謂之隱曲，蓋古語如此。《襄十五年左傳》：“師慧過宋朝私焉。”杜注曰④：“私，小便。”便瀉謂之隱曲，猶小便謂之私矣。不得隱曲爲一病，女子不月爲一病，二者不得并爲一談。不得隱曲從下注，訓爲不得便瀉，正與脾病相應矣。

①二陽：指陽明大腸經與陽明胃經。

②申：重複。

③搏：指脈至搏指。

④杜：指西晉學者杜預。字元凱，著有《春秋左氏傳集解》，是今傳《左傳》注解中最早的一種。

（二）

《生氣通天論》：“汗出偏沮，使人偏枯。”王注曰：“夫人之身常偏汗出而潤溼者，宋本作溼潤，此從熊本、藏本①。久久偏枯，半身不隨②。”林校曰③：“按‘沮’，《千金》作‘祖’，全元起本作‘恆’。”

澍案：王本并注是也。《一切經音義》卷十引《倉頡篇》曰④：“沮，漸也。”《廣雅》曰⑤：“沮、潤、漸、洳，溼也。”《魏風》⑥：“彼汾沮洳⑦。”毛傳曰⑧：“沮洳，其漸洳者。”《王制》⑨：“山川沮澤⑩。”何氏《隱義》曰⑪：“沮澤，下溼地也。”是“沮”爲潤溼之象。曩澍在西安縣署，見侯官林某⑫，每動作飲食，左體汗泄，濡潤透衣，雖冬月猶爾，正如經注所云。則經文本作“沮”字無疑。且“沮”與“枯”爲韻也。孫本作“祖”⑬，乃偏旁之譌。《說文》古文“示”作“𤯄”，與篆書“巛”字相似，故“沮”誤爲“祖”。全本作“恆”，則全體俱誤矣。“沮”之左畔譌從心，《小雅·采薇》正義引鄭氏《易》注，所謂古書篆作立心，與水相近者也。其右畔譌作“亘”，“亘”與“且”今字亦相近，故合譌而爲“恒”⑭。

①“宋本”二句：爲本篇作者的自注語。原書以小字雙行夾注的形式插入正文。宋本，指宋刊本《素問》。熊本，指明成化十年熊氏種德堂刻本《素問》。藏本，指明正統道藏本《素問》。

②隨：聽使喚。

③林校：即宋代林億等《新校正》。

④一切經音義：書名。唐·釋慧琳撰。一百卷。以古代字書釋佛經字義，共釋佛經一千三百部。一切經，佛教經書的總稱。　　倉頡篇：古代字書。秦·李斯等人著。包括李斯等《倉頡篇》、趙高《爰曆篇》、胡毋敬《博學篇》，合稱《三蒼》。

⑤廣雅：古代訓詁書。三國魏·張揖著。引文見該書卷一《釋詁》。

⑥魏風：《詩經》十五國風之一。

⑦汾（fén 墳）：水名。汾河。　　沮洳：低濕之地。下文"漸洳"義同。

⑧毛傳：即《毛詩故訓傳》。西漢毛亨爲《詩經》所作的注解。

⑨王制：《禮記》篇名。

⑩沮澤：水草叢生的沼澤地帶。

⑪何氏隱義：指南朝梁·何胤《禮記隱義》。

⑫侯官：舊縣名。今福建福州。

⑬孫本：指孫思邈《千金方》。

⑭"沮之"七句：意在說明"沮"訛爲"恒"的原委。正義，即《毛詩正義》，唐·孔穎達爲《詩經》所作的疏證。鄭氏，指鄭玄，東漢經學家、教育家。畔，邊側。

（三）

《著至教論》："雷公曰：臣治疎愈，說意而已。"注云："雷公言，臣之所治，稀得痊愈，請言深意而已疑心。已，止也，謂得說則疑心乃止。"

案：王讀"臣治疎愈"句斷，非經意也。此當以"臣治疎"三字爲句，"愈說意而已"五字爲句。"愈"即"愉"字之變體。《說文·心部》云："愉，薄也。"假借爲"媮"，俗又作"偷"。《詩·唐風·山有樞》篇："他人是愉。"鄭箋云："愉，讀爲偷。"《周禮·大司徒》："以俗教安則民不愉。"《公羊·桓七年》何註①："則民不愉。"《釋文》云："愉本作偷。"是其證也。此"愈"亦當讀爲"偷"。《禮記·表記》鄭注云："偷，苟且也。"《史記·蘇秦傳》云："臣聞飢人所以飢而不食烏喙者②，爲其愈充腹，而與餓死同患也。"《戰國策·燕策》"愈"作"偷"。《淮南子·人間訓》云："焚林而獵，愈多得獸，後必無獸。"《韓非子·難一》篇"愈"亦作"偷"。《史記》、《淮南子》"愈"字之義，與此正同。蓋雷公自言，臣之治疾，爲術疎淺，但苟且取說己意而已。王氏失其句讀，而曲爲之說③，不可通矣。

①公羊：《公羊傳》之簡稱。舊題戰國齊人公羊高著。　　何：指東漢經學何休。字邵公，撰有《春秋公羊解詁》。

②烏喙：烏頭。

③曲：迂曲。

（四）

《寶命全形論》："木敷者，其葉發。"

㟬案：敷與陳義本相通。《漢書·宣帝紀》顏注引應劭云①："敷，陳也。"《韋玄成傳》注云："陳，敷也。"敷爲陳布之陳，亦爲久舊之陳。凡一字之有分別義，悉由一義之通轉而得②。訓詁之法，頗無泥滯。然則，"木敷者，其葉發"，即林校引《太素》云"木陳者，其葉落"也。木陳，謂木久舊也。《漢書·文帝紀》顏注云"陳，久舊也"是也，則木敷亦若是義矣。"發"當讀爲"廢"。《論語·微子篇》陸釋引鄭本"廢"作"發"③。《莊子·列禦寇篇》陸釋引司馬本"發"作"廢"④。《文選·江文通雜體詩》李注云⑤："凡草木枝葉彫傷謂之廢。"此其義也。故其葉發者，其葉廢也。其葉廢，即其葉落矣。王注云："敷，布也。言木氣散布，外榮於所部者，其病當發於肺葉之中。"此説甚戾。木既敷榮，何爲病發？《靈樞·五變篇》云："春霜烈風，則花落而葉萎。"是謂蚤花先生葉。今止一"敷"字，亦不足以盡此義。且《素問》止言其葉發，不言其葉發病，安得增設而爲是説也⑥？林校正謂《太素》三字與此經不同，而注意大異⑦。不知字雖不同，而意實無別也。林言三字不同，"陳"與"敷"也，"落"與"發"也。其一乃指上文"嘶敗"之"敗"字，王本原作"嘎"。説見俞蔭甫太史《餘録》。今浙局本於下文"血氣爭黑"之"黑"字作"異"⑧，當屬刊誤⑨，不得爲林指三字之一也。

①顏：指顏師古。名籀，字師古，唐初經學家、訓詁學家。曾奉詔校五經，又注《漢書》。　　應劭：字仲遠，漢末經學家、訓詁學家。所著《漢書·集解音義》，顏氏注《漢書》時徵引頗多。

②通轉：訓詁學術語，多用於古韵通假。此指字義的轉訓。

③陸釋：指唐·陸德明《經典釋文》。　　鄭本：指鄭玄《論語》注本。

④司馬本：指司馬彪《莊子》注本。司馬彪，字紹統，西晉史學家。

⑤文選：書名。南朝梁·昭明太子蕭統編撰，世稱《昭明文選》。是我國現存最早的文學總集。　　李：指李善。唐代著名學者，著有《文選注》。

⑥"增設"六字：謂增字爲訓。此乃訓詁大忌。

⑦注意：注釋的含義。

⑧浙局本：浙江官書局刻本。清同治、光緒年間，在江蘇、浙江、廣東、湖北等省設立官書局，刻板印書，通稱局板或局本。

⑨刊誤：刻印造成的文字訛誤。

閱讀實踐（40）

（一）本篇內容要點

1. 詞語注釋

①隱曲　②申（以）　③（偏）沮　④宋本　⑤（不）隨　⑥沮洳　⑦沮澤　⑧（左）畔　⑨烏喙　⑩曲（爲）　⑪（葉）發　⑫通轉　⑬注意　⑭刊誤

2. 文意理解

①第一則，作者認爲王冰注文有哪"四失"？

②第二則的主旨是什麼？

③第三則，作者引用哪些文獻證明"愈"即"偷"？

④第四則的論點和論據分別是什麼？

（二）課外閱讀

　　陰陽別論篇第七三陽三陰發病爲偏枯痿易四支不舉注云易爲變易常用而痿弱無力也又大奇論篇跛易偏枯注云若血氣變易爲偏枯也案易竝當讀爲施湯液醪醴論篇云是氣拒於內而形施於外施亦作弛生氣通天論篇云大筋緛短小筋弛長緛短爲拘弛長爲痿又云筋脈沮弛注云弛緩也痿論篇云宗筋弛縱刺要論篇云肝動則春病熱而筋弛皮部論篇云熱多則筋弛骨消蓋痿跛之病皆由筋骨解弛故云痿易跛易易即弛也王如字釋之非經惛也毛詩何人斯篇我心易也釋文易韓詩作施爾雅釋詁弛易也釋文弛本作施是易施弛古通之證（清·孫詒讓《札迻》卷十一）

①本文訓釋的對象與正反論點分別是什麼？

②肯定正面論點的論據有哪些？

下編　基礎知識

第一章

工　具　書

工欲善其事，必先利其器。爲了提高閱讀古醫籍的能力，我們除了要不斷充實專業知識、提高古漢語水平外，還必須熟悉與本專業有關的各類工具書，并掌握其使用方法。能否熟悉并運用工具書，往往是衡量一個人獨立解決問題能力高低的標志之一。

工具書是爲滿足人們質疑求知的需要，按照一定的編排形式和查檢方法，迅速提供某方面的基本知識和資料綫索的專供查檢的圖書。它具有解釋疑難、輔助自學、指示門徑、提供綫索、搜集資料的作用。

工具書的種類很多，幾乎可以説，世上有多少行業，就有多少爲之服務的各種層次的工具書。工具書的分類方法頗雜，但從其功用特點來説，主要有字典、辭書、書目、索引、文摘、類書、叢書、政書、年鑒、手册、年表等。

字典是解釋字的形音義及其用法的工具書，如《康熙字典》、《簡明中醫字典》等。

辭書（又稱詞典）是解釋詞的意義及其用法的工具書，如《辭源》、《中國醫學大辭典》等。在漢語里，字與詞是兩個不同的概念，一個字可以是一個詞（單音詞），也可能不是一個詞，因此有字典與辭書之分。但二者也不是截然分開的，如字典有時也收語詞，辭書一般以單音詞（字）爲詞頭。

書目是圖書目録的簡稱，它記録圖書名稱、作者、卷數、版本，有的還叙及學術源流、圖書流傳、內容評價和收藏單位等內容。如《中醫圖書聯合目録》、《宋以前醫籍考》等。

索引，又稱通檢、備檢、引得，是把一種或多種書（刊）里的內容編成條目按一定方法編排，并注明出處，專供檢索的工具書，如《醫學史論文資料索引》、《本草綱目索引》等。

文摘就是論文摘要，將論文的主要論點簡明扼要地摘録出來，以供讀者閱讀。如《中國醫學文摘》、《中國藥學文摘》等。

類書是輯録各門類或某一門類資料的工具書，如《古今圖書集成·醫部全録》、《太平聖惠方》等。

叢書是在一個總名稱下，把原來單獨印行的若干部書籍原封不動地匯編在一起的工具書，如《珍本醫書集成》、《古今醫統正脉全書》等。

政書是專門記載典章制度的工具書，如《文獻通考》、《通志》等。

年鑒是按年度出版，用以反映一年之中的大事記、科學進展、統計資料和數據等的工具書，如《中國醫學科學年鑒》、《中醫年鑒》等。

手册是匯集某方面經常需要查考的文獻資料或專業知識的工具書，如《中醫方劑臨床手册》、《針灸治療手册》等。

　　年表是按年代順序以表格形式編制的查考時間或大事的工具書。如《中國歷史紀年表》、《中國醫史年表》等。

第一節　工具書的編排方法

　　從一定的角度把文字資料分類編排的方法叫編排法，也稱檢字法。

　　工具書的編排問題，早在秦漢時就受到注意。到了漢代，爲了解決訓釋古代經書的詞義問題，我國第一部按意義編排的辭書《爾雅》誕生。它對後世字典辭書的編撰起了重大的作用。可是按意義編排查檢起來很不方便，到東漢，我國第一部按部首（形符）編排的字典《説文解字》問世。以後按部首編排的工具書都是在它的基礎上改良而成的。爲了審音辨韵的需要，爲了彌補《説文》查檢之不便，又出現按音序編排的韵書——《切韵》和《廣韵》。總之，我國的工具書，特別是字典、辭書的編排體例雖繁，但基本上是按意義（義序）、部首（形序）、音序三大類型不斷改進的。

一、部首編排法

　　漢字除一小部分是獨體字外，大多數是由幾個部分組成的合體字。把那些有一個相同部分的字編在一起，算作一部，即爲部首。部首編排法按漢字部首筆畫數次序編排。部首是方塊字的組成部分，它確定了每個字在一系列字中屬於哪一類型，通俗的説法就是哪一個形符（或叫偏旁）。例如江、河、湖、海等字和水有關，歸水部；岩、岱、岳、嶺等字和山有關，歸山部；蚊、蠶、蠱、條等字和蟲有關，歸虫部。但事實上有一部分字歸入某部，只是筆畫相似或相近而已，與意義毫無關係。這種現象主要體現在獨體字中。爲了查檢，也要給獨體字分類，編成若干部。例如：把一、丁、七、三、丁、丌、丈編在"一"部，把九、川、升、丘、向編在"丿"部。這樣，一、丿也成了該部的部首。

　　如《康熙字典》是按部首編排的。它把所收的 47035 個漢字分成 214 個部首，又根據十二地支，把全書分成子、丑、寅、卯、辰、巳、午、未、申、酉、戌、亥十二集。每集又分上中下，再把 214 個部首按筆畫數目從少到多分屬在十二集裏。具體分配如下：

　　子集　一畫至二畫有一、丨、丿、乙、二、人、儿、入、冫、刀、勹、十、厶、又等部。

　　丑集　三畫有口、土、士、夕、大、女等部。

　　寅集　三畫有子、宀、寸、小、尸、山、巛、工、己、幺、广、弓、彡、彳等部。

　　卯集　四畫有心、戈、户、手、支、文、斤、方等部。

　　辰集　四畫有日、月、木、欠、止、歹、殳、比、毛、气等部。

　　巳集　四畫有水、火、爪、父、爿、片、牙、牛、犬等部。

　　午集　五畫有玄、玉、瓜、瓦、甘、田、疒、白、皮、皿、目、石、示、禾、穴等部。

　　未集　六畫有竹、米、糸、网、羊、羽、老、而、耳、肉、臣、至、舌、舟、色等部。

申集　六畫有艸、虍、虫、血、行、衣、襾等部。

酉集　七畫有見、角、言、谷、豆、豕、豸、貝、走、足、身、車、辵、邑、酉等部。

戌集　八畫至九畫有金、門、阜、隹、雨、革、音、頁、風、食、首、香等部。

亥集　十畫至十七畫有馬、骨、高、髟、鬥、鬼、魚、鳥、鹵、鹿、麻、黃、黍、黑、黹、黽、鼎、鼓、鼠、鼻、齊、齒、龍、龜、龠等部。

有人把以上不同筆畫數的部首與十二集的關係編成歌訣，以便查尋：

一二子中尋，三畫問丑寅，

四畫卯辰巳，五午六未申，

七酉八九戌，其餘亥部存。

查檢按部首編排的工具書應注意以下幾方面問題：

（一）了解各種字（詞）典的部首差异

東漢許慎《説文解字》首創部首編排法，把漢字分爲 540 部。明代梅膺祚的《字匯》合并爲 214 部，以後的《康熙字典》、《中華大字典》、新舊《辭源》、舊《辭海》、《中文大辭典》等均沿用。

1979 年重新修訂出版的新《辭海》以 214 部爲基礎，删去"丨"、"爻"、"飞"等 8 個部首，合并 6 個部首（如"行"并入"彳"），分立 10 個部首（如"手"分出"扌"），新改 10 個部首（如"网"改爲"罒"），新增"亡"、"卵"等 40 個部首，合計 250 個部首。查檢該書請參見"部首調整情况表"。

1986 年出版的《漢語大字典》、《漢語大詞典》又以 214 部爲基礎，删 8 部，并 6 部，共立 200 部。同時對單字的歸部也進行了適當的調整，如"將"字由"寸"部改爲"爿"部；"問、悶、聞"一類字，《康熙字典》分別歸"口、心、耳"部，今統歸"門"部；"斑、粥、瓣"一類字，原歸"文、米、瓜"部，今改爲"王、弓、辛"部。查檢該書請參見"部首排檢法説明"。

（二）分析字形結構，找出哪一個偏旁是形符

以形符爲主，是字典歸部的原則。有些字形符在左邊，如：髂、砭、精、根等。有些字形符在右邊，如：故、欲、雄、刺等。有些字形符在上面，如：客、草、管、空等。有些字形符在下面，如：思、盆、貫、摯等。有些字形符在四周，如：固、周、閭、匱等。有些字形符拆開來，分在聲符的左右兩邊，如：街、衢等。有些字形符拆開來，分在聲符的上下兩端，如：衷、褒等。有些字形符在左上角，如"荆"字。有些字形符在右上角，如"望"字。有些字形符在左下角，如"穎"字。有些字形符在右下角，如"賴"字。

（三）熟悉部首的變體

所謂變體，就是同一部首，由於它所處位置不同，而變成不同的形體。如"思想"、"愉快"、"恭慕"諸字，有"心"、"忄"、"小"三種形體，但都收在"心"部（新《辭海》"心"、"忄"各自獨立，"恭"字歸"廿"部，"慕"字入"艹"部）。其他部首的變體也要熟悉。如"艹"是"艸"部，"竹"是"竹"部，左"阝"是"阜"部，右"阝"是"邑"部，"脾"字收在"肉"部，"理"字屬於"玉"部，"透"字屬於"辵"部，"洗"字屬於"水"

部，"打"字屬於"手"部，"然"字屬於"火"部等。

（四）注意有些字本身就是部首，不要拆開查找

如"音"不在"立"部或"日"部，"見"不在"目"部或"儿"部，"走"不在"土"部，"言"不在"口"部，"黃"不在"艹"部或"廿"部，也不在"八"部。它們本身就是部首。其他如"鼓、齒、風、色、豆、鼻、香、黍、麻、食、高、鬲、魚、鳥、黑、鹿"等都是部首字。

（五）有些不容易看出部首的難查字，可以查找"難查字表"或"檢字表"

如《康熙字典》、《中華大字典》均附有"難查字表"，新《辭海》前面附有"筆畫查字表"，後面又附有"漢語拼音索引"，《新華字典》附有"檢字表"。

從上可知，由於漢字是表意的方塊字，結構複雜，字形不斷演變，這就給部首編排帶來了一些難以克服的缺點。主要表現在以下幾個方面：

1. 有的會意字或形聲字的表義部分由多形組合，既可歸入這一部，又可歸入那一部。如"相、牢、酒"，《康熙字典》分別入"目、牛、酉"部，而新《辭海》則分別入"木、宀、氵"部。又如"羸"字，《康熙字典》和《中華大字典》均入"羊"部，而新《辭海》入"亡"部。

2. 有些字經過形體演變，部首難以識別。如"書"字，《說文解字》："從聿者聲"，入"聿"部，而《康熙字典》等書根據其隸變後的字體將其歸入"曰"部。

3. 有些形聲字的形符跟它所在部首不一致。如"舅"的形符是"男"，但沒有這個部，《康熙字典》便將它歸入"臼"部。

4. 部首編排以獨體爲原則，但按部首編排的工具書往往不能貫徹這個原則。如：鼻、齒、黃、香、黍等，都是合體，却成了部首；有的是獨體，如：才、凡、于等，又不作部首。

5. 有些字的歸部是人爲規定的，并不一定就是該字的義符。如《康熙字典》將"燕"歸入"火"部，將"辯"歸入"辛"部，顯然沒有道理，與意義并無關係。又如"密"和"蜜"二字，偏旁相同，但前者歸"宀"部，後者歸"虫"部，乃是編者主觀定奪所致。

二、筆畫編排法

筆畫編排法按每個字筆畫多少編排查檢。畫數少的在前，畫數多的在後；同畫數的，再按起筆的筆形歸類。起筆筆畫有按"一丨丿丶乙"的順序排列的，也有按"丶一丨丿乙"的順序排列的，并不完全統一。《中醫大辭典》、《中藥大辭典》、《簡明中醫字典》都采用筆畫檢字法檢字。

筆畫編排法的優點是檢索方便，容易掌握。缺點有二：一是由於漢字形體的變易或寫法不規範，以致畫數和起筆數不易確定；二是遇到畫數和起筆都相同的字很多時，仍然需要輔以部首檢字法。

三、音序編排法

音序編排法按漢字的字音編排查檢。過去有按注音字母順序（即"ㄅㄆㄇㄈ……"）排

列的，如 1957 年商務印書館出版的《漢語詞典》即是。現在都是按漢語拼音字母的順序排列。它的最大優點是不必先查"檢字表"，而可直接查字；加上同音字都排在一起，也便於掌握讀音。但利用這種檢字法必須先知道字的讀音，而確定字音又往往是我們查字的目的之一，這就給查檢帶來諸多不便。所以按音序排列的字典，都必須附有其他檢字法的檢字表。如《現代漢語詞典》、《古漢語常用字字典》是按音序編排的，它們都附有筆畫檢字表。

此外，還有韵部編排法。這是一種按韵部順序編排的檢字方法，實際上它是我國古代的音序檢字法。每個漢字都有一個聲母和一個韵母，把韵母相同的字編排在一起就是一個韵部。每部挑選出一個字作標目，再按一定的次序排列起來，叫做"韵目"。如平水韵上平聲的韵目是"一東、二冬、三江、四支"等。所以按韵部檢字，實際上就是按韵目檢字。古代韵書，大都是先分四聲（平上去入），再分韵部。韵部數目也不相同，隋代陸法言《切韵》分 193 韵（唐代王仁昫《刊謬補缺切韵》分 195 韵），宋代陳彭年等的《廣韵》分 206 韵，至金朝始合并爲 106 韵，即後世所謂平水韵。韵書是供文人做詩填詞用的，所以也稱爲"詩韵"。平水韵原是金朝的官定韵書，供科舉考試用。平水是舊平陽府城（今山西臨汾）的別稱，因刊行於此，故名。後遂爲元、明、清三代所遵行，作爲做詩押韵的依據。所以後世所稱詩韵，已成爲平水韵的代名詞。明清兩代不少工具書都按平水韵編排，"按韵統字，按字統事"，如《佩文韵府》、《經籍纂詁》以及近人朱起鳳的《辭通》等。

按照韵部查字，必須知道這個字屬於平上去入哪一聲，還要知道它屬於哪一韵，才能查到，這對一般讀者來說是有困難的。但是我們可以通過"搭橋"的辦法：先從《辭海》、《辭源》找出這個字的韵部，然後再到那一韵部去查字。比如查"痹"字，我們不知其韵部，可先查《辭海》"疒"部，在八畫下找到"痹"字，下面注明："痹，筆肆切，音畀，寘韵"，然後就可以在去聲寘韵項內找到"痹"字。利用這種方法，我們即使不懂音韵，也可以使用像《經籍纂詁》、《辭通》這樣一類按韵部編排的工具書。

四、主題事類編排法

主題事類編排法也稱按意義分類編排法，它是在一個主題下，將有關內容分成若干類別進行編排的一種方法。屬於渝序編排法。按這種方法編排的工具書很多，如：《爾雅》、《方言》、《釋名》、《廣雅》、《藝文類聚》、《册府元龜》、《太平御覽》、《古今圖書集成·醫部全錄》、《中國醫籍考》、《宋以前醫籍考》、《全國中醫圖書聯合目錄》等等。以《中國醫籍考》爲例，在"中國古代醫籍"這個主題下，將歷代中醫藥文獻分成 9 類，按醫經、本草、食治、臟象、診法、明堂經脈、方論、史傳、運氣順序排列。這種編排方法的優點是主題突出，不同內容的分類有條不紊，眉目清晰，便於參考，缺點是不易檢索，故往往輔以筆畫索引。

第二節　工具書的使用方法

一般說來，在使用工具書之前，首先要了解它的內容、性質、用途及成書年代，其次要了解它的編寫體例和查檢方法，要仔細閱讀它的《序》、《前言》、《凡例》、《附錄》等，如果有《補遺》和《勘誤》，也應充分利用。現就閱讀和研究中如何查找工具書作簡要介紹。

一、字詞和成語典故的查找

漢字是世界上現存最古老的文字之一，屬於表意系統的文字，總數達六萬多個，而我們日常所用不到其中的十分之一，字形結構複雜，形體、讀音幾經變化，成爲一種較爲難寫、難認、難記的文字。因此，我們在使用中，難免會遇到一些生詞、難字，這就要求助於辭書。

（一）查字

1. 要解決讀音問題，可查《新華字典》、《古漢語常用字字典》、新《辭海》、新《辭源》、《漢語大字典》、《漢語大詞典》等。因爲這些書都運用拼音字母注音。遇到這些書上沒有的字，再查《康熙字典》或《中華大字典》。《康熙字典》所引《韵會》和《正韵》的反切，比所引其他韵書的反切較容易拼出現代字音。

2. 要分析漢字結構和本義，《説文解字》爲首選，因爲它是運用"六書"理論，分析漢字結構、探求字源、研究本義的專著；《漢語大字典》是選列古文字形體較多、較全的書，也可供查閱。

3. 要分析字義，《古漢語常用字字典》比較方便快捷，《漢語大字典》收字較多、較全，故當首選這兩部書；其次可選新《辭海》、新《辭源》、《漢語詞典》等書。以上各書都是用現代漢語解釋字詞意義，容易理解。如果查這些書上未收的冷僻字、古字或字的古義，可再查《説文解字》、《康熙字典》、《中華大字典》、《中文大辭典》等。

4. 查通假字、古今字。古籍中存在着大量的通假字、古今字，這是閱讀和整理古醫籍的一大困難。爲了解決這個問題，當一般字典查不到時，可查閱《漢語大字典》附表③"通假字表"、《古漢語通用字字典》（楊金鼎主編，福建人民出版社 1988 年版）、《古字通假會要》（高亨纂著，董治安整理，齊魯書社 1989 年版）、《古漢語通假字字典》（馬天祥等主編，陝西人民出版社 1991 年版）、《通假大字典》（張桁、許夢麟主編，黑龍江人民出版 1993 年版）等書。

5. 查異體字、俗別字。古醫籍，尤其是六朝、唐、宋、金元時期醫籍中存在大量異體字、俗體字，這是中醫古文獻與其他古典文獻的不同之處。要想辨識這些異體字、俗體字，可查《漢語大字典》附表④"異體字表"、《宋元以來俗字譜》（劉復、李家瑞編，文字改革出版社 1957 年新版）、《异體字字典》（李圃主編，學林出版社 1997 年版）等書。此外，《敦煌俗字研究》（張涌泉著，上海教育出版社 1997 年版）雖然不屬於工具書，但也可供查閱。

（二）查詞語和成語典故

1. 要了解詞語（特別是雙音詞和多音詞）或成語典故，應首選《辭源》、《辭海》、《漢語大詞典》、《中文大辭典》等，也可查《漢語成語詞典》、《漢語成語大辭典》、《中國成語大辭典》等。

2. 查虛詞。虛詞在古漢語中佔有十分重要的地位，但虛詞不易掌握，清人阮元在《經傳釋詞·序》中曾有"實字易訓，虛詞難釋"之嘆。有關古漢語虛詞的著作頗豐，我們在查閱上述字典、詞典解決不了問題時，可查清代的《助字辨略》（劉淇著，中華書局 1954 年據原版重印）、《經傳釋詞》（王引之著，中華書局 1956 年重印），近人所著《詞詮》（楊樹達著，中華書局 1954 年重印）、《古書虛字集釋》（裴學海著，中華書局 1954 年重印），當代的《古漢語虛詞》（楊伯峻著，中華書局 1981 年版）、《古漢語虛詞通釋》（何樂士等編著，北京出版社 1985 年版）、《文言複式虛詞》（楚永安著，中國人民大學出版社 1986 年版）、《古醫籍複音虛詞選釋》（嚴振海著，上海科學技術出版社 1991 年版）等，這些虛詞專書介紹了單音虛詞、複音虛詞和虛詞的凝固結構。

3. 查聯綿詞。聯綿詞是一種特殊的雙音詞。在語音上，一般來說，組成聯綿詞的兩個字大多爲雙聲、迭韵或雙聲迭韵關係；在詞義上，兩字不能拆開分訓；在字形上，一個聯綿詞往往有不同的書寫形式。廣義的聯綿詞還包括叠音詞（重言）。遇到這類詞語，可查《聯綿字典》（符定一編著，商務印書館 1943 年版，中華書局再版）、《辭通》（朱起鳳編著，開明書店 1934 年出版）和《辭通續編》（吳文祺主編，上海古籍出版社 1991 年版）。

4. 爲取得歷代有關經典文字的訓詁材料，可查《爾雅》和《經籍纂詁》等。

（三）查檢中醫藥專用詞語

1. 要了解中醫名詞術語，可查《中國醫學大辭典》（謝觀編，商務印書館 1921 年版）、《中醫名詞術語選釋》（中國中醫研究院、廣州中醫學院合編，人民衛生出版社 1973 年版）、《簡明中醫辭典》（中國中醫研究院、廣州中醫學院主編，人民衛生出版社 1979 年版）、《中醫大辭典》合編本（李經緯、鄧鐵濤等主編，人民衛生出版社 1995 年版）等。

2. 要了解中藥名，可查《中國藥學大辭典》（陳存仁等編，世界書局 1935 年版）、《中藥大辭典》（江蘇新醫學院編，上海科學技術出版社 1977 年版）等。

3. 要了解病名，可查《病源辭典》（吳克潛編著，大衆書局 1936 年版，天津古籍書店 1988 年重印）、《中醫疾病證候辭典》（王雨亭編著，人民軍醫出版社 1988 年版）、《簡明中醫病名辭典》（馬汴梁主編，人民衛生出版社 1996 年版）等。此外，《古代疾病名候疏義》（余岩編著，人民衛生出版社 1953 年版）、《中國病史新義》（范行準著，伊廣謙整理，中醫古籍出版社 1989 年版）、《中醫百病名源考》（張綱著，人民衛生出版社 1997 年版），雖然不屬於工具書，但也可供查閱。

4. 要了解方劑名，可查《中醫方劑大辭典》（彭懷仁主編，人民衛生出版社 1993～1997 年版）、《簡明方劑詞典》（江克明等編著，上海科學技術出版社 1989 年版）、《實用方劑辭典》（繆正來主編，江蘇科學技術出版社 1989 年版）等。

5. 要了解針灸術語，可查《針灸學辭典》（安徽中醫學院、上海中醫學院編著，上海科學技術出版社 1987 年版）、《實用針灸辭典》（《實用針灸辭典》編委會編，知識出版社 1990 年版）、《新編針灸大辭典》（程寶書主編，華夏出版社 1995 年版）等。

6. 要了解氣功術語，可查《中國氣功辭典》（呂光榮主編，人民衛生出版社 1988 年版）、《氣功傳統術語詞典》（陸錦川主編，四川科學技術出版社 1988 年版）、《實用醫學氣功辭典》（馬清人編著，上海科學技術出版社 1989 年版）等。

7. 要了解古醫籍中詞語的特有義，可查近年來出版的有關古醫籍的字典、詞典。自 20 世紀 80 年代以來，先後有一批古醫籍字典、詞典問世，頗受讀者歡迎。有的是收錄某一部醫經中的全部字詞，進行注音釋義；有的是從多種古醫籍中搜集疑難、生僻字詞或有特殊意義的字詞，予以注音釋義，并援引古醫書例句，一一注明出處。比較常用的古醫籍字典、詞典有《古醫籍詞義》（汪巺人、陳竹友編著，福建科學技術出版社 1982 年版）、《簡明中醫字典》（楊華森等編，貴州人民出版社 1985 年版）、《中醫字典》（河南中醫學院編，河南科學技術出版 1988 年版）、《中國醫籍字典》（金壽山主編，江西科學技術出版社 1989 年版）、《傷寒論辭典》（劉渡舟主編，解放軍出版社 1988 年版）、《內經詞典》（張登本、武長春主編，人民衛生出版社 1990 年版）、《黃帝內經詞典》（郭靄春主編，天津科學技術出版社 1991 年版）、《實用內經詞句辭典》（凌耀星主編，上海中醫藥大學出版社 1994 年版）等。其缺點是有的收詞較少，有的注釋體例欠規範，有的注音釋義不夠精確。

二、人物、地名、年代、職官的查找

中醫藥學與史地關係密切。我們在閱讀古醫籍，尤其是研究醫學史和各家學說時，對某些人物生活的年代和地區往往不甚清楚；此外，不少醫家曾任官職，歷代醫案、醫話中也載錄不少官名。要了解這些知識，必須查閱相關工具書。

（一）查人物

著名的歷史人物，大都可在《辭源》、《辭海》中查到。要了解一般歷史人物的字號、時代、籍貫及簡要的生平事迹，可查《中國人名大辭典》（方毅、臧勵龢等編，上海商務印書館 1921 年版）。

要了解醫史人物，可查《中國醫學大辭典》、《中醫大辭典》等中醫綜合性辭書，或直接查《中國醫學人名志》（陳邦賢等編著，人民衛生出版社 1956 年出版）、《中醫人物詞典》（李經緯主編，上海辭書出版社 1988 年版）、《中醫人名辭典》（李雲主編，國際文化出版公司 1988 年版）、《中國歷代醫家傳錄》（何時希編著，人民衛生出版社 1991 年版）等。

要了解古醫籍中的人物別名室號，可查閱《古今人物別名索引》（陳德芸編，廣州嶺南大學 1936 年印行）、《室名別號索引》（陳乃乾編，丁寧等補編，中華書局 1957 年版）等。

（二）查地名

地名一般可查《辭海》、《辭源》，要想獲取詳盡的資料，可查《中國古今地名大辭典》（臧勵龢編，上海商務印書館 1931 年版）、《中國歷史地圖集》（譚其驤主編，地圖出版社 1982 年版）、《中國歷史地名大辭典》（魏嵩山主編，江西教育出版社 1988 年版）等。

（三）查歷史年代

要了解我國歷史上各個朝代的紀年、年號以及與公元紀年的對應關係，可查《中國歷史紀年表》（方詩銘編，上海辭書出版社 1980 年版，即新《辭海》末所附《中國歷史紀年表》的修訂本）、《辭源·歷代建元表》、《中國歷代年號表》（李崇智編，中華書局 1981 年版）等。

要了解歷史上重要事件所發生的年代，可查《中國歷史大事年表》（沈起煒編著，上海辭書出版社 1983 年版，分古代、近代、現代三冊）。

要了解歷史上重要醫事活動所發生的年代，可查《中國醫史年表》（郭靄春編，黑龍江人民出版社 1984 年版）。

（四）查職官

要了解古代官職名，可查《歷代職官表》（72 卷本，清·永瑢等奉敕主修，紀昀總纂）、《歷代職官表》（6 卷本，清·黃本驥編）、《中國歷代官制、兵制、科舉制度表釋》（臧雲浦、朱崇業編寫，山東人民出版社 1981 年版）、《中國歷代職官詞典》（沈起煒、徐光烈編著，上海辭書出版社 1992 年版）等。

三、中醫文獻的查找

中醫藥學歷史悠久，中醫文獻浩如烟海，面對這汪洋學海，要搜集某一方面的文獻資料，要了解某一學術的源流，要問道學習門徑，徵引資料，就要善于運用書目、索引、類書、叢書等工具書。

（一）查目録

清代學者王鳴盛在《十七史商榷》中説："目録之學，學中第一要緊事。必從此問途，方能得其門而入。"我國的目録學著作，最早可上溯到西漢末劉向、劉歆父子的《別録》、《七略》，但原書早已亡佚。現在留傳下來的最早目録書是東漢班固的《漢書·藝文志》。此後，歷代有些史書也撰有《藝文志》或《經籍志》，稱之爲史志目録。如《隋書·經籍志》、《宋史·藝文志》等。另外，還有不少私家或官方修撰的目録學著作，如北宋官修書目《崇文總目》（王堯臣、歐陽修主持），南宋晁公武的《郡齋讀書志》，清初錢曾的《讀書敏求記》等。清代乾隆年間，永瑢、紀昀主編的《四庫全書總目（提要）》是我國古代最大的一部目録學專著，對後世目録學的發展產生了深遠的影響。以上均爲綜合性目録書，其中都載有部分醫學書目，有些還研究其源流、版本并記録其內容概要、評述。

關於中醫的目録學著作，據史料記載，早在宋代已有《醫經目録》、《大宋本草目》兩書，但均已亡佚。現存最早的中醫目録專著是明末殷仲春（方叔）所編《醫藏目録》（又名《醫藏書目》）。日本醫家尤其是江戶末期醫學考證學派的學者也編撰了不少有價值的醫學書目，其中最著名的是丹波元胤撰於 1826 年的《中國醫籍考》（又稱《醫籍考》，人民衛生出版社 1956 年版）和其後岡西爲人編撰的《宋以前醫籍考》（國立瀋陽醫學院 1948 年鉛印本，人民衛生出版社 1956 年版）。

1949 年後，我國出版了一大批中醫目録學專著。其中著名的有《四部總録·醫藥編》（丁福保等編，上海商務印書館 1955 年版）、《中醫圖書聯合書目》（中國中醫研究院、北京圖書館編，北京圖書館 1961 年版）、《三百種醫籍録》（賈維城編，黑龍江科學技術出版社 1982 年版）、《中國分省醫籍考》（郭靄春主編，天津科學技術出版社 1984 年、1987 年版）、《中國醫籍提要》（吉林人民出版社 1984 年、1988 年版）、《中國醫籍通考》（嚴世芸主編，上海中醫學院出版社 1990～1994 年版）、《全國中醫圖書聯合目録》（薛清録主編，中醫古籍出版社 1991 年版）等。這些目録書旁搜遠紹，按類編排，記述作者事迹、版本源流、内容提要、各家評述、卷數出處、考證資料及有關序跋等，内容豐富，查閱方便。此外，《中醫大辭典·醫史文獻分冊》收集醫藥學著作的詞目有 2258 條，《中國醫學大辭典》中也收有這方面的詞條，都可備查。

從上可知：要了解非醫書類的古籍，可查閱《四庫全書總目（提要）》等綜合性目錄書或有關史志目錄。要了解中醫書目，應首選《全國中醫圖書聯合目錄》、《中醫圖書聯合書目》、《四部總錄·醫藥編》等書。要考證古醫籍的作者、版本、源流等，宜選擇《中國醫籍考》、《中國醫籍通考》等書。

（二）查索引

索引是從西方引進的一門學問。它與我國原有的按韵部檢字或按部首檢字的工具書不同，主要是爲了檢索一種書的原文或多種書刊的特定範圍的信息。它并不涉及書刊的具體内容，只交代其出處，爲讀者學習、研究某一問題提供有關資料的綫索。索引必須做到資料完備，出處準確，便於檢索。

索引的體例，一般是按照字順（以首字的筆畫數爲順序）、音序或内容的類別加以編排。索引的種類很多，有專書的索引，有報紙、刊物的索引，有專科、專類的索引等等。

我國較早的一部大型索引工具書是葉紹鈞（聖陶）先生編纂的《十三經索引》。古書中的引文往往不注明出處，而這些引文，不少出自《十三經》。如《温病條辨·叙》中的"作者謂聖，述者謂明"，出自《禮記·樂記》，"化而裁之，推而行之"，出自《周易·繫辭上》。按每句第一個字去檢索《十三經索引》，就能查到它們的出處。但該書的不足之處是，必須知道《十三經》中每一文句的首字，才能檢得其出處。其後，不少文史古籍索引的編排仿照此例，如《莊子引得》、《論衡通檢》等。

近年來，中醫的專書索引也相繼問世。如《黃帝内經章句索引》（任應秋主編，人民衛生出版社 1986 年版）、《中醫經典索引》（顧植山主編，安徽科學技術出版社 1988 年版）、《素問通檢》與《靈樞通檢》（段逸山編著，臺灣文興出版事業有限公司 2005 年版）等。

由於電子計算機的運用和普及，大大促進了索引等工具書的編排工作。如《史記索引》（李曉光、李波主編，中國廣播電視出版社 1989 年版）就充分展示了新的風采。該索引對《史記》全書的每一個文句，都按字、詞編入其中。正文共有七大部分。即單字索引、人名索引、地名索引、援引著作索引、專有名詞索引、補遺索引、衍文索引。讀者利用本書完全可以得到所需要的《史記》原文中的任何資料。一編在手，《史記》中的每一句話都能鈎稽出來，省時又省力。已於 1990 年出版的《内經詞典》則是國内第一部從編撰到出版，完全利用電子計算機進行的古醫籍通檢（詳見本章第三節"常見工具書簡介"）。

現代報刊雜志的索引是科技情報的重要内容之一。如目前按月出版的《全國報刊索引（科技版）》匯編了中央和全國各地出版的報紙、雜志所載文章的篇目，内容十分豐富。它按類編排，中醫藥文獻資料在"R·醫藥衛生·中國醫學"類。且報道及時，與原文發表時間相差 1～3 個月，是常用的工具書之一。由上海中醫藥大學《中醫年鑒》編委會編輯，自 1984 年起按月印行的《醫學期刊中醫文獻分類目錄索引》（後改爲《國内期刊中醫論文分類目錄》），即可反映近期發表的中醫藥論文情況。

至於中醫藥類的報刊論文專題索引，已出版了多種。如《中文醫史論文索引》（上海中醫學院醫史博物館編印），該索引已出十集和補遺兩集，共收入論文 6048 篇，包括登載在國内報刊上有關中國醫學史的論文和一部分用中文發表的外國醫史論文。分醫史通論、衛生保健、人物傳記、學術流派、書刊評價、醫史文物及基礎與臨床各科醫學等 29 類。首刊分類目録，次爲作者索引及篇名索引，均按第一字的筆畫多少爲序排列。這類索引，資料相對集中，包括較長時間的研究成果，頗有參考價值。缺點是不能像《全國報刊索引》那樣及時編印。

他如：《醫學史論文資料索引》，中國中醫研究院中國醫史文獻研究所編，1981 年内部發行，中國書店 1989 年版；《五十年來針灸文獻（中文）索引》，李善初等編，1960 年上海科學技術出版社出版後，該書的續編陸續問世，目前已出版了多輯；《中藥研究資料索引》，王筠默編，1960 年上海中醫學院印行；《推拿按摩氣功養生題目索引》（1950～1985 年）於 1991 年由上海中醫學院出版社出版；《骨科文獻資料索引》，1980 年由中醫古籍出版社出版，現已有多輯續編等等。此不備述。

從上可知：要了解古代經史書籍語句原文的出處，可查閱《十三經索引》、《史記索引》等。要了解醫經詞句的出處，可查閱《黄帝内經章句索引》、《中醫經典索引》、《素問通檢》《靈樞通檢》等。要了解中醫藥學某個專題的論文資料，可查閱《中文醫史論文索引》、《中藥研究資料索引》、《骨科文獻資料索引》等專題索引。要了解近期發表的中醫藥論文情況，可查閱《醫學期刊中醫文獻分類目録索引》等。

科學技術的飛速發展，使學術研究的手段——工具書的應用，發生了天翻地覆的變化。自 20 世紀 80 年代以來，中國中醫科學院中醫藥信息研究所研製了大型中醫藥文獻計算機檢索系統，早已爲用戶服務，各醫藥信息研究機構及醫藥院校先後研製了一批醫學專題數據庫和中醫藥古籍文獻數據庫。這是工具書應用史上的一次革命。這些數據庫就是當今時代新型的索引工具書。這預示着傳統的索引工具書和查閱方法將會逐漸被新型的電子計算機檢索系統所代替。

（三）查類書

類書是按照"分類隸事"的原則，把各種書籍中的有關内容分門別類地加以編排而成的工具書。這種書籍的優點是便於尋檢和徵引材料。類書的產生，可以追溯到三國魏·王象等撰集的《皇覽》，以後歷代都有編纂。現存的著名類書有：唐代的《北堂書鈔》、《藝文類聚》、《初學記》，宋代的《太平御覽》、《太平廣記》、《册府元龜》、《文苑英華》，明代的《永樂大典》（只存 700 餘殘卷）和清代的《淵鑒類函》、《古今圖書集成》等。它們的體例，除《永樂大典》是按韵編排外，其他各書都是按事目分成天文、地理、帝王、職官、人事、動植等大類，然後逐類匯列經史子集各項材料編纂而成。例如《太平御覽》共 1000 卷，分 55 門，引書浩博，多至 1690 種（其中漢人傳記百餘種，舊地志 200 餘種，都是現在不傳之書），爲最富於學術價值的類書之一。由於不少類書成書於古代，而古籍散亡，十不存一，遺文舊事，往往賴以得存。因此，這些類書又是輯佚、校勘的極好材料。清代修《四庫全書》時，館臣們從明代的《永樂大典》中輯出了當時已失傳的古書多達數百部，其中有醫書 20 多種，如《顱囟經》、《蘇沈良方》等。

在中醫古代文獻中也存在這樣的書籍，它們輯録大量古代醫學文獻，按内容予以分類編排。比較通行的醫學類書有宋代趙佶主編的《聖濟總録》，明代徐春甫編的《古今醫統》、張介賓編著的《類經》、朱橚等編的《普濟方》、江瓘等編的《名醫類案》，清代魏之琇編的《續名醫類案》、陳夢雷等編撰的《古今圖書集成·醫部全録》等。國外學者編寫的中國古代醫學類書主要有日本丹波康賴的《醫心方》，朝鮮金禮蒙的《醫方類聚》、許浚的《東醫寶鑒》等。

從上可知：要按類尋檢古代文化的某一方面資料和知識，可查閱《藝文類聚》、《太平御覽》等綜合性類書。要搜集中醫藥學某一方面的文獻資料，了解某一學術源流，在利用目錄、索引的基礎上，應認真查閱《古今圖書集成·醫部全錄》、《古今醫統》等中醫類書。要尋檢古代的醫方，可查閱《聖濟總錄》、《普濟方》、《醫心方》等醫方類書。要尋檢古代著名的醫案、驗案，可查閱《名醫類案》、《續名醫類案》等。要查尋《黃帝內經》對有關方面的論述，可查閱《類經》等。

（四）查叢書

叢書與類書不同，它并不打亂原書的體例，只是原封不動地將有關書籍匯集起來冠以總名。其形式早期多爲綜合性的，隨着學術研究的發展，各種專門性叢書相繼出現。由於它匯集了許多種類的著作和罕見的舊本，對保存和利用古籍有很大的作用。叢書中匯輯的每一種（或一類）著作，叫做叢書的子目。對於大型叢書而言，一個子目往往就是一門單獨的學問，如《四庫全書》中的經、史、子、集，其各自統轄若干細目（書）。對於一般的叢書而言，一個子目就是一本或一部完整的書，但有時也會有某種書的摘錄本或佚書的輯錄本。我國最早的叢書是南宋俞鼎孫與他的哥哥俞經合編的《儒學警悟》，收錄宋人著作六種，記載了宋代制度、掌故、人物瑣事等，屬綜合性叢書。歷代叢書都以卷帙繁多、內容豐富著稱。清乾隆年間修纂的《四庫全書》是我國最大的叢書，分經、史、子、集四部，故名四庫。內容極爲廣泛，基本上包括了乾隆以前的重要著作。在該書《子部·醫家類》中，收錄的醫書達1816卷，爲古代綜合性叢書中收錄醫書數目之最大者。

近代出版的綜合性叢書以商務印書館的《四部叢刊》和《叢書集成》、中華書局的《四部備要》、世界書局的《萬有文庫》較爲著名。其中以《叢書集成》收錄醫書最多，而且不少還是比較罕見的版本，如《産育寶慶集》、《顱顖經》、《旅舍備要方》、《攝生消息論》等，都是一般不易見到的秘本。

1949年後，由上海圖書館編撰、上海中華書局1959～1962年分三冊出版的《中國叢書綜錄》，匯集了全國41家主要圖書館所藏、屬於古典文獻的叢書2797種，計收古籍38891種，考訂詳博，爲世人所重。它實際上是查檢現存古籍的最大一部聯合目錄。因爲我們歷代重要的傳世古籍絕大多數都收入各類叢書中，所以傳世的現存古書書目大多能在此書中查到。

醫學專科叢書中，比較著名的有《濟生拔萃》（元·杜思敬輯）、《古今醫統正脉全書》（明·王肯堂輯）、《醫宗金鑒》（清·吳謙等編）、《珍本醫書集成》（裘慶元輯，世界書局1936年印行）、《皇漢醫學叢書》（陳存仁編校，收集日本學者研究中醫之名著編成，1936年刊行）等。1994年由浙江科學技術出版社出版的一套《近代中醫珍本集》（共14個分冊），是首部斷代中醫學叢書。由魯兆麟等點校，遼寧科學技術出版社1996年出版的《中國醫學名著珍品全書》，以及1999年～2007年，由中國中醫藥出版社陸續出版的《明清名醫全書大成》和《唐宋金元名醫全書大成》等，都是近年來出版的重要中醫叢書。

此外，還有許多一家或個人的中醫叢書。如《東垣十書》（李杲等撰，1529年刊行）、《景岳全書》（明·張介賓著，1624 年刊行）、《徐靈胎醫學全書》（清·徐大椿著，1764 年刊行）、《南雅堂醫學全集》（清·陳念祖著，1865 年刊行）等。近年來又出版了《藥王全書》（華夏出版社 1995 年版）、《李時珍醫學全書》（中國中醫藥出版社 1999 年版）等多種個人叢書。

從上可知：要尋檢非醫書類的古籍，可查閱《四庫全書》、《叢書集成》、《中國叢書綜錄》等綜合性叢書。要尋檢中醫藥類古籍，可查閱《古今醫統正脉全書》、《珍本醫書集成》等中醫學叢書。要研究某一學派或某一醫家的學術，應查閱研究一家或個人叢書，如《東垣十書》、《景岳全書》等。

由於歷代重要的傳世古籍絕大多數都收入各類叢書中，所以當某種著作的單行本找不到時，可以從叢書中查到。如我們可從《諸子集成》中找到王充的《論衡》一書，可從《東垣十書》中找到李杲的《脾胃論》一書。

第三節　常用工具書簡介

研究中醫藥學，需要利用的工具書很多，以下將常用的工具書按字典、詞典、目録、索引、年表、類書和叢書等類排列，加以簡要介紹。

一、字典、詞典

《爾雅》　是我國第一部訓詁專書，也是第一部詞典。作者不可考，大約創作於先秦，成書於漢代。今本《爾雅》共三卷，按所釋詞的内容分十九類。其中前三篇釋詁、釋言、釋訓，解釋普通字義；其餘釋親、釋宮、釋器、釋樂、釋天、釋地、釋丘、釋山、釋水、釋草、釋木、釋蟲、釋魚、釋鳥、釋獸、釋畜等十六篇，解釋人事、天文、地理、動物、植物等方面的名稱。該書内容豐富，被列爲儒家經典之一，是閱讀先秦古籍的一部重要工具書。但因年代久遠，不易看懂，須參考後人注疏。著名的有晋代郭璞注，北宋邢昺疏，清代邵晋涵的《爾雅正義》和郝懿行的《爾雅義疏》。今人徐朝華的《爾雅今注》（南開大學出版社 1987 年版）頗便閱讀查檢。

《説文解字》　簡稱《説文》，東漢·許慎撰，公元 121 年完成。全書收字 9353 個，重文 1163 個，分 14 篇，加《叙》一卷共 15 篇。按漢字的形體結構，"據形繫聯"，分爲 540 部，首創部首編排法。用"六書"理論解釋文字，確立了六書的體系。保存了篆文的寫法和漢以前的古訓古音，兼收古文、籀文，爲古文字學、漢語詞源學和古音學提供了重要參考資料，是研讀先秦古籍和研究古文字學的重要典籍。我們今天看到的通行本是經宋代徐鉉整理過的大徐本，中華書局 1963 年影印，該本在每一個篆字（字頭）上加宋體楷書，卷末新附《檢字表》，查檢方便。後人注《説文》的著作甚多，其中以清代段玉裁的《説文解字注》和朱駿聲的《説文通訓定聲》等較爲著名。

《康熙字典》　清·張玉書、陳廷敬等奉敕編撰，有木刻本、石印本、中華書局影印同文書局本（附王引之等《康熙字典考證》）。全書收單字 47035 個，《補遺》一卷收稍偏僻的字，《備考》一卷收不通行之字。是一部收字量大、流行面廣的字典。該書在明代梅膺祚《字匯》、張自烈《正字通》的基礎上編著而成，體例也大體同此二書，分 214 部，於 1716 年編成，同年木版印行。釋字體例是先音後義，每字下先列《唐韻》、《廣韻》、《韻會》等歷代主要韻書的反切，後釋字的本義，然後再引述該字的別音、別義。一般都引用古書作例證，若有所考辨，則加"按"字附於句末。如一個字有古體的即列於該字之下，重文、別體、俗字、訛字則附於注後。如：

醫　**唐韻**　**韻會**　于其切　**正韻**　于宜切灴音翳　**説文**　治病工也　**禮曲禮**醫不三世不服其藥　**史記扁鵲傳**　爲醫或在齊或在趙　又官名　**周禮天官**醫師　**注**醫師衆醫之長　**疏**掌醫之政令聚毒藥以供醫事　**後漢百官志**太醫令一人六百石　**注**掌諸醫　又蟲名　**崔豹古今注**蝘蜓一名蛇醫　又**集韻**或作毉　**後漢郭玉傳**毉之爲言意也……

該書的特點有二：一是收字較多，其他字典上查不到的難字、僻字、怪字、异體字，一般都能查到；二是資料豐富，字書、韻書，經、史、子、集均收入，并附有古文、隸書、小篆。該書的缺點也有二：一是反切和訓釋羅列現象漫無標準，作者又很少提出自己的見解，不利於初學者使用；二是疏漏和錯誤實多。

《中華大字典》　歐陽溥存等編，1915 年中華書局出版。該書以《康熙字典》爲基礎，有所增删，收字共 48000 餘，比《康熙字典》略多；沿用 214 部部首編排，用反切和直音注音；引例均注明書的篇名，以便查考核對，并據王引之的《字典考證》，匡正《康熙字典》引例錯誤 2000 餘條。

《漢語大字典》　徐仲舒主編，1986 年由上海辭書出版社出版。共收單字 56000 左右，按部首編排，以傳統的 214 部爲基礎，删 8 部，并 6 部，共立 200 部；單字歸部基本與《康熙字典》同，略加調整。繁簡字兼收并用，釋文和現代例字用簡化字，其餘用繁體字。在字形方面，於楷書下列舉反映形體演變關係并有代表性的甲骨文、金文、小篆和隸書的形體，簡説其結構演變；在字音方面，用現代漢語拼音注音，收列中古反切，標注上古韻部；在字義方面，着重羅列常用字的常用義，也注意生僻義和生僻字的義項，并適當收錄複音詞的詞素義。全書共 8 卷（册），第 1~7 卷（册）爲正文，第 8 卷（册）爲附錄。該書集古今字書之大成，是我國目前收字較多的一部大型字典。

《古漢語常用字字典》　該書編寫組編寫，1979 年商務印書館出版。這是一部學習古漢語實用而便捷的工具書。該書收古漢語常用字 3700 多個，附錄《難字表》收 2600 多字，并附錄《古漢語語法簡介》、《我國歷代紀元表》。編排體例與《新華字典》基本相同，按漢語拼音字母次序排列，《部首檢字表》共 189 部。字頭使用簡化字，字頭後括號內標明它的繁體字和异體字。在釋義方面，有下述特點：只收古漢語中的常用義，不收生僻義；注意詞義發展，盡可能注明字的後起義（指魏晉以後出現的意義），以説明字的古今關係；如果需要説明某個字義在歷史發展中值得注意之處，就用"[注意]"標明；重視對古今易混字、詞和近義詞詞義的辨別。該書是學習古漢語必備的參考書。

《經籍纂詁》　清代阮元主編。該書是我國唐以前古書訓詁的總集，也是一本專釋古漢語字義的重要工具書。收集唐以前的古籍正文和注釋中的訓詁，按平水韻編排，每韻一卷，共 106 卷。

　　《通假大字典》　　張桁、許夢麟主編，黑龍江人民出版社 1993 年出版。該書收録古書中約 3000 個通假字進行匯釋。所收字頭均有通假義，并有古書例證。無通假義者概不收録。字書、韵書中無古書例證的通假字，一般也不予收録。對於一部分古今字，人們習慣上認爲有通假關係的，予以收録。編排體例以借字爲字頭，被借字（本字）列於字頭之下，字頭按傳統的 214 部部首歸部排列。爲方便讀者，附有部首、音序兩套索引。

　　《异體字字典》　　李圃主編，學林出版社 1997 年出版。取材於古今字書、字匯，上自商代甲骨文字著録，下迄當代大型字書，凡 151 種。全書共立字頭（正體）近萬，選收异體字形 5 萬左右。字頭依《説文》字序排列，异體字依時代序排列。每字頭上有國語羅馬字母注音，下有漢語拼音注音。所收异體字均標明出處。書末附"膠東地區俗體字匯録"、"新舊字形對照表"、"漢語拼音方案"和"异體字字頭檢索表"。

　　《古漢語虛詞通釋》　　何樂士等編著，北京出版社 1985 年出版。共收文言虛詞 549 個（如把詞目後括號内的异體字和通用字 90 個也計算在内，則共有 639 個）。它參照前人和當代學者的同類著作，從中比較，斟酌取捨，吸取其研究成果，歸納各個虛詞的特點。對每個虛詞都從所屬詞類、用法、意義、舉例等加以説明。并以按語形式對某些與虛詞有關問題作適當闡述。用拼音字母順序編排。書後附有繁簡字對照表、四角號碼檢字表及部首檢字表等。

　　《詞詮》　　近人楊樹達著，商務印書館 1928 年出版，以後再版重印多次。該書收録古籍中常用虛詞 530 個，"首別其詞類，次説明其義訓，終舉例以明之"。眉目清楚，系統性強。收字按注音字母順序排列，并附有部首目録和漢語拼音字母索引，便於查找。缺點是語法用語較陳舊，分類也有過於瑣碎之處，如副詞就分爲十四類之多。

　　《古書虛字集釋》　　近人裴學海著，商務印書館 1934 年出版，收録先秦兩漢古籍中前人解説不完備的虛詞 290 個，匯集劉淇《助字辨略》，王引之《經傳釋詞》，俞樾《古書疑義舉例》，楊樹達《詞詮》、《高等國文法》，章炳麟《新方言》，孫經世《古書疑義舉例續補》等書對虛字的解釋，補充其遺漏、不足之處，或糾正其錯誤。

　　《辭海》　　有新舊《辭海》之別。舊《辭海》舒新城主編，1936 年由中華書局出版。全書收單字 13000 餘，各類詞語 12 萬多條。按部首編排，分 214 部，用反切和直音注音，繁體字印行，是閱讀古籍的工具書之一。新《辭海》由該書編輯委員會編寫，1979 年上海辭書出版社出版，是用現代方法編寫的大型百科性辭書，所收詞目以解決一般讀者在學習、工作中的疑難問題爲主，并兼顧各學科的學術體系，不收古體字和冷僻字，古義的徵引也較少。共收單字 16534 個，詞目 12 萬多條，按部首編排，分 250 部，漢語拼音注音，簡體字印行。

　　《辭源》　　有新舊《辭源》之別。舊《辭源》由陸爾奎等主編，正編 1915 年出版，續編 1931 年出版，合印本 1939 年出版。所收詞語不及《辭海》多，解釋也不及其詳，標點只用圈點，例證不注篇名，但有的詞目《辭海》未收。新《辭源》1979 年由商務印書館陸續出版，凡 4 册。該書删去舊《辭源》中的現代社會科學、自然科學和應用技術方面的詞語，增加古漢語詞語，修改不正確的注釋，抽換并增補較多例證，對出處加注作者、篇名和卷次，從而成爲一部閱讀古籍的專用工具書。全書共收詞目 10 萬條左右，包括古漢語的普通詞匯、成語典故、人物著作、歷史名物、古代地名等等。注音用漢語拼音，并加反切等。釋義注意詞語的來源和演變，凡見於《説文解字》的大都引用，基本以本義、引申義、通假義爲序。該書繁體排印，仍沿用 214 部部首編排法，各册正文前附有按筆畫編排的《難檢字表》，正文後附有《四角號碼索引》，第四册後又附有全書的《漢語拼音索引》，便於查檢。

《漢語大詞典》　羅竹風主編，1986 年由上海辭書出版社出版。這是一部大型的、歷史性的漢語語文詞典。該書收録漢語的一般語詞，着重從語詞的歷史演變過程加以全面闡述。單字以有文獻例證者爲限，没有例證的僻字、死字一般不收列。共收詞目約 37 萬條。單字按部首編排，與《漢語大字典》相同，共立 200 部。繁體字、简化字并用，單字條目采用繁體字。全書 12 卷，另有附録、索引 1 卷。每卷有《難檢字表》、《部首檢字表》。附録《中國歷代度制演變測算簡表》、《中國歷代量制演變測算簡表》、《中國歷代衡制演變測算簡表》、《公制計量單位進位和换算表》、《歷代帝王紀年干支紀年公元紀年對照表》、《兩晋南北朝時期的十六國政權簡表》、《五代時期的十國政權簡表》，并附有《單字筆畫索引》、《單字漢語拼音索引》。

《中文大辭典》　我國臺灣省中文大辭典編纂委員會編纂，由臺灣省中國文化學院和中國文化研究所出版發行。共 40 册，前 38 册爲正文，後 2 册是索引，部首總索引在第 39 册，筆畫總索引在第 40 册。全書選收單字約 50000 個，詞目約 37 萬條。按 214 部部首編排，繁體字印行，文言文釋義。該辭典所收詞匯較爲詳盡，引用文獻資料亦堪稱豐富，注重漢字源流，形、音、義之變遷，還列有歷代文人學者的書法、古體字等，故對研習古籍很有參考價值。值得注意的是：該辭典涉及中外地名多用舊稱；涉及國際關係、民族關係或某些政治歷史事件，特別是農民運動，或與歷史有出入，或帶有偏見。

《漢語成語大辭典》　湖北大學語言研究室編纂，朱祖延主編，河南人民出版社 1985 年7 月出版。共收成語 17000 條，除常見形式的成語及其變體外，也包括少數古今常用的熟語和諺語。對於和主條目在含義或結構上有密切關係的條目，予以相對集中和合并，形成大小不等的條目群，以利於對成語的理解和運用。書中條目按漢語拼音字母順序排列。在正文前有首字音序索引，正文後有條目筆畫索引、首字四角號碼索引，以備用不同的方法尋檢。

《中國成語大辭典》　王濤等編纂，上海辭書出版社 1986 年出版。從歷代文獻中收録古今漢語成語詞目 18000 條，進行注音釋義。釋義程序：先釋字、詞，再串講成語的字面意義或本義，然後説明成語的用法或引申、比喻義。每條援引書證 1～3 例，輔助説明成語的含義、用法及源流演變，爲讀者提供成語結構形式、語義内容、源流用例等衆多信息，是一部規模較大的綜合參考性的成語工具書。按漢語拼音字母順序排列，前有"詞目首字拼音索引"，後附"詞目筆畫索引"。

《古書典故辭典》　杭州大學中文系《古書典故辭典》編寫組編著，江西人民出版社 1984 年出版。收集先秦至明清的經史子集各類古書中的成語典故 5400 餘條。每個條目先釋義，再注明來歷出處，有的還有用典例句。對出典引文中的疑難字句，也作了必要的注音釋義或串講。條目按筆畫筆順次序編排。

《辭通》　朱起鳳著，24 卷，開明書店 1934 年出版。共收詞目 40000 餘條，按每詞末字的韵部（平水韵 106 韵）編排。主要從詞的音義聯繫上解釋古漢語聯綿詞。後附四角號碼索引和筆畫索引，用以查檢該詞的首字。

《聯綿字典》　符定一編著，商務印書館 1943 年出版。該書收集六朝以前見於古籍中的聯綿詞及其他雙音節複詞、詞組。按雙音節詞語前一個音節的部首和筆畫排列。

《中醫大辭典》　《中醫大辭典》編輯委員會編，是一部供醫療、教學和科研工作者使用的工具書。全書選收中醫基礎理論、臨床、針灸、中藥、方劑、人物、文獻、推拿、氣功等詞目約 48000 餘條。試用本分 8 冊，於 1980 年起由人民衛生出版社陸續出版。1979 年出版的《簡明中醫辭典》是《中醫大辭典》的簡編。後經李經緯、鄧鐵濤等主編，在原 8 大分冊的基礎上進行全面修訂，於 1995 年由人民衛生出版社出版了《中醫大辭典（合編本）》。

又，由謝觀等編纂、商務印書館 1921 年出版的《中國醫學大辭典》，全書共收中醫、中藥名詞術語 7 萬餘條。雖然其中觀點較陳舊，但資料相當豐富，仍具有一定的參考價值。

《中藥大辭典》　南京中醫學院（原署江蘇新醫學院）主編，上海科學技術出版社 1977 年出版。共收載中藥 5767 味，以藥物的首字筆畫多少爲序；每種藥物下列異名、基原（藥用部分）、原植（動、礦）物、栽培（飼養）、采集、製法、藥材、成分、藥理、炮製、性味、歸經、功用主治、用法與用量、宜忌、選方、臨床報道、各家論述及備考等項，較廣泛地搜集了古今中外有關的文獻資料，是一部大型中藥專業工具書。

又，由陳存仁等編纂、世界書局 1935 年出版的《中國藥學大辭典》，對常用藥品的詮釋較詳細，首先説明命名的意義，次述處方名稱，并列古籍中的別名和外文名稱，列明產地、形態、種植、性質、效能、成分、主治、用量及歷代記述考證等。

《内經詞典》　張登本、武長春主編，人民衛生出版社 1990 年出版。利用《黄帝内經》計算機數據庫，收錄《内經》原文所用全部 2286 個單字、5560 個語詞，以此爲條目，按部首編排。條目分字、詞兩級，每個條目組成包括字目字頻，讀音音韵（包括現代音、中古音、上古音）、詞目詞頻、釋義義項、漢唐及清儒文史訓詁書證、《内經》書證、《内經》注家書證。有的條目還羅列歷代注家的不同見解，以供參考。義項排列以本義、引申義（包括語境義）、假借義、校勘爲序。正文前有按部首編排的"内經詞典字目"，書末附"拼音檢字表"及《素問》篇目、《靈樞》篇目。

《黄帝内經詞典》　郭靄春主編，天津科學技術出版社 1991 年出版。以人民衛生出版社 1963 年出版的《素問》、《靈樞》爲版本依據。收錄其中全部單字和詞語，共計單字 2747 個（含繁體、异體字 608 個），詞條 7178 條（其中單字條 2139 條，複字條 4979 條）。注音釋義悉以《内經》中出現的音義爲限。釋義力求簡明扼要，以切合原書具體語境的涵義爲準；一詞多義，予以分項説明；每一義項后酌情援引原書例證一至數條；有訛、衍、倒、脱者，加列校勘項，標注篇名。正文前有"單字筆畫索引"、"單字音序索引"、"詞目檢索表"，書末附錄"黄帝内經書目匯考"、"黄帝内經論文索引"，以供研究《内經》者參考。

《中醫疾病證候辭典》　王雨亭編著，人民軍醫出版社 1988 年出版。從 93 部中醫專著中選錄中醫證候名和疾病名共 2466 條，其中正名 1693 條，附名 773 條，内容包括中醫内、外、婦、兒、五官等科常見證候名及古病名。名詞條均注明出處，并詳述病因病機、病性、病位和病勢，以及症狀特征、治則、選方和藥物。

《簡明中醫病名辭典》　馬汴梁主編，人民衛生出版社 1997 年出版。從歷代中醫文獻中收錄中醫病名詞目 4000 餘條，内容涉及内科、外科、婦產科、兒科、五官科、骨傷科、男科及性病。每條詞目先注明出處、引文，再作注釋。引書卷帙大者注明卷數或篇章門類。詞目涉及中醫基礎理論者，只取與病名相關的詞義。注釋體例依次爲病因病機、症狀表現、與現代醫學病名對照、治則治法、選方、用藥。按詞目首字筆畫順序編排，正文前有筆畫目錄。

《中醫方劑大辭典》 　彭懷仁主編，人民衛生出版社 1993 ~ 1997 年出版。全書共分 11 册。從上自秦漢，下迄 1986 年底的 1800 餘種古今醫學文獻中，收錄有方名方劑共 9 萬餘條，以 1911 年前的方劑爲收集重點，1911 年後的擇優選錄。以方名爲辭目，按方名首字筆畫、筆順爲序排列。辭目又分正、副，同方異名者，一般以最早出現者爲正辭目，其餘爲副辭目。正辭目下設方源、异名、組成、用法、功用、主治、宜忌、加減、方論選錄、臨證舉例、現代研究、備考等 12 項。副辭目僅列名稱與出處以及與正辭目的關係。第 1 ~ 10 册爲正編，每册書前均有本册 "方名目錄"，按方名筆畫順序編排。第 11 册爲附編，設方名索引、主治病證索引（按臨床各科病證分類）、古今度量衡對照表、主要引用書目、勘誤表。

《新編針灸大辭典》 　程寶書主編，華夏出版社 1995 年出版。共收有關針灸詞目 3666 條，插圖 841 幅，較全面地反映了針灸學的豐富内容。具體内容包括經絡、經穴、奇經、刺灸法、其他針灸法、疾病治療、針灸歌賦、針灸儀器、針灸醫家、針灸醫籍等 10 個方面。徵引古文獻均用簡稱。穴名著錄采用 WHO 總部針灸穴名國際標準化科學組會議審定通過的《標準針灸穴名》和國家技術監督局 1990 年 6 月 7 日批準、1991 年 1 月 1 日實施的《經穴部位》。按筆畫編排，正文前有筆畫目錄，書末附 "漢語拼音索引"、"人名索引"、"分類索引"（分經絡、十四經穴、奇穴、針灸法、針灸醫籍、疾病治療、針灸歌賦等 7 類）、"主要參考書目"。

《中國氣功辭典》 　吕光榮主編，人民衛生出版社 1988 年出版。共選收氣功學正、副辭目近 6000 條，内容包括氣功學基礎理論、名詞術語、功法、專題論述、臟腑經絡、氣功常用經穴、氣功適應證、人物、著作等。所收辭目以儒、釋、道三家文獻爲據，文獻皆爲清末（1911 年）以前者。按筆畫排列，正文前有 "筆畫檢字表"，書末附 "分類索引"。書内附載采自古代氣功文獻的插圖。

《中國古今地名大辭典》 　謝壽昌、臧勵龢等編，1931 年上海商務印書館出版。收錄我國古今地名，如省府郡縣、鎮堡山川、名城要塞、鐵路港口、名勝古迹、奇觀亭園等 4 萬餘條，對其地理位置、古今名稱變化等加以解釋。卷首有筆畫檢字表，卷末有四角號碼地名索引，另附《各縣异名表》，供查古今异名用。該書材料甚豐，解釋頗詳，但由於出版時間較早，有些資料已陳舊過時，得借助於有關資料訂正。

《中國歷史地名辭典》 　魏嵩山主編，江西教育出版社 1988 年出版。收錄中國歷史地名約 21000 條。舉凡正史與正史地理志、正史以外的各種史籍地志及歷代詩文中叙及的較重要的地名，均廣爲收錄。爲使讀者弄清每一歷史地名的建置沿革與今地所在，編者對大量文獻記載與各種地圖作了深入細致的研究對照。詞條均按筆畫檢索。書末附 "中國歷史年代簡表"、"中國歷史年代紀元表"。

《中國人名大辭典》 　臧勵龢等編，1921 年上海商務印書館出版。收錄上古至清末名人 4 萬多個，包括少數民族人物，人名下記載人物的字號、籍貫、主要經歷等。按姓氏筆畫排列。一般見於史料上的名人，大都可以從中查得。書前有筆畫檢字表，書末附有四角號碼索引、姓氏考略、异名表和中國歷史紀元表。對人物評價多依“正史”的見解，清代人物收羅不全，是該書欠缺之處。

《中醫人名大辭典》　　李雲主編，中國中醫藥出版社擬于 2008 年出版。該書以作者本人 1988 年出版之《中醫人名辭典》爲基礎，收載人物由原 10500 餘人擴充至 17800 餘人（當代在世醫家未收）。全書按姓氏筆畫排列，記述歷代中醫人物姓名、字號、生卒年、籍貫、簡歷、著述、師承關系等，并注明資料出處，書後附有“別名索引”和“書名索引”，便于查找。該書對歷來有爭議的醫史人物多有考證，通過正史、地方志等資料對某些佚名人物有所發掘，頗具實用價值。

《中醫人物詞典》　　李經緯主編，上海辭書出版社 1988 年出版。收集古今醫家 6200 餘名。書末附有《人名字號、別名及師徒後裔索引》、《中醫書名索引》。

《室名別號索引》　　陳乃乾編，丁寧等補編。中華書局 1957 年出版，1982 年第二版。乃匯合作者原編二書《室名索引》（1933 年）和《別名索引》（1936 年），加以增訂補充而成，比舊本增補了四分之一。收錄先秦至清末室名、別號共 17000 多條。每個室名、別號後注明時代、籍貫和姓名。室名有 2 字至 20 餘字的，別號只收 3 字以上的（此爲本書之缺陷，因古今人物 2 字別號的頗多）。按筆畫編排，正文前有字頭檢字，書末有四角號碼檢字。1982 年版增訂本中丁寧等的補編獨立編排，增補的字數近於陳乃乾的原編，體例也相同。原編與補編各自按筆畫編排。

《中國歷代職官詞典》　　沈起煒、徐光烈編著，上海辭書出版社 1992 年出版。在《辭海》（中國古代史分冊）中“歷代職官”的詞條基礎上擴充修訂而成。共收錄詞目 3809 條。包括帝王后妃、宰輔執政、臺諫、尚書各部、九卿寺監、文學侍從、宮廷殿中、軍事、宦官、地方政府、東宮官、散官階官、官秩封爵、科舉銓選、少數民族政權、先秦官制雛形、遼元兩代特殊制度、明清民族事務、清末民國新制等十餘類。按詞目首字筆畫數及起筆筆形順序編排。

二、目録、索引、年表

《四庫全書總目（提要）》　　清代乾隆年間永瑢、紀昀主編的一部大型目錄學專著。從公元 1772 年開始，清政府集中大批人力物力，用了十年左右的時間，纂修成著名的《四庫全書》。共收入古籍 3470 種，稱爲“著録書”；另有 6819 種未收入，只列書目，稱爲“存目書”。每部書都有一篇提要，說明作者生平、著作内容、著述體例及版本、源流等，匯編成《四庫全書總目（提要）》200 卷，分經、史、子、集四大類，可以說我國在清代乾隆年間以前歷代的重要著作，基本都被收録，是内容豐富而又較有系統的研究古典文獻的重要工具書。其中醫藥學的著作收在子部。

《四部總録·醫藥編》　　丁福保、周雲青編，1955 年商務印書館出版。該書是《四部總録》中醫藥部分的單行本，收録各種目録學著作中撰有書目提要的現存中醫古書（其書雖存，但無書目提要的不收）1500 多種，每種皆著録卷數、版本、著者姓名、序跋、提要和評語等。該書按類編排，分經脉、專科、雜病、藥學、方劑、醫案、養生和雜録等 8 大類，同類書按著作年代編排。

《中國醫籍考》（原名《醫籍考》）　日本丹波元胤編撰，1956 年人民衛生出版社出版。共 80 卷，收錄自秦漢至清道光年間歷代中醫圖書 2876 種，按類編排，分醫經、本草等 9 大類。每書著錄卷數、出處、存佚、序跋、傳略及考證等項。2007 年學苑出版社出版郭秀梅、岡田研吉《醫籍考》整理本。

《宋以前醫籍考》　日本岡西爲人編，1956 年人民衛生出版社出版。收集宋代以前我國醫學書目 1860 種，分《内經》、運氣等 23 類，每書著錄出典、考證、序跋、版本等。

《中國醫籍通考》　嚴世芸主編，1990 ～ 1994 年由上海中醫學院出版社出版。凡 4 卷，共收載醫籍達 9000 餘種。上溯出土文獻，下迄清代醫書，旁及日本、朝鮮的中醫古籍，凡歷代史志所載和近賢所著醫書均收錄，是我國目前比較全面的醫籍目錄通考的專著。

《中醫圖書聯合書目》　中國中醫研究院、北京圖書館合編，1961 年北京圖書館出版。收錄全國 59 個圖書館截止 1959 年底的館藏和兩位藏書家藏的中醫書目 7661 種。除收錄漢文中醫書外，還收錄了蒙文、藏文以及國外漢文中醫書和漢文譯本。每一種書均介紹作者、卷數、年代、版本及收藏單位代號等項，附索引。是一部實用性強的目錄書。

《全國中醫圖書聯合目錄》　薛清錄主編，1991 年由中醫古籍出版社出版。該書參考《中醫圖書聯合目錄》，收錄全國 113 個圖書館截止 1980 年底的館藏書目 12124 種，分爲醫經、基礎理論等 12 大類。這是目前我國收錄最全的大型中醫目錄書。

《十三經索引》　葉紹鈞編，開明書店 1934 年出版，1983 年中華書局重訂排印出版。該書以諷誦時的一個停頓處爲一條，每條下注經名及篇目及見於《十三經注疏》的頁碼欄數，皆用簡稱。原書按筆畫編排，重訂本增加四角號碼檢字。

《中醫經典索引》　顧植山主編，1988 年安徽科學技術出版社出版。該書爲《素問》、《靈樞》、《難經》、《傷寒論》、《金匱要略》五部中醫經典著作的綜合索引。分“文句”和“詞語”兩大部分，并附有藥名、方名、穴名等專題索引，既能滿足查找文句出處的需要，也可爲專題研究提供一定的參考。按首字筆畫編排，并附筆畫筆順、拼音、四角號碼三種檢字表。

《醫學史論文資料索引》　中國中醫研究院中國醫史文獻研究所編，1981 年内部發行，中國書店 1989 年出版。該書收錄 1903 ～ 1978 年出版的雜志報刊 630 餘種，論文資料 10200 多條。所收論文和資料，以中國和世界醫學史爲主，包括醫藥衛生政策、法令、醫學通史、斷代史、中醫基礎理論、基礎醫學、專科史、疾病史、醫學人物傳記、醫學著作、藥學史、醫藥學教育、醫藥學機構、團體、中外醫學交流以及醫藥衛生考古發掘等。全書分 6 類：①總類（包括政策和醫學通史）；②中國古代醫學史；③中國近代醫學史；④中國現代醫學史；⑤外國醫學史；⑥其他。每篇論文均著錄篇名、著者或譯者、期刊名稱、出版年月、期數，各類別均以發表先後年月排列。附有篇名和著者索引。

《五十年來針灸文獻（中文）索引》　李善初、陳浩彬編，上海科學技術出版社 1960 年出版。收集 1908 ～ 1958 年期間 131 種報刊上有關針灸文獻 2359 篇；共分 3 部分：①分類篇目；②作者索引；③篇名索引。書末附“引用報刊一覽表”。分類目錄將所收論文分爲理論探討、經絡腧穴、技術操作等 12 大類。每類下著錄順序是：篇名、作（譯）者姓名、報刊名稱、卷數期號、出版年月。

本書的續編有《針灸文獻索引》(1959～1965)上海中醫學院醫史博物館 1972 年編印；《針灸針麻題目索引》(1971～1978)王德深等編，中醫研究院針灸研究所 1979 年印行；《針灸針麻文獻題目索引》(1979～1983)李復峰主編，黑龍江中醫學院 1984 年印行。

《中藥研究資料索引》　王筠默編。上海中醫學院 1960 年印行。收錄 400 種中醫臨床常用中藥的論文資料，共 6000 餘條。資料截止於 1959 年底。以中藥爲目，凡針對某一中藥的研究論文，無論是生藥鑒定、產地調查、化學分析、藥理研究，還是臨床報道、劑型改良等，均羅列於該中藥題下。每篇論文以作者姓名、論文題目、書刊名稱、卷期頁數、發表時間爲序著錄。論文資料以國內報刊發表的原著論文爲主，對用外文發表的論文資料，如已有中文譯文者，亦予選錄。以中藥名首字筆畫爲序排列。成都中醫學院 1963 年編印了續編。

《醫學期刊中醫文獻分類目錄索引》（後改爲《國內期刊中醫論文分類目錄》）　上海中醫藥大學中醫文獻研究所《中醫年鑒》編委會辦公室編。是爲《中醫年鑒》的編撰作前期準備，自 1984 年開始按月編輯，主要收集國內 40 餘種醫學期刊中的中醫藥論文篇目，分爲陰陽五行、運氣、經絡、藏象、病因病機、診斷、治則治法、方劑、中藥、中醫基本理論體系與辨證施治、學說與學派、老中醫學術經驗、醫案醫話、傷寒溫病、傳染病、腫瘤、內婦產科、兒科、外科、骨傷科、五官科、針灸、推拿、氣功、養生護理、醫史文獻、中醫教學與科研、行政管理、動態消息、國外中醫等類目，每篇論文著錄題目、作者、期刊名稱、發表年代、期次、頁碼。此索引可反映最近發表的中醫藥論文情況。

《中國歷史紀年表》　方詩銘編，上海辭書出版社 1980 年出版。是《辭海》末所附《中國歷史紀年表》的修訂本，自公元前 841 年西周共和元年至公元 1949 年 10 月中華人民共和國成立止。按年代先後分爲 15 個紀年表。各表第一欄爲公元紀年，第二欄爲干支紀年，第三欄爲王朝，以下欄目則羅列與某王朝同時的封建割據政權、少數民族政權，以及農民起義政權。後附錄 3 種：①（夏、商、周）三代世系表；②辛亥革命期間所用黃帝紀年對照表；③韵目代日表。書末附有“年號索引”。

《中國歷代年號表》　李崇智編，中華書局 1981 年出版。匯錄中國歷代帝王、農民起義、地方割據和少數民族政權的年號共 800 餘個，按其使用情況列爲 1200 餘條。時間起於西漢武帝建元元年（公元前 140 年），迄於中華人民共和國成立（1949 年）。按歷史朝代分章編排。書末附“年號索引”，按時代先後順序編排。其特點是，既可查出歷代重出年號及同代重出年號，又可查出古代起義軍年號、地方割據政權及少數民族政權年號。

《中國醫史年表》　郭靄春編，黑龍江人民出版社 1984 年出版。收錄我國遠古時代至 1966 年 1 月的重要醫事活動，包括歷代醫事制度和政令，醫藥發展及對外交流，疾病流行情況，醫學著作的編撰與刊行，醫家的主要活動與生卒等。匯集資料豐富，言簡意賅。每表首列公元紀年，以下依次列建元和干支，每記一事後附有資料來源，便於讀者查核。共收錄醫史人物 858 人，醫事 961 條。書末附“人名索引”和“書名索引”。該書既可根據時間先後順檢，又可從人名、書名索引進行針對性檢索。

三、類書、叢書

《古今圖書集成·醫部全録》　清代陳夢雷等編（原隸《古今圖書集成·博物編·藝術典》），共 520 卷，900 餘萬字，人民衛生出版社分 12 册排印。全書分 8 大類：醫經注釋（《素問》、《靈樞》和《難經》），脉診，外診法，臟腑身形，諸疾（主要爲内科疾病的診治），外科，婦科，兒科以及總論、列傳、藝文、紀事、雜論和外編。收録文獻著作達 120 餘種，是我國現存最大的一部醫學類書，對學習研究中醫頗具參考價值。

《普濟方》　明代朱橚（明太祖朱元璋第五子）等編著，刊於永樂四年（公元 1406 年）。人民衛生出版社 1958 年分 10 册排印出版。書中除廣泛引用明以前各家方書外，兼收其他雜説、傳記以及道藏、佛書中有關資料，共收方 61739 首，是我國古代最大的一部醫方類書。

《名醫類案》　明代江瓘編，全書 12 卷，按病證分類列爲 205 門，包括急慢性傳染病、内科雜病，以及外科、五官科、婦科、兒科等各個病種的醫案，主要是采集明以前歷代名醫的臨床驗案，有些資料采自醫書之外的各種著作。對一些重要病案，附有編者按語。

《續名醫類案》　清代魏之琇編。全書 60 卷，後人改編爲 36 卷，該書主要采擷明代江瓘《名醫類案》一書以後的名醫醫案以及《名醫類案》中未收但撰者認爲重要的醫案。其編寫體例與《名醫類案》一致。全書將病證分爲 345 門，其中對温病醫案的記叙更爲豐富，反映了當時温病學説已有很大發展。

《古今醫統正脈全書》　明代王肯堂輯，吳勉學校，刊於明萬曆二十九年（公元 1601 年）。吳勉學認爲“醫有統有脉，得其正脉，而後可以接醫家之統；醫之正統，始於神農、黄帝，而諸賢直溯其脉”，所以輯録自《内經》起，包括《甲乙經》、《中藏經》、《脉經》、《難經》、《傷寒論》、《金匱要略》，直至《傷寒明理續論》等 44 種醫書，校正合刊。

《醫宗金鑒》　清乾隆時吳謙等撰，計 90 卷。包括《訂正仲景全書》、《删補名醫方論》、《四診心法要訣》、《運氣要訣》、《傷寒心法要訣》、《雜病心法要訣》以及刺灸和各科心法要訣等 13 種著作，内容簡要，切合實用。刊行 200 多年來，作爲初學中醫的必讀書，流傳頗廣。

《中國醫學大成》　近人曹炳章輯編。原計劃收輯 365 種醫著，於 1936 年開始刊印，實際出版了 128 種，包括魏晉以來至清代的重要醫著，另有少量日本漢方醫學的著作。分醫經、藥物、診斷、方劑、通治、臨床各科、醫案和雜著等 13 類。每種均經校閲圈點，并列有内容提要，有些醫著還加上歷代醫家評注，對於領會原著要旨，有所幫助。此書有續編出版。

《珍本醫書集成》　近人裘吉生主編，1936 年刊行。編者從歷代中醫古籍中，篩選較爲實用、學術價值較高的精本、孤本、抄本、未刊本 90 種，分醫經、本草、脉學、傷寒、通治、内外婦兒各科以及方書、醫案、雜著 12 類。内容豐富，校勘精詳，頗有學術價值。

《皇漢醫學叢書》　陳存仁編校，1936 年刊行。編者從日本流行的數百種中國醫藥名著中，以適宜實際、可供參考者爲標準，選出最有價值的書籍，計總類 9 種、内科 19 種、外科 1 種、女科 3 種、兒科 3 種、眼科 1 種、花柳科 1 種、針灸 4 種、治療診斷各 1 種、方劑 10 種、醫案醫話 11 種、藥物 8 種以及論文 32 篇。

閱讀實踐（41）

（一）本章內容要點

1. 簡答

①什麼是工具書？工具書的作用是什麼？

②使用部首檢字法，應注意哪些問題？

③以《康熙字典》爲例，説明漢字部首的位置。

④工具書的編排方法最常見的有哪幾種？

⑤下列各字分別在《康熙字典》、新《辭海》、新《辭源》、《漢語大字典》的哪一部首？

　　閧　衢　瓣　衷　慕　肥　肓　近　陡　苗

2. 填空

①工具書按其功能特點主要可分爲 ————、————、————、————、————、————、————、————、————、————等。

②我國最早的字典是————；最早的詞典是————。

③我國現存最早的目録文獻是————所撰的————。

④我國現存最大的中醫類書是————代————等人編撰的————。

⑤我國最早的中醫專業詞典是————主編的————。

⑥《康熙字典》是————等人編纂的，用————編排法，釋字體例是————。

⑦《説文解字》首創————編排法，分爲————部，收字————個。

⑧我國最新的大型字典是————，最新的大型詞典是————。

⑨《辭通》的編撰者是————，《聯綿字典》的編撰者是————，這兩部書都是查檢古漢語————————的專書。

⑩《中國醫籍考》的編撰者是————，這是一部————專著。《詞詮》的編撰者是近人————，這是一部查檢古漢語————的專著。

3. 選擇

A. 查找一般字、詞　　　B. 查找人物　　　　　C. 查找地名

D. 查找成語典故　　　　E. 查找中醫藥詞語　　F. 查找中醫文獻

①《珍本醫書集成》　　　②《簡明中醫詞典》　　　③《康熙字典》

④《中醫圖書聯合目録》　⑤《中國人名大辭典》　　⑥《漢語成語詞典》

⑦《中藥大辭典》　　　　⑧《中國醫籍提要》　　　⑨《中國古今地名大辭典》

⑩《醫學史論文資料索引》

（二）課外閱讀

　　神農本草經百種録一卷國朝徐大椿撰大椿字靈胎號洄溪吳江人世傳神農本草經三卷載藥三百六十五味分上中下三品今單行之本不傳惟見於唐慎微本草所載其刊本以陰文書者皆其原文也大椿以舊注但言其當然不言其所以然因於三品

之中採掇一百種備列經文而推闡主治之義有常用之藥而反不收入者其凡例謂辨明藥性使人不致誤用非備品以便查閱也凡所箋釋多有精意較李時珍本草綱目所載發明諸條頗爲簡要然本草雖稱神農而所云出產之地乃時有後漢之郡縣則後人附益者多如所稱久服輕身延年之類率方士之說不足盡信大椿尊崇太過亦一一究其所以然殊爲附會又大椿所作藥性專長論曰藥之治病有可解者有不可解者其說最爲圓通則是書所論猶屬筌蹄之末要於諸家本草中爲有啓發之功者矣　（《四庫全書提要·神農本草經百種録》）

　　文中指出《神農本草經百種録》有哪些不足之處？

第二章

漢 字

語言是人類社會交際和傳播信息的工具。在語言中，先發生的無疑是口頭語言。但口頭語言的表達受到時間和空間的限制，必須用書面語言的"字"記載下來，才能傳播給那些在時間或空間上存在着距離的人們，而接收方也只有通過文字形式來了解發出方傳出的語義信息。因此，文字是信息傳播的載體。漢字是漢民族創造、用以記錄漢語言的文字體系。漢字是世界上最古老的文字之一。現在可以見到的最早并且已經較爲成熟的漢字系統是殷商時期的甲骨文，距今約三千多年；其後則有金文，始於商代，盛行於西周至春秋時期；再後則是戰國到秦的篆書，其中，秦系文字繼承了漢字發展的主流，秦始皇統一全國後，李斯修訂戰國秦篆作爲統一文字的標準，後世稱較成熟的秦篆爲"小篆"，早期的秦系文字以及戰國時期的六國文字則稱爲"大篆"。小篆以前的文字統稱爲"古文字"。形成於戰國、成熟并盛行於漢代的隸書，標志着漢字進入了"今文字"階段。由小篆變化爲隸書的過程稱爲"隸變"。隸變是漢字發展史上最重要的一次變革。隸書之後又產生了草書、行書、楷書，最後發展到現代使用的簡化字。漢字在形體演變的過程中，逐漸由圖形變成筆畫，由形義緊密結合到形義分離，由造字方法的表意到形聲，由筆畫繁複到簡化。了解漢字的發生發展規律，掌握一定的漢文字理論知識，正確辨識漢字、掌握字義，從而具備閱讀古代典籍的基本能力，是學習中華傳統文化的必要基礎。由此可見，漢字知識，也是閱讀古代中醫藥書籍，進而正確理解中醫藥理論的首要基礎。我們現在看到的古代醫籍，除很少幾種醫書（如馬王堆漢墓出土的《五十二病方》等）文字稍有篆意外，都是以今文字刻印或抄寫的。其所用字體，刻印本多爲楷書或由此變化出的古宋體，抄寫本則多爲行書，或夾有草書。用字以繁體爲主，但也夾雜着古代簡體字、俗寫字等。爲了能够較好地閱讀古代醫籍，我們需要了解漢字的結構及其與字義的關係，熟悉形聲字中形符與聲符的作用、位置，掌握古醫籍中借字、古字、異體字的識別方法并學會辨識繁體字，正確讀寫中醫藥常用字。

第一節　漢字的結構與字義分析

漢字結構是指漢字的造字結構。分析漢字結構可以幫助我們了解造字意圖，進而理解與特定字形相關聯的特定詞義。《左傳》中就已經有了"止戈爲武"、"皿蟲爲蠱"等説法，這是我國早期漢字結構分析的零散記載。最早對漢字的結構方式進行系統研究的是東漢許慎。他在所著《説文解字》中首次全面闡述了關於漢字結構的理論體系——六書，并利用六書理論對 9000 多個漢字進行結構分析。後世對古文字的研究都以六書理論爲基礎。

一、象形字

《説文解字·叙》：“象形者，畫成其物，隨體詰詘，日、月是也。”象形字的特點是用簡約的寫意方法形象地描繪各別的對象。此類字的對象通常是客觀實在的，少數是存在於人們想像中的事物，多爲描繪對象的全體，個別爲描繪對象的局部特征。這類字用作構件，構成絕大部分漢字的基礎，因此也有人稱之爲原生字。

原生字中多數是以文字全體描摹對象的本體，稱爲純體象形。

日　甲文作�

，篆文作日，像太陽之形。其中短劃是填充符號，表示太陽是個實體。

月　甲文作

，篆文作

，像月亮常缺之形。

人　甲文作

，篆文作

，像側立人形。

女　甲文作

，篆文作

，像兩手交叉胸前而跪坐的女人形。

心　金文作

，篆文作

，像人心臟形。

手　金文作

，篆文作

，像人手形。

止　甲文作

，篆文作

，像人足趾形。

木　甲文作

，篆文作

，像樹木形，有根、榦、樹梢。

鳥　甲文作

，篆文作

，像鳥形，有頭、身、翅、足距。

魚　甲文作

，篆文作

，像魚形，有頭、身、尾，有的寫法還有鰭。

龍　甲文作

，篆文作

，像想象中的龍形，有頭、身、尾、足。

羊　甲文作

，篆文作羊，像羊頭形，以羊頭形代表羊的整體。

牛　甲文作

，篆文作

，像牛頭形，以牛頭形代表牛的整體。按，羊角下彎，牛角上翹，二者以此爲別。

有些對象物單獨畫出很難看出其真實意義，或者容易與其他事物相混，就附加相關物體的形象作爲襯托，這就是複體象形。

果　金文作

，篆文省作

，上像果實形，下以“木”作襯托。

瓜　篆文作

，内像瓜形，外以藤蔓作襯托。

州　甲文作

，内像水中陸地（島嶼）形，外以“川”作襯托。

石　甲文作

，下像石形，上以厂（山崖）作襯托。

齒　甲文作

，内像齒形，外以“口”作襯托（後加聲符“止”而作“齒”）。

雨　甲文作

，下像雨滴形，上以“天”作襯托。

二、指事字

《説文解字·叙》：“指事者，視而可識，察而見意，上、下是也。”有一些要表達的概念是一個自然物的局部，難以單獨描繪，因此就在象形字的基礎上用符號點明所要表示的局部。所加的符號就稱爲指事符號。這類字一看就能辨識其整體意義，但還要仔細考察指事符號所在位置，才能了解它的具體意義。

本　篆文作 米，以短綫指示木下，表示樹根。

末　篆文作 末，以長綫指示木上，表示樹梢。

朱　篆文作 米，以長綫指示木中，表示樹榦。

刃　篆文作 刅，以短綫指示刀口部，表示刀刃。

叉　篆文作 弖，以短綫指示手指間，表示指間部位。

寸　篆文作 弐，以短綫指示手後一寸處，表示寸口部位。

亦　篆文作 夾，以兩點指示兩腋部，表示腋下。爲"腋"古字。

身　篆文作 裊，以短綫指示人突出的腹部，表示懷孕。"身"爲"娠"古字。"身"的另一種寫法没有作指事符號的短綫，則可歸於上一類複體象形。

母　篆文作 庚，以兩短綫指示女性乳部，表示哺乳者。

此外，指事字還包含一類純粹用符號構成的字，這類字很少。如：

上　甲文作 二，篆文作 丄，長劃爲基準綫，短綫表示方位在其上方。

下　甲文作 二，篆文作 丅，長劃爲基準綫，短綫表示方位在其下方。

中　甲文作 中，篆文作 申，在一條竪綫中間用一個框指明中央部位。

一、二、三、亖（《説文》："亖，籀文四。"）等積劃而成的數目字也是純粹符號字。

三、會意字

《説文解字·叙》："會意者，比類合誼，以見指撝，武、信是也。"對於較複雜的概念，就將兩個以上的字組合在一起，利用它們形體（有時是意義）會合時產生的新義來表達。組合成會意字的各字用以表意，稱爲形符或意符。

步　甲文作 𣥂，篆文作 步，像前行時兩足一前一後，表示行走。

涉　甲文作 𣥂 或 𣲓，篆文作 涉，兩足行於水中或跨於水兩側，表示涉水。

即　甲文作 即，像人面對食器入坐就食。

既　甲文作 既 或 既，像人食後轉而背對食器。

得　甲文作 得，篆文作 得，手在路邊拾到貝，表示獲得。篆文右上的"貝"訛作"見"，右下的"又"訛作"寸"。

秉　甲文作 秉，篆文作 秉，手持一束禾，表示禾束。

兼　篆文作 兼，手持二禾，表示同時做兩件事。

采　甲文作 采，篆文作 采，像手在木上取果之形。篆文省果形而從木。

益　甲文作 益，篆文作 益，像器中水漫出之形。

陟　甲文作 陟，篆文作 陟，像二足從山上登。

降　甲文作 降，篆文作 降，像二足從山下行（注意甲文二足的方向與"陟"字相反）。

也有一些會意字用意符的抽象意義組合成義。這類字多數是秦漢以後出現的新會意字。如：尘、雀、歪、災、甦、劣。

以上象形、指事、會意三種造字法，都主要基於一個詞所表示的事物的意象，將此意象簡要地勾勒下來作爲它的書寫形式。因此現代學者多主張將它們統歸爲"表意字"。這樣的分類有助於了解三者的共同點。

　　表意字直觀、易懂。直觀性較强的客觀對象物或可以用物與物的關係意會表達的概念，大多可以用表意造字法造出。但語言中大量的抽象的概念如思維、感覺、顏色，以及過於具體的概念如人稱及大類屬下的細別概念等，是很難造出表意字的，這些概念就得用新的辦法來表示。

四、形聲字

　　《説文解字·叙》："形聲者，以事爲名，取譬相成，江、河是也。"形聲字由表意和表音兩部分組合而成，表意的部分叫形符（以事爲名），表音的部分叫聲符（取譬相成）。形符通常由表意字充當，尤以象形字爲主；聲符則由一個可用以表音的字充當。江、河古義爲長江、黄河，皆爲水名，故以"水"爲形符，以"工"、"可"爲聲符。

（一）形符

1. 形符與字義的聯繫

　　形聲字的形符一般表示字義的類屬，而不表示具體意義。因此，形聲字的本義與形符的意義有關，但二者之間并没有固定的聯繫模式。例如"疒"部的字一般和疾病有關，但具體來説，疾、病、痾、疫，都是疾病的泛稱，癰、癤、疽、瘡，都爲外科病證或局部的病竈，瘺、疸、瘘、痹，都是病證名，瘥、瘳、瘉、痊，都表示疾病治愈的效果，療，表示治療疾病的動作。而"瘦"、"疲"之類不一定是病，只是常爲疾病的表現，也用了"疒"作形符。可見，形符的意義在於提示字義的類别，但不能昭示具體字義。

　　此外，有些形符使用的範圍比形符本身的意義寬泛，因而所屬的形聲字有些與形符只是狀貌相似、品物相類，而實際上却不屬於該形符所表示的類屬。如"馬"部有"驢"、"駱駝"，"犬"部有"狐"、"猿"，"艸"部有"菌"、"蕈"等。

2. 形符的省用

　　少數形聲字形符寫法是簡省的，需要補全才能起表意作用。簡省的原因一般是因爲結構不方便或筆畫重複。例如：釜，本應是"金"部"父"聲，篆文作釜，形符尚不省寫，但因隸書書寫兩部分結合處的筆劃相似，於是"金"上方的筆劃就省去了。這種形符省寫的現象叫"省形"。以"釜"爲例，相應的分析術語爲"從金省，父聲"。又如：

　　寐，篆文作寐，《説文》："卧也。從寢省，未聲。"

　　星，篆文作曐，《説文》："曐，萬物之精，上爲列星。從晶，生聲……星，曐或省。"

　　屈，篆文作屈，《説文》："連也。從尾，出聲。"篆文不省，隸書從尾省。

　　亭，篆文作亭，《説文》："民所安定也。亭有樓，從高省，丁聲。"

3. 重要形符介紹

　　形符可以提示形聲字意義的類屬，在了解表意字的本義方面也有重要價值。因此，要多掌握一些形符。以下選介一些中醫藥用字常用形符和隸變後形體與篆書差異較大的形符。

　　冫　音 bīng，篆文作仌，像冰凌形。從"冫"的字，多與冰凍、寒冷有關。如凍、凝、冷、清，以及表意字中的寒、冬。

又　篆文作彐，像手形。隸變爲又、彐。從"又"的字多和手的動作有關。多見於表意字，如取、友、及、叉、支、秉、兼、聿等。還可以組合使用。簡化字中，"又"用作爲簡化符號，如鸡（雞）、汉（漢）、难（難）、欢（歡）、戏（戲）、聂（聶）、轰（轟）等，代替了多个不同的汉字部件，与手形义无关。

宀　音 mián，篆文作宀，像房屋形。从"宀"的字，多与房屋有关。如宮、室、寬、宏（房屋深廣），以及表意字中的安、宗（祖廟）。

歺　音 è，甲文作歺，篆文作歺，像剔去肉的殘骨，隸變爲"歺"。從"歺"的字，多與死亡、危險有關。如殆、殁、殤、殃。

攴　音 pū，甲文作攴，篆文作攴，《說文》云："攴，小擊也。從又，卜聲。"近人認爲是以手執杖撲擊之義。隸變爲"攴"和"攵"（反文旁）兩體，今多從"攵"。從"攵（攴）"的字多有動作義。如啓、攻、放、救、散、斂。

玉　篆文作玉，像數塊玉石相連形。作爲形符一般寫作"王"。從"王（玉）"的字，多與玉石有關。如瑜、瑕、理、璧，以及表意字中的珏（《說文》列作部首）、珥（耳兼表聲）。

肉　篆文作肉，像切成塊的肉形。作爲形符隸變作"月"，與月亮之"月"同形。從"月（肉）"的字，多與肉體組織有關。如肝、腎、胚、腑（從月亮之"月"的字不多，如期、朔、朗、朦）。

衣　篆文作衣，像上衣形。隸變後多作"衤"。從"衤（衣）"的字，多與衣着有關，如衽、袍、裾、袒。在上下結構的字中則仍作"衣"，如衷、裏、裝、袞。

貝　甲文作貝，篆文作貝，像貝殼形。上古以貝爲貨幣，從"貝"的字多與錢財有關。如貨、資、貿、賤、貶、販。

酉　甲文作酉，篆文作酉，像壺尊類酒器形，即用指酒。從"酉"的字，多與酒有關。如釀、醒、醇、酸、醉、醫。

辵　音 chuò，甲文作辵，篆文作辵，甲文從行從止，篆文從彳從止，二者義同，都表示行走之義。隸變爲"辶"。從"辶（辵）"的字，多和行走有關。如遷、過、迅、逾、迹、道。

邑　甲文作邑，篆文作邑，上從口示疆域，下從跽人形示人民；合指邦國。隸變爲"阝"（右耳旁）。從"阝（邑）"的字多和封國、城邑有關。如邢、邯、鄭、鄒、郢、都。

阜　音 fù，甲文作阜 或阜，篆文作"阜"，像土山形。《說文》釋謂："山無石者，象形。"今人或認爲像山階形。隸變爲"阝"（左耳旁）。從"阝（阜）"的字多和山、坡有關。如陵、防、隊（墜）、險、隅、障，表意字如陟、降。

隹　音 zhuī，甲文作隹，金文作隹，篆文作隹，像短尾鳥形。從"隹"的字，多與鳥有關（不限於短尾鳥）。如雅（同"鴉"）、雕、雞、雉、雄、雌。表意字如奪、雀、隻、雙。

頁　音 xié，甲文作頁，篆文作頁，像人頭之形。從"頁"的字，多與人頭部有關。如顏、題（額頭）、顙、頸、顧、頷。

（二）聲符

1．聲符表示字的讀音

形聲字中表音的部分叫聲符，聲符表示形聲字的讀音。例如：

"胡"聲的字　葫、瑚、糊、湖

"柔"聲的字　揉、糅、蹂、鞣

"羊"聲的字　洋、烊、恙、庠

"付"聲的字　附、符、柎、府

但是，由於造字時可能有取音近（而非全同）字作爲聲符的情況，更由於古今語音的變化，因此，很多形聲字的聲符已經不能準確表示字的讀音。如上舉四組字中後兩組的聲調就不盡相同。再如"畐"聲的字，有讀"bi"聲的逼、偪、湢、煏和讀"fu"聲的福、幅、輻、副兩組；"台"聲的字，抬、苔、怠、笞、始、治、貽、冶、菭等，讀音各不相同。因此，不認識的形聲字不可信口"讀半邊"。

2．聲符的省用

如同少數形聲字形符簡省一樣，一些形聲字的聲符形體也有簡省的，需要補全才能起表音作用。反之，如果不知這些形聲字省聲的情況，也就很難正確理解這些字的構成。例如：

《説文》："珊，珊瑚，色赤，生於海，或生於山。從玉，刪省聲。"

《説文》："産，生也。從生，彦省聲。"

《説文》："疫，民皆疾也。從疒，役省聲。"

《説文》："茸，草茸茸貌。從艸，聰省聲。"

再如，豪、毫，都是"高"省聲；累、雷，都是"畾"省聲。

此外，有的形聲字簡省了形符與聲符完全相同的部分，所以既是省形，也是省聲。如"齋"，從示，齊聲，中間的符號"二"合用；"耆"，從老，旨聲，中間的符號"匕"合用。

3．聲符與字義的聯繫

形聲字的聲符除了具有表音功能外，不少聲符也具有意義。有些形聲字很容易看出其聲符兼有表義功能，如"懈"的聲符"解"，"娶"的聲符"取"，"返"的聲符"反"，"褊"的聲符"扁"等。還有一些形聲字聲符的表義不像這樣明顯，但略加分析後也不難理解。例如，"丁"是象形字，"釘"的古字，而釘子具有深入和固定不移的特點，由此，重復而希望使聽者加深印象的説話叫"叮"，固定不移地看叫"盯"、深入而固定的毒瘡叫"疔"；"青"是美好的顏色，由此，水之美者曰"清"，日之美者曰"晴"，米之美者曰"精"，目之美處曰"睛"；偶爲木偶，是根據真人形象仿制的，它與真人就有了成雙成對的意思（仍用"偶"字），再引申出相交相合之義，如兩人同耕曰"耦"，山水之角或兩墙相交之內角曰"隅"、二人相逢或相知曰"遇"，位於人肩頭兩骨之間的穴位名曰"肩髃"；古代婦女的一種頸飾名"嬰"，垂於頸側而回繞，後將回繞義寫作"嬰"，中醫則謂人頸兩側的筋爲"嬰筋"，頸部瘤腫（屬甲狀腺腫大一類疾病）之病爲"瘿"；水的支流曰"辰"（"派"古字），人的血脉是人血液分流之道，故名曰"脈"；"癬"因似蘚而得名，"瘙"因抓搔而改易，"癰（癰）"因壅塞不通而取義，"瘤"因留滯不去而派生。這類例子可以舉出很多。

形符可表義，聲符也可表義，但二者有一定差別。形符所表的義往往是事物類屬的總名，聲符所表的義則往往是一種具體現象或狀貌，形符和聲符可以結合起來從不同層面規定一個概念——即詞義。而這種結合規定詞義的方式與會意字的會合表義功能也有明顯的差別。

（三）形符聲符的組合

形符與聲符組合通常有八種組合方式：

左形右聲 如偏、脾、滑、妨

右形左聲 如刺、數、頓、瓶

上形下聲 如簡、苓、宇、空

下形上聲 如臀、盂、常、基

外形內聲 如固、術、匱、裹

內形外聲 如問、辯、風、齎

聲居一角 如痘、屨、颸、咫

形居一角 如旭、庠、哉、匙

其中最常見的是左形右聲型。

由於漢字形體的歷史演變等因素，使得有些形聲字的形符與聲符不容易簡單地看出，需要多加分析。

例如，部分形聲字形居一角或聲居一角，一般直覺看到的部首并不是其真正的部首，表面的切分關係并不是形符與聲符真實的組合關係。如：

彀、縠、穀——分別從弓、糸、禾，𣪊聲；不是“士”部或“殳”部。

栽、載、截——分別從木、車、酉，𢦏聲；不是“土”部或“戈”部。

從、徒、徙——都從辵，分別是从、土、止聲；不是“彳”部（今字典歸於“彳”部）。

旗、施、旌——都從㫃，分別是其、也、生聲；不是“方”部（今字典并於“方”部）。

再如，部分形聲字形符與聲符或錯綜，或交合，或部分形體訛變、混同，因而很難辨別。如：

隨——篆文作䜄，從辵，隋聲。

截——篆文作𢧜，從戈，雀聲。

賊——篆文作賊，從戈，則聲。

年——篆文作秊，從禾，千聲。

五、轉注字

《說文解字·敘》：“轉注者，建類一首，同意相受，考、老是也。”由於許慎爲“轉注”所下的定義較爲簡單，而且除了“考、老”兩個例字外，《說文》全書的文字說解中并沒有指出還有哪些屬於轉注字，導致後人對“轉注”的理解分歧很大。從古到今，人們根據“轉注”這一名稱和許慎八個字的定義以及兩個字例，提出過許多不同的解釋，但都很難取得公認，因此這裏不加詳說。

六、假借字

《説文解字·叙》："假借者，本無其字，依聲托事，令、長是也。"在人們使用文字的早期，由於語言中的概念大大多於已經造出的文字，很多詞是没有專用字的。爲了能記寫這些詞，古人想到了利用現成的文字符號的語音直接記録詞語的語音。具體説，雖然一個詞没有專用字，但却已經有了與之同音的某個字，古人就利用這個同音字來記寫那個意義上與之并無關係的詞。例如，畚箕的"箕"甲骨文寫作"𒀭"（其），這是一個象形字，同時口語裏還有一個同樣讀音的代詞没有造出專用字來，古人就基於同音的關係，將這個代詞也寫作"其"。假借之法只用所借字的音而不用其義，因此假借的實質就是將本來表意的漢字作爲表音符號來使用。早期的假借字多是借表意字中的象形字，後世的假借字也有來自其他類型的。

來　甲文作禾，本爲麥名，假借爲到來之"來"。

午　金文作午，爲搗臼的棒槌形，假借爲十二支的第七位。

我　字從"戈"，本爲兵器名，假借爲人稱代詞。

難　字從"隹"，本爲鳥名，假借爲困難之"難"。

如果一個假借字原先的意義和假借后的意義都使用得較多，也可能另造一個新字以分擔其中一部分意思。如爲畚箕義另造了"箕"，爲棒槌義另造了"杵"。

從文字記寫詞義的機制看，表意以形記詞，假借以音記詞，形聲則兼以形、音記詞。其中，表意借助於形象，意義明白易曉，但造字多受限制。假借以語音記録語言，克服了表意依賴於形體的局限性，因此，從理論上説，所有概念都可以用這種方法記寫。但由於漢語音節有限，較多使用假借字必然不能滿足從文字形體上區別同音詞的要求，而且從文化習慣上來看，假借也不符合自表意字以來人們已經習慣了的以文字形體別義的文化定勢，因此，假借最終没有被廣泛使用。形聲既有表義部分，又有表音功能，能够同時滿足以形別義和記録語音兩方面的要求，而且產字能力極强，因此成了漢字發展的主流。現代漢字中，形聲字占90％以上。

第二節　通假字　古今字　异體字　繁簡字

本節要介紹的是文字使用與發展中出現的主要變异現象。這些變异現象在中醫藥古籍中較爲常見，如果對其變化機理和一般情况不了解，閲讀中很容易發生差錯。

一、通假字

在古籍中，本有其字未使用，却借寫了當時讀音相同或相近的其他字，而這兩個字在意義上并不相同，古人的這種用字方式稱爲通假，也稱通借。"假"即是"借"。借用的字稱爲借字，與其相對的、本來應該使用的字則稱爲本字。通假字產生的原因大體爲不明本字、以誤爲正、弃繁從簡、仿古求雅等。不過根本原因還是受到假借造字的影響，使人們有時將漢字只視爲表音符號，而忽略其形體的區別意義。通假字在開始使用時類似今之音近的別字，但由於後人有仿用的習慣，通假字有了社會流行的傾向，這就與別字不盡相同。通假字是在本有其字基礎上的借用，假借字是在本無其字基礎上的借用，二者從機理上看是不同的；但對於具體的字來説，古人記寫時是否已有其字，有的很難認定；而通假和假借在借用他字這一點上是相同的，因此也有學者認爲不必區分通假和假借。事實上，前代學者在使用假借這一術語時，也常指通假。

識別通假字主要依據古音的相同或相近。如果古音沒有聯繫，就不可能通假。通假字主要在先秦古文時代産生，後世以仿用爲主，所以這裏所説古音通常是指上古音的韵部和聲母。根據借字與本字之間的聲韵關係，可以將通假分爲三類：一是同音通假，即聲母和韵部完全相同；二是雙聲通假，即聲母相同，韵部相近；三是叠韵通假，即韵部相同，聲母相近。如果是中古時期新出現的通假用法，就應從中古音體系考察。但基本原理是相通的。

（一）同音通假

伎·技

《扁鵲傳》："秦太醫令李醯自知伎不如扁鵲也，使人刺殺之。"伎，本指同伴，常用義爲歌舞伎；此借爲"技"，指技藝。《素問·靈蘭秘典論》："腎者，作强之官，伎巧出焉。""伎"亦通"技"。"伎"與"技"古音都是群母支韵。

能·耐

《素問·五常政大論》："能毒者以厚藥，不勝毒者以薄藥。"能，本義爲像熊的野獸，後借爲賢能、技能之"能"，此二義於本文都不相合；此借爲"耐"，耐受。"能"與"耐"古音都是泥母之韵。

厲·癘、癩

劉禹錫《鑒藥》："厲者造焉而美肥。"厲，本義爲粗磨刀石；本句通"癘"。《説文》："癘，惡疾也。"《素問·風論》："癘者，有榮氣熱胕，其氣不清，故使其鼻柱壞而色敗，皮膚瘍潰。"這是典型的麻風病症狀。此義後又作"癩"。《集韵》："癘……或從賴。"因此古人也稱"厲"通"癩"。"厲"、"癘"、"癩"三字古音都是來母月韵。

舉·弆

《千金要方》卷二十三第四："右七味細研……用瓷器貯之，密舉勿令泄氣。"舉，本義托舉；本句通"弆"。唐玄應《一切經音義》："弆，藏也。"《通俗文》："密藏曰弆。""舉"與"弆"都是見母魚韵。

（二）雙聲通假

宛、菀·鬱

《醫案六則》："夫悍藥入中，則邪氣辟矣，而宛氣愈深。"宛，屈草自覆；本句通"鬱"，鬱結。又《素問·生氣通天論》："陽氣者，大怒則形氣絶，而血菀於上，使人薄厥。"菀，本爲中藥紫菀名；本句亦通"鬱"，鬱結。"宛"、"菀"，古音影母元韵；"鬱"，古音影母物韵："宛"、"菀"與"鬱"雙聲且韵部相近。

時·是

《新修本草·序》：“自時厥後，以迄於今，雖方技分鑣，名醫繼軌，更相祖述，罕能釐正。”時，本義爲時間；本句通“是”，代詞，此。“時”借爲“是”相襲已久。如《尚書·湯誓》：“時日曷喪，予及汝皆亡。”傳：“曰是日何時喪，我與汝俱亡。”正以“是”釋“時”。“時”，古音禪母之韵；“是”，古音禪母支韵：二字雙聲且韵部相近。

約·要

《素問·脉要精微論》：“倉廩不藏者，是門户不要也。”《説文》：“要（𦥑），身中也。”本爲以手叉腰之形，以示腰部，引申指重要、要領、需要等義；本句“要”字通“約”，指約束。又《靈樞·刺節真邪》：“此刺之大約，針之極也。”與上例相反，本句“約”通“要”，“大約”謂大要。“約”，古音影母藥韵；“要”，古音影母宵韵：二字雙聲且韵部相近。

糜、縻·麋

《靈樞·百病始生》：“多寒則腸鳴飧泄，食不化；多熱則溏出麋。”《素問·氣厥論》：“膀胱移熱於小腸，鬲腸不便，上爲口麋。”麋，鹿屬動物名；本句通“糜”。糜，稠米粥。如《傷寒論·辨太陽病脉證并治下》：“得快下利後，糜粥自養。”前條“出麋”謂排出稠粥樣大便，《太素·邪傳》正作“出糜”；後條“口麋”引申爲糜爛。“麋”，古音明母脂韵；“糜”，古音明母歌韵：二字雙聲且韵部相近。又《靈樞·禁服》：“盛則脹滿，寒中，食不化；虚則熱中，出麋，少氣，溺色變。”《説文》：“縻，牛轡也。”即牛繮繩；《靈樞》文中亦通“糜”，指糜粥樣的溏便。《太素·人迎脉口診》正作“糜”。“縻”，古音明母歌韵，故與“糜”係同音通假。

（三）叠韵通假

信·伸

《五十二病方》：“痙者，傷，風入傷，身信而不詘。”信，本義爲信用；本句中通“伸”，與“屈”相反（詘，即今“屈”字）。“信”，古音心母真韵；“伸”，古音書母真韵：二字叠韵且聲母相近。

爲·僞

《寶命全形論》：“三曰知毒藥爲真。”“爲”，甲骨文作手牽大象形，表示役象助勞，於本條不相合；本句中通“僞”，與“真”相反。“爲”，古音匣母歌韵；“僞”，古音疑母歌韵：二字叠韵且聲母相近。

撰·選

《傷寒論·序》：“乃勤求古訓，博采衆方，撰用《素問》、《九卷》、《八十一難》、《陰陽大論》、《胎臚藥録》，并平脉辨證，爲《傷寒雜病論》，合十六卷。”“撰”，原指天地陰陽等自然現象的變化規律，引申爲製造、著作；本條云“撰用”，而下列諸書并非張仲景所著，故本句中通“選”，選用。“撰”，古音崇母元韵；“選”，古音心母元韵：二字叠韵且聲母相近。

除此三類外，還有聲和韵都不相同但都相近的，這裏就不作例析。

通假字在古籍中并不少見，一般來説，在閲讀古籍遇上疑難詞語時，如果按原來字形的本義或引申義都無法得出與原文吻合的解釋，就可考慮是否爲借字（當然，還要排除訛誤字等其他變化因素）。對於通假字，只有依據聲音綫索，求出隱藏在借字之後應當使用的本字，才能得出正確的解釋。相反，如果將借字誤爲本字，望文生義，勉强作解，就必然違背文章原意。

　　現代人一般都不熟悉古音，在推斷某個字爲借字時可借助古音方面的工具書。查檢漢字古音的常用工具書有：《漢語大字典》、郭錫良《漢字古音手冊》、唐作藩《上古音手冊》、丁聲樹《古今字音對照手冊》、李珍華《漢字古今音表》等。由於聲符相同的形聲字互借的情況較爲常見，而形聲字在漢字中占有絕大多數，且根據形聲字的一般原理，同諧聲的字通常應該音同或音近，因此，當讀古文懷疑某字爲借字時，可以先在同聲符的形聲字中尋求意義吻合的字推定其爲本字，這樣的推想正確率往往比較高。尋求同聲符字可以利用清代朱駿聲的《說文通訓定聲》和現代沈兼士的《廣韻聲系》、李卓敏的《李氏中文字典》；另外還可以利用高亨的《古字通假會典》查找所求字前代已有的通假用法。

二、古今字

　　廣義的古今字包含具體類型較多，而現代一般所說的古今字，是指在一個原有字的基礎上，通過增加或改換形符另造新字，以分擔原有字一部分義項的文字現象。原有的字稱爲"古字"，改造成的新字稱爲"今字"。古字又稱"初文"，今字又稱"後起形聲字"、"後起區別字"、"分化字"。古今字的"古"與"今"是一個相對概念，相對在前的稱"古"，反之，在後的則稱"今"。一個字在其初製時，一般只表示一個較爲具體的概念，但事物概念遠遠多於造出的字形，爲了用有限的文字記寫無限的概念，一個字就會由於假借或引申的原因具有較多的義項。但這樣一來，有些字在使用中就可能意思不明確。例如，"莫"（羃）字字形爲日落草中，初義是傍晚，但後來它又被借用來記寫否定副詞，這一後起義反而成了"莫"字的常用義，傍晚的初義就不明顯了。武威漢代醫簡中有一丸藥方的服法云："如吾（梧）實，旦吞七丸，餔吞九丸，莫吞十一丸，服藥十日知，小便數多，廿日愈。"本條"莫"與"旦"、"餔（通'晡'，指午後時分）"相對，當然取其本義傍晚，但後人讀本方時也很容易誤解爲其後起常用義"不要"。再如《大醫精誠》："偶然治差一病，則昂頭戴面，而有自許之貌。"若不知此中"差"用其後起的"病愈"義，取其常義"誤"、"壞"，則意思正相反。爲了避免這類誤解，就必須新造專用字來分散其中一部分字義，今字正是爲了分擔古字的一部分字義而造出的。從古字與今字的形體變化上看，絕大部分今字是在古字基礎上增加或改換形符而成，所以今字以形聲字爲主，古字全體或古字的聲符用爲今字的聲符，再按照所分散字義爲今字選用合適的形符。如上舉二例中的"莫"和"差"，後世分別寫作"暮"和"瘥"。這樣的文字分化可使字義專職化、精細化、明晰化，因而漸漸就成了一種趨勢，即使不太會發生字義混淆的字，也往往按字的義類增加或改換形符，使漢字的形體更有系統化。由古字向今字分化是形聲字產生的一個重要途徑。分散字義的方法有多種，利用增加或改換形符來區分是一種主要的方法。

　　（一）增加偏旁的分化字

　　要·腰

　　"要"，本義爲腰部，《史記·扁鵲倉公列傳》："暮，要脊痛。"後引申爲重要、要求等義，故爲原義加肉旁另造"腰"字。

　　然·燃

"然"，本義爲燃燒。《素問·大奇論》："脉至如火薪然，是心精之予奪也，草乾而死。"後借用爲代詞、連詞等義，故加火旁另造"燃"字。

爪·抓

"爪"，原爲覆手之形，用作動詞則爲抓持義。《扁鵲傳》："揲荒爪幕。"後專用爲名詞的爪甲義，動詞義加手旁另造"抓"字。

支·肢

"支"，本義爲竹木枝，人四肢與竹木枝相似，故亦稱爲"支"。《靈樞·邪氣藏府病形》："肺脉……微澀爲鼠瘻，在頸、支腋之間。"後加肉旁另造"肢"字。

匡·眶

匡，本義爲古盛飯器具，此義後作"筐"。筐有廓，故"匡"字又用指框廓，此義後作"框"。人的眼目亦有框廓，《素問·刺禁論》："刺匡上陷骨中脉，爲漏爲盲。"此義後加目旁另造"眶"字。

齊·劑、臍

齊，本像禾麥穗上平齊之貌，引申爲整齊；後又用作中藥配伍之義，調配藥物和調配而成的藥劑義，古都以"齊"記之。《〈漢書·藝文志〉序及方技略》："調百藥齊和之所宜。"《扁鵲傳》："以八減之齊和煮之。"中藥組方配伍須按一定標準加工調配，故後加刀旁另造"劑"字。"齊"又用於人肚臍義。《素問·腹中論》："居齊上爲逆，居齊下爲從。"此義後加肉旁另造"臍"字。

增加偏旁的分化字例較多。

(二) 改換偏旁的分化字

被·披

"被"，本義指被蓋，引申爲覆蓋、散覆。《素問·四氣調神大論》："春三月，此謂發陳，天地俱生，萬物以榮，夜臥早起，廣步於庭，被髮緩形，以使志生。""被髮"即披散頭髮，此義古以"被"記之，後改手旁作"披"。

淡·痰

"淡"，本義薄味。古無"痰"字時，即借"淡"記之。《脉經》卷八第十五："問曰：'夫飲有四，何謂也？'師曰：'有淡飲，有懸飲，有溢飲，有支飲。'"此義後改疒旁作"痰"。按，《脉經》之文本於《金匱要略》，今傳世趙開美本《金匱要略·痰飲咳嗽病脉證并治》已改爲"痰飲"。

改換偏旁的分化字總數比增加偏旁的分化字少得多。

不少物名原先沒有專用字，采用這樣的改造方法就有了專用字。例如藥名方面："伏苓"成了"茯苓"，"勺藥"成了"芍藥"，"革解"成了"萆薢"，"鞠華（花）"成了"蘜（今省作'菊'）花"，"茵陳蒿"成了"茵蔯（今復作'陳'）蒿"，"吳公"成了"蜈蚣"，"丹沙"成了"丹砂"，"流黃"成了"硫黃"，"消石"成了"硝石"……

古今字關係與通假字關係有時不容易分清楚，但二者的着眼點不同，基本區別應是明確的。古今字立足於時代的先後和用法的分工，通假字則立足於文字在文獻中的用義與其本身固有的意義是否相關。以上文所舉一組中藥名爲例，如果古籍中出現的是"伏苓"、"消石"

一類，應當理解這是用古字，而不應釋爲"伏通茯"、"消通硝"。

　　産生於民間的分化字，初製時往往被文人視爲"俗字"，但由於這種分化符合漢字以形體別義的基本特徵，因此多數分化字後來都被社會認可而成爲通行字。不過也有一些曾經在一定時期、一定範圍使用過的分化字，沒有被社會認可，最終歸於淘汰。這些被後世淘汰的分化字可稱爲"俗體分化字"。俗體分化字在中醫藥古籍中還有所保存，我們對此也應有所了解。例如：

　　僻·噼

　　《靈樞·經筋》："足之陽明，手之太陽，筋急則口目爲噼，眦急不能卒視。""噼"，《甲乙經》卷二第六作"僻"。"僻"有歪斜之義，正合例文。推想《靈樞》作"噼"的原因，是由於《靈樞》古代的傳抄者因其字多用於口歪，故改其字從口旁作"噼"，但這一據字義改造的分化字沒有得到社會認同，口眼歪斜義一般仍習用"僻"，因此只在《靈樞》等少數幾種書中保留了"噼"字（日本漢方類書《醫心方》卷二第一亦用此字）。歷代字書未收"噼"字，《漢語大字典》始收其字，但只是作爲現代的象聲詞用字收入。

　　俗體分化字未被社會認同的常見原因，是新造的俗體分化字與既有字同形，因而會在分化古字的同時與其他既有字混淆。例如：

　　跊·腕

　　《諸病源候論》卷三十六證候名："腕折破骨傷筋候。"《千金要方》卷二十五第三："當歸散，治落馬墮車諸傷腕折，臂脚痛不止。"《千金翼方》卷十六第一："杜仲酒，主腕傷腰痛。"諸"腕"字同"跊（wò）"，又作"蹉"。《集韻》："蹉，《説文》：'足跌也。'一曰折也。或作跊。"狹義指足部筋骨折傷，足部爲人體易傷部位；廣義則通指各部折傷。可能傳抄者認爲他部受傷不應用"足"旁字，故改從"肉"旁，而與手腕之"腕"同形，讀者切不可將各例之"腕"簡單地看作手腕部。

　　古醫籍中類似的情況還有不少。如杯盞之"杯"寫作"坏"（古爲"坏"異體），經絡之"絡"寫作"胳"，索餅（湯面）之"索"寫爲"餯"（字典無此字）等。與既有字同形的俗體分化字和通假字不同之處，在於此類俗體分化字明顯地表現出人爲地選擇意義相關的偏旁來改造原字的意識。

　　一般情況下，我們了解古今字知識，是爲了在閲讀古籍時讀出與古字相應的今字，而識讀的基本方法是在古字字形的基礎上增加（少數是改換）形符；而辨識俗體分化字則恰好相反，是要將已經分化的字形回復到未分化時的字形來識讀理解，一般可試着去掉或改換分化字形的形符，再根據上下文作驗證。俗體分化字由於使用的時空範圍較小，歷來工具書都不大收及，因而理解難度更大，閲讀中醫藥古籍時應加以注意。

三、异體字

　　讀音和意義相同而形體不同的字稱爲异體字。

　　漢字不是一時一地一人造出的，因此就可能由不同的人爲同一個詞創造出不同的字形，這樣就産生了异體字。文字是用來交際的，人們在使用漢字時理應逐步地對异體字作篩選，以求得文字系統簡明便用。但事實上，由於用字者的心態不盡相同，有的人喜歡標新立异，以用异體爲美；加上關於异體字與正體字的認識歷代也在動態變化之中，這就使我們看到的古代書籍或多或少都有一些异體字。异體字在甲骨文中就很常見，在金文中、特別是在小篆中，多數异體字被歸并，但在隸變之後，异體字又有增多的傾向。1955 年 12 月，中華人民共和國文化部、中國文字改革委員會曾頒布了《第一批异體字整理表》（以下簡稱《整理表》），該表規定停止使用的异體字計有 1053 個（後來調整爲 1027 個）。一字多形互爲异體字，其中較爲習用、被古字書認可的寫法，古人稱爲正字，其他字形則以"俗"或"通"相稱；在《整理表》頒布後，异體字就專指被停止使用的那部分字，而被該表所選定使用的字相應地稱爲正字。

异體字給印刷、寫作、閱讀帶來了不少麻煩，但由於中醫藥古籍中還存在着大量的异體字，因此中醫藥學習者應該了解、掌握异體字知識。

以下就异體字的形體差別作分類介紹。下列各組連綫前的寫法是《整理表》頒布以前較通行或較規範的寫法，是古代的常用字；連綫後的寫法是古代不太常用的字（少數連綫前後形體使用的頻度相差不大）；字下劃綫的是現在的正體或通行體。

（一）造字方法不同

瓜——苽　　嵩——崧　　婦——媍　　災——烖（灾）
渺——淼　　野——埜　　淚——泪　　粗——麤

上一行連綫前的寫法爲表意字，連綫後的寫法爲形聲字；下一行連綫前的寫法爲形聲字，連綫後的寫法爲表意字。

（二）表意字成分的變化

明——朙　　牀——床　　比——夶　　並——竝——立（并）
燕——鷰　　須——鬚　　艸——草　　躬——躳

第一行是表意字改換構成部件或形體變异，第二行是爲表意字增加形符或聲符（其中"躬"變爲"躳"是將會意字視同形聲字換進聲符而得）。

（三）形聲字成分與相對位置的變化

1. 聲符相同，而改換與字義相關的其他形符。例如：

喧——誼　　妙——玅　　鞕——硬　　秕——粃
誤——悞　　脣——唇　　撰——譔　　險——嶮

2. 形符相同，而改換讀音相同或相近的其他聲符。例如：

瘠——痓　　痱——疿　　泛——汎　　麵——麪
喫——吃　　笋——筍　　線——綫　　菇——菰

3. 形符聲符同時變化。例如：

視——眂　　村——邨　　賸——賸　　腿——骽
迹——（跡）——蹟　　褲——袴——絝

4. 移動形符和聲符的位置。例如：

鄰——隣　　氈——毡　　秋——秌　　翅——翄
眦——眥　　胸——胷　　峰——峯　　群——羣

蟹——蠏　裏——裡　鑒——鑑　脅——脇

第一行爲左右换位移動，第二行爲左右結構變上下結構，第三行爲上下結構變左右結構。

5. **既改變形符或聲符，又移動位置**。例如：

谿——溪　杯——盃　雜——襍　糁——粲

6. **形符或聲符采用變體**。例如：

羹——煮　臀——臋　笑——咲　擧——舉

怪——恠　苍——花　恒——恆　驗——驗

第一行爲形符采用變體，第二行爲聲符采用變體。變體的產生或源於不同的隸變，或源於俗寫的變化。

（四）字形省寫與不省寫的差异

瞅——瞅　蚊——䗈　島——㠀　累——纍

（五）其他特殊變化

"脈"從"辰"聲，因"辰"與"永"的字形關係（反永爲辰），"脈"就變化爲"脉"，現代確定"脉"爲正字，"脈"爲异體字。

嚴格意義上説，只有用法完全相同的字才能稱爲"异體字"，以上所舉异體字例大多屬於這種情況。

四、繁簡字

漢字是由圖畫漸漸演化而生成的，因而早期的漢字往往都比較繁複。爲了方便書寫，利於實用，就産生了筆畫比較簡單的簡體字。雖然歷史上繁體字爲正統，簡體字被斥爲"俗字"，但因簡體字容易書寫，也易於認讀，在民間用字中却成了主流。歷代印刷的書籍中往往或多或少都有簡體字，宋元以後民間通俗讀物的印刷品中有的已經有不少簡體字。中華人民共和國成立以後，1956 年國務院公布《漢字簡化方案》，確認簡化字爲規範用字的"正統"地位；其後有關機構多次頒布《簡化字總表》（或《方案》），現以國家語言文字工作委員會 1986 年 10 月 10 日重新發表的《簡化字總表》爲準。《總表》中的簡化字多數本已在民間長期流傳，應用較廣，已經得到較爲廣泛的社會認同。繁體字雖已不作爲現代實用漢字，但由於傳世中醫藥古籍還以繁體字本爲主，同時考慮到某些文字詞匯現象是基於繁體字而發生的，今後一部分中醫藥古籍仍將以繁體字本出版，所以，熟悉繁體字也應是中醫藥工作者語言文字方面的基本功。

（一）繁體字簡化的主要方法

1. **局部省寫**。例如：

标（標）、声（聲）、飞（飛）、烛（燭）。

2. **形體簡寫**

簡化形符。例如：饮（飲）、络（絡）、鳝（鱔）、龋（齲）。

簡化聲符。例如：疗（療）、肾（腎）、斋（齋）、哕（噦）。

同時簡化形符、聲符。例如：颈（頸）、证（證）、验（驗）、顾（顧）。

3. **草书楷化**。例如：

当（當）、书（書）、抟（摶）、兴（興）。

4. **符号代替**。例如：

枣（棗）、针（鍼）、胁（脅）、风（風）。

5. **恢复古字（用古字代替後起字）**。例如：

云（雲）、气（氣）、舍（捨）、众（衆）。

6. **另造新字或選用古俗异體**。例如：

杰（傑）、尘（塵）、阳（陽）、胜（勝）。

7. **同音替代**。例如：

姜（薑）、郁（鬱）、医（醫）、干（乾、幹）。

（二）對漢字簡化需要注意的問題

漢字簡化的方法，對於我們閱讀古代醫籍并不是很重要。但對漢字簡化有兩點應該加以注意。

1. 漢字偏旁的簡化不能任意類推

簡化字中有些偏旁簡化可以類推到所有包含這一偏旁的字。如"貝"旁、"魚"旁的字都可以簡化爲"贝"旁、"鱼"旁，"僉"聲、"從"聲的字都可以簡化爲"佥"聲、"从"聲。但有些簡化偏旁卻不能任意類推使用。如"歡"、"觀"、"勸"、"權"簡化爲"欢"、"观"、"劝"、"权"，同聲符的"罐"、"鸛"、"灌"、"顴"卻不能簡化；"盧"簡化爲"卢"，可以類推到"泸"、"颅"、"鸬"、"鲈"等字，而同聲符的另外一些字卻簡化爲"户"聲，如"芦"、"庐"、"炉"、"驴"。我們在書寫時對這些簡化字中不能等同類推的偏旁應當特別留意，避免因不正確的類推而導致誤寫。例如，"徵"簡化爲"征"（作爲五音之一讀 zhǐ 時不簡化），不少人將中醫病名"癥瘕"之"癥"類推簡化從"征"聲，這是不對的。在《簡化字總表》裏，"癥"已被簡化爲"症"。如果使用"症"字擔心易與"症狀"的"症"相混，那麼寧可仍寫"癥"，而不應自造簡化字。

2. 注意同音替代這一特殊的簡化法

同音替代法是用一個形體比較簡單的字代替形體比較繁難的同音字。那麼，這一簡化字就兼有了自身原有的字義和所代字的字義；如果所代替的是兩個以上的繁體字，那麼它兼表的意義就更多。而在古書中，這些簡化字和相應的繁體字（以及不同繁體字之間）因爲意義各不相同，一般是不能互相代用的。例如：

"谷"與"穀"。"谷"是山谷，"穀"是農作物，在古籍中從不通用。《傷寒論·序》："危若冰谷，至於是也。"《華佗傳》："動搖則穀氣得消。"

"后"與"後"。"后"是君王、皇后，"後"是先後的後，古不通用。《銅人腧穴針灸圖經·序》："洪惟我后，勤哀兆庶。"《扁鵲傳》："其後扁鵲過虢。"

"斗"與"鬥"。"斗"是量詞，"鬥"是鬥爭，古不通用。《金匱要略·痓濕暍病脉證治》："右四味，以水一斗，先煮二物，取五升。"《素問·四氣調神大論》："譬猶渴而穿井，鬥而鑄錐。"

"余"與"餘"。"余"是第一人稱代詞，"餘"是剩餘，古不通用。《素問·舉痛論》："帝曰：'余知百病生於氣也。'"《素問·六節藏象論》："故大小月三百六十五日而成歲，積氣餘而盈閏矣。"

關於這類繁簡字問題，可參閱本教材附篇《簡繁字對照表》後的《說明》部分。不過，該《說明》并沒有包括全部同音代替的簡化字，如"仆（跌倒）"與"僕（僕從）"，"朴（樹皮，中藥厚朴因樹皮厚而名）"與"樸"（未加工的木材），"症"（原爲病證之"證"的俗字）與"癥"（腹內結塊）等，都不見於《說明》，如要更全面地了解這方面情況，還得查檢有關工具書。

第三節　容易誤讀誤寫的中醫藥常用字

漢字讀音和形體比較複雜，因而容易導致誤讀和誤寫現象。尤其中醫藥古籍中冷僻字和特殊用字較多，如果閱讀時對字形字音不認真對待，書寫時不注意用字規範，就更容易發生誤讀和誤寫現象。以下就中醫藥古籍繁體字和部分簡化字易發生的誤讀誤寫情況進行簡要的分析歸類。

一、誤讀原因簡析

漢字是形、音、義的結合體，但由於漢字字形本身沒有準確的標音，因此誤讀現象經常發生，大體可以歸納爲以下四種原因和類型：

（一）因聲符關係而誤讀

漢字90％以上是形聲字，但由於各種原因，現代漢字形聲字聲符表音作用已經大大降低，同一聲符的形聲字，讀音可能差別很大。因此，盲目地借助聲符識讀，就很容易讀錯。因借助聲符而導致誤讀又可分爲兩種情況：

1. 按聲符讀音而誤讀。例如：

"瞤"表示眼皮或肌肉跳動，讀 shùn（順），不可按聲符讀 rùn（閏）；瘰癧的"瘰"，讀 luǒ，不可按聲符讀 lěi（累）；"噦"表示嘔噦，乾嘔，讀 yuě，不可按聲符讀 suì（歲）；妊娠的"娠"，讀 shēn（身），不可按聲符讀 chén（辰）。

2. 按同聲符形聲字類推而誤讀。例如：

分娩的"娩"，當讀 miǎn（免），可按聲符"讀半邊"，但每有人按"晚"的讀音類推而讀作 wǎn；胞胎、細胞的"胞"，讀 bāo（包），不能按"泡"類推誤讀爲 pāo 或 pào；蓓蕾的"蓓"，當讀 bèi，不可按"陪"類推讀 péi；肱骨的"肱"，當讀 gōng（工），不能按"宏"類推讀爲 hóng。

（二）因形近關係而誤讀

因甲乙兩字形體相近，而把甲字認成乙字。例如：中藥楮白皮又名"穀白皮"，"穀"與"谷"的繁體"穀"相似（前者左下從"木"，後者左下從"禾"），於是就有人認讀此藥爲

"谷白皮"，殊不知"谷"中是没有"白皮"的；鬼神作祟的"祟"與崇高的"崇"相似，可能誤讀爲"崇"；荼毒的"荼"與"茶"相似，可能誤讀爲"茶"；再者，古人手書抄寫和部分刻印書籍用字不規範，筆畫的長短增減較多隨意，這就增加了認讀的難度。例如"木"、"扌"、"犭"三旁不分，"𣥂"、"艹"、"龸"三頭互混，"旦"與"且"、"祖"與"祖"、"疽"與"疸"常常混亂難辨。遇上這類情況，就要求讀者更加小心地從上下文及用字習慣上加以辨別。

（三）因多義多音而誤讀

漢字多義多音是很常見的，古漢語比現代漢語更多見。特定的讀音往往是與特定的意義或特定的用法（如詞性不同、書面語與口語不同、專有名詞的特定讀音）聯繫在一起的，因此閱讀時應根據文中的不同語義或不同用法選擇恰當的讀音。例如《周禮·天官·醫師》："凡療獸瘍，灌而劀之，以發其惡，然後藥之、養之、食之。"本句"食"讀 sì，飼養。倘按常音 shí 讀解，則爲將要被食之獸，那又何必"藥之"、"養之"呢？《醫案六則》朱彥修"日過視予，飲予藥"的"飲"讀 yìn，意爲"給（予）飲"，倘按常音 yǐn 讀解，則是朱彥修飲了"予"的"藥"，自然大謬。仍以楮白皮爲例，"楮"的一個異體寫作"柠"（《說文》云："柠，楮或從宁。"），與檸檬的"檸"的簡化字同形，因而也可以簡單地認爲是"檸"的特殊音義。此音義後世罕用，但古代方藥書籍中仍有其例，有人按常例識讀其爲 níng，誤。大小的"大"常音讀爲 dà，但在"大夫（醫生）"、"大黃（中藥）"、"大王"這些特定詞中應讀 dài。再如，作爲量詞的"合"（一升的十分之一）應讀 gě，"石"（四鈞，即一百二十斤）應讀 dàn（按，此義舊讀亦爲 shí，今別爲二音），這些都是應該特別注意的。

（四）因异讀關係而誤讀

同一個詞或一個詞裏作爲詞素的字，在過去有不同讀音，叫做"异讀"。"异讀"沒有區別不同意義的作用，因此是語言規範的對象。1957 年起，普通話審音委員會分批審定了約 2000 個詞的規範讀音，先後幾次發表了普通話异讀詞審音方面的文件，并於 1985 年 12 月再次發布《普通話异讀詞審音表》。該文件省并了大量异讀而改爲"統讀"，又對仍保留的异讀明確了各自的使用範圍，是我們現代識字辨音的主要標準。但是，由於習慣或方言的關係，仍常見有不了解异讀分工或沿用已經省并了的舊時异讀而導致的誤讀現象。如"脂"，可能因爲據"指"類推，很多人讀其爲 zhǐ，而《普通話异讀詞審音表》定其統讀爲 zhī；"癌"舊讀 yán，爲與"炎"區別，今統讀爲 ái，但還有人讀其爲 yán；"頸"，常有人讀爲 jìng，正確的讀音應是上聲 jǐng；而"痙"，應該讀爲 jìng，却又常被誤讀爲平聲 jīng。

二、誤寫原因簡析

漢字字形複雜，若一點一劃有增減，則形雖近而音義不同；因音近音同而別寫，則音雖近而形義迥異。醫生的書寫，不管是病案、處方還是科研論文，都直接影響臨床療效，關係到病人安危，因此尤其應該克服粗心、馬虎的態度，盡量不寫錯字，規範用字。這既體現醫生的敬業精神，也反映個人文化素養的高低。漢字誤寫的原因可以分爲形近而誤和音同而誤兩大類。

（一）形近而誤

形近而誤寫，是漢字書寫訛誤的主要類型。細分則有幾類：

1. 整個形體相近而誤

指因兩個字整體相似，因而誤彼爲此造成誤寫。如書、畫、晝、盡，形體相似，極易誤認和誤寫。再如：羸瘦之“羸”，與輸贏之“贏”；炮炙、炙甘草之“炙”，與艾灸之“灸”；中藥黃芪之“芪”的舊寫“耆”，與蓍（shī）草之“蓍”；瘰癧的“癧”，與疫癘之“癘”；《傷寒論》中“大便鞕”之“鞕”（“硬”的異體）與皮鞭之“鞭”；表示希望義的“冀”，與表示翅膀義的“翼”；傳授的“傳”，與師傅的“傅”等。這些字整體輪廓比較相像，因而容易混淆。

2. 部分形體相近而誤

指一個字中的某個部件容易混寫成形體相似的另一部件，從而混成另一個字。如“己”、“已”、“巳”三字相似，容易誤寫；以此三者作爲構字部件的字也應注意筆畫上的細微差別，如枸杞的“杞”、忌諱的“忌”、圮（pǐ）毀的“圮”應從“己”；祭祀的“祀”、包裝的“包”、簡化字“导”應從“巳”（此外圯橋的“圯”、异體字的“异”，舊并從“已”聲，今體已從“巳”）。再如針刺之“刺”從“朿”，乖剌之“剌”（là）從“束”（同類的有“瘌”字），二者不可混寫；同爲藥名，毛茛之“茛”（gèn）從“艮”聲，莨菪之“莨”（làng）從“良”聲，二者亦不相同。

3. 多畫少畫改畫而誤

因粗心不審，多寫、少寫、改換一個字的筆畫，常常造成一個不成字的字。如“硬”的另一個異體爲“鞕”，在《諸病源候論》全書中，此字多次出現都誤成了“鞞”；中藥貝子的“貝”在古醫籍中有誤作“具”的；“忝”字下爲“心”的變形，易誤丟一點變成從“小”（類似的還有“添”、“舔”、“恭”、“慕”）；“肺”，右從“市”（fú）聲，不可從“市”（類似的還有“芾”、“沛”、“霈”等）。

此外，簡化字偏旁不當類推也是常見的誤寫原因，已述於前文。

（二）音同而誤

如：岐伯之“岐”，易誤寫爲“歧”；糜粥之“糜”，易誤寫爲“麾”、“麋”；“栝樓”，易誤寫爲“括樓”；“牛膝”，易誤寫爲“牛夕”；“首屈一指”的“首”，易誤寫“手”；“擅長”與“善於”互誤，寫爲“善長”與“擅於”等。

三、容易誤讀誤寫的中醫藥常用字舉例

以下分五類列舉容易誤讀誤寫的中醫藥常用字，按內容分爲五類，各類中大體上按前文所述容易發生的錯誤類型排序。

（一）臟腑生理

頞　鼻梁。讀 è（餓），不讀 ān（安）。

涎　口涎，口水。讀 xián（嫌），不讀 yán（延）。

髂　髂骨。讀 qià（洽），不讀 kè（客）。

臀　臀部。讀 tún（豚），不讀 diàn（殿）。

尻　臀部；尾骶骨。讀 kāo（考陰平），不讀 jiǔ（九）。

蹠（跖）　跖骨，即脚掌骨。讀 zhí（直），不讀 shù（庶）。

骺　長骨兩端連接關節的部分。讀 hóu（侯），不讀 hòu（后）或 gòu（垢）。

吮　嬰兒吮乳。讀 shǔn，不讀 yǔn（允）。

腓　腓腸肌。讀 féi（肥），不讀 fēi（非）或 fěi（匪）。

脛　小腿，從膝下至脚上部分。讀 jìng（竟），不讀平聲 jīng（經）。

踝　踝骨（小腿與脚連接處兩邊突起的圓骨）。讀 huái（懷），不讀 guǒ（果）。

賁　賁門。讀 bēn（奔），不能按"噴"類推讀 pēn（噴）。

脬　膀胱。讀 pāo（抛），不能按"浮"類推讀 fú（浮）。

腨　脛肉，俗稱小腿肚。讀 shuàn（涮），不能按"端"類推讀 duān（端）。

癸　天癸，指一種促進性機能發育的物質。讀 guǐ（鬼），不可按"葵"類推讀 kuí。

脉　表示脉象，讀 mài（賣）；表示脉脉含情，讀 mò（默）。

髁　表示股骨讀 kē（顆）；表示髖骨時同"胯"，讀 kuà（跨）。不讀 huái（懷）或 guǒ（果）。

溺　表示小便，讀 niào（尿），即後世"尿"字；表示淹没、沉溺，讀 nì（逆）。

膻　表示膻中，讀 dàn（旦），不讀 tán（壇）；表示羊膻味義，讀 shān（山）。

睾　睾丸。讀 gāo（高），不讀 gǎo（搞）。

䐃　隆起的肌肉。讀 jùn（俊），不讀 jiǒng（窘）。

囟　腦門，嬰兒頭頂骨縫未合處。讀 xìn（信），不可誤讀誤寫爲"囱"（cōng）。

肓　膏肓，肓膜。讀 huāng（荒），不可誤讀誤寫爲"盲"（máng）。

（二）證候病名

晡　日晡潮熱，"日晡"指申時，午後三至五時，因係古人餔食（夕食）之時而得名。讀 bū（布平聲），不讀 pǔ（普）或 fǔ（甫）。

懣　煩懣。讀 mèn（悶），不讀 mǎn（滿）。

怵　怵惕，恐懼貌。讀 chù（觸），不讀 shù（術）。

齲　齲齒。讀 qǔ（取），不讀 yǔ（禹）。

齘　磨牙。讀 xiè（謝），不讀 jiè（介）。

眊　眼睛看不清。讀 mào（帽），不讀 máo（毛）。

眚　眼睛生翳。讀 shěng（省），不讀 shēng（生）。

眩　目眩。讀 xuàn（楦），不讀 xuán（玄）。

眵　俗稱"眼屎"。讀 chī（痴），不讀 duō（多）。

瘢　瘡瘍、瘢痕或針孔。讀 wěi（偉），不讀 yǒu（友）。

瘁　心力交瘁。讀 cuì（翠），不讀 zú（足）。

皰　面部瘡疱，粉刺。讀 pào（泡），不讀 bāo（包）。

瘵　病，多指癆病。讀 zhài（債），不讀 jì（祭）。

蜮　狐蜮，證候名；又指傳説中一種能含沙射影的動物，即"射工"。讀 yù（遇），不讀 huò（或）。

衃　淤血，凝血。讀 pēi（坯），不讀 bù（不）。

癇　癲癇。又作"痫"，今習作"癇"。讀 xián（弦），不讀 jiān（肩）。

怔忡　心悸。讀 zhēng（争）chōng（充），不讀 zhèng（正去聲）zhōng（中）。

皴　皮膚皴起或開裂。讀 cūn（村），不讀 jùn（俊）。另外，皸（讀 jūn）與本字義近而音形有别，不可混淆。

瘕　癥瘕。讀 jiǎ（假），不可按"暇"類推讀 xiá。

佝　佝僂。讀 gōu（鈎），不可按"拘"類推讀 jū。

搐　抽搐。讀 chù（觸），不可按"蓄"類推讀 xù。

癩　麻風病，惡瘡。讀 lài（賴），不可按"懶"類推讀 lǎn。

衄　鼻衄。讀 nù，不可按"扭"類推（改去聲）讀 niù。

悁　悁悁，憂悶，憂傷。讀 yuān（冤），不可按"捐"類推讀 juān。

痤　痤瘡。讀 cuó（嵯），不可按"銼"類推讀 cuò 或誤讀 cuǒ。

暍　中暑，傷暑病；或疊用"暍暍"，指熱貌。讀 yè（葉），不可按"喝"類推讀 hē。

惴　惴惴，憂懼，恐懼貌。讀 zhuì（綴），不可按"喘"、"揣"、"端"類推讀 chuǎn、chuǎi 或 duān。

創　創傷，金創。讀 chuāng（瘡），與創造的"創"（chuàng）讀音不同。

咯　同"喀"，咯血。"咯"爲多音多義字，咯血義讀 kǎ（卡），不讀 gē（哥）、luò（洛）。

嘿　同"默"，不作聲，多疊用。《傷寒論·辨太陽病脉證并治中》："嘿嘿不欲飲食。"讀 mò（默），不讀今常用音 hēi（黑）。

噫　因飽食或因病胃中氣體從口中排出，讀 ǎi（矮），後寫作"嗳"，不可按聲符讀 yì（意）；又作嘆詞，讀 yī（依）。

强　表示僵硬，如《傷寒論》"項背强"，讀 jiàng（犟）；表示堅强，讀 qiáng；表示勉力、勉强，讀 qiǎng（搶）。

淋　用於性傳染病淋病，讀 lìn（吝）；用於淋巴、淋灕，讀 lín（林）。

惡　表示惡心，讀 ě；惡習，讀 è；古文疑問代詞和嘆詞，讀 wū；憎惡，讀 wù。

龜　同"皸"，"龜裂"即"皸裂"，讀 jūn（軍）。又古西域有"龜兹"國，"龜"讀 qiū（秋）：二義均不讀"龜"的常音 guī。

喑（瘖）　喑啞，不能説話。讀 yīn（音），不可誤讀誤寫爲"暗"（àn）或"諳"（ān）。

愊　愊愊，愊臆，脹滿貌。讀 bì（閉），不可誤讀誤寫爲"幅"。

（三）中藥腧穴

艽　秦艽。讀 jiāo（交），不讀 jiǔ（九）。

芎　川芎。讀 xiōng（匈），不讀 gōng（弓）。

茜　茜草。讀 qiàn（欠），不讀 xī（西）。

茸　鹿茸。讀 róng（榮），不讀 ěr（耳）。

蒡　牛蒡子。讀 bàng（棒），不讀 páng（旁）。

蓯（蓯）　肉蓯蓉。讀 cōng（聰），不讀 cóng（從）。

莨　莨菪。讀 làng（浪），不讀 liáng（良）。

硇　硇砂。讀 náo（撓），不讀 xìn（凶）。

獺　水獺，獺肝。讀 tǎ（塔），不讀 lài（賴）。

腧　腧穴。讀 shù（樹），不讀 shū（輸）。

穴　穴位。讀 xué（學），不讀 xuè（謔）。

彧　穴位名，彧中。讀 yù（域），不讀 huò（或）。

攢　穴位名，攢竹。讀 cuán，不讀 zàn（贊）或 zǎn。

髃　穴位名，肩髃。讀 yú（於），不可按“偶”類推讀 ǒu。

杼　穴位名，大杼。讀 zhù（柱），不可按“抒”類推讀 shū 或誤讀爲 yú（於）。

訶　訶子（訶黎勒）。讀 hē（喝），不可按“柯”類推讀 kē。

臑　穴位名，臂臑。讀 nào（鬧），不可按“濡”類推讀 rú。

粳　粳米。讀 jīng（京），不可按“埂”類推讀 gěng。

炮　中藥炮制。讀 páo（袍），與槍炮的“炮”（pào）讀音不同。

阿　阿膠，讀 ē（人名樊阿同此）；與阿媽的“阿”（ā）讀音不同。

柏　在黃柏一名中讀 bò，在側柏葉一名中讀 bǎi。

朮　白朮，蒼朮。讀 zhú（竹），與“術”的簡化字“术”（shù）讀音不同。

蕁　蕁麻，讀 qián（前）；蕁麻疹，用於口語，讀 xún（尋）；中藥知母的異名，讀 tán（談）。

芐　地黃別名，《爾雅·釋草》：“芐，地黃。”讀 hù（戶），不讀 xià（下）；書寫時勿作“芐”。

菀　紫菀，女菀。讀 wǎn，不可誤讀誤寫爲苑囿之“苑”（yuàn）。

栝　栝樓。不可誤寫爲“括”。

礜　礜（yù）石。不可誤讀誤寫爲礬石之“礬”（fán）。

（四）診斷治療

芤　芤脉。讀 kōu（摳），不讀 kǒng（孔）。

鍉　鍉針，九針之一。讀 dī（低），也讀 dí（敵），不讀 tí（題）或 shì（是）。

瘥　病愈。讀 chài，不讀 chā（插）或 chà（詫）。

刳　剖開。讀 kū（枯），不讀 kuā（夸）。

灸　針灸。讀 jiǔ，不讀平聲 jiū。

瘳　病愈，病瘳。讀 chōu（抽），不可按“寥”類推讀 liáo，或誤讀誤寫爲“廖”（liào）。

砭　古代刺穴用的有刃的扁石塊。讀 biān（邊），不可按“貶”類推讀 biǎn。

診　診斷。讀 zhěn（枕），不可按“珍”類推讀 zhēn。

濡　表示濡脉、肉濡及柔軟義，同“軟”，讀 ruǎn（軟）；表示濕潤義讀 rú。

數　數脉，頻數，讀 shuò（碩）；與數學的“數”（shù）讀音不同。

內　內針，內谷，內藥，內曰中，讀 nà（納），此義今作“納”；與內外的“內”（nèi）讀音不同。

溲　浸泡，拌和（溲麵、溲藥），讀 sǒu（叟）；小便，讀 sōu（搜）。以"叟"爲聲符的形聲字，大多讀平舌音，如搜、嗖、餿、溲、颼、艘等，不能按"瘦"類推讀 shòu（獸）。

中　藥中肯綮，中病即止，中病，中毒，中暑，讀 zhòng（仲）；與中外的"中"（zhōng）讀音不同。

（五）其他

叢、業　分別是"丛"、"业"二字的繁體，形體較似，不可誤混。

譌　"訛"的异體，不讀 wéi（爲）。

儕　同輩，同類的人。讀 chái（柴），不讀 qí（齊）。

啻　副詞詞組"不啻"，不止。讀 chì（翅），不讀 dì（帝）。

酗　沉迷於酒，發酒瘋。讀 xù（序），不讀 xiōng（凶）。

泌　分泌，泌尿。讀 mì（密），不讀 bì（必）。

稔　本指穀物成熟，代指"年"。讀 rěn（忍），不讀 niàn（念）。

恤　憂慮，體恤。讀 xù（序），不讀 xuè（血）。

摭　拾取，摘取。讀 zhí（直），不讀 shù（庶）或 zhè（蔗）。

闡　闡述，闡明。讀 chǎn（産），不讀 shàn（擅）。

垣　矮墙。讀 yuán（元），不可按"桓"類推讀 huán，或按"恒"類推讀 héng。

熾　熱盛。讀 chì（赤），不能按"識"類推讀 shí 或 zhì。

恃　依仗，恃能厭事。讀 shì（是），不可按"持"類推讀 chí。

鴟　鴟鳥。讀 chī（吃），不能按"低"類推讀 dī。

卒　卒然，突然，後世作"猝"，讀 cù（促）；與死亡、終了義的"卒"（zú）讀音不同。

匱　表示藏物之器讀 guì（櫃），後世作"櫃"，但在專有名詞"金匱"（包括書名《金匱要略》）中不改爲"櫃"；表示缺乏等義讀 kuì（潰）。

否　否塞不通，陰陽否隔，否極泰來。讀 pǐ（痞），與是否的"否"（fǒu）讀音不同。

和　表示唱和、和詩、曲高和寡，讀 hè（賀）；表示和諧、和平，讀 hé（河）；表示和麵，讀 huó；表示攪拌和藥及煎藥遍數，讀 huò。

度　揣度病情。讀 duó（奪），與度量衡、程度、氣度的"度"（dù）讀音不同。

屬　連屬，累屬，讀 zhǔ（主）；與類屬的"屬"（shǔ）讀音不同。

校　表示校勘、校訂，讀 jiào（叫）；表示校尉、學校，讀 xiào。

期　周，周年。讀 jī（基）；與日期的"期"（qī）讀音不同。

殷　形容血色殷紅，黑紅色，讀 yān（淹）；與殷勤、殷切的"殷"（yīn），讀音不同。

螫　毒蟲咬刺。讀 shì（是），與"蜇"（zhē）義同形略近而音不同，不可誤混。

逡　退行或徘徊。讀 qūn（群陰平），不可按"俊"類推讀 jùn，或按"梭"類推讀 suō。

詣　造詣（學業達到的程度），到。讀 yì（意），不可按"旨"、"指"類推讀 zhǐ。

遺　表示贈送，讀爲 wèi（衛）；表示丟失，讀爲 yí（移）。

識　記住，讀 zhì（志）；與認識的"識"（shí）讀音不同。

稻　從"舀"聲，不可誤寫"臽"聲。從"舀"聲的還有滔、蹈、韜、掐等，從"臽"聲的還有陷、焰、諂、閻等。

箸　筷子的古名。因船民忌"住"，連及"箸"，而改稱"筷"，漸爲世人習用。不可誤寫爲"著"。

達　從"羍"聲，而非"幸"聲，不可少寫一橫。

庠　古指學校。讀 xiáng（詳），不要誤讀誤寫爲"痒（yǎng）"。

邃　深遠，深邃。讀 suì（歲），不可誤讀誤寫爲"遽"（jù）。

摶　把東西捏聚成團。讀 tuán（團），不可誤讀誤寫爲"搏"（bó）。

鬥　争鬥。讀 dòu（豆），不可誤讀誤寫爲"門（mén）"。

閱讀實踐（42）

（一）本章内容要點

1. 簡答

①"六書"的定義各是什麼？分別舉兩個字例説明。

②最基本的漢字類型是什麼？舉例説明漢字是如何以基本類型爲基礎發展的。

③形聲字包含哪兩個結構成分，它們在形聲字的組合中各有什麼功能？

④下列形符（部首）各表示什麼意義？其中有些形符在組字時書寫形體有何變化？

又　宀　歹　肉　攴　貝　酉　辵　邑　阜　頁

⑤何謂通假字？何謂古今字？試舉例説明。

2. 解釋下列條文中加附篆文的文字的造字結構

①兩神相搏，合而成形，常先身生，是謂精（精）……上焦開發，宣五穀味，熏膚充身，澤毛，若霧露之溉，是謂氣（氣）……腠理發泄，汗出溱溱，是謂津（津）……穀入氣滿，淖澤注於骨，骨屬屈伸，泄澤補益腦髓，皮膚潤澤，是謂液（液）……中焦受氣取汁，變化而赤，是謂血（血）……壅遏營氣，令無所避，是謂脉（脉）。（《靈樞·決氣》）

②肝（肝）、心（心）、脾（脾）、肺（肺）、腎（腎），五藏皆爲陰（陰）；膽（膽）、胃（胃）、大腸（腸）、小腸、膀（膀）胱、三焦（焦），六府皆爲陽（陽）。（《素問·金匱真言論》）

③經言：望而知之謂之神（神），聞（聞）而知之謂之聖（聖），問（問）而知之謂之工（工），切（切）脉而知之謂之巧（巧）。（《難經·六十一難》）

④丹（丹）沙（沙），味（味）甘（甘），微（微）寒（寒），主身（身）體（體）五藏（藏）百病（病），養（養）精神，安（安）魂（魂）魄（魄），益（益）氣明（明）目（目）。（《神農本草經》）

3. 指出下列形聲字的形符和聲符

岐　伯　經　絡　腧　瘦　瘀　胸　膺　竅　悶　臝　瘦　恬　憺　罔　辨　錯　戾
曆　歷　考　感　旗　時　膈　髀　霜　鍼　獨　物　瓣　收　脩　旌　應　穎

4. 寫出下列繁體字相應的簡化字

辦　補　纏　徹　塵　衝　醜　導　尋　對　發　髮　攀　復　複　靈　盧　竅　竊

歡 頭 無 戲 獻 厭 壓 與 棗 雞 獲 舊 劇 稱 審 態 檯 臺 颱 風
濕 矗 圍 澀 穀 淺 癥 瘑

5. 辨識并注明下列句中的通假字、古字、异體字

用"某，通'某'"格式注明通假字

①夫卧，使食靡宵，散藥以流行者也。辟卧於食，如火於金，故一昔不卧，百日不復。（《馬王堆漢墓醫書·十問》）

②六八，陽氣衰竭於上，面焦，髮鬢頒白。（《素問·上古天真論》）

③肝悲哀動中則傷魂，魂傷則狂忘不精。（《靈樞·本神》）

④若不結胸，但頭汗出，劑頸而還，小便不利，身必發黃也。（《傷寒論·辨太陽病脉證并治下》）

⑤孫真人方：主脚氣及上氣，取鯽魚一赤長者作膾，食一兩，頓差。（《肘後備急方·治風毒脚弱痹滿上氣方》附方）

用"某，同'某'"格式注明古字

①君有病，往四五日，君要脅痛。（《史記·扁鵲倉公列傳》）

②清陽實四支，濁陰歸六府。（《素問·陰陽應象大論》）

③陽氣畜積，久留而不寫者，其血黑以濁。（《靈樞·血絡論》）

④病在内，脉來上大下兑，濡滑如雀之喙，曰平。（《難經·十五難》）

⑤天府二穴，在掖下三寸，臂臑内廉動脉。（《醫心方》卷二第一）

用"某，'某'的异體字"格式注明异體字

①衛氣逆行，清濁相干，亂於胷中，是謂大悗。故氣亂於心，則煩心密嘿，俛首静伏。（《靈樞·五亂》）

②治傷寒時氣温病方：取生柇木削去黑皮，細切裏白一升，以水二升五合煎，去滓，一服八合，三服差。（《肘後備急方·治傷寒時氣温病方》）

③是動則病：悽悽然振寒，善伸數欠，顔黑。病至，詛人與火。（《脉經》卷六第六）

④五里二穴，主嗜卧，四胑不欲動摇。（《醫心方》卷二第一）

⑤發汗過多，其人义手自冒心，心下悸，欲得按者，桂枝甘草湯主之。（《注解傷寒論·辨太陽病脉證并治中》）

6. 綜合運用本章第二、三節的知識，注釋下列文字中加點號的字的音義，并校出錯字

①傷寒五六日中風，往來寒熱，胸脅苦滿，嘿嘿不欲飲食，心煩喜嘔，或胸中煩而不嘔，或渴，或腹中痛，或脅下痞鞕，或心下悸、小便不利，或不渴、身有微熱，或欬者，小柴胡湯主之。（《傷寒論·辨太陽病脉證并治中》）

②心欲酸，食苦則皮稿而毛扳，謂火勝金也。（《針灸甲乙經》卷六第九）

③若心下滿而鞕痛者，此爲結胸也，大陷胸湯主之。（《注解傷寒論·辨太陽病脉證并治下》）

④《小品方》云：伏苓丸治任身姐病，患心中煩悶，頭重眩目，憎聞飯臭，便歐逆吐悶顛倒，四支委熱，不自勝持，服之即效。（《醫心方》卷二十二第四）

⑤解散大麥麨方：取大麥，炒令汗出，燥便止，勿令太焦。舂去皮，净淘，蒸令熟，

暴乾，熬令香，細末，絹下，以冷水和服三方寸匕，日再。(《千金翼方》卷十五第三)

7. 根據文字知識和中藥知識，辨識以下圖片中的文字

新修本草菜部卷第十八
司空上柱國英國公臣勣等奉
勑撰

（印：青山宋精堂藏書畫記）

冬葵子　葵根
菘　莧實　苦菜　薺
龍葵　蕺　芥
藜實　慈實　藍
蘋　水蘋　繼蘋
白冬苽子　葭蔕　蕪菁　荏子　恭菜　蘹香　薄荷

(本圖片係影抄日本仁和寺本《新修本草》卷十八菜部目錄頁)

(二) 課外閱讀

帝曰余已聞六六九九之會也夫子言積氣盈閏願聞何謂氣請夫子發蒙解惑焉岐伯曰此上帝所秘先師傳之也帝曰請遂聞之岐伯曰五日謂之候三候謂之氣六氣謂之時四時謂之歲而各從其主治焉五運相襲而皆治之終朞之日周而復始時立氣布如環無端候亦同法故曰不知年之所加氣之盛衰虛實之所起不可以為工矣帝曰五運之始如環無端其太過不及何如岐伯曰五氣更立各有所勝盛虛之變此其常也帝曰有不襲乎岐伯曰蒼天之氣不得無常也氣之不襲是謂非常非常則變矣帝曰非常而變奈何岐伯曰變至則病所勝則微所不勝則甚因而重感於邪則死矣故非其時則微當其時則甚也帝曰善余聞氣合而有形因變以正名天地之運陰陽之化其於萬物孰少孰多可得聞乎岐伯曰悉哉問也天至廣不可度地至大不可量大神靈問請陳其方草生五色五色之變不可勝視草生五味五味之美不可勝極嗜欲不同各有所通

天食人以五氣地食人以五味五氣入鼻藏於心肺上使五色脩明音聲能彰五味入口
藏於脾胃味有所藏以養五氣氣和而生津液相成神乃自生帝曰藏象何如岐伯曰心
者生之本神之變也其華在面其充在血脈爲陽中之太陽通於夏氣肺者氣之本魄之
處也其華在毛其充在皮爲陽中之太陰通於秋氣腎者主蟄封藏之本精之處也其華
在髮其充在骨爲陰中之少陰通於冬氣肝者罷極之本魂之居也其華在爪其充在筋
以生血氣其味酸其色蒼此爲陽中之少陽通於春氣脾胃大腸小腸三焦膀胱者倉廩
之本營之居也名曰器能化糟粕轉味而入出者也其華在脣四白其充在肌其味甘其
色黃此至陰之類通於土氣（節選自《素問·六節藏象論》）

　①本文怎樣論述氣候變化與人疾病的關係？
　②"天食人以五氣，地食人以五味"兩句與下文構成什麼關係？
　③對比"帝曰藏象何如"至文末敘述"藏象"的文字，指出文中可能存在的錯誤。

第三章

詞　義

　　增强閱讀古代醫書的能力，是學習醫古文的根本目的，因而閱讀水平的高低，當視爲衡量醫古文程度的最爲標準的尺度。那么，哪些内容可據以判斷閱讀的素養呢？詞語數量的多寡，句讀能力的强弱，今譯水平的高下，文句意義理解的正誤，乃是測試閱讀素養的圭臬。其中尤以詞語爲基礎。累詞而成句，積句乃爲文。句讀、今譯和理解的對象都是文句，而文句是由詞語材料構造的，因而句讀、今譯和理解都必須植根於詞義這片沃土之中。如果詞語數量在胸中寥若晨星，詞語意義於腦内混沌一片，則句讀能力要求增强，今譯水平欲達上乘，文意理解務須正確，便猶如在無本之木上登攀，於乏源之水中遨游一般，其不能登高游遠，自在情理之中。據此而論，詞義實在是學習醫古文的首要問題。

　　另一方面，在構成語言的三大要素，即語音、語法、詞匯中，詞匯的古今變化最爲迅捷而明顯，舊詞舊義逐漸消失，新詞新義不斷産生，而詞語又是語言組織的基本單位，因此，詞語數量掌握不足，詞語意義模糊不清，一向成爲閱讀古書的主要障礙。據此而言，詞義實在是學習醫古文的困難問題。

　　從以上論述可以看出，詞義是學習醫古文的重點和難點，本章即探討有關詞義的一些具有重要意義與實用價值的問題。

第一節　詞語意義的演變與引申

　　社會的不斷發展進化，人類對自身與外界事物認識的逐步擴展深化，以及在使用詞語時對其意義的識別日趨深刻，是導致詞語意義演變與引申的最重要的原因。

一、詞語意義的演變

詞語意義的演變形式主要有擴大、縮小與轉移三種。

（一）詞語意義範圍的擴大

　　一個詞語原有意義表示的範圍小，今義表示的範圍大，古義（即原有意義）包含在今義中。這是詞語意義演變的主要現象。例如：

　　牙　《説文·牙部》：“牙，壯齒也。”段玉裁注：“壯齒者，齒之大者也。統言之，皆稱齒稱牙；析言之，則當唇者稱齒，後在輔車者稱牙。牙較大於齒。”是知牙指大牙、臼齒，齒指門齒、門牙。《詩·召南·行露》：“誰謂鼠無牙？何以穿我墉？”朱熹集注：“牙，牡齒也。”《左傳·隱公五年》：“皮革、齒牙、骨角、毛羽，不登於器。”孔穎達疏：“頷上大齒謂之爲牙。”都是把牙釋爲臼齒。《華佗傳》：“普施行之，年九十餘，耳目聰明，齒牙完堅。”

"齒牙"與"耳目"類義對舉，則"齒"與"牙"顯然有別。今義"牙"包括"齒"，如牙醫、牙垢、牙籤、牙刷、牙膏之類，"牙"都指牙齒。

他如：

鳥　《説文·鳥部》："鳥，長尾屬總名也。"段玉裁注："短尾名佳，長尾名鳥。"

隻、雙　《説文·佳部》："隻，鳥一枚也。"又《雔部》："雙，佳二枚也。"

雌、雄　《説文·佳部》："雌，鳥母也。"又："雄，鳥父也。"

鳥的古義是長尾鳥，今義不問鳥尾之長短統稱爲鳥。隻的古義是鳥一只，雙的古義是鳥兩只，今義隻爲一、雙爲兩，它們修飾的名詞遠不限於鳥。雌雄原來只限於表示鳥的性別，後來名稱範圍擴大，適用於獸類乃至所有生物。

以上屬於名稱範圍的擴大。

徐　《説文·彳部》："徐，安行也。""安行"亦即緩行。《孫子·軍争》："故其疾如風，其徐如林。"杜牧注："言緩行之時，須有行列如樹木也。"《戰國策·趙策四》："入而徐趨，至而自謝。"這個"徐"字用的也是"緩行"義。後來大凡緩慢都可用"徐"來表示。茲舉《素問》、《靈樞》爲例。《素問·脉要精微論》："來徐去疾，上虛下實，爲惡風也。"王冰注："亦脉狀也。"此謂脉行緩慢。又《針解》："疾出針而徐按之。"此指手法緩慢。《靈樞·口問》："陰氣疾而陽氣徐。"此言氣行緩慢。又《官能》："語徐而安静。"此爲言語緩慢。

他如：

澌　《説文·水部》："澌，水索也。"段玉裁注："《方言》曰：'澌，索也。'郭注云：'盡也。'按許説其本義，楊説其引伸之義也。"

碩　《説文·頁部》："碩，頭大也。"段玉裁注："引伸爲凡大之稱。《釋詁》、《毛傳》皆曰：'碩，大也。'"

"澌"字從水，故許慎訓其古義爲水盡，揚雄《方言》用其引申義，訓作"索"，視作凡物之盡。"碩"字從頁，故許慎訓作頭大，《爾雅》與《詩》毛亨傳釋爲凡大，是引申義。

以上屬於指稱範圍的擴大。

（二）詞語意義範圍的縮小

一個詞語原有意義表示的範圍大，今義表示的範圍小，今義包含在古義（即原有意義）中。例如：

丈夫　本來是成年男子甚至男子的通稱。作爲成年男子通稱的如：《穀梁傳·文公十二年》："男子二十而冠，冠而列丈夫。"《晏子春秋·諫下》："今齊國丈夫耕，女子織，夜以繼日，不足以奉上。"作爲男子通稱的如：《素問·上古天真論》把"丈夫八歲，腎氣實，髮長齒更"與"女子七歲，腎氣盛，齒更髮長"對舉論述，可知"丈夫"所指爲男子。《廣雅·釋親》："男子謂之丈夫。"後來"丈夫"的意義範圍縮小爲妻的夫。

子　本爲孩子的通稱，包括男孩與女孩。如《儀禮·喪服》："故子生三月，則父名之，死則哭之。"鄭玄注："凡言子者，可以兼男女。"《史記·淮南衡山王列傳》："衡山王賜，王后乘舒生子三人，長男爽爲太子，次男孝，次女無采。又姬徐來生子男女四人。"説"生子三人"爲"長男"、"次男"與"次女"，又説"生子男女四人"，可知"子"兼男女而言。《史記·扁鵲倉公列傳》説淳于意因觸犯刑法而將遞解到長安，"意有五女，隨而泣。意怒，罵曰：'生子不生男，緩急無可使者！'" 説 "生子不生男"，則 "子" 自然是指孩子。後來 "子" 的意義範圍縮小爲男孩。

禽 古代曾有統稱鳥獸的用法。《尚書·五子之歌》："内作色荒，外作禽荒。" 孔安國傳："禽，鳥獸。" 孔穎達疏："獵則鳥獸并取，故以禽爲鳥獸也。"《白虎通·田獵》："禽者何？ 鳥獸之總名。"《華佗傳》："吾有一術，名五禽之戲：一曰虎，二曰鹿，三曰熊，四曰猿，五曰鳥。" 其中前四種禽皆爲獸。後來 "禽" 的意義範圍縮小，專指鳥類。

（三）詞語意義範圍的轉移

詞語的古今意義所表示概念內涵不同，今義出現後，古義不再存在，古今意義之間存在一定的聯繫。例如：

走 《説文·走部》："走，趨也。" 段玉裁注："《釋名》曰：'徐行曰步，疾行曰趨，疾趨曰走。' 此析言之，許渾言不別也。今俗謂 '走' 徐 '趨' 疾者非。" 段玉裁的意思是説，許慎把 "走" 解釋爲 "趨"，"走"、"趨" 不加分別，那是渾言，即籠統稱説，而劉熙在《釋名·釋姿容》中認爲 "走"、"趨" 二字有 "疾趨"、"疾行" 的區別，在速度上 "走" 快於 "趨"，那是析言，即分析稱説。不管渾言也好，析言也罷，"走" 的古義相當於今義的 "奔跑"。《靈樞·天年》："人生十歲，五藏始定，血氣已通，其氣在下，故好走；二十歲，血氣始盛，肌肉方長，故好趨；三十歲，五藏大定，肌肉堅固，血脉盛滿，故好步。" 説十歲喜 "走"，二十歲喜 "趨"，三十歲喜 "步"，以下講四十歲喜 "坐"，六十歲喜 "臥"，隨着人體的生長衰老，逐步趨於懶散，可見這一 "走" 字用的是 "疾趨" 即 "奔跑" 的古義。如今 "走" 的 "奔跑" 義在通語中消失，轉移爲 "徐行" 義，相當於古代的 "步"。而 "走" 的古義 "奔跑" 與今義 "徐行" 之間具有一定的聯繫。

涕 《説文·水部》："涕，泣也。" 段玉裁注："按 '泣也' 二字，當作 '目液也' 三字，轉寫之誤也。" 依段氏之説，"涕" 的古義爲目液，而不是鼻液。古代表示鼻液義一般用 "泗" 或 "洟"。如《詩·陳風·澤陂》："寤寐無爲，涕泗滂沱。" 毛傳："自目曰涕，自鼻曰泗。"《易·萃卦》："齎咨涕洟。" 孔穎達疏："自目出曰涕，自鼻出曰洟。"《扁鵲傳》"流涕長潸" 的 "涕" 即是此義。大約漢代以後，目液又稱 "淚（泪）"，"涕" 便同時有鼻液義。如《素問》中就有數例：《陰陽應象大論》"下虛上實，涕泣俱出矣"，《宣明五氣論》"肺爲涕，肝爲泪"，《評熱病論》"唾出若涕，惡風而振寒，此爲勞風之病"。眼泪與鼻涕都是面竅的分泌物，二者之間具有一定的聯繫。

脚 《説文·肉部》："脚，脛也。" 段玉裁注："膝下踝上曰脛。" 可知 "脚" 的古義爲小腿。《素問·水熱穴論》："三陰之所交結於脚也。" 足太陰、足少陰、足厥陰所交之處正是小腿。古代用 "足" 字表示現在的 "脚" 義。如《傷寒論·序》："按寸不及尺，握手不及足。" 後來 "脚" 由 "小腿" 義轉移爲 "足" 義。如《千金要方·論風毒狀》："然此病發，初得先從脚起，因即脛腫。" 由 "脚" 而 "脛"，則此 "脚" 當爲 "足" 義。"脚" 的原始義 "小腿" 與後起義 "足" 屬人體相鄰的部位，自然具有相當的聯繫。

他如 "兵" 由 "兵器" 義轉移爲 "士兵" 義，"湯" 由 "熱水" 義轉移爲 "煮熟食物的汁液" 義，"聞" 由 "知聲" 義轉移爲 "嗅味" 義，"再" 由 "兩次" 義轉移爲 "行爲重複" 義，"去" 由 "離開" 義轉移爲 "往"、"到……去" 義等等，每一詞語的前後意義之間都具有一定的聯繫。

二、詞語意義的引申

詞義引申是客觀事物不斷發展與人類思維日益發達的反映。古代漢語普遍存在一詞多義的現象。其衆多義項之間并非雜亂無章、互不相關，因爲引申是形成一詞多義現象的根本原因，而引申是有規律可尋的。詞義引申涉及到詞的本義與引申義、引申的方式與規律等問題。

（一）詞的本義

詞的本義指該詞產生時的意義，但由於文獻語言材料的滯後性，難以完全了解詞語產生時的意義，唯其如此，詞義學關於詞的本義，一般是指文獻語言材料所能證明的最早意義。

漢字屬於表意體系的文字，造字之初，一般是意寓於形；古代又以單音詞爲主，基本上是一個字便是一個詞。因而詞的本義與它的形體關係密切，分析漢字的形體結構，是掌握本義的一個基本方法。這裏所說漢字的形體結構，是指甲骨文、金文、篆文的形體，因爲這些文字距離造字的時代相對接近，形體結構大體上能反映出它們所要表示的意義。許慎的《說文》就是通過分析篆文的形體來闡述本義的典範字典。例如《刀部》：“刀，兵也。象形。”“刀”字篆文作“𠚣”，屬象形字，像一把刀的形狀，故訓釋爲“兵”，即兵器。《刃部》：“刃，刀堅也。象刀有刃之形。”“刃”字篆文作“𠚣”，屬指事字，在“刀”字上加一點，作爲指事符號，表示所指爲刀的鋒利部分，即刀刃，故訓釋爲“刀堅”，即刀劍之刃。《刀部》：“初，始也。從刀衣，裁衣之始也。”“初”字篆文作“𥘞”，屬會意字，“刀”與“衣”意義相加，用刀爲製衣之始，故訓釋爲“始”。《刀部》：“刻，鏤也。從刀亥聲。”“刻”字篆文作“𠜱”，屬形聲字，爲鏤刻之意。

探討詞的本義，既要注重於字形結構的分析，依據其形體尋求意義，也須考慮這一本義在文獻語言中有無根據。二者兼顧，方才可信。例如“欠”字，《說文·欠部》：“欠，張口氣悟也。象氣從人上出之形。”段玉裁注：“悟，覺也，引伸爲解散之意。《口部》‘噤’下曰：‘悟，解氣也……今俗曰呵欠。’”《說文》與段注的意思是說：“欠”是個象形字，像口中所出之氣，也就是現在所講的呵欠。這是從字形結構上作的分析。《靈樞·口問》：“人之欠者，何氣使然？”上文提出“人之欠”，下文詢問是什麼氣造成的，很明顯，這個“欠”字應當是呵欠之意。張志聰《黃帝內經靈樞集注》對其中的“欠”有兩條注釋：“欠，江左謂之呵欠。”“欠者，大呼吸也。”所謂“大呼吸”，就是《說文》“張口氣悟”，亦即張開嘴巴氣解散的意思。《傷寒論·平脉法》：“師持脉，病人欠者，無病也。”其中的“欠”也是此義。《儀禮·士相見》：“君子欠伸。”賈公彥注：“志倦則欠，體倦則伸。”《禮記·曲禮上》孔穎達疏近同。《傷寒論》說醫師診脉時，病人打呵欠，反映病人沒有病，而只是精神不振。這是從文獻語言中獲得的根據。如此便可肯定“欠”的本義爲呵欠。

詞的本義與詞的基本義是兩個不同的概念。詞的本義是從字形結構上反映出來的意義；詞的基本義，亦即常用義，是指在詞的義項群中經常使用的意義。本義與基本義有的不同，有的相同。比如“向”字，《說文·宀部》：“向，北出牖也。從宀，從口。”這是《說文》對

"向"的本義的説明與字形的分析。"向"字外部的"宀"，武延切，音 mián，《説文》訓爲"交覆深屋"，即東西與南北交相覆蓋的深屋。"向"字内部的"口"，不是"口舌"之"口"，段玉裁在《説文》"稟"字中認爲其中的"回"，外面的"口"像屋形，裏面的"口"像窗牖，據此説明"向"字中的"口"也應當是窗牖義。《説文》釋"向"爲"北出牖"。這一解釋與它以前的文獻書證正相吻合。《詩·豳風·七月》："穹窒熏鼠，塞向墐户。"毛傳："向，北出牖也。"可見"向"的本義是朝北開的窗子，而其常用義却是由本義引申出來的"方向"。又如"書"字，《説文·聿部》："書，箸也。"段玉裁引《説文·叙》"箸於竹帛謂之書"指出："箸於竹帛，非筆末由矣。"則知"書"的本義是"用筆書寫"，亦即"書寫"。但是它的常用義是由"書寫"義引申而來的"書本"。這是本義與基本義有别的例子。比如"付"字，《説文·人部》："付，予也。從寸持物以對人。""寸"是"手"的意思，手拿物給人，所以釋爲"予"，即"給予"義。"給予"既是"付"的本義，也是"付"的基本義。《説文》所收從"疒"的字大多是單義詞，因而其本義與基本義一般都相同。例如："痔，後病也。""後"指"後陰"。"疫，民皆疾也。"説明是帶有傳染性的疾病。這是本義與基本義相同的例子。

（二）本義與引申義的關係

掌握詞的本義對於網絡該詞的義項群具有重要的作用。漢語中大部分詞都呈現多義性，而多義現象的出現主要是詞義引申的結果。詞義引申是漢語詞匯中最爲常見的現象。它不是主觀願望的産物，而必須受到語言約定俗成的制約，按照一定的方式進行。本義與引申義、先後引申義之間存在着内在的聯繫，兩個意義之間的某種共性便是其内在聯繫的橋梁，借助這一橋梁，一個意義就引申爲另一意義。下面通過"解"字分析本義與引申義的關係，同時説明引申的方法。

《説文·角部》："解，判也。從刀判牛角。"《莊子·養生主》"庖丁爲文惠君解牛"的"解"便是這一意思，這是本義。由解牛引申爲分解動物或人的肢體，如《扁鵲傳》"割皮解肌"的"解"便是分割人體。由分解動物或人的肢體引申爲一般的解開，如《靈樞·九針十二原》："結雖久，猶可解也。"由解開引申爲離散、縫隙、通達、解釋等義：《素問·生氣通天論》的"衛氣散解"，是離散義；《素問·繆刺論》的"邪客於足太陰之絡，令人腰痛，引少腹控䏚，不可以仰息，刺腰尻之解"，是縫隙義；《靈樞·大惑論》的"故腸胃大則胃氣行留久，皮膚濕，分肉不解則行遲，留於陰也久，其氣不精則欲瞑，故多卧也"，是通達義；《素問·熱論》的"不知其解，願聞其故"，是解釋義。由離散又引申爲消除、溶解、脱落、排遣等義：《素問·評熱病論》的"汗出煩滿不解者，厥也"，是消除義；《傷寒論·小建中湯方》的"内飴，更上微火消解"，是溶解義；《夢溪筆談·藥議》的"如夏至鹿角解，冬至麋角解"，是脱落義；《〈理瀹駢文〉三則》的"七情之病也，看花解悶，聽曲消愁"，是排遣義。由解釋又引申爲理解，如《醫話四則》："遂命之食。飲啖甚健，愈不解。"由消除又引申爲痊愈，即疾病消除，如《類證活人書·問表證》："傷風有汗，只與柴胡桂枝湯，或得少汗而解，或無汗自解。""解"的意義屈指難數，只要抓住本義這個綱，也就綱舉目張，迎刃而解了。

```
                                                ┌──消除──痊愈
                                        ┌─離散─┤──溶解
                                        │      │──脱落
                                        │      └──排遣
判牛角──分解動物或人的肢體──解開─┤──縫隙
                                        │──通達
                                        └──解釋──理解
```

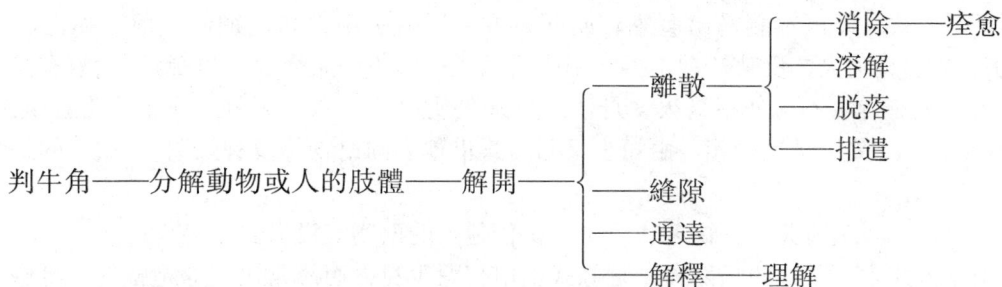

從以上分析可以看出，本義與引申義的關係，從疏密程度上來説，主要表現爲直接引申與間接引申兩個方面。由本義引申出來的意義，叫做直接引申義，這一引申便稱爲直接引申。如"解"的本義是"判牛角"，由"判牛角"引申爲"分解動物或人的肢體"就是直接引申，"分解動物或人的肢體"便是直接引申義。不是由本義引申，而是由前一引申義引申出來的意義，叫做間接引申義，這一引申便稱爲間接引申。如由"解開"引申爲"離散"、"解釋"，由"離散"引申爲"消除"，由"解釋"引申爲"理解"，就是間接引申，"離散"、"解釋"、"消除"、"理解"便是間接引申義。

（三）引申的基本方式與一般規律

1. 引申的基本方式

關於引申的基本方式，一般可歸納爲輻射式、鏈條式與綜合式。

所謂輻射式，即以本義爲中心，向不同方向直接引申，如同太陽向四周輻射光芒一般。以"气"字为例。《说文·气部》："气，雲气也。象形。"段玉裁注："气氣古今字。自以氣爲雲气字，乃又作餼爲廩氣字矣。气本雲气，引伸爲凡气之稱。象雲起之貌。"《説文·米部》："氣，饋客之芻米也，從米气聲。"段玉裁注："今字借氣爲雲氣字，而饔餼乃無作氣者。"從《説文》這兩條與段注可以看出，"气"的本義是雲气，"氣"的本義是芻米，後來借"氣"爲"气"，"氣"便爲"雲气"義，而"氣"的"芻米"義就由"餼"承擔。現在"氣"又簡化爲"气"。以"气"的本義"雲气"即氣體爲中心，依據段注"引伸爲凡气之稱"的説法，可以輻射引申爲下述意義：構成世界萬物本原的極細微物質，空氣，氣象，氣運，氣候，氣味，氣息，元氣，營衛氣，脉氣，邪氣，針刺氣感，語氣，習氣，氣質，氣勢，等等。這在古代醫書中有充分的書證，不煩贅引。"氣"的輻射式引申如下所示：

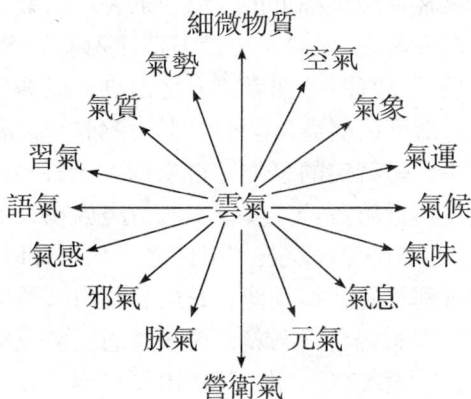

```
                        細微物質
                氣勢              空氣
            氣質                      氣象
        習氣                              氣運
    語氣  ←────────  雲氣  ────────→  氣候
        氣感                              氣味
            邪氣                      氣息
                脉氣        元氣
                        營衛氣
```

所謂鏈條式，即以本義爲出發點，向同一方向展轉引申，如同鏈條一般。如上文所説"欠"字，本義爲呵欠，反映精神不振，引申爲缺乏、短少。張介賓《質疑録·論氣有餘即是火》："若正氣有餘，不可便指爲火，丹溪之言殊欠明白。""欠"是缺乏義。《靈樞·經脉》："小便數而欠。""欠"是短少義。由短少又引申爲借他人的財物等没有歸還。"欠"的鏈條式引申如下所示：

呵欠——缺乏、短少——借他人的財物等没有歸還

在引申方式中，單純的輻射式、鏈條式引申相對少見，而經常出現的是輻射、鏈條兩式兼備的引申，可稱之爲綜合式。如上文所舉"解"字，由"判牛角——分解動物或人的肢體——解開——離散——消除——痊愈"、"判牛角——分解動物或人的肢體——解開——解釋——理解"等組成的引申屬於鏈條式，由"解開"分別與"離散"、"縫隙"、"通達"、"解釋"等組成的引申屬於輻射式，由"離散"分別與"消除"、"溶解"、"脱落"、"排遣"等組成的引申也屬於輻射式。

2. 引申的一般規律

引申的規律通常表現爲意義由具體到抽象、由特定到一般、由實詞義到虛詞義三個方面，從而導致詞義範圍的擴大。這是漢字表意性的特點、社會的發展、思維的深化等原因造成的。

由具體義到抽象義。如前所述，漢字屬於表意文字的範疇，多用以描繪物體的形貌，因此所表示的本義自然比較具體，而隨着社會的發展、認識的深化、交際的需要，有諸多詞語的意義便逐漸朝抽象化方面變化。如上文所舉"氣"字，本義是雲氣，亦即氣體，除了可以引申出元氣、衛氣、脉氣、邪氣等具體意義外，還可以引申出氣質、氣勢等抽象意義。《靈樞·陰陽二十五人》："火形之人……有氣輕財。"這一"氣"爲氣質義。《靈樞·逆順肥瘦》："無擊逢逢之氣，無擊堂堂之陣。"這一"氣"爲氣勢義。又如"輕"字，《説文·車部》："輕，輕車也。從車，巠聲。"段玉裁注："輕本車名，故字從車。引伸爲凡輕重之輕。"輕車是具體義，而意爲分量小的輕重之輕是抽象義。由分量小又可分別引申出用力少、價值低、程度淺以及輕健、輕率、輕視等意義，這些都屬於抽象義。

由特定義到一般義。本義是指特定的事物，演變爲具有該事物特徵的所有事物，而特定義與一般義之間存在着一定的聯繫。如上文所舉"徐"字，本義是安行，亦即緩慢行走，是個特定的意義，而引申的結果凡是緩慢都可用"徐"來表示，氣行緩慢、脉行緩慢、手法緩慢、言語緩慢等等，這就成爲一般義。《説文》段玉裁注對特定義引申爲一般義通常都加以指出。如《一部》："天，顛也。"段注："顛者，人之頂也，以爲凡高之稱。""顛"本義是指頭頂，後來凡是事物的最高處都可以稱爲顛。《牛部》："牲，牛完全也。"段注："引伸爲凡畜之稱。""牲"本義指整頭牛，是特定的事物，後來擴大至牲畜的總稱。《炙部》："炙，炙肉也。"段注："其引伸之義爲逼近熏炙。""炙"本義指肉放在火上烤，後來凡是放在火上烤都可稱爲炙。《癶部》："登，上車也。"段注："引伸之，凡上升曰登。""登"本義特指上車，後來引申爲凡是往上升的都可稱爲登，如登樓、登山、登高、登機等等。

由實詞義到虛詞義。漢字大體先爲實詞義，後來通過假借或引申，方才有虛詞義。有關假借的內容，見本教材基礎知識第二章"漢字"，這裏僅舉引申的字例略加説明。如"頗"

字。《説文·頁部》：“頗，頭偏也。”段玉裁注：“引伸爲凡偏之稱。”《素問·方盛衰論》“脉動無常，散陰頗陽”的“頗”就是“偏”的意思。由“頭偏”到“偏”是特定義引申爲一般義，但它是實詞義。進一步分析，“偏”有程度的不同，亦即有大偏、小偏的區別，於是“頗”就有表程度副詞的用法：偏的程度高即爲“很”義，偏的程度低即爲“稍微”義。這些都屬於虛詞義。《串雅·序》：“質其道，頗有奧理，不悖於古，而利於今，與尋常搖鈴求售者迥異。”説其道既“不悖於古”，又“利於今”，并且同一般的走方醫大不相同，可見“頗有奧理”當謂很有奧理，“頗”義爲“很”。這是表示程度高的。《傷寒論·辨霍亂病脉證并治》：“下利後，當便硬，硬則能食者愈。今反不能食，到後經中頗能食，復過一經能食，過之一日當愈。”前面講“不能食”，後面説“能食”、“當愈”，介乎其中的“頗能食”自然是稍微能食的意思，這樣才層次分明地反映出疾病痊愈的漸進過程。“頗”意爲“稍微”。這是表示程度低的。

第二節　詞語現象的剖析

詞語的現象紛繁多樣。從閲讀古代醫書的實際出發，同形詞語、複用詞語、簡略詞語與表數詞語是尤其應當着重掌握的詞語現象。下面分別加以剖析。

一、同形詞語

同形詞語即古今同形異義詞語，顧名思義，是説在古代漢語和現代漢語中，詞語的字面亦即形體相同，而詞語的意義有異。在漢語演變和運用過程中出現的這類特殊現象，我們應予以重視，不然，由於習慣成自然的原因，很容易爲其形同的表層所迷惑，而忽略其義異的内核，從而發生以今釋古的錯誤。

根據古代醫書中的實例，有關古今同形異義現象，擇其要者，可以區別爲四種。

（一）今語一個雙音詞與古語兩個單音詞同形

古語兩個單音詞只是偶然運用在句中相鄰的位置上，没有構成詞組，却凑巧與今語一個雙音詞的形體相同。要注意不要把古代的兩個單音詞錯誤地當作現代的一個雙音詞。例如：

醫經者，原人血脉、經落、骨髓、陰陽、表裏。（《〈漢書·藝文志〉序及方技略》）

“原人”不是“原始人”或《孟子·盡心下》所指“老實謹慎的人”之類的雙音名詞，而是没有結構關係的兩個單音詞。“原”是動詞，偏正詞組“人血脉、經落、骨髓、陰陽、表裏”爲其賓語。

時方盛行陳師文、裴宗元所定大觀二百九十七方。（《丹溪翁傳》）

“時方”不是相對於“經方”而言的雙音名詞，而是没有結構關係的兩個單音詞。“時”指“當時”，“方”爲“正在”的意思。

藥性少熱，而陽毒發狂之類，入口即覺清凉，殆不可以常理論也。（虞搏《醫學正傳·或問》）

“可以”不是雙音的能願動詞，“理論”不是雙音名詞，而分别是没有結構關係的兩個單音詞。"以常理"構成介賓結構，意爲"按照通常的道理"，作動詞謂語"論"的狀語。

　　　　諸瘡原因氣血凝滯而成，切不可純用涼藥。（陳實功《外科正宗·癰疽治法總論》）

"原因"不是雙音名詞，而是沒有結構關係的兩個單音詞。"原"是"原來"的意思，"因"意爲"由於"，同"氣血凝滯"構成介賓結構。

（二）今語雙音詞與古語雙音詞同形

　　古今都是雙音詞，而且形體相同，但是意義有別。要注意不要把古今同形的兩個雙音詞視作同義。例如：

　　　　馳騁常人之域，故有一切之壽。（《養生論》）

"一切"的今義多爲"全部"、"一律"，但此例爲"一般"義。

　　　　藏府經絡之曲折。（《類經·序》）

"曲折"的今義多爲"彎曲"，而本例是"詳細情況"義。

　　　　蘇撫莊公欲開震澤七十二港，以泄太湖下流。（袁枚《小倉山房詩文集·徐靈胎先生傳》）

"下流"一語今義多爲"不正派"，本例却是"下游"義。

　　　　厥陰所至爲和平。（《素問·六元正紀大論》）

"和平"的今義與"戰爭"相反，而此例意爲"和緩"。高士宗《素問直解》注："和平，舒遲也。"

（三）今語雙音詞與古語詞組同形

　　今語是雙音詞，古語是一個詞組，形體雖然相同，意義却是有別。要注意不要把古代由兩個單音詞構成的詞組錯誤地當作一個雙音詞。例如：

　　　　唯當審諦覃思，不得於性命之上，率爾自逞俊快，邀射名譽，甚不仁矣！（《大醫精誠》）

"名譽"不是雙音名詞，而是聯合詞組，意爲名聲和贊譽。

　　　　大率知所以，而不知所以然。（《串雅·序》）

前"所以"不是表示結果的連詞，而是所字結構，猶所用，意爲運用的方法。

　　　　子和治一婦，久思而不眠，令觸其怒，是夕果困睡，捷於影響。（楊濟時《針灸大成·醫案》）

"影響"不是雙音的名詞或動詞，而是兩個單音名詞，分別意爲"影子"和"回聲"，構成聯合詞組。"影響"語本《尚書·大禹謨》："如影隨形，如響應聲。"

　　　　立言有裨於世，足爲千古可重而不廢者，必性命之學、經濟之文。（趙濂《醫門補要·自序》）

"性命"是聯合詞組，語出《易·乾卦》："乾道變化，各正性命。"孔穎達疏："性者，天生之質，若剛柔遲速之別；命者，人所稟受，若貴賤夭壽之屬也。"不要錯誤地當作雙音名詞"生命"義。"經濟"也不是雙音名詞，不作"財力、物力"講，而是聯合詞組，謂經世濟民，即治理國家，濟助人民。

　　在議及此類現象時，我們還應注意的是：與現代漢語中的雙音詞同形的古代具有結構關係的兩個單音詞，有時還可構成表示不同意義的相同詞組或不同詞組。前者如"得意"一語，今義是"沾沾自喜"的意思，一般用作貶義，而古語通常構成述賓詞組。如《後漢書·方術列傳》説華佗"爲人性惡，難得意"，其中"得意"謂符合心意。竇默《標幽賦》："去聖逾遠，此道漸墜，或不得意而散其學，或恣其能而犯禁忌。"其中"得意"謂掌握要旨。後者如"經理"一語，在現代漢語中是個雙音名詞，而古書中既可用作述賓詞組，意爲探究義理，如《甲乙經·序》："其論皆經理識本，非徒診病而已。"又可構成偏正詞組，意爲經書的義理，如張介賓《類經圖翼·序》："故欲希扁鵲之神，必須明理，欲明於理，必須求經。經理明而後博采名家，廣資意見，其有不通神入聖者，未之有也。"其中"經理"的"經"指《内經》，"理"是"道理"的意思，"經理"構成偏正詞組，意爲"《内經》的道理"。張志聰《傷寒論宗印·自序》也有類似的用法："是以醫之不諳治傷寒者，未可醫名也；即治傷寒，勿究心《傷寒論》者，亦未可醫名也；即能究心《傷寒論》，而膠執義意，不獲變通經理者，究亦未可醫名也。"具體指《傷寒論》之理。

（四）今語詞組與古語詞組同形

今語與古語皆爲詞組，但意義不同，或結構也相異。要注意不要把古今同形詞組混同爲一。例如：

> 自古名賢治病，多用生命以濟危急，雖曰賤畜貴人，至於愛命，人畜一也。（《大醫精誠》）

"貴人"不是偏正詞組"尊貴的人"之意，而是述賓詞組，意思是認爲人貴重。

> 交春虛火倍劇，火氣一升，則周身大汗，神氣駸駸欲脱。（張璐《張氏醫通·痿痹門》）

"一升"并非數量詞組，而是偏正詞組，爲狀語與謂語的關係，意爲"一旦升騰"。

這類詞組同形現象，有時雖然結構相同，但意義不一。例如：

> 解其裝，無長物。（《本草綱目·原序》）

"長物"是偏正詞組，屬定語與中心語的關係，古今相同，但今義爲長的物體，本例則爲多餘之物。

> 舊經秘述，奧而不售。（王熙《脉經·序》）

> 三試於鄉，不售。（顧景星《白茅堂集·李時珍傳》）

這兩例中的"不售"雖然都是偏正詞組，屬狀語和謂語的關係，但意義與今之"不賣"相去甚遠，前者謂不傳播，後者謂未考取。

二、複用詞語

由兩個或兩個以上（多見於兩個）詞根（現稱單音詞）合成的詞稱爲複合詞（現稱複用詞語）。複用詞語的實際意義只是其中一個單音詞的意義，也就是説，複義變成了單義，這是複用詞語的特點。按照構成複用詞語的單音詞之間的意義關係，複用詞語一般可分爲同義、反義、類義複用詞語三種。

（一）同義複用詞語

所謂同義複用詞語，是指古書中具有相同意義的兩個單音詞連用，它的意義仍爲其中任何一個單音詞的意義，而不必重複解釋。清代著名語言學家王引之在《經義述聞》卷三十二《通說下》中指出："往往有平列二字上下同義者，解者分爲二義，反失其指。"意思是説，兩字同義複用而不能分爲兩義解釋，正是講的這種語言現象。同義複用詞語經常見於古代醫書。例如：

> 頸痛，項不得顧，目泣出，多眵瞙，鼻鼽衄。（皇甫謐《甲乙經》卷七《六經受病發傷寒熱病中》）

《呂氏春秋·盡數》："處目則爲瞙爲盲。"高誘注："瞙，眵也。"可證"眵"、"瞙"義同，并爲"眼屎"義。這是同義名詞複用。

> 又若經文連屬，難以強分。（《類經·序》）

"屬"音 zhǔ，謂"連續"，與"連"同義。《説文》："屬，連也。"《廣雅·釋詁二》："屬，續也。"《尚書·禹貢》："涇屬渭汭。"孔穎達疏："屬謂相連屬。"并可證。這是同義動詞複用。

> 男子脉微弱而澀，為無子，精氣清冷。（王熙《脉經》卷八《平血痹虛勞脉證》）

"清"亦爲"冷"義。《素問》一書中多見此義，王冰屢加釋義，如《五藏生成篇》"腰痛，足清，頭痛"注："清，亦冷也。"《脉要精微論》"腰足清"注爲"腰足冷"。《五常政大論》"其候清切"注："清，大凉也。""大凉"即"冷"。是知"清"與"冷"一義。這是同義形容詞複用。

> 人之肉苛者，雖近衣絮，猶尚苛也。（《素問·逆調論》）

劉淇《助字辨略》卷二："'尚猶'、'猶尚'，并重言也。""重言"即同義複用。《禮記·檀弓上》："伯魚之母死，期而猶哭。"鄭玄注："猶，尚也。""猶"與"尚"并訓作"仍舊"。這是同義副詞複用。

（二）反義複用詞語

所謂反義複用詞語，是指古書中具有相反意義的兩個單音詞連用，構成一個複合詞，這個複合詞的意義不是兩個單音詞意義的總和，而只是其中一個單音詞的意義。換句話説，構成複合詞的兩個單音詞，其中只有一個具有實際意義，另一個只是作爲陪襯。這類複合詞稱爲偏義複詞。有關偏義複詞的問題，顧亭林在《日知録》卷二十七"通鑒注"條中，曾舉史書、詩文中諸多實例予以説明。如《史記·刺客列傳》"多人，不能無生得失"，得失，失也；《後漢書·何進傳》"先帝曾與太后不快，幾至成敗"，成敗，敗也；《三國志·吳志·孫皓傳》"蕩異同如反掌"，异同，异也；晋代歐陽建臨終詩"成此禍福端"，禍福，禍也。在古代醫書中，反義複用詞語比較多見。例如：

> 傷寒六七日，目中不了了，睛不和，無表裏證，大便難，身微熱者，此為實也，急下之，宜大承氣湯。（張機《傷寒論·辨陽明病脉證并治》）

"表裏"的"表"具有實際意義，"裏"僅作陪襯，"表裏"義偏於"表"。"無表裏證"謂無表證。既無表證，則有裏證，故下文言"此爲實"，而用大承氣湯急下。這是反義名詞複用。

> 歷十二年，方臻理要，詢謀得失，深遂夙心。（《黃帝内經素問注·序》）

王冰注釋《素問》，經歷十二年之久，方才聚集了事理的要旨，"深遂夙心"的自然是"得"，"得失"義偏於"得"。這是反義動詞複用。

> 咳家，其脉弦，欲行吐藥，當相人強弱而無熱，乃可吐之。（王熙《脉經》卷八

《平肺痿肺癰咳逆上氣痰飲脉證》)

久咳常虛，而其人脉弦，自應審察病人體強而無熱，才可用吐藥。是知"強弱"義偏於"強"。這是反義形容詞複用。

在句中出現一對反義詞，需要分清兩種情況，一是如以上所講偏於其中的一義，但也有可能是兩個反義詞構成聯合詞組。比較下列例句：

設有人焉，正已奪而邪方盛者，將顧其正而補之乎，抑先其邪而攻之乎？見有不的，則死生繫之，此其所以宜慎也。(張介賓《類經》卷十二《病有真假辨》)

天地之象分，陰陽之候列，變化之由表，死生之兆彰。(《黃帝內經素問注·序》)

這兩例各有"死生"一語。前例義偏於"死"。對正虛邪盛的病人"見有不的"，自然是"死繫之"。後例謂"死與生"。前講"天地"、"陰陽"、"變化"，後之"死生"不可能偏義。

凡諸篇類例之體，則論居首，脉次之，大方在前，單方次之，針灸法處末焉。緩急檢之，繁而不雜也。(《醫書凡例三則》)

凡診脉，當視其人大小長短及性氣緩急。稱其形性則吉，與本性相乖則凶。(孫思邈《千金翼方》卷二十五《診脉大意》)

這兩例各有"緩急"一語。前例義偏於"急"。說類例井然有序，以便急時檢之，繁而不雜。後例謂"緩與急"。前說或大或小，或長或短，後自然是說或緩或急。

(三) 類義複用詞語

所謂類義複用詞語，是指古書中具有相類意義的兩個單音詞連用，構成一個複合詞，這個複合詞的意義只具有其中一個單音詞的意義。對此前人論述較多，如《日知錄》卷二十五，閻若璩《尚書古文疏證》卷六，顧廣圻《示兒編校補》，《古書疑義舉例》第七、二十六例，楊樹達《漢文文言修辭學》第十四章"連及"之一、二、四等等，都曾言及於此，命名有"名以同事而章"、"連類而及"、"連類并稱"、"因此以及彼"種種不同。舉例如《孟子·離婁下》："禹、稷當平世，三過其門而不入。"三過其門而不入的是禹，因禹而及稷。《禮記·玉藻》："大夫不得造車馬。"因車而及馬，并非說造車兼造馬。類義複用詞語多見於名詞。例如：

喜怒不節，則陰氣上逆。(《素問·調經論》)

林億等新校正："按經云'喜怒不節，則陰氣上逆'，疑剩'喜'字。""剩'喜'字"，即多一"喜"字。又，同篇有"喜則氣下"句，同書《舉痛論》有"怒則氣上"句，是知因怒而氣逆，并非因喜而氣逆，"喜怒"義偏於"怒"。

邪在脾胃，則肌肉痛。(《太素·五藏刺》)

脾主肌肉，邪在脾，則病肌肉痛。因"脾"而及"胃"，"脾胃"偏義爲"脾"。

今人耳目不明，此陽虛耳聾。(趙獻可《醫貫·耳論》)

從篇名"耳論"與下文"此陽虛耳聾"，可見上文的"耳目"意爲"耳"。

北風生於冬，病在腎，俞在腰股。(《素問·金匱真言論》)

王冰注："腰爲腎府，股接次之，以氣相連，故兼言也。"據王注，病在腎，而腰爲腎府，自然是"俞在腰"。"腰股"偏義於"腰"。

意義相反與相類的複用詞語，其共同點是：在連用的詞語中，只有一個詞語具有實際意義，另一詞語係連及而出。其不同處是：連用詞語的意義關係有別，一屬反義，一屬類義。

三、簡略詞語

古人出言撰文務求簡要。《禮記·曲禮上》有"不辭費"之訓，《論語·衛靈公》立"辭達而已矣"之說，劉知幾《史通·敘事》強調"敘事之工者，以簡要爲主"。簡略在古書中的表現極其廣泛。從簡略的對象來說，有字詞的簡略，有詞組的簡略，有句子的簡略，有段落的簡略；從簡略的方法來說，有承上文、蒙下文的簡略，有對話中的簡略，有一二語帶過式的簡略，有疏略式的簡略，有意合式的簡略，有跳脫式的簡略，有包含式的簡略等等。從詞語的角度來說，古代醫書中常用的簡略現象主要表現在兩個方面。

（一）簡稱詞語

所謂簡稱詞語，即以簡略的詞語表示所指事物的全稱。在古代醫書中，對人名、書名、篇名、藥名、方名、穴位名等等，使用簡稱詞語的較爲常見。例如：

余制舉之餘，從事於醫……猶馬遷之於文，子美之於詩，平原之於書。（王子接《絳雪園古方選注·自序》）

《素問》起於軒黃，《難經》起於秦越。（《金鏡內臺方議》馮士仁序）

西晉王叔氏所著《脉經》，其理淵微，其文古奧。（尤乘《增補診家正眼·自序》）

首例的"馬遷"爲司馬遷。次例的"軒黃"乃軒轅氏黃帝，"秦越"指秦越人，即扁鵲。末例的"王叔"系王叔和。這是姓、名、字、號的簡稱。

余幼習儒書，長究醫業，浪迹江湖間三四十年，探考《樞》《素》，繹絡群方，未嘗怠。（周禮《醫學碎金·自序》）

予自弱冠時，讀《左》《國》《史》《漢》，一人一事，必求其詳。（沈金鰲《沈氏尊生書·總序》）

前例的"樞、素"分別爲《靈樞》、《素問》。後例的"左、國、史、漢"分別指《春秋左氏傳》、《國語》、《史記》、《漢書》。這是書名簡稱。

昔黃帝與天師難疑答問之書，未嘗不以攝養為先，始論乎《天真》，次論乎《調神》。（朱震亨《丹溪心法·不治已病治未病論》）

《霍亂》、《易復》、《痓濕暍》、《汗吐下》，計九十三證。（張志聰《傷寒論集注·凡例》）

前例的"天真"、"調神"分別稱《素問》中的《上古天真論》、《四氣調神大論》。後例的"霍亂"指《辨霍亂病脉證并治》，"易復"指《辨陰陽易差後勞復病脉證并治》，"痓濕暍"指《辨痓濕暍脉證》，"汗吐下"包括現今通行的明代趙開美複刻本中的《辨不可發汗病脉證并治》、《辨可發汗病脉證并治》、《辨發汗後病脉證并治》、《辨不可吐》、《辨可吐》、《辨不可下病脉證并治》、《辨可下病脉證并治》、《辨發汗吐下後病脉證并治》等八篇，皆爲《傷寒論》的篇名。這是篇名簡稱。

有參、尤沾唇懼補，心先痞塞；硝黃入口畏攻，神即飄揚。（《不失人情論》）

以硝、黃為前矛，而大便立通；以芩、芍為後勁，而飲食漸進。（魏之琇《續名醫類案》卷十二《衄血》）

"参、尤"謂人参、白尤，"硝、黄"指芒硝、大黄，"芩、芍"指黄芩、白芍。這是藥名簡稱。

> 桂葛投，鼓邪出，外疏通，内暢遂。（陳念祖《醫學三字經·痢證》）
> 棱赤枯燥者陰燦，都氣六味参麥能平。（嚴兼三《醫燈集焰·舌苔賦》）

前例的"桂葛"先後謂桂枝湯與葛根湯。後例的"都氣六味参麥"分別指都氣丸、六味地黄丸與生脉散（因生脉散由人参、麥門冬等藥組成，故稱参麥）。這是方劑名簡稱。

> 眼癢眼疼，瀉光明於地五。（竇默《標幽賦》）
> 原夫絡別支殊，經交錯綜，或溝池溪谷以歧异，或山海丘陵而隙共。（竇默《通玄指要賦》）

前例的"地五"爲地五會穴。後例的"溝池溪谷"指水溝、風池、太溪、合谷四穴，"山海丘陵"指承山、氣海、丘墟、陰陵泉四穴。這是穴位名簡稱。

（二）略用詞語

所謂略用詞語，是指古書中只用一個單音詞，其義却包含與之相反或相類的某個單音詞的意義，單義亦即成爲複義。俞樾《古書疑義舉例》第二十五例"舉此以見彼例"說的就是這類現象。如《左傳·昭公四年》："左師獻公合諸侯之禮六，子産獻伯、子、男會公之禮六。"其中的兩個"公"，都兼有"侯"。"公合諸侯"，謂公、侯合伯、子、男；"伯、子、男會公"，謂伯、子、男會公、侯。此類現象正好與前面所講複用詞語相反。例如：

> 病九日者，三刺而已；病一月者，十刺而已。多少遠近，以此衰之。（皇甫謐《甲乙經》卷六《内外形診老壯肥瘦病旦慧夜甚大論》）

"多少"指刺數之多少，"遠近"指病程之長短。"病九日者，三刺而已"，謂病程短則刺數少；"病一月者，十刺而已"，謂病程長則刺數多。是知"衰"當謂"盛衰"，意爲"增減"。

> 鼻隧以長，以候大腸；唇厚人中長，以候小腸。（《靈樞·師傳》）

"長"指"長短"，"厚"指"厚薄"。這可從該段的文例看出：上文說肝"欲知堅固，視目小大"，說脾"視唇舌好惡，以知吉凶"，說腎"視耳好惡，以知其性"，言目之"小大"、唇舌之"好惡"、耳之"好惡"，皆相反爲義，可證。

以上并爲一詞而兼有與其相反之義。

> 趺陽脉不出，脾不上下，身冷膚硬。（張機《傷寒論·平脉法》）

張志聰《傷寒論集注》："夫胃爲陽土，脾爲陰土，相爲上下，行於周身，達於肌膝。"而脾氣以上行爲當，胃氣以下行爲順，既然講"不上下"，可知是脾胃不上下，即脾不上、胃不下，因而不能運行周身，通達肌膝，造成身冷膚硬的後果。因此"脾"字不僅具有它自身的意義，還兼有與它相類的"胃"的意義。張志聰出"脾"、"胃"二字，是爲的注。

> 陽明病，譫語，有潮熱，反不能食者，胃中必有燥屎五六枚也。（張機《傷寒論·辨陽明病脉證并治》）

徐大椿在《傷寒論類方·承氣湯方類》中指出："胃中非存燥屎之所，此言胃中者，指陽明言，乃腸胃之總名也。按燥屎當在腸中，今云胃中何也？蓋邪氣結成糟粕，未下則在胃中，欲下則在腸中，已結者即謂之燥屎，言胃則腸已該矣。"徐氏用一"該"字，點出"胃"當意爲"腸胃"。

以上并爲一詞而兼有與其相類之義。

四、表數詞語

在古代醫書中，表數詞語使用得非常廣泛，并且同診斷、治療具有密切的聯繫，因而應予以充分的重視。這裏例析序數、乘數、虛數、分數以及比較數的表示法。

（一）表序數

現代漢語通常在數字前加“第”字，用以表示序數，古書中雖然也有這種用法，如《黄帝内經素問注·序》“第七一卷，師氏藏之”，但并不多見。較常見的是只用數字表示。例如：

> 大約人情之類有三：一曰病人之情，二曰旁人之情，三曰醫人之情。（《不失人情論》）

> 一者天，二者地，三者人。（《素問·三部九候論》）

> 身有五部：伏兔一，腨二，背三，五藏之俞四，項五。（皇甫謐《甲乙經》卷十一《寒氣客於經絡之中發癰疽風成發厲浸淫》）

> 故善治者治皮毛，其次治肌膚，其次治筋脉，其次治六府，其次治五藏。（《素問·陰陽應象大論》）

> 歲終則稽其醫事，以制其食：十全爲上，十失一次之，十失二次之，十失三次之，十失四爲下。（《周禮·天官》）

劉師培在《古書疑義舉例補·虛數不可實指之例》中指出：“古籍記事，恒記其後先之次，若飾詞附會，律以一定之時期，則拘泥鮮通。”這類現象在古代醫書中有時表現爲用數字加上“日”、“月”的方法來表示序數。例如：

> 其不兩感於寒，更不傳經，不加异氣者，至七日太陽病衰，頭痛少愈也；八日陽明病衰，身熱少歇也；九日少陽病衰，耳聾微聞也；十日太陰病衰，腹減如故，則思飲食；十一日少陰病衰，渴止舌乾，已而嚏也；十二日厥陰病衰，囊縱少腹微下，大氣皆去，病人精神爽慧也。（張機《傷寒論·傷寒例》）

這段文字連同上條六經病傳，均取自《素問·熱論》。此條講六經病衰的次序，所以從“七”開始。説首先衰太陽，其次衰陽明，再次衰少陽，接着衰太陰、少陰、厥陰，乃至痊愈，而不是確指七日或第七日之類。吳謙等《醫宗金鑒》卷四注：“傷寒一日太陽，二日陽明，三日少陽，乃《内經》言傳經之次第，非必以日數拘也。”明確指出此類數字是表明次第。

> 婦人懷胎，一月之時，足厥陰脉養；二月，足少陽脉養；三月，手心主脉養；四月，手少陽脉養；五月，足少陰脉養；六月，足陽明脉養；七月，手太陰脉養；八月，手陽明脉養；九月，足少陰脉養；十月，足太陽脉養。（王熙《脉經》卷九《平妊娠胎動血分水分吐下腹痛證》）

這段文字講孕婦養胎的次序，而不是確指一月或第一月之類。與此相仿的論述還見於孫思邈《千金要方》卷二《婦人方上》所引徐之才《養胎法》。

（二）表乘數

古代醫書中的乘數表示法，按照乘積出現與否，可分爲兩類。有乘積的易識。例如：

三而三之，合則為九。（《素問·六節藏象論》）

夫人年七七四十九，經水當斷。（王熙《脉經》卷九《平鬱冒五崩漏下經閉不利腹中諸病證》）

無乘積的相對難辨。例如：

棗栗法：上根者，從初七至四七止；中根者，從初七至八七止；下根者，從初七至十七、十二七止。（孫思邈《千金翼方》卷十三《辟穀》）

"初七"即"一七"，爲一乘七，"四七"即四乘七，"八七"即八乘七，"十七"即十乘七，"十二七"即十二乘七，都表示日數。

故一年之月兩其六，一月之日六其五，一年之氣四其六，一氣之候三其五。總計一年之數，三十六甲而周以天之五，三十子而周以地之六。（張介賓《類經圖翼》卷一《運氣上·氣數統論》）

"兩其六"猶二乘六，"六其五"猶六乘五，"四其六"猶四乘六，"三其五"猶三乘五，"總計一年之數"就是三十六乘五，再加三十乘六。

（三）表虛數

虛數一般用以表示數目之多，含有夸張的意思，同實際數字往往相距較遠。古代醫書中虛數的表示法主要有以下兩種。

一是用"三"、"九"及其倍數。例如：

設令向壁臥，聞師到，不驚起而盼視，若三言三止，脉之咽唾者，此詐病也。（張機《傷寒論·平脉法》）

"三"并非確切數字，而是虛數。"三言三止"就是多次説話多次停止，亦即講話吞吞吐吐，活畫出詐病者的神態。

如陽氣下陷者，用味薄氣輕之品，若柴胡、升麻之類，舉而揚之，使地道左旋，而升於九天之上；陰氣不降者，用感秋氣肅殺為主，若瞿麥、萹蓄之類，抑而降之，使天道右遷，而入於九地之下。（趙獻可《醫貫·陰陽論》）

天并無九重，地亦無九層。"九天之上"無非講高不可攀，文中指人身的極頂處；"九地之下"不過説深不可測，文中指人身的最低處。

其變狀多端，乃至三十六種、九十九種，而方不皆顯其名也。（巢元方《諸病源候論·注病諸候》）

人一呼則八萬四千毛竅皆闔，一吸則八萬四千毛竅皆開。（《靈樞·五十營》張志聰集注）

前例之下文列注候僅有三十三種，不僅只及九十九種的三分之一，而且距三十六種尚短三種。"三十六種、九十九種"無非用以形容注病"變狀多端"，故曰"方不皆顯其名"。這是用"三"、"九"的倍數形容其多。後例的"八萬四千"取自《佛經》之數，自然是夸張的虛數。這是用"三"的倍數形容其多。

二是用"十"、"百"、"千"、"萬"。例如：

紫石英，味甘温，主心腹咳逆、邪氣，補不足，女子風寒在子宫，絕孕十年無子。（《神農本草經·玉石部》）

小便數者，大便必硬，不更衣十日，無所苦也。（張機《傷寒論·辨陽明病脉證并治》）

前例的"十年"謂多年，後例的"十日"謂多日，都用來形容時間久長。

對於浩繁的數字，則往往概之以百，這在古代醫書中可謂比比皆是，如"百病"、"百方"、"百藥"、"百證"、"百節"、"百蟲"、"百穀"等等。如果認爲用百表示仍嫌不足，便擴大到千、萬等。

（四）表比較數

古代醫書中常有對舉兩個或兩個以上數字進行比較，或判預後的險夷，或決病勢的進退，或較數量的多寡。所對舉之數雖然不是實數，但由於重點是借此比較，因此不把它歸入虛數一類，而另立比較數一項。例如：

狂言者，是失志，失志者死，此有三死不見一生，雖愈必死。（王熙《脉經》卷三《熱病陰陽交并少陰厥逆陰陽竭盡生死證》）

"三死"、"一生"自然不能理解爲死三次，活一次，而是通過"三"與"一"的比較，説明死的可能大，生的希望小。這是判預後的險夷。

傷寒發熱四日，厥反三日，復熱四日，厥少熱多者，其病當愈。四日至七日熱不除者，必便膿血。傷寒厥四日，熱反三日，復厥五日，其病爲進，寒多熱少，陽氣退，故爲進也。（張機《傷寒論·辨厥陰病脉證并治》）

程應旄《傷寒論後條辨》對此例有注曰："凡遇此證，不必論其來自三陽，起自三陰，只論厥與熱之多少。熱多厥少，知爲陽勝，陽勝病當愈；厥多熱少，知爲陰勝，陰勝病日進。"可知此例中的"四日"、"三日"之類，不是指確切的日數，而只是借此比較寒熱的多少，以定病勢的差劇。這是決病勢的進退。

男子消渴，小便反多，以飲一斗，小便一斗，腎氣丸主之。（張機《金匱要略·消渴小便利淋病脉證并治》）

"飲一斗，小便一斗"，意爲飲多少溺多少，用來説明由於腎氣不固而導致小便量多。這類用法在不帶量詞的句子中體現得更爲明顯：

肺消者，飲一溲二，死不治。（《素問·氣厥論》）

通過"一"與"二"的比較，以"一"言少，以"二"言多，説明飲少而溲多。這是較數量的多寡。

（五）表分數

有關分數表示法，現代漢語一般使用"某分之某"的格式，而古代漢語使用的格式比較多樣。這裏歸納古代醫書中常見且與現代漢語有別的分數表示法。

第一式，母數＋分＋被分的名詞＋之＋子數＋分。這是最完備的格式。例如：

前行陽中，日行一舍，人氣行身一周，復行後周十分身之八分。（《太素·五十周》楊上善注）

"十分身之八分"，即十分之八身。

第二式，依前式省後一"分"字，即爲：母數＋分＋被分的名詞＋之＋子數。例如：

丸散云刀圭者，十分方寸匕之一，準如梧桐子大也。（李時珍《本草綱目・序例上》引《名醫別録・合藥分劑法則》）

"十分方寸匕之一"，即十分之一方寸匕。

第三式，依第二式省"之"字，即爲：母數＋分＋被分的名詞＋子數。例如：

竈黄土十分升一。（《五十二病方》）

"十分升一"，即十分之一升。

第四式，依第二式省"分"與被分的名詞，即爲：母數＋之＋子數。例如：

用千金神秘湯加麻黄，一服喘定十之五。（李時珍《本草綱目》卷十四《香薷》）

"十之五"，即十分之五。

第五式，依第四式省"之"字，即爲：母數＋子數。例如：

檢其平日所服，寒涼者十六，補肝腎者十三。（李中梓《醫宗必讀・痿》）

"十六"，即十分之六；"十三"，即十分之三。

第六式，依第五式省母數，即只用子數表示分數。例如：

邪退六七，急宜補之；虛回五六，慎勿再補。（吴有性《温疫論・前後虛實》）

"六七"，即十分之六七；"五六"，即十分之五六。

第三節　詞語意義的辨別

詞匯的積累應當包括兩個方面：一是積累常用詞及其主要義項；另一是積累辨別詞義的方法。人們往往重視前一種積累，而忽略後一種積累。如果缺乏後一種積累，在閱讀古代醫書的實踐中，尤其是遇到費解的多義詞時，就難免左右莫適，以致方枘而圓鑿，不能達到增强閱讀能力的目的。有鑒於此，我們在記住常用詞及其主要義項時，還應當熟悉古漢語詞匯的某些規律，了解前人遣詞造句的一些特點，進而掌握辨別詞義的各種方法。這對於增强閱讀能力，往往會獲得事半功倍的效果。下面擇要介紹幾種辨別詞義的方法。

一、根據上下文意

古代醫書中的詞語普遍存在着多義的現象，這在常用詞語中表現得尤爲突出。此類現象的存在，既説明這些詞語具有豐富的表達能力，又似乎給後人增添閱讀困難。説它"似乎"，是因爲多義現象存在於詞語的静止狀態，亦即儲存狀態中，而當詞語進入句子，處於活動狀態，亦即使用狀態時，它就必然受到上下文意的制約而呈現單義性。因而依據上下文意可作爲辨別詞語意義的一個重要方法。古代訓詁學家稱這種方法爲因文定義。所謂"文"即上下文，也就是狹義的語言環境。語言環境是使多義詞的意義單一化的最主要原因。按照所依據上下文的範圍來説，常用的有本句和本段兩種。

（一）根據本句文意

即按照詞語所在句子的文意辨別該詞語的意義。例如：

人有邪惡非正之問，則依著龜爲陳其利害。（《丹溪翁傳》）

上文既明言"邪惡非正之問"，則陳述的必定是其危害，可知"利害"是偏義複詞，義偏於"害"。

> 昔人論醫，謂前乎仲景，有法無方，後乎仲景，有方無法，方法俱備，惟仲景此書。(方有執《傷寒論條辨·自跋》)

依據上文"有法無方"、"有方無法"，可知"方法具備"的"方法"指"方與法"，亦即方劑和治法。

> 今之醫者，自《脉訣》之外，無所聞見，欲以意見決死生，亦何怪其悖謬也？(《脉經》蔡元定跋)

依據上文"自《脉訣》以外，無所聞見"與下文"亦何怪其悖謬也"，則此類孤陋寡聞、診治謬誤的醫者用以決斷死生的"意見"自然不是一般的見解，而是主觀的看法。

> 由是徧索兩經，先求難易，反復更秋，稍得其緒。(《類經·序》)
> 剽竊醫緒，倡為詭异。(《串雅·序》)

這兩例各有一個"緒"字，其義不同。《說文·糸部》："緒，絲耑也。"即絲頭之意。成匹的絲被截取後，留在織機上的絲稱爲緒。緒因此而有兩方面的意義：留在織機上的絲是最早織成的，就具有"開端"義；成匹的絲被截取，留在織機上的自然是殘絲，便具有"殘餘"義。前一例既說全面地探求《靈樞》、《素問》兩部經典，而且經過多年，那麼逐漸掌握的不應當是殘餘，而一定是頭緒。後一例既講把剽竊的"醫緒"聲稱爲奇特的醫術，那麼"緒"就不可能是頭緒，而只能爲殘餘。

> 寒暑温凉盛衰之用，其在四維，故陽之動，始於温，盛於暑，陰之動，始於清，盛於寒。(《素問·至真要大論》)

> 婦人年五十所，一朝而清血，二三日不止。(王熙《脉經》卷九《平帶下絕産無子亡血居經證》)

這兩例各有一個"清"字，其義有別。前一例的上文說"寒暑温凉"，下文言始於"温"，盛於"暑"，始於"清"，盛於"寒"，謂寒暑温清，對比二者，則知"清"當義爲凉。後一例的下文講"二三日不止"，可曉"清血"之"清"絕非"清凉"、"清静"、"清潔"之"清"，而應當是動詞，通"圊"，"清血"即圊血，便血。

(二) 根據本段文意

當詞語的意義依據本句文意還難以辨別時，可擴大到依據所在段落其他句子的文意來加以判定。例如：

> 以婚姻之故，貶守房陵，量移大寧郡，提携江上，冒犯蒸暑，自南徂北，既僻且陋，染瘴嬰痾，十有六七。死生契闊，不可問天，賴有經方，僅得存者。神功妙用，固難稱述。(《外臺秘要·序》)

其中"僅"的意義，可聯繫上下文加以探求：上文"染瘴嬰痾，十有六七"，說家人患病之多，"死生契闊，不可問天"，講上天對病患無能爲力，下文"神功妙用，固難稱述"，贊揚經方的神妙功用，中間"賴有經方，僅得存者"的"僅"，如果按照常義解釋爲"僅僅"、"只是"，就不符合上下文意，而應當是"方才"的意思。

> 自古名賢治病，多用生命以濟危急，雖曰賤畜貴人，至於愛命，人畜一也。損彼益
> 己，物情同患，況於人乎！夫殺生求生，去生更遠。吾今此方所以不用生命為藥者，良
> 由此也。（《大醫精誠》）

在這一句群中，除"生命"一語外，連續出現含義各別的三個"生"字。依據"多用生命以濟危急"、"賤畜貴人"，可見"殺生"之"生"同用來濟危急的"生命"與被視爲低賤的"畜"同義，即牲畜的生命，而"求生"之"生"指危急病人亦即被視爲尊貴的"人"的生存，依據"至於愛命，人畜一也"、"損彼益己，物情同患"，得以推知"去生"之"生"指救生的本意。

> 值風木適旺之候，病目且黃，已而遺精淋濁，少間則又膝脛腫痛不能行。及來診
> 時，脉象左弦數，右搏而長，面沉紫，而時時作嘔。靜思其故，從前紛紛之病，同一邪
> 也，均為三病，次第纏綿耳，由上而下，由下而至極下，因根本久撥之體，復蒸而上為
> 胃病，是腎胃相關之故也。（《醫案六則》）

依據上文"病目且黃，已而遺精淋濁，少間則又膝脛腫痛不能行"，可知"上"指目黃，"下"指遺精，"極下"指膝脛腫痛。

> 夫傷寒、溫暑，其類雖殊，其所受之原則不殊也。由其原之不殊，故一以傷寒而為
> 稱。（王履《醫經溯洄集·張仲景傷寒立法考》）

從下句"由其原之不殊"中唯用一"原"字可以看出，此句中的"原則"是没有結構關係的兩個詞，"原"指本原，"則"爲轉折連詞。

> 黃帝問曰："用針之服，必有法則焉。今何法何則？"岐伯對曰："法天則地，合以
> 天光。"（《素問·八正神明論》）

黃帝所問"何法何則"并不是"什麼法什麼則"的意思，從下文岐伯答語"法天則地"中可以看出，"何法何則"應爲"法何則何"。是疑問代詞作賓語而置於動詞前的句式。

> 黃帝問於岐伯曰："人有八虛，各何以候？"岐伯答曰："以候五藏。"（《靈樞·邪客》）

依據岐伯答語"以候五藏"可以看出，黃帝問語中的"何以候"并非"以何候"，而是"以候何"，即用來診候什麼，故下文説用來診候五臟。此例中的"八虛"指兩肘、兩腋、兩髀、兩膕。肘候肺、心之邪，腋候肝之邪，髀即大腿彎，候脾之邪，膕即膝後彎，候腎之邪。

此外，當依據本句與本段文意仍然不能判定某個詞語意義時，還可擴大到全篇的文意。因引文冗長，兹不贅述。

二、依照對舉詞語

古人行文注重修辭，爲了體現文句的勻稱和詞語的變化，用句每每對偶，遣詞往往避複。根據這一特點，即可依據對舉結構來察辨詞語的意義。所謂對舉詞語，是指處於結構相似的上下兩句中同一位置上的詞語。其特點是詞性一致，詞義相同、相反或相類。因此，只要掌握對舉詞語中某一詞語的意義，則與之對舉的另一詞語的意義也就可據此推知。

（一）同義對舉

即對舉的詞語意義相同。例如：

> 然升峻者，患於垂上而力不足；為道者，病於方成而志不遂。（《極言》）

這兩個分句意義相仿，借前一分句來襯托後一分句。如果了解"患"是"憂慮"義，就可推知與其對舉的"病"也是此義。《禮記·樂記》："病不得其衆也。"鄭玄注："病，猶憂也。"此外，引例中的"方"并非常用的"正在"義，從與其對舉的"垂"得知，當爲"將要"義。《詩·秦風·小戎》："方何爲期，胡然我思之?"朱熹《詩集傳》："方，將也。將以何時爲歸期乎?"

> 飲食伺釁，成腸胃之眚；風濕候隙，遘手足之災。（《新修本草·序》）

"釁"與"隙"對舉，"釁"也是"隙"的意思。《玉篇》："釁，暇隙也。"可證。同理，"眚"與"災"對舉，則"眚"亦意爲"災"。本例之"眚"、"災"并爲"疾病"義。此外，"候"與"伺"對舉，"遘"與"成"對舉，便知"候"亦爲"伺"義，"遘"通"構"，亦即"成"義。

> 取肝俞與命門，使醫士視秋毫之末；刺少陽與交別，俾聾夫聽夏蚋之聲。（竇默《標幽賦》）

與"取"對應的是"刺"，與"俾"對應的爲"使"，都屬於同義關係，因而"取"即"刺"，"俾"即"使"。

> 始刺淺之，以逐陽邪之氣；後刺深之，以致陰邪之氣。（皇甫謐《甲乙經》卷五《九針九變十二節五刺五邪》）

既然淺刺用以逐出表邪，那麼深刺自然用以逐出裏邪。"致"與"逐"同義對舉，"致"不是常用的"招致"義，而是"逐出"義。《甲乙經》本句上文有"先淺刺絕皮以出陽邪，再刺則陰邪出者"句，《太素》卷二十二《三刺》有"一刺則陽邪出，再刺則陰邪出"句，都説"再刺則陰邪出"，可證。

以上四例屬同義實詞對舉。

> 稽其言有徵，驗之事不忒。（《黃帝內經素問注·序》）

此例的下句不可念成"驗之/事不忒"，而應當讀作"驗之事/不忒"，以與上句"稽其言/有徵"一致。"驗之事"猶驗其事，"之"猶其。《詩·小雅·采綠》："之子于狩，言韔其弓；之子于釣，言綸之繩。"上爲"韔其弓"，下謂"綸之繩"，"之"亦即"其"。《孟子·公孫丑上》："廛無夫里之布，則天下之民皆悦而願爲之氓矣。"《周禮·載師》鄭玄注引"爲之氓"作"爲其民"。并可證。

> 宜其視傷寒、中風、熱病、温疫通曰傷寒，膚脹、鼓脹、腸覃、石瘕率爲水氣。（《醫書凡例三則》）

前後兩句結構相仿，而"率"與"通"對舉，詞義相同，并爲"一概"義。

> 茅根止血與吐衄，石韋通淋於小腸。（《藥性賦·寒性》）

"與"并非表并列的連詞，而是介詞，介紹動作的對象，謂茅根對於吐血和衄血具有止血的作用。這除了可從茅根的作用上得知，還可從同它同義對舉的詞語"於"推及。

> 脱偶而值差，則自信方驗；若旬月未瘳，則言病源深結。（《神農本草經·序錄》陶弘景注）

"脱"與"若"對舉，"脱"亦即"若"，意爲"如果"。劉淇《助字辨略》卷五："脱，或辭，猶儻也。"楊樹達《詞詮》卷二："儻，假設連詞，若也，如也。"可證。

以上四例屬同義虛詞對舉。

(二) 反義對舉

即對舉的詞語意義相反。例如：

> 捐衆賢之砂礫，掇群才之翠羽。(《外臺秘要·序》)

下句謂擷取比喻爲精華的"翠羽"，則上句自然是説弃置比喻爲糟粕的"砂礫"。即從"掇"的"擷取"義，推知"捐"的"弃置"義。

> 寒則腠理閉，氣不行，故氣收矣；炅則腠理開，榮衛通，汗大泄，故氣泄。(《素
> 問·舉痛論》)

上文言"寒則腠理閉"，下文説"炅則腠理開"，知"炅"與"寒"正相反對，義爲"熱"。同篇"卒然而痛，得炅則痛立止"，王冰注："炅，熱也。"

> 補須一方實，深取之，希按其痏，以極出其邪氣；一方虛，淺刺之，以養其脉，疾
> 按其痏，無使邪氣得入。(《太素·三刺》)

> 凡刺之法，必察其形氣，形肉未脱，少氣而脉又躁。躁厥者，必爲繆刺之，散氣可
> 收，聚氣可希。(《太素·三刺》)

這兩例中各有一個"希"字。由於與"希"對舉之詞的不同，"希"的意義也便有別。上例的"希"與"疾"對舉，"疾"爲"疾速"義，則"希"爲"緩慢"義。楊上善注："希，遲也。"下例的"希"與"收"對舉，"收"爲"收聚"義，則"希"爲"消散"義。楊上善注："希，散也。"言繆刺之益，耗散的正氣能收聚，聚集的邪氣可消散。

(三) 類義對舉

類義對舉包括兩種情況，一是對舉的詞語意義相類似，二是對舉的詞組結構相一致。例如：

> 今以躁競之心，涉希静之塗，意速而事遲，望近而應遠，故莫能相終。(《養生論》)

"應遠"的"應"既與"事遲"的"事"對舉，又在當句與表示"希望"義的名詞"望"對舉，可知絶不會是能願動詞"應當"的意思，而是名詞"效驗"即養生效驗之意。

> 蓋深知仲景爲立方之祖，的認此方爲治腎之要。(趙獻可《醫貫·張仲景八味丸用澤
> 瀉論》)

"深"是表程度的副詞，相當於"甚"，"的"訓作"確"，二者并爲副詞，意義相類。

> 先其發時，如食頃而刺之，一刺則衰，二刺則知，三刺則已。(《素問·刺瘧》)

"知"并非"知曉"之"知"。揚雄《方言》卷三："差、間、知，愈也。"郭璞注："知，通語也。"言"知"爲病愈的通用語。本例的"知"與"衰"、"已"對舉，乃言一刺、二刺、三刺後取效的程度。

> 北山之木，雖離奇液瞞、空中立枯者，皆可以梁百尺之觀，航千仞之淵。(柳宗元
> 《河東先生集·與崔連州論石鍾乳書》)

其中"航"字容易誤解爲"航行"，這就同與其對舉的"梁"意義不類。《昭明文選·司馬相如〈封禪文〉》："蓋周躍魚隕航，休之以燎。"李善注引應劭曰："航，舟也。"本例中的"航"即爲"舟船"義，與上文意爲屋梁的"梁"對舉，都是臨時具有動詞功能的名詞。"梁

百尺之觀，航千仞之淵"的意思是：做橫跨於百尺樓臺的屋梁，做航行於千仞深淵的舟船。

　　以上四例屬於對舉的詞語意義相類似。

　　　　或尊貴執言難抗，或密戚偏見難回。（《不失人情論》）

此"執言"并非如成語"仗義執言"的"執言"一樣的述賓結構，而是偏正結構，意爲"固執之言"，與相對舉的"偏見"結構相同。

　　　　氣血日有所傷，形容漸有所削。（陳實功《外科正宗·痔瘡論》）

"形容"與"氣血"對舉，"氣血"爲聯合結構，則"形容"亦應是聯合結構，指"形體與容貌"。

　　　　暴過不生，苛疾不起。（《素問·六元正紀大論》）

　　　　逆之則灾害生，從之則苛疾不起。（《素問·四氣調神大論》）

《素問》這兩例中的"苛疾"，王冰都把"苛"解釋爲"重"，一對一錯。上例"苛疾"與"暴過"對舉，都是偏正結構，"苛"是"重"義；下例"苛疾"與"灾害"對舉，"灾害"爲同義名詞複用，那麼"苛疾"也應當是同義名詞複用。"苛"通"痾"，參見《禮記·內則》"疾痛苛癢"鄭玄注。《說文·疒部》："痾，病也。""苛疾"意爲疾病。

　　以上四例屬於對舉的詞組結構相一致。

三、遵循使用慣例

　　古漢語詞匯在長期運用過程中，逐步形成諸多使用慣例，而由於使用慣例中的詞語有的具有固定的意義，因而遵循詞語的使用慣例，也可作爲辨別詞義的方法之一。

（一）詞語搭配慣例

　　某詞與某詞搭配，便必定具有某義，例如：

　　　　養生者之言曰："天下之人皆可以無死。"斯言妄也。何則？（《元氣存亡論》）

"何"與"則"搭配，構成"何則"，"則"一定是語氣助詞。"何則"相當於"何也"，用爲啓下的設問句。

　　　　病發而有餘，本而標之，先治其本，後治其標；病發而不足，標而本之，先治其標，後治其本。謹察間甚，以意調之。（《素問·標本病傳論》）

"間"與"甚"搭配，則"間"必爲"甚"的反義詞，"間甚"謂病之輕重。

　　　　（痙者）汗出多，能詘信。（《五十二病方》）

　　　　養臂指者常屈信。（褚澄《褚氏遺書·分體》）

"詘"通"屈"。凡"信"與"屈（詘）"搭配，"信"必通"伸"。

　　他如"亡"同"何"、"如"、"慮"、"狀"、"賴"、"聊"、"謂"等詞語搭配爲"亡何"、"亡如"、"亡慮"、"亡狀"、"亡賴"、"亡聊"、"亡謂"等，"亡"必意爲"無"。如《錢仲陽傳》"居亡何，左手足攣不能用"的"亡何"即"無何"，意爲不久，《溫病條辨·叙》"亡如世鮮知十之才士"的"亡如"即"無如"，意爲無奈。"自"與"非"搭配爲"自非"，則"自"必爲表假設的連詞。如《傷寒論·序》"自非才高識妙，豈能探其理致哉"的"自"即是。此外，"陰"與"陽"，同山名搭配，則"陰"指北，"陽"指南，與水名搭配，便方向相反，水南爲陰，水北爲陽。"從"作動詞用，其後若是出現主語的尊長一類對象時，意爲

"跟從"，出現主語的下屬一類對象時，意爲 "帶領"。

固定結構也可歸屬於此類。所謂固定結構，是指兩個或兩個以上的詞語因經常搭配使用而形成的約定俗成的結構形式。由於固定結構一般都具有固定的意義，因而只要熟悉這些固定結構，其義也就因之而出。例如：

> 使後之習是術者，不致為庸俗所詆毁。（《串雅·序》）

"爲" 與 "所" 搭配成 "爲……所"，一般作 "被" 解。

> 五六歲，親中人有病如成者。（《華佗傳》）

"如" 與 "者" 搭配爲 "如……者"，一般意爲 "像……樣的"。

他如："得無（或 '毋、非、匪、莫、不、勿' 等）……乎（或 '歟、哉' 等）" 搭配，都意爲 "莫不是……吧"。"特（或 '但、徒、獨、第、直、止、只、唯、惟、才、僅、顧' 等）……耳（或 '爾、而已' 等）" 搭配，其意皆爲 "只是……罷了"。"奈（或 '如、若' 等）何" 搭配，都意爲 "怎麼樣" 或 "怎麼辦"；"奈（或 '如、若' 等）……何" 搭配，都意爲 "對……怎麼樣" 或 "對……怎麼辦"；如果在前面加上 "無"、"末"、"莫" 等否定詞，形成 "無（或 '末、莫' 等）奈（或 '如、若' 等）……何" 的結構，都意爲 "不能對……怎麼樣" 或 "不能拿……怎麼辦"。

（二）用詞位置慣例

有些詞語出現在某種句式或句子的某個位置上，就必定具有某一意義或某種用法。因而詞語所處位置也可作爲辨別其義的一種方法。例如：

> 汝有此，而不與人共之，不亦同於懷寶迷邦者乎？且汝先子之言俱在，顧其忘諸？（蔣士吉《醫宗説約·自序》）

> 余觀是書所言……發前人所未發，實醫道之根源，而其脉證經藥，又簡而明，切而要，誠渡世之寶筏也。同志者勿忽諸！（《醫師秘籍》申贊皇序）

"諸" 處於疑問句的句末，作兼詞 "之乎" 解，如前一例；"諸" 處於非疑問句的句末，相當於代詞 "之"，如後一例。

> 是醫之於醫尚不能知，而矧夫非醫者！（《病家兩要説》）

> 漆之於人，有終日搏濾而無害者，有觸之則瘡爛者，焉知藥之於人，無似此之异者？（沈括《良方·自序》）

> 粗工之與謬工，非不誤人，惟庸工誤人最深。（《汗下吐三法該盡治病詮》）

> 吞酸之與吐酸，證有三種。（張介賓《景岳全書》卷二十一《吞酸》）

"之" 同 "於"、"與" 連用爲 "之於"、"之與"，出現在兩個詞或詞組之間，共同組成一個短語時，"之" 必爲語中助詞。

他如："粤"、"夷" 用於句首，一般用爲語首助詞，如《類經·序》"粤稽往古，則周有扁鵲之摘《難》" 的 "粤"，《白茅堂集》卷三十八《李時珍傳》"夷考其間，瑕疵不少" 的 "夷"；"爲"、"與" 用於句尾，通常用作表示疑問的語氣助詞，如《醫方集解·序》"運用之妙，在於一心，何以方爲" 的 "爲"，《傷寒撮要·總論》"藥以療病，而反傷生，兹非醫不知書之罪與" 的 "與"。此外，"之" 與 "而" 出現在主語和謂語之間，前者是結構助詞，爲取消句子獨立性的標志，而沒有實際意義，後者多爲表假設的連詞，含有 "如果" 義。"云"

出現在一段文字或一篇文字之末，便一定是語氣助詞。王引之《經傳釋詞》卷三稱之爲"語已詞"，即表示文意已完的詞。"不"出現在疑問句末，總是表疑問，這種用法在《素問》，特別是《難經》中并不少見。

四、聯想詞語組合

當遇到一個難解的單音詞時，還可聯想由該單音詞組合而成的現代雙音詞與古代成語，或許能得到恰當的解釋。

(一) 聯想同義連用

古代漢語詞匯以單音詞居主導地位，而現代漢語詞匯以雙音詞占絕對優勢。古代漢語單音詞向現代漢語雙音詞演變有多種途徑，其中重要的一條是通過同義詞複用來實現的，即古代漢語中兩個同義的單音詞由於經常複用，而逐步趨於固定，演變爲現代漢語中的一個雙音詞。因而如果對古書中某個單音詞的意義把握不定，可以聯想現代漢語中由該詞作爲詞素的雙音詞，進而以這個雙音詞替換句中的單音詞，能與句意吻合，便說明句中的單音詞即是這一雙音詞的意義。例如：

　　翁診之，脉大無倫。(《丹溪翁傳》)

如果不明本例中"倫"的意義，可聯想現代漢語有雙音詞"倫次"，即"條理"義，置入句中，詁準義確。

　　病者日造門，或扶携襁負，纍纍滿前。(《錢仲陽傳》)

"造"的常用義爲"製造"、"建立"，用入句內，皆相扞格。現代漢語有雙音詞"造訪"，置於文中，則語意顯豁暢通，可知這個"造"字就是"造訪"的意思。

　　夙披古籍，仰企前修。(《〈理瀹駢文〉三則》)

這個"披"字，如果取其常用的"散"義，就與文意不協。現代漢語有"披閱"一詞。將"披閱"移入句中，謂披閱古籍，則語意順當。

　　針道微，而經絡為之不明。(滑壽《十四經發揮·自序》)

"微"的義項有"細小"、"貧賤"、"幽深"、"隱匿"等，但置於句中都不合適，聯想到現代漢語有"衰微"一詞，把它放入句中，說針道衰微，經絡便因此不明，則文順而意通。

　　取古昔良醫之方七百餘首，揆之於經。(吳崑《醫方考·自序》)

現代漢語有"揆度"一語，正是由"揆"組合而成的雙音詞，置入句中，能講得通，那麼"揆"便是"揆度"義。

　　晋王叔和羅其成，而次《脉經》九十七篇，囊括似為詳盡，第支於萬派，讀者苦之。(許兆禎《診翼·自序》)

"次"的常用義有"次序"、"第二"、"質量差"等，都難以用入本例。聯想到現代漢語有"編次"一詞，把它放在句中，說王叔和編次《脉經》九十七篇，便通順無礙。

以上"倫次"、"造訪"、"披閱"、"衰微"、"揆度"、"編次"等雙音詞，《現代漢語詞典》均加載錄。

(二) 聯想成語古義

出現在成語中的詞一般保留了該詞在發展過程中較早時期的意義，而許多成語又沿用不衰，人們耳熟能詳。因此在閱讀古書時，遇有用今義難以說通的詞，不妨聯想由該詞組合的成語，以從中了解它較古的意義，或許這正是所要索求的。例如：

> 不得其術者，古人方之於冰盃之盛湯，羽苞之蓄火也。（《極言》）

這個"湯"字，并非指常食之菜少水多的菜肴，而是熱水。"湯"的"熱水"這個本義保存在"揚湯止沸"、"赴湯蹈火"、"固若金湯"等成語中。

> 性好吉者危言見非，意多憂者慰安云偽。（《不失人情論》）

這一"危"字不是"危險"之"危"，聯想成語"正襟危坐"、"危言危行"的"危"都是"正直"義，用於本例，正相吻合。

> 醫者隨情順意，鮮不敗事。（《醫案六則》）

"鮮"的常用義是"味美"、"新鮮"，讀作 xiān，用於句中意義不合。聯想成語"寡廉鮮恥"，"鮮"讀爲 xiǎn，與"寡"同義對舉，并爲"少"義，正合本例之意。

> 若後世專製之法，在臨時修合丸散而即服者猶可，倘預製備售，則被製者之力已微，甚而至再、至三、至十製，則取其質而泪其性，其能去病也其何？（《藥論四則》）

"再"的常用義爲"更加"。這裏的"再"用的是本義"兩次"的意思。成語"再世交"、"再衰三竭"保留了這個古義。

> 雖復年移代革，而授學猶存。（《黃帝內經素問注·序》）

成語"洗心革面"的"革"爲"更改"義，用於句內，意義相協。

> 五藏各有聲色臭味，皆可曉知以不？（《難經·三十四難》）

"臭"通常讀作 chòu，指穢惡的氣味。本例的"臭"應讀爲 xiù，泛指氣味。這個意義保留在"乳臭未乾"、"無聲無臭"、"臭味相投"等成語中。

他如"唯唯諾諾"保留了"唯"的"應答聲"義，"耳聞目睹"保留了"聞"的"聽見"義，"少不更事"保留了"更"的"經歷"義，"感激涕零"保留了"涕"的"淚水"義，"堅甲利兵"保留了"兵"的"兵器"義，"康莊大道"保留了"莊"的"道路"義，"走馬觀花"保留了"走"的"奔跑"義，"否極泰來"保留了"否"的"衰微不通"義，"不速之客"保留了"速"的"召請"義，"運斤成風"保留了"斤"的"斧斤"義，"緣木求魚"保留了"緣"的"攀援"義，"巧言令色"保留了"令"的"美善"義，"一暴十寒"保留了"暴"的"曬"義，"比肩接踵"保留了"比"的"并列"義，等等。

第四節　語法與詞句意義的關係

語法是語言結構的規律。在漢民族語言的發展過程中，語法較之於語音尤其是詞匯，具有相對的穩定性，古今語法的差異點遠遜於它們的共同處。但是這一差異必須引起我們的重視，因爲它同詞句的意義具有不可分割的聯繫。如果說不明古今詞義的變化，容易出現以今釋古的問題，那麼不明古今語法的差異，同樣會造成誤解古書詞句意義的弊端。本節就古今差異較爲明顯且與詞句意義關係密切的語法問題予以例析。

一、語法與詞義的識別

詞的臨時性語法功能是對詞義具有較大影響的語法問題。相對於詞的基本語法功能而言，古書中的某些詞還可按照一定的語言習慣靈活運用，具有臨時性語法功能。這樣該詞的意義也就隨之而變化，以與其具有的臨時性語法功能相符合。下面例析詞的幾種常見的臨時性語法功能。

（一）名詞的動詞功能

即句中的名詞臨時性具有動詞的功能。例如：

> 或識契真要，則目牛無全。（《黃帝内經素問注·序》）

> 汗多者，温粉粉之。（張機《金匱要略·痰飲咳嗽病脉證治》）

前例的"目"與後例的後一"粉"字原爲名詞，而在句中具有動詞功能，分別爲動詞義"視"與"撲"。其共同特點是後面都帶賓語，如"目"後有名詞賓語"牛"，"粉"後有代詞賓語"之"。名詞通常不能帶賓語，而只有動詞可以帶賓語，所以當名詞在句中帶賓語時，便具有動詞功能，而爲動詞義。

> 曾祖贇隨以北，因家於鄆。（《錢仲陽傳》）

> 漉去滓三分之一，將二分日乾，為末。（李時珍《本草綱目》卷十四《假蘇》）

前例的"家"與後例的"日"原爲名詞，而在句中具有動詞功能，分別爲動詞義"安家"與"曬"。其共同特點是後面都有補語，如"家"後有介賓結構"於鄆"，"日"後有形容詞"乾"。名詞通常不能受補語補充，而動詞可以受補語補充，所以當名詞在句中受補語補充時，便具有動詞功能，而爲動詞義。

> 退居里舍，杜門不冠履。（《錢仲陽傳》）

> 經之有《難經》，句句皆理，字字皆法。（《類經·序》）

前例的"冠履"與後例的"理"、"法"原爲名詞，而在句中具有動詞功能，分別爲動詞義"戴帽穿鞋"與"符合道理"、"符合法則"。其共同特點是都受副詞修飾，如"冠履"前有"不"，"理"、"法"前均有"皆"。名詞通常不能受副詞修飾，而動詞可以受副詞修飾，所以當名詞在句中受副詞修飾時，便具有動詞功能，而爲動詞義。

> 三陽經絡皆受其病，而未入於藏者，故可汗而已。（《素問·熱論》）

> 脾脹者，苦噦，四肢煩悶，體重不能衣。（皇甫謐《甲乙經》卷八《五藏六府脹》）

前例的"汗"與後例的"衣"原爲名詞，而在句中具有動詞功能，分別爲動詞義"發汗"與"穿衣"。其共同特點是都同能願動詞組合，如"汗"前有"可"，"衣"前有"能"。能願動詞通常不能同名詞組合，而可以同動詞組合爲能願合成謂語，所以當名詞在句中與能願動詞組合時，便具有動詞功能，而爲動詞義。

> 居貧，躬自稼穡，帶經而農。（《皇甫謐傳》）

> 竅而達中，刻題於側。（《銅人腧穴針灸圖經·序》）

前例的"農"與後例的"竅"原爲名詞，而在句中具有動詞功能，分別爲動詞義"幹農活"與"鑿成孔竅"。其共同特點是都同"而"連接，如"農"前有"而"，"竅"後有"而"。"而"一般不常連接名詞，而多連接動詞，所以當名詞在句中前或後有"而"連接時，便可能具有動詞功能，而爲動詞義。

這裏講的是"可能"，因爲也有例外的情况。如《素問·病能論》："夫癰氣之息者，宜以針開除去之；夫氣盛血聚者，宜石而寫之。此所謂同病异治也。"上文説"宜以針開除去之"，下文講"宜石而寫之"，可知"石"意爲"以石"，作"寫"的狀語，而不具有動詞功能。又如《素問·骨空論》："此生病，從少腹上冲心而痛。"其中的"而"連接的是"從少腹上冲心"，而不是名詞"心"，因而"心"不具有動詞功能。

> 菊春生夏長，秋花冬實。（《藥論四則》）

> 冬三月，此謂閉藏，水冰地坼，無擾乎陽。（《素問·四氣調神大論》）

前例的"花"、"實"與後例的"冰"原爲名詞，而在句中具有動詞功能，分別爲動詞義"開花"、"結實"與"結冰"。其共同特點是雖然不具備上述條件之一，但都在句中充當謂語。這是因爲名詞不能作叙述性謂語，而動詞可以作叙述性謂語，所以當名詞在述賓關係中作謂語時，便具有動詞功能，而爲動詞義。

從上述例句可以看出，臨時具有動詞功能的名詞存在着兩個特點：一是它在句中的動詞義與原有的名詞義之間有着一定的聯繫。如上述"目"意爲"視"、"日"意爲"曬"，都是動作的主體與動作本身的聯繫；"粉"意爲"撲"，是動作的對象與動作本身的聯繫。二是具有述賓詞組的意義，而這個名詞正是該述賓詞組的賓語。也就是説，只要在這個名詞前加上適當的動詞，使它成爲述賓詞組，便是這個名詞在句中的意義。如上述"冠履"意爲"戴帽穿鞋"、"理"意爲"符合道理"、"法"意爲"符合法則"、"汗"意爲"發汗"、"衣"意爲"穿衣"、"農"意爲"幹農活"、"竅"意爲"鑿成孔竅"、"花"意爲"開花"、"實"意爲"結實"、"冰"意爲"結冰"。

（二）名詞的狀語功能

即句中的名詞具有臨時性的狀語功能，主要用以表示下述意義：

> 咸日新其用，大濟蒸人，華葉遞榮，聲實相副。（《黄帝内經素問注·序》）

> 又若經文連屬，難以强分，或附見於别門，欲求之而不得，分條索隱，血脉貫矣。（《類經·序》）

前例的"華葉"與後例的"血脉"都是名詞，在句中具有狀語功能。"華葉"意爲"像花葉一樣地"，"血脉"意爲"像血脉一樣地"。這是表示比况，即"像……一樣地"。

> 存其可濟於世者，部居别白。（《串雅·序》）

> 麻黄皆折去節，令理通，寸斬之；小草、瞿麥五分斬之；細辛、白前三分斬之。（孔志約《新修本草》卷一《合藥分劑料理法》）

前例的"部"是名詞，後例的"寸"即"一寸"，"五分"、"三分"都是數量詞組，屬於名詞性詞組，在句中具有狀語功能。"部"意爲"按照類别"，"寸"、"五分"、"三分"分别意爲"按照一寸"、"按照五分"、"按照三分"。這是表示依據，即"按照……"。

> 鈞器齊飲，而或醒或醉者，非酒勢之有彼此也。（《極言》）

> 諸風寒之邪，結搏皮膚之間，藏於經絡之内，留而不去，或發疼痛走注，麻痹不仁，及四肢腫癢拘攣，可汗而出之。（《汗下吐三法該盡治病詮》）

前例的"鈞器"與後例的"汗"都是名詞，在句中具有狀語功能。"鈞器"意爲"用鈞器"，即用同等的飲具，"汗"意爲"用發汗法"。這是表示工具、方式，即"用……"。

　　　　其氣積於胸中者，上取之；積於腹中者，下取之。（《靈樞·衛氣失常》）

　　　　浦江鄭義士病滯下，一夕忽昏仆，目上視，溲注而汗泄。（《丹溪翁傳》）

　　　　上以療君親之疾，下以救貧賤之厄，中以保身長全，以養其生。（《傷寒論·序》）

首例的"上"、"下"，次例的"上"，末例的"上"、"下"、"中"，都是名詞，在句中具有狀語功能。首例的"上"、"下"意爲"從上部"、"從下部"，次例的"上"意爲"向上"，末例的"上"、"下"、"中"分別意爲"對上"、"對下"、"對自己"。這是表示趨向，即"從……"、"向……"、"對……"。

　　　　於是諸醫之笑且排者，始皆心服口譽。（《丹溪翁傳》）

　　　　故學者必須博極醫源，精勤不倦，不得道聽途説，而言醫道已了。（《大醫精誠》）

前例的"心"、"口"與後例"道聽途説"的"道"、"途"都是名詞，在句中具有狀語功能。"心"、"口"分別意爲"在心中"、"在嘴上"，"道"、"途"都意爲"在路上"。這是表示處所，即"在……"。

　　　　呂君歿，無嗣，爲之收葬行服，嫁其孤女，歲時祭享，皆與親等。（《錢仲陽傳》）

　　　　君王衆庶，盡欲全形，形之疾病，莫知其情，留淫日深，著於骨髓。（《寶命全形論》）

前例的"歲"與後例的"日"都是名詞，在句中具有狀語功能。"歲"意爲"每年"，"日"意爲"一日日地"。這是表示時間，即"每……"或"一……地"。

　　　　從以上例句可以看出：將上述六種意義中的省略號換上具有狀語功能的名詞，即爲該名詞在句中的意義，如"像……一樣地"中的省略號換上"花葉"，成"像花葉一樣地"，即爲"華葉遞榮"中"華葉"的意義，"用……"中的省略號換上"鈞器"，成"用鈞器"，即爲"鈞器齊飲"中"鈞器"的意義。

　　　　從上述例句還可看出，具有狀語功能的名詞除了表示比況和時間外，其餘都具有介賓結構的意義，而這個名詞正是該介賓結構的賓語，換句話説，只要在這個名詞前加上適當的介詞，使它成爲介賓結構，便是這個名詞在句中的意義，如表依據的加"以"（即"按照"義），表工具、方式的加"用"，表趨向的加"從"、"向"、"對"，表處所的加"在"等等。

　　（三）使動功能

　　　　在通常情況下，謂語的意義由主語發出。當充當謂語的詞語的意義不是由主語發出，而是主語使賓語所具有時，該詞語便具有使動功能，而爲使動義。具有使動義的詞稱爲使動詞。例如：

　　　　既而困憊，不能起床，乃以衽席及薦闕其中，而聽其自下焉。（《醫案六則》）

　　　　（牡菊）燒灰撒地中，能死蛙黽。（李時珍《本草綱目》卷十五《菊》）

前例的"闕"（缺）與後例的"死"原是動詞，而在句中具有使動功能，分別爲使動義"使……空缺"與"使……死"。

　　　　咸日新其用，大濟蒸人。（《黃帝内經素問注·序》）

　　　　火性急速，而能燥物故也。（劉完素《素問病機氣宜保命集·病機論》）

前例的"新"與後例的"燥"本爲形容詞，在句中具有使動功能，分別爲使動義"使……更新"與"使……乾燥"。

下之則脹已，汗之則瘡已。（《素問·五常政大論》）

人而知乎此焉，則執簡可以禦繁，觀會可以得要，而按經治疾之餘，尚何疾之有不愈，而不足以仁壽斯民也哉？（楊濟時《針灸大成·頭不多灸策》）

前例的"下"、"汗"與後例的"仁壽"原爲名詞，在句中具有使動功能，分別爲使動義"使……瀉下"、"使……發汗"與"使……長壽"。

從上述例句可以看出使動功能的四個特點：一是從詞性上來說，具有使動功能的詞有動詞（一般爲不及物動詞，即不能帶賓語的動詞）、形容詞與名詞。二是使動詞與其賓語的關係，在形式上雖爲述賓詞組，實際上卻具有較爲複雜的兼語詞組的意義，如述賓詞組"闕其中"具有兼語詞組"使其中空缺"的意義，即"其中"既是"使"的賓語，又是"空缺"的主語。三是使動功能的表述方式爲主語使賓語怎麼樣，如上舉第一例的主語，根據文意，是"予"，"闕"是使動詞，"其中"是賓語，其意爲我使其中空缺。四是使動詞與其賓語的對譯格式是：使＋賓語＋使動詞。如"闕其中"即爲：使＋其中＋闕。

（四）意動功能

當充當謂語的詞語的意義不是由主語發出，而是主語認爲賓語具有該意義或主語把賓語當作該意義時，該詞語便具有意動功能，而爲意動義。具有意動義的詞稱爲意動詞。例如：

今作郡而送之，是貴城陽太守而賤梁柳，豈中古人之道？（《皇甫謐傳》）

同我者是之，異己者非之。（《不失人情論》）

前例的"貴"、"賤"與後例的"是"、"非"本是形容詞，在句中具有意動功能，分別爲意動義"認爲……尊貴"、"認爲……低賤"與"認爲……正確"、"認爲……錯誤"。

扁鵲過齊，齊桓侯客之。（《扁鵲傳》）

余子萬民，養百姓，而收其租稅。（《靈樞·九針十二原》）

前例的"客"與後例的"子"原爲名詞，在句中具有意動義"把……當作客"與"把……當作子女"。

從上述例句可以看出意動功能的三個特點：一是從詞性上來說，具有意動功能的詞有形容詞與名詞。二是形容詞意動功能的表述方式與名詞意動功能的表述方式有所不同。前者爲主語認爲賓語怎麼樣，如上舉"貴城陽太守"，根據文意，主語是"我"，"貴"是意動詞，"城陽太守"是賓語，其意爲我認爲城陽太守尊貴。後者爲主語把賓語當作什麼，如上舉"齊桓侯客之"，主語是"齊桓侯"，"客"是意動詞，"之"是賓語，其意爲齊桓侯把他當作客人。三是具有意動功能的形容詞與其賓語的對譯格式是：認爲＋賓語＋形容詞。如"貴城陽太守"即爲：認爲＋城陽太守＋貴。具有意動功能的名詞與其賓語的對譯格式是：把＋賓語＋當作＋名詞。如"客之"即爲：把＋之＋當作＋客。

二、語法與句意的理解

語序是對句意具有較大影響的語法問題。現代漢語的語序一般比較固定，如賓語位於謂語後，構成述賓詞組，定語位於中心語前，構成偏正詞組，謂語位於主語後，構成主謂詞組等。而在古代漢語中，除了上述語序外，還可爲了表達的需要，靈活地安排語序，如把賓語置於謂語前，定語置於中心語後，謂語置於主語前。如果不了解古人的這一語言習慣，對句意的理解就會造成困難。

(一)"賓語——謂語"語序

爲了强調賓語所表示的意義，賓語可置於謂語前。例如：

> 皮之不存，毛將安附焉？（《傷寒論·序》）

> 修身篤學，自汝得之，於我何有？（《皇甫謐傳》）

前例的"安附"不是哪裏依附，而應理解爲"附安"，意爲依附哪裏；後例的"何有"并非什麼有，而是"有何"，意爲有什麼。這是充當賓語的疑問代詞置於謂語前。

> 危期當不越宿，遽辭以出，人咸不之信。（《醫話四則》）

> 夫損之者，如燈火之消脂，莫之見也，而忽盡矣；益之者，如苗禾之播殖，莫之覺也，而忽茂矣。（《極言》）

前例的"不之信"與後例的"莫之見"、"莫之覺"應分別依照"不信之"與"莫見之"、"莫覺之"的語序來理解。這是否定句中充當賓語的代詞置於謂語前。

> 苟見枝葉之辭，去本而末是務，輒怒溢顏面，若將浼焉。（《丹溪翁傳》）

> 要之，能勝攻者，方是實證，實證可攻，何慮之有？（張介賓《類經》卷十二《病有真假辨》）

前例的"末是務"應按"務末"的語序來理解，後例的"何慮之有"宜照"有何慮"的語序來理解。這裏"是"、"之"作爲賓語置於謂語前的標志。

有時還可在這種句式前加上一個副詞"唯"（或"惟"），構成"唯＋賓語＋是（或'之'）＋謂語"的句式，以表示動作行爲對象的單一性與排他性。如：

> 唯五穀是見，聲色是耽。（《養生論》）

> 夫惟病機之察，雖曰既審，而治病之施，亦不可不詳。（朱震亨《丹溪心法·審察病機無失氣宜》）

前例要按"唯見五穀，耽聲色"的語序來理解，後例的"惟病機之察"應依"惟察病機"的語序來理解。

(二)"中心語——定語"語序

爲了强調定語所表示的意義，定語可置於中心語後。例如：

> 鄉之諸醫泥陳、裴之學者，聞翁言，即大驚而笑且排。（《丹溪翁傳》）

> 凡發熱而咳者，重在表，故小青龍於麻、桂、細辛中加乾薑五味；此往來寒熱而咳者，重在裏，故並去薑、棗之和營衛者。（柯琴《傷寒附翼·少陽方總論》）

前例的"諸醫泥陳、裴之學者"，"者"指代的對象是中心語"諸醫"，如果順着語序理解，就是諸醫泥陳、裴之學的諸醫，便顯得重復累贅。所以當"者"指代的對象爲中心語時，"……者"就是後置定語，"者"爲後置定語的標志，相當於"的"。"諸醫泥陳、裴之學者"應理解爲"泥陳、裴之學的諸醫"。後例的"薑、棗之和營衛者"宜理解爲"和營衛的薑、棗"。

(三)"謂語——主語"語序

爲了强調謂語所表示的意義，謂語可置於主語前。例如：

予窺其人，睟然貌也，癯然身也，津津然譚議也。（《本草綱目·原序》）

使必待渴而穿井，鬥而鑄兵，則倉卒之間，何所趨賴？（《病家兩要説》）

宜乎前賢比之君子，神農列之上品，隱士采入酒斝，騷人餐其落英。（《藥論四則》）

光乎哉道！明乎哉論！請著之玉版，藏之金匱，署曰《天元紀》。（《素問·天元紀大論》）

在第一例“睟然貌也，癯然身也，津津然譚議”中，“貌”、“身”、“譚議”全都是主語，“睟然”、“癯然”、“津津然”分別是謂語，應按“貌睟然也，身癯然也，譚議津津然也”的語序來理解。第二例“何所趨賴”的“何”是前置謂語，應按“所趨賴者何”理解。第三例的“宜乎”爲謂語部分，其餘是主語部分。第四例的“光乎哉道”、“明乎哉論”宜分別依“道光乎哉”、“論明乎哉”的語序來理解。

第五節　修辭與詞句意義的關係

修辭是修飾文辭以增強語言表達效果的一門技術。在文字載體中，修辭的作用幾乎無處不在。即以修辭與詞句意義的關係來説，也是至爲密切的。常有這種現象：對古文中的詞語并不生疏，也能照字面解釋，而把這些解釋貫串起來，卻是不知所云。其中一個重要原因是不熟悉古人的修辭手法。不妨舉一實例來加以説明：

考之往昔，以醫名世者，無出扁鵲和緩之右。觀其望齊侯而退走，辭晋侯而弗治，亦不過按疾在骨髓膏肓而爲之辭。（《活人事證方》葉麟之序）

此例似乎并無難解的詞語，但如果逐詞串釋，仍難以説清其中的含義。這裏至少運用了三種修辭手法：一是用典。扁鵲的典出自《史記·扁鵲倉公列傳》，醫緩的典見於《左傳·成公十年》。二是分承。望齊侯疾在骨髓而退走的是扁鵲，視晋侯病入膏肓而弗治的是醫緩，因而後三句應理解爲：觀扁鵲望齊侯而退走，亦不過按疾在骨髓而爲之辭；觀醫緩辭晋侯而弗治，亦不過按疾在膏肓而爲之辭。三是複用。據上所述，本例用的是扁鵲與醫緩的典，而并未涉及醫和，因而“和緩”不可視作醫和與醫緩，而是指醫緩，由於和與緩都是秦國的名醫，遂因緩而及和。

以上既説明修辭手法對詞句意義具有不可估量的作用，又反映中醫古籍裏存在着豐富的修辭現象。因而熟悉修辭與詞義句意的關係，對於增強閱讀古代醫著的能力頗有裨益。

一、修辭與詞語意義的關係

修辭與詞語及其意義的關係至爲密切，表現爲引發新的詞語出現，促進新的意義衍生，提供識別詞語意義的方法。

（一）修辭與新詞的産生

在漢語詞匯發展的漫長過程中，詞語的消失與産生不斷進行。新詞出現的一條重要途徑是由修辭開闢的。這主要表現在雙音詞的形成上。例如：

厥後博物稱華，辨字稱康，析寶玉稱倚頓，亦僅僅晨星耳。（《本草綱目·原序》）

徇蒙招尤，目瞑耳聾，則與劉氏所稱，無乃冰炭乎！（張璐《張氏醫通》卷六《諸

《風門》)

前例的"晨星"本謂清晨的星，是由兩個單音詞構成的偏正詞組，因其具有"稀少"這一比喻義，從而成爲雙音詞，指"稀少之物"。"冰炭"本謂冰與炭，是由兩個單音詞構成的聯合詞組，所以能成爲雙音詞，是因爲它具有"截然相反"這一比喻義。

這是由比喻手法的運用而產生的雙音詞。比喻是借助兩個本質不同的事物間的某種相似點，而用一事物比方另一事物的修辭手法。這是形成雙音詞最爲常見的一種修辭手法。

　　所至未嘗通謁，而縉紳學士爭願從遊。(《明處士江民瑩墓志銘》)

　　匯輯成帙，以災棗梨。(趙濂《醫門補要·自序》)

前例的"縉紳"本謂插於腰帶中，是由兩個單音詞構成的述補詞組，因古代士大夫插笏於紳，從而形成雙音詞，借代爲"士大夫"義。後例的"棗梨"本謂棗木與梨木，是由兩個單音詞構成的聯合詞組，因古代刻書多用棗木、梨木，因而形成雙音詞，借代爲"書籍"義。

這是由借代手法的運用而產生的雙音詞。借代是借助兩個不相類似的事物間的某種聯繫，而用一事物替代另一事物的修辭手法。借代大多爲臨時借用，其中一部分由於使用頻繁，而逐漸固定，形成新的雙音詞。

　　子之大父一瓢先生，醫之不朽者也，高年不祿。(《與薛壽魚書》)

　　初服當更衣；不爾者，盡飲之。若更衣者，勿服之。(張機《傷寒論·小承氣湯方》)

前例的"不祿"本謂不終其祿，是由兩個單音詞構成的偏正詞組，用以表示"死亡"義，而形成雙音詞。這是因不忍直說而產生的避忌詞語。後例的"更衣"本謂更換衣服，是由兩個單音詞構成的述賓詞組，用以表示"大便"義，而形成雙音詞。方有執《傷寒論條辨》卷四注："更衣，古人致大便之恭也。"這是因不便直說而產生的避忌詞語。

這是由委婉手法的運用而產生的雙音詞。委婉是采用含蓄曲折的言詞表達因不忍或不便直接說明的本意的修辭手法。

　　迨夫年將知命，謝絕場屋。(施發《察病指南·自序》)

　　是書也出，醫學入門之階梯也。虛衷玩索，由病以求其源，而軒岐不難羹墙遇之。(《名醫類案》杭世駿序)

前例的"知命"是由兩個單音詞構成的述賓詞組，因《論語·爲政》有"五十而知天命"語，後來就從中截取"知命"成詞，以表示五十歲。後例的"羹墙"原是兩個單音詞。《後漢書·李固傳》："昔堯殂之後，舜仰慕三年，坐則見堯於墙，食則睹堯於羹。"意思是堯死後，舜時刻追念，或坐或食，都仿佛看到堯的身影。後來就從中截取"羹墙"成詞，多用以表示追念前輩或仰慕聖賢的意思，這裏謂無時無刻。

這是由割裂手法的運用而產生的雙音詞。割裂是截取古書現成語句的一部分以表達本意的修辭手法。

(二) 修辭與新義的產生

在漢語詞義演變的漫長過程中，修辭手法對詞義的衍生也發揮出積極的促進作用。例如：

　　爲醫誤治，危在呼吸。(張介賓《景岳全書》卷二十二《腫脹》)

　　邪入郛郭，檳榔、草果可以瀉之。(虞摶《醫學真傳·瘧》)

前例的“呼吸”本謂生物體與外界進行氣體交流，因一呼一吸的時間極其短暫，“呼吸”便衍生出“頃刻”義。後例的“郭郭”本謂外城，即城內外的交界處，而“膜原”爲半表半裏，亦即人體表裏交界處，二者有相似之處，遂以“郭郭”比喻膜原。這是因比喻手法的運用而衍生的新義。

　　坊刻定本與家藏副本盡付祝融。（費伯雄《醫醇賸義·自序》）

　　學者苟能依此而詳釋之，舉一反三，引申觸類，自可以入烈山氏之藩籬而得其妙用。（《本草崇原》王琦跋）

前例的“祝融”原是人名，爲高辛氏火正，相傳死後爲火神，遂借代爲“火灾”義。後例的“烈山”又名厲山、重山，在湖北隨縣。傳說神農生於烈山的一個石穴內，因而“烈山”便借代爲神農。這是因借代手法的運用而衍生的新義。

　　善攝生者，宜暫遠帷幕，各自珍重，保全天和。（朱震亨《格致餘論·陽有餘陰不足論》）

　　腎脉急甚為骨癲疾，微急為沈厥奔豚，足不收，不得前後。（《靈樞·邪氣藏府病形》）

前例的“帷幕”本謂“帳幕”義，因性交常在帳幕之內，便用作“性交”的委婉語。後例的“前後”本謂空間的前後或時間的先後，因人身小竅在前，大竅在後，遂用爲“大小便”的委婉語。這是因委婉手法的運用而衍生的新義。

　　吾侄子正潛心斯道之久，而常寤寐於丹溪之心，故於是書尤注意焉。（《丹溪心法》高賓序）

　　余年十一，連遭家禍，父以時疫，母以氣中，百日之間，并失怙恃。（許叔微《普濟本事方·自序》）

前例的“寤寐”原有“日夜”義，《詩·國風·關雎》“窈窕淑女，寤寐求之”的“寤寐”即是此義，據此又割裂出“求”義，“常寤寐於丹溪之心”謂常求於丹溪之心。後例的“怙恃”本爲“憑恃”義，因《詩·小雅·蓼莪》有“無父何怙？無母何恃”語，因而割裂出“父母”義。這是因割裂手法的運用而衍生的新義。

（三）修辭與詞義的識別

修辭對於詞語意義的識別作用，主要表現在兩個方面。

1. 避免望文生義

由於修辭表達的需要，有時不能拘泥於一字一詞，以辭害義，而應當透過字面意義去探求其深層含義。例如：

　　點滴無，名癃閉；氣道調，江河決。（陳念祖《醫學三字經·五淋癃閉赤白濁遺精》）

其中“江河決”不可僅就字面理解爲“江河疏通”。對此，陳修園有個自注：“《孟子》云：‘若決江河，沛然莫之能禦也。’引來喻小便之多也。”

　　病人身大熱，反欲得衣者，熱在皮膚，寒在骨髓也；身大寒，反不欲近衣者，寒在皮膚，熱在骨髓也。（張機《傷寒論·辨太陽病脉證并治上》）

其中“皮膚”與“骨髓”不可按照它們的字面意義理解。這裏使用了借代手法。成無己注：“皮膚言淺，骨髓言深；皮膚言外，骨髓言內。身熱欲得近衣者，表熱裏寒也；身寒反不得近衣者，表寒裏熱也。”成注正確地說明了皮膚與骨髓分指表裏的修辭意義。

> 婦人身重九月，而喑啞不言者，是腎生絡脉不相接也。（張從正《儒門事親·身重喑啞》）

其中"身重"不能望文生義地視爲身體的重量。"重"不是"輕重"的"重"，而是"重複"的"重"。"身重"是"懷孕"的意思，由於懷孕同性生活密切相關，因而也采用委婉的説法。"身重"亦可稱爲"重身"。《素問·奇病論》"人有重身"王冰注："重身，謂身中有身，則懷妊者也。"

> 子由既抱西河之疾，不能親自校勘。（《學古診則》王琦序）

其中"西河之疾"難以按照字面意義理解，因爲使用的是典故。《史記·仲尼弟子列傳》："孔子既没，子夏居西河教授，爲魏文侯師。其子死，哭之失明。"唯有透過"西河之疾"的字面意義，探求所用典故的來源，方能了解它是"失明"的意思。

2. 幫助辨別詞義

熟悉某些修辭手法的特點，可有助於辨別詞語的意義。

如修辭手法中有一種稱爲避複，即以不同的詞語來表示相同的意義。運用這一手法，可避免用詞重複單調，而使言語生動多姿；熟悉這一手法，便可借助已知詞語的意義，來推求未知詞語的意義。例如：

> 黄帝問曰："人身非常温也，非常熱也，為之熱而煩滿者，何也？"岐伯對曰："陰氣少而陽氣勝，故熱而煩滿也。"帝曰："人身非衣寒也，中非有寒氣也，寒從中生者何？"（《素問·逆調論》）

> 太陽與少陽合病，自下利者，與黄芩湯，若嘔者，黄芩加半夏生薑湯主之。（張機《傷寒論·辨太陽病脉證并治下》）

前例的兩個"非常"并非雙音詞，"常"是"裳"的本字，與下文的"衣"同義。《説文·巾部》："裳，下帬衣也。從巾，尚聲。或從衣。"從巾尚聲爲"常"，從衣尚聲則爲"裳"，是知"常"、"裳"同。此例上文言"常"，下文言"衣"，詞異而義同。可據已知的"衣"義推求未知的"常"義。後例的"自"與"若"義同。《經傳釋詞》卷八："自，猶苟也。"可從意義明顯的"若"推知意義相對隱晦的"自"。

又如錯綜是對上下文的名稱、語序加以變換或交錯使用的修辭手法，可分爲錯名和錯序兩類。

變換上下文名稱的稱爲錯名，亦稱兩名錯舉，即上下文當用却不用屬於同一範疇的兩個名稱，而是上文或下文換用屬於另一範疇的同義名稱，從而使上下文所用名稱分屬兩個不同範疇。例如：

> 得病二三日，脉弱，無太陽柴胡證。（張機《傷寒論·辨陽明病脉證并治》）

> 由是午前卯後，太陰生而疾温；離左酉南，月朔死而速冷。（竇默《標幽賦》）

前例的"無太陽柴胡證"意爲没有太陽少陽證，即謂有陽明證。"柴胡"并非指藥名，而是指小柴胡湯，又由於小柴胡湯是少陽病證的主方，所以這裏用以指少陽。上文說"太陽"，下文一般應講"少陽"，却有意寫作"柴胡"，從而與"太陽"錯名。這是據上文的"太陽"而推知下文的"柴胡"當爲"少陽"。後例較難理解。其中的"離"是八卦之一，屬火，位居南方，配屬地支爲午，因此"離"指午時，即每日 11 ~ 13 時，此以喻陰歷上半月。"離左酉南”謂午後酉前，爲未、申兩個時辰，即 13～17 時。從十二地支中午、未、申、酉的方位來説，午在南方，未、申位西南方，酉處西方，由午左轉，經未、申而至酉，亦即午之左是未，酉之南爲申，所以説“離左酉南”，此以喻陰歷下半月。該句下文説“酉”，以地支記時，上文有意不用地支“午”記時，而換用相應的八卦之一“離”來表示，從而使“離”與“酉”錯名。這是據下文的“酉”而推知上文的“離”乃指午時。

在説到錯名手法時，有一種現象需要引起重視，就是古代醫書中對診脉部位寸脉、尺脉的稱謂，往往從不同的角度，給予各异的命名。從上下論，則寸爲上，尺爲下；依前後説，則寸居前，尺居後；按頭尾講，則寸是頭，尺是尾；據陰陽分，則寸屬陽，尺屬陰。此外，寸脉又可稱爲脉口。因此，有關診脉部位的錯名現象便格外地豐富而複雜。

交錯上下文的語序稱爲錯序，即把前後詞語的順序故意安排得參差不一，以見文法之多變，語勢之矯健。熟悉這一手法，有助於識別詞與詞之間的結構關係，從而辨明詞義。例如：

　　刺針必肅，刺腫摇針，經刺勿摇。此刺之道也。（《素問·診要經終論》）

　　正月陽氣出在上而陰氣盛，陽未得自次也，故腫腰脽痛。（《素問·脉解》）

前例上文言“刺腫”，是述賓詞組，可知下文的“經刺”不當是“經過針刺”之意，而應爲“刺經”，也是述賓詞組。這是據上文而推知下文。後例下文言“脽痛”，是主謂詞組，可知上文的“腫腰”應義爲“腰腫”，也是主謂詞組。這是據下文而推知上文。

二、修辭與句子意義的關係

修辭與句子的結構及其意義的關係也非常密切。熟悉某些修辭手法的特點，對於識別句子的結構，理解句子的意義多有幫助。這主要表現在下述幾個方面。

（一）修辭與句意的分承

古人撰文有時采用句意分別承受的方法。其特點是：在一個句法結構中，至少有兩個并列的詞組或分句。從表達的形式來看，構成各個詞組或分句的起相同語法作用的詞語組合在一起，呈現結構承接交叉的格式；就表達的内容來説，每一詞組或分句的構成成分自行搭配，呈現文意承接交叉的現象。亦即下文數語分別承受上文數語，組成幾套平行的結構，表示幾組平行的意義。在表達效果上，往往既可避文句板滯之弊，又能收言簡意賅之效。例如：

　　隨瘡勢之大小，灸艾壯之多少。（陳實功《外科正宗·癰疽灸法并禁灸瘡穴》）

　　粗工之治病，或治其虚，或治其實，有時而幸中，有時而不中。（《汗下吐三法該盡治病詮》）

前例不應按照句子次序理解爲：隨瘡勢之或大或小，灸艾壯之或多或少。而宜視作交叉文句：隨瘡勢之大，灸艾壯之多；隨瘡勢之小，灸艾壯之少。下文兩語“多”與“少”依次承受上文兩語“大”與“小”。此類依次承受稱爲順承。後例爲攻下學派代表人物張從正所言，聯繫其學術主張，宜是治虚則不中，治實則幸中。下文“有時而幸中”、“有時而不中”分別承受上文“或治其實”、“或治其虚”。此類交錯承受稱爲錯承。

上舉兩例皆爲兩語分承，也有兩語以上分承的現象。例如：

　　所以春夏秋冬孟月之脉，仍循冬春夏秋季月之常，不改其度。（《秋燥論》）

　　春夏秋冬長夏時，青黄赤白黑隨宜。（陳念祖《醫學三字經》附録《四診》）

按照作者喻昌的看法，每季第一個月的正常脉象仍是上季第三個月的脉象，因此，下文賓語"冬春夏秋季月之常"通過謂語"仍循"，依次承受上文主語"春夏秋冬孟月之脉"，構成四套平行結構：春孟月之脉仍循冬季月之常，夏孟月之脉仍循春季月之常，秋孟月之脉仍循夏季月之常，冬孟月之脉仍循秋季月之常。此爲四語順承。後例言五季與五色之相配，應理解爲：春時青隨宜，夏時赤隨宜，秋時白隨宜，冬時黑隨宜，長夏時黃隨宜。此爲五語錯承。

由三個層次構成的分承爲複雜分承。此類分承由於有三個層次，便出現第一、二層次和第二、三層次之間的兩級分承。例如：

嶮巇在前，風波在後，而弃爾輔，舍爾楫，將車覆康莊，舟橫野渡矣。（薛己《本草約言·自序》）

以前後分浮脉之陰陽而定表裏，此仲景之創論也。（徐忠可《金匱要略論注》卷一）

前例的"嶮巇在前"與"風波在後"兩語爲第一層次，"弃爾輔"與"舍爾楫"兩語爲第二層次，"車覆康莊"與"舟橫野渡"兩語爲第三層次。每一層次都是依次承受，意爲：嶮巇在前，而弃爾輔，將車覆康莊；風波在後，而舍爾楫，將舟橫野渡。後例的"前"與"後"屬第一層次，"陰"與"陽"屬第二層次，"表"與"裏"屬第三層次。其中"表"、"陽"、"前"分別交叉承受，"裏"、"陰"、"後"分別交叉承受。意思是：以前分浮脉之陽而定表，以後分浮脉之陰而定裏。

（二）修辭與句意的隅反

"舉一隅不以三隅反，則不復也。"《論語·述而》此語切要地説明了舉隅的重要性。清末醫家唐大烈纂輯的《吳醫匯講》中有《讀書十則》一文，其中一則即題爲"讀書必須隅反"。古人一再强調隅反的原因，清代錢大昕在《十駕齋養新錄·〈説文〉舉一反三之例》中曾有一説："古人著書，舉一可以反三，故文簡而義無不賅。"義既求"無不賅"，文又貴"簡"，那麼對於相關事理運用隅反法表述，自然是適宜的做法。舉隅亦即舉一反三之意，是舉一義或局部之義而兼見他義的修辭手法。與句意有關的舉隅有舉此見彼、舉偏賅全兩類。

舉此見彼即舉此一義而見彼相關之義。例如：

窮其病矣，外病療內，上病救下。（褚澄《褚氏遺書·除疾》）

病者腹滿，按之不痛為虛，痛者為實，可下之。（張機《金匱要略·五藏風寒積聚病脉證并治》）

從前例的"外病療內"，可見內病也可療外，據"上病救下"，得知下病也可救上。《素問·五常政大論》有"病在上，取之下，病在下，取之上"可證。後例既説"（按之）痛者爲實，可下之"，那麼"按之不痛爲虛"，自然是不可下之。舉此"可下之"，見彼"不可下之"。

舉偏賅全即舉局部之義而概括全體之義。例如：

五味或爽，時昧甘辛之節；六氣斯沴，易愆寒燠之宜。（《新修本草·序》）

夫四時陰陽者，萬物之根本也。所以聖人春夏養陽，秋冬養陰，以從其根，故與萬物沉浮於生長之門。（《素問·四氣調神大論》）

前例上句説"五味"，則下句的"甘辛"自宜遍指甘辛酸苦鹹五味；上句舉"六氣"，則下句的"寒燠"定是泛指寒溫暑（"燠"即"暑"義）濕燥火六氣。後例的"生長"概謂生長收藏。因爲春夏屬陽，主生主長，秋冬屬陰，宜收宜藏，本是四時的特點。上文既明言"四時陰陽"，又説 "春夏養陽，秋冬養陰"，則下文雖然只講 "生長"，就應同時包含 "收藏" 之意。對此明代醫家馬蒔有個的注："言生長則概收藏。"一個 "概" 字，點明經文隅反的隱奧。

清代醫家張志聰也屢發類似馬注那樣的議論。如對《金匱要略·婦人妊娠病脉證并治》"懷身七月，太陰當養不養" 句，張氏在《侶山堂類辨·金匱要略論》中指出："類而推之，則知八月有手陽明之當養不養矣。十月之中，各分主養之藏府，而各有當養不養之患。若止以七月論之，是舉一隅不以三隅反也。"按照張氏的指點，經文雖然獨舉 "懷身七月，太陰當養不養" 之一隅，但十月養胎之狀已盡孕其内。又如《素問·熱論》論述五臟熱病，肝、脾、肺、腎四臟都未説情志致熱，而只講 "心熱病者，先不樂，數日乃熱"。對此，張氏在《黃帝内經素問集注》卷五指出："夫心爲君主之官，藏熱乃神志之病，故獨舉心藏，以申明五藏之熱，乃五志之爲病也。"據注，可知經文獨舉心熱病，用以概括其餘四臟之熱也是分别由情志所致。

（三）修辭與句意的互備

互備是上下文各舉一語而其義互相具備的修辭手法。前人對此極其重視，并給予衆多的名目，如互言、互見、互足、互舉、互文、互相備、互相挾、互相發明、互文見義等等。這一手法運用得當，可在密切關連的上下文中，以簡練的文字形式獲取完整的表達效果，文去而意留，字少而義備。這是古代作家駕馭語言、驅遣文字的高超藝術。例如：

> 五藏有俞，六府有合。（《素問·痹論》）
>
> 脉得諸芤動微緊，男子失精，女子夢交，桂枝龍骨牡蠣湯主之。（張機《金匱要略·血痹虛勞病脉證并治》）

前例不能按照句面意思理解。該句前有 "五藏皆有合"、"六府亦各有俞" 句，可知上文説 "五藏"，下文講 "六府"，上下文都有五藏六府的意思，或上文説 "俞"，下文講 "合"，上下文都有俞、合的意思，當理解爲五藏六府皆有俞有合。張介賓在《類經》卷十七《痹證》中指出："五藏有俞，六府有合，乃兼藏府而互言也。"後例的 "男子失精，女子夢交" 也屬於互備。《諸病源候論》卷四《虛勞夢泄精候》："腎虛爲邪所乘，邪客於陰，則夢交接。腎藏精，今腎虛不能制精，因夢感動而泄也。"説夢交、精泄而不分男女，可知 "失精"、"夢交" 兼男女而有之。意爲男子女子夢交，男子女子失精，或男子夢交失精，女子夢交失精。

古代醫書的注文對互備手法有時也加以分析。如《素問·生氣通天論》："因於濕，首如裹，濕熱不攘，大筋緛短，小筋弛長。"王冰隨文解釋："大筋受熱則縮而短，小筋得濕則引而長。"對此，張介賓在《景岳全書》卷三十二《痿證》中指出："此《内經》言筋病之概，乃舉隅之談，以啓人之自反耳。非謂大筋必無弛長，小筋必無緛短也。"從張氏的這番議論中可以看出，"大筋緛短，小筋弛長" 的意思是大筋小筋或緛短或弛長。此説甚有見地。但這不屬於舉隅，而是典型的互備手法：上文舉 "大筋"，下文舉 "小筋"，而大筋、小筋之義上下文互備，即大筋小筋緛短，大筋小筋弛長。或者説上文舉 "緛短"，下文舉 "弛長"，而緛短、弛長之義上下文互備，即大筋緛短、弛長，小筋緛短、弛長。又如《傷寒論·辨少陽病脉證并治》有兩條緊接的條文："少陽中風，兩耳無所聞，目赤，胸中滿而煩者，不可吐下，吐下則悸而驚。""傷寒脉弦細，頭痛發熱者，屬少陽。少陽不可發汗，發汗則譫語。"

對這兩條經文，清代醫家喻昌在《尚論篇·少陽全篇》中指出："少陽傷寒禁發汗，少陽中風禁吐下，二義互舉，其旨益嚴。蓋傷寒之頭痛發熱，宜於發汗者，尚不敢汗，則中風之不可汗，更不待言矣。傷風之胸滿而煩，痰飲上逆，似可吐下者，尚不可吐下，則傷寒之不可吐下，更不待言矣。"陳修園在《傷寒論淺注·少陽篇》中分析後條時也說："此言少陽自受之寒邪，戒其不可發汗也。漢文辭短意長，讀者當於互文見意。"根據喻、陳二氏的闡發，張仲景在這兩條經文中所使用的互備手法已躍然紙上：前條說少陽中風不可吐下，後條講少陽傷寒不可發汗，這是各舉一語，其意則爲少陽中風與少陽傷寒皆不可吐下汗，這是意義互相具備。

閱讀實踐（43）

（一）本章内容要點

1. 簡答

①詞義演變的主要現象有哪些？各舉例說明。

②詞義引申的一般規律有哪些？各舉例說明。

③何謂同形詞語？各舉例說明。

④何謂複用詞語？各舉例說明。

⑤何謂簡稱詞語？各舉例說明。

⑥何謂略用詞語？各舉例說明。

⑦古代醫書中的表數詞語有哪幾種？各舉例說明。

⑧辨別詞語意義的方法主要有哪些？各舉例說明。

⑨語法與詞義句意的關係主要表現在哪些方面？各舉例說明。

⑩修辭與詞義句意的關係主要表現在哪些方面？各舉例說明。

2. 單項選擇題

①含有比較數的是（　　　）

　A. 一者天，二者地，三者人。（《素問·三部九候論》）

　B. 肺消者，飲一溲二，死不治。（《素問·氣厥論》）

　C. 邪退六七，急宜補之；虛回五六，慎毋再補。（《溫疫論·前後虛實》）

　D. 設令向壁臥，聞師到，不驚起而盼視，若三言三止，脉之咽唾者，此詐病也。
（《傷寒論·平脉法》）

②與水名搭配，"陽"所指方位是（　　　）

　A. 東　　　B. 南　　　C. 西　　　D. 北

③"諸"意爲"之乎"的條件是處於（　　　）

　A. 陳述句句末　　　B. 祈使句句末

　C. 感嘆句句末　　　D. 疑問句句末

④"如湯沃雪，不我欺也"（《本經疏證·甘草》）含有（　　　）

　A. "賓語——動詞謂語"語序

B.“中心語——定語”語序

C.“謂語——主語”語序

D.“謂語——補語”語序

⑤“太陽之爲病，脉浮，頭項强痛而惡寒”（《傷寒論·辨太陽病脉證并治上》）含有的修辭手法是（　　）

A. 錯綜　B. 避複　C. 分承　D. 互備

⑥含有略用詞語的是（　　）

A. 桂葛投，鼓邪出，外疏通，内暢遂。（《醫學三字經·痢證》）

B. 趺陽脉不出，脾不上下，身冷膚硬。（《傷寒論·平脉法》）

C. 嘗見人臀股間受箭傷者，未必即死，此之利害不過如是。（《景岳全書·瘤贅》）

D. 元始五年，舉天下通知方術本草者，在所爲駕詔傳遣詣京師。（《補注神農本草·序》）

⑦在“傷寒六七日，大下後，寸脉沉而遲，手足厥逆，下部脉不至”（《傷寒論·辨厥陰病脉證并治》）中，據上文的“寸脉”，可知下文的“下部脉”指（　　）

A. 關脉　B. 尺脉　C. 趺陽脉　D. 人迎脉

⑧在“下利後，脉絶，手足厥冷，晬時脉還，手足温者生，脉不還者死”（《傷寒論·辨厥陰病脉證并治》）中，據上文“晬時脉還，手足温者生”，可知下文“脉不還”後含有的意義是（　　）

A. 手足厥冷　B. 手足不厥冷　C. 手足温　D. 手足不温

⑨含有使動功能的是（　　）

A. 不翼以説，其奥難窺。（《類經·序》）

B. 凡所加字，皆朱書其文。（《黄帝内經素問注·序》）

C. 寒熱攻補不得其道，則實其實而虚其虚。（《元氣存亡論》）

D. 真氣不榮，則疢動於體，故謹醫砭以救民。（《銅人腧穴針灸圖經·序》）

⑩含有意動功能的是（　　）

A. 匯輯成帙，以灾棗梨。（《醫門補要·自序》）

B. 寧食不鮮羞，衣不裼裘，何可一日以無賈君？（《贈賈思誠序》）

C. 慮此外必有異案良方，可以拯人，可以壽世者。（《與薛壽魚書》）

D. 然今之議者，以爲雙解不可攻裏，謗議紛紜，坐井小天，誠可憾也。（《儒門事親·攻裏發表寒熱殊途箋》）

3. 多項選擇題

①“緩急”偏義於“急”的是（　　）

A. 病勢有輕重，則取之有緩急。（《指南方·人身無倒上之涎》）

B. 狗脊，味苦平，主要背强，關機緩急。（《神農本草經》卷二）

C. 凡古今病名，率多不同，緩急尋檢，常致疑阻。（《醫書凡例三則》）

D. 有性急者遭遲病，更醫而致雜投；有性緩者遭急病，濡滯而成難挽。此緩急之爲害也。（《不失人情論》）

②含有同形詞語的是（　　）

A. 當備後事爲要，此終於二十七朝前後足矣。後果至期而歿。（《外科正宗·腦疽治驗》）

B. 一老婦年近七旬，背瘡已過半月，形勢全然可畏。（《外科正宗·癰疽治驗》）

C. 男子脉微而澀，爲無子，精氣清冷。（《脉經·平血痹虛勞脉證》）

D. 味有質，故下流於便寫之竅。（《素問·陰陽應象大論》王冰注）

③含有類義複用詞語的是（　　）

A. 邪在脾胃，則病肌肉痛。（《靈樞·五邪》）

B. 士大夫不耐痛癢，必欲除之。（《華佗傳》）

C. 補者，以穀肉果菜養口體者也。（《汗下吐三法該盡治病詮》）

D. 營衛稽留於經脉之中，則血泣而不行，不行則衛氣從之而不通。（《靈樞·癰疽》）

④含有分數的是（　　）

A. 三而三之，合則爲九。（《素問·六節藏象論》）

B. 檢其平日所服，寒凉者十六，補肝腎者十三。（《醫宗必讀·痿》）

C. 丸散云刀圭者，十分方寸匕之一，準如梧桐子大也。（《本草綱目·序例上》）

D. 用千金神秘湯加麻黄，一服喘定十之五。（《本草綱目·香薷》）

⑤屬於對舉詞組的是（　　）

A. “嗜欲煎其内，權位牽其外”（《千金翼方·退居》）的“嗜欲”與“權位”

B. “暴過不生，苛疾不起”（《素問·六元正紀大論》）的“暴過”與“苛疾”

C. “數月運腕，始成篇帙”（《軒岐救正録·自序》）的“運腕”與“篇帙”

D. “暨炎暉紀物，識藥石之功”（《新修本草·序》）的“炎暉”與“藥石”

⑥說法正確的是（　　）

A. “粤”用於句首，是語氣助詞。

B. “爲”用於句末，是語氣助詞。

C. “云”用於句末，是語氣助詞。

D. “之”用於主語與謂語之間，是結構助詞，没有實際意義。

⑦說法正確的是（　　）

A. “屈信”搭配，“信”通“伸”。

B. “亡”與“慮”、“何”、“失”、“如”等搭配，“亡”意爲“無”。

C. “得無（或毋、非、莫、不、勿等）……乎（或歟、哉等）”意爲“莫不是……吧”。

D. “特（或但、徒、獨、第、直等）……耳（或爾、而已等）”意爲“只是……罷了”。

⑧含有委婉語的是（　　）

A. 新内勿刺，新刺勿内。（《靈樞·終始》）

B. 草創未就，遽爾見背。（《名醫類案·跋》）

C. 臣等承乏典校，伏念旬歲。（《重廣補注黄帝内經素問·序》）

D. 臨陣辨，病情眞，十六語，有傳薪。（《續編醫學三字經·病因病機》）

⑨含有虛數的是（　　）

A. 人一呼則八萬四千毛竅皆闔，一吸則八萬四千毛竅皆開。（《靈樞·五十營》張志聰集注）

B. 其變狀多端，乃至三十六種、九十九種，而方不皆顯其名也。（《諸病源候論·注病諸候》）

C. 陰中之陰中者，一生九死；陽中之陽中者，九生一死。（《中藏經·寒熱論》）

D. 紫石英，味甘溫，主心腹咳逆、邪氣，補不足，女子風寒在子宮，絕孕十年無子。（《神農本草經·玉石部》）

⑩運用分承手法的是（　　）

A. 中古聖人，專論穀氣盛衰，定人生死，片言已畢。（《溫熱暑疫全書·自序》）

B. 觸於目，感於心，故深嘆纏鎖於名利者莫能脫也。（《藥注要略大全·自序》）

C. 補水所以制火，益金所以平木；木平則風息，火降則熱除。（《藥論四則》）

D. 脉者，指下之經綸也。斯而或昧，輕則係病之安危，重則關人之生死。（《脉語·自序》）

（二）課外閱讀

人身有九竅陽竅七眼耳鼻口是也陰竅二前後二陰是也陽氣走上竅而下入於陰位則有溺泄腹痛之候陰氣走下竅而上入於陽位則有窒塞耳鳴之候故人當五十以外腎氣漸衰於下每每從陽上逆而腎之竅開於耳耳之聽司於腎腎主閉藏不欲外泄因肝木爲子疏泄母氣而散於外是以謀慮鬱怒之火一動陰氣從之上逆耳竅窒塞不清故能聽之近不礙而聽遠不無少礙高年之體大率類然然較之聾病一天一淵聾病者其竅中另有一膜遮蔽外氣不得內入故以開竅爲主而方書所用石菖蒲麝香等藥及外塡內攻等法者皆爲此而設至於高年陰氣不自收攝越出上竅此理從無一人會及反以治少壯耳聾藥及發表散氣藥兼帶陰虛爲治是以百無一效不知陰氣至上竅亦隔一膜不能越出竅外止於竅中汨汨有聲如蛙鼓蚊鑼鼓吹不已以故外入之聲爲其內聲所混聽之不清若氣稍不逆上則聽稍清氣全不逆上則聽全清矣不肖悟明此理凡治高年逆上之氣屢有奇效方中大意全以磁石爲主以其重能達下性主下吸又能制肝木之上吸故也而用地黃龜膠群陰之藥輔之更用五味子山茱萸之酸以收之令陰氣自旺於本宮不上觸於陽竅綜是空曠無礙耳之於聲似谷之受響萬籟之音尚可細聆豈更與人聲相拒艱於遠聽耶此實至理所在但醫術淺薄之輩不能知之試觀人之收視而視愈明返聽而聽愈聰者然後知昌之斯言非臆說也謹論（清·喻昌《寓意草·面論大司馬王岵翁公祖耳鳴用方大意》）

① 造成高年耳聾的原因是什麼？

② 少壯耳聾與高年耳聾的治則有何不同？

第四章

注　釋

　　由於時代的發展，我們對前人的語言已經難以準確地把握，因此閱讀古書常要借助於前人的注釋。爲古籍作注釋可以追溯到秦漢時代，醫書的注釋同樣源遠流長。以早期的經典著作《内經》爲例，從它産生的時代起，注釋工作就已開始。如《靈樞·小針解》逐句解釋了同書《九針十二原》的某些段落，《素問·針解篇》也對該文有所詮釋。此後名家輩出，如全元起、陶弘景、楊上善、王冰、林億、成無己、李時珍等，對多部古代醫學要籍進行注釋，或疏通文字，或闡述醫理，或補缺正誤。其中不乏真知卓見，至今仍給我們以啓示，是需要繼承的寶貴文化遺産。

　　給古書作注釋的形式很靈活，常用的有眉批、夾注、旁注等。正式刊刻的古籍，多爲雙行小注的形式。有的爲了保留古書的原貌，仍然使用眉批等形式。由於年代久遠，在流傳過程中，有些注釋混入正文，我們閱讀時需要留意。

　　古注的内容十分豐富，除了解釋詞義外，有關典章制度、山川地志、服飾車馬、人物爵里，凡是書中提到而注釋者認爲有必要解釋的内容，都成爲注釋的對象。因此，清人杭世駿在評價注釋之難時曾説："夫必有什倍於作者之卷軸，而後可以從事焉。"（《道古堂集》卷八）注釋不僅保留了注釋者深刻的學術思想，更融入了他們的分析方法，所以閱讀古注是對前人研究成果重新認識的過程。

第一節　注釋的内容

　　醫籍注釋内容廣泛，不僅富有醫理方面的闡發，還精於文理方面的詮釋。綜觀醫典要籍，注釋的主要内容包括下述九個方面。

一、注明字音

　　辨音識字，是閱讀古籍首先遇到的問題。古醫籍對於生僻字的音釋，有的融於注文中，如《太素》楊上善注，《類經》張介賓注；有的附於每卷末，如《素問》、《靈樞》等。注明字音的常用方法有直音法與反切法。

（一）直音法

　　直音法即用同音字爲另一個字釋音。例如：

　　　　清濁相干，亂於心中，是謂大悗。（《太素·營衛氣行》）　　楊上善注："悗音悶"。

　　　　虛則目䀮䀮無所見，耳無所聞，善恐，如人將捕之。（《素問·藏氣法時論》）　　《釋音》："䀮，音荒。"

（二）反切法

反切法即用兩個漢字切出一個新的字音。反切法是古注中使用最普遍的注音方法。例如：

> 是動則病手熱肘攣掖腫，甚則胸中滿，心澹澹大動，面赤目黃。（《太素·經脉之一》）　楊上善注："澹，徒濫反，水摇，又動也。"

> 膽移熱於腦，則辛頵鼻渊。（《太素·寒熱相移》）楊上善注："渊，他典切，垢濁也。"

反切的基本方法是將反切上字的聲母與反切下字的韵母（包括介音）、聲調拼合，這樣便可以得到被切字的讀音。例如：

孔，康董切　k（āng）　　＋　　（d）ǒng——kǒng

瘤，力求切　l（ì）　　＋　　（q）iú——liú

由於古今語音的變遷，有些漢字用這種方法很難準確地拼讀出來，因此要想正確切出漢字的讀音，還需要掌握其他一些音韵知識。

二、解釋字詞

解釋字詞是醫籍注釋中最基本的内容，并有常用的體例。主要涉及以下幾個方面。

（一）説明通借、古今、正异關係

古書中借字、古字、异體字甚多，前人注釋時往往指出它的本字、今字與正字。例如：

> 定其血氣，各守其鄉，血實宜决之，氣虚宜掣引之。（《素問·陰陽應象大論》）　王冰注："掣讀爲導，導引則氣行條暢。"

説明"掣"是借字，其本字是"導"，義爲導引。

> 大風汗出，灸譩譆。譩譆在背下俠脊傍三寸所，厭之令人呼譩譆，譩譆應手。（《素問·骨空論》）　吳昆注："厭讀作壓。"

吳昆認爲在該句中"壓"是本字，"厭"是借字。

這兩例是訓釋通借關係。"讀爲"、"讀作"是用本字解釋借字最常用的術語。

> 大腸者，傳道之府。（《靈樞·本輸》）　張志聰注："道同導。"

説明"道"是古字，"導"爲今字。這是訓釋古今字關係。

> 其於脹也，必審其胗，當瀉則瀉，當補則補。（《靈樞·脹論》）　張志聰注："胗，之忍切，與胗同。"

"胗"爲"胗"的异體字，見《龍龕手鑒·肉部》。"胗"又通"診"，義爲診斷。這是訓釋正异體字關係。

（二）訓釋古語雅詞

對於古書中出現的古語雅詞，前人往往以今釋古、以俗釋雅。例如：

> 伏鼓不浮，上空志心。（《素問·陰陽類論》）　王冰注："志心，謂小心也。《刺禁論》曰：'七節之傍，中有小心。'此之謂也。"

王冰以今語"小"訓古語"志"。王引之《經義述聞》卷十："志者，微也。"又説："古人謂微小爲志也。古字志與職通。《説文》曰：'職，記微也。'義亦同。"可證。

　　勞汗當風，寒薄爲皶，鬱乃痤。(《素問·生氣通天論》)　　王冰注："皶，刺長於皮中，形如米，或如針，久者上黑，長一分餘，色白黄，而瘦於玄府中，俗曰粉刺，解表已。玄府謂汗空也。"

王冰以"粉刺"訓"皶"，同時又用"汗空"(即汗孔)解釋自注中的"玄府"。這是用俗語釋雅詞。注中的"瘦"當爲"瘦"，筋急義。

(三) 揭示特定含義

對於原文中某些含義寬泛的詞語，前人往往依據上下文意，注明它的特定含義。例如：

　　辛散，酸收，甘緩，苦堅，鹹耎。毒藥攻邪。(《素問·藏氣法時論》)　　王冰注："藥，謂金玉土石草木菜果蟲魚鳥獸之類，皆可以去邪養正者也。"

"藥"在此例中的具體意義即"金玉土石草木菜果蟲魚鳥獸"中"去邪養正"者。

　　上盛則氣高，下盛則氣脹。(《素問·脉要精微論》)　　王冰注："上，謂寸口；下，謂尺中。"

　　陽氣者，大怒則形氣絶，而血菀於上，使人薄厥。(《素問·生氣通天論》)　　王冰注："上，謂心胸也。"

"上"、"下"都是抽象概念，因而王冰特意予以注釋。

　　病有浮沉，刺有淺深，各至其理，無過其道。(《素問·刺要論》)　　王冰注："道，謂氣所行之道也。"

　　故陰陽四時者，萬物之終始也，死生之本也，逆之則災害生，從之則苛疾不起，是謂得道。(《素問·四氣調神大論》)　　王冰注："謂得養生之道也。"

　　非其人勿教，非其真勿授，是謂得道。(《素問·金匱真言論》)　　王冰注："是謂得師資教授之道也。"

以上三例都用了"道"字。"道"的本義爲"道路"，引申爲規律、道理等，包含的內容十分廣泛。所以王冰在注釋中指明"道"的具體意義。

(四) 指明引申意義

古醫籍用詞往往使用詞語的引申義，因而指明其引申義也是注釋的一項重要內容。例如：

　　日中而陽氣隆，日西而陽氣已虛，氣門乃閉。(《素問·生氣通天論》)　　王冰注："隆，猶高也、盛也。"

　　刺家不診，聽病者言在頭，頭疾痛，爲藏針之。(《素問·長刺節論》)　　王冰注："藏，猶深也。言深刺之。"

　　帝曰：治之奈何？岐伯曰：以救俯仰。(《素問·評熱病論》)　　王冰注："救，猶止也。"

首例的"隆"本義爲山中高起之處，引申爲高與盛，所以注文中用引申義"高"與"盛"釋"隆"。後兩例中的"深"與"止"分別爲"藏"與"救"的引申義。"猶"是以引申義解釋本義的常用術語。

三、串講句意

注釋串講文句大意，古代稱爲章句。其作用是使文句意義顯明，便於讀者理解。在古代醫書中，除單純串講句意外，更多的是串講與釋詞并行。

（一）單純串講

即對詞義不加解釋，只是講解句子意義。例如：

> 天氣以急，地氣以明。（《素問·四氣調神大論》）　王冰注：“天氣以急，風聲切也。地氣以明，物色變也。”

王冰只是對全句意義加以串講，而沒有解釋其中的詞義。

> 天至廣不可度，地至大不可量。（《素問·六節藏象論》）　王冰注：“言天地廣大，不可度量而得之；造化玄微，豈可以人心而遍悉。”

此例也只是通過串講，説明正文的意義所在。

（二）串講寓釋詞

即在串講句意的同時，把需要解釋的疑難詞語的意義反映在串講中。這需要讀者讀注時仔細體會對照，準確找到所釋詞語的意義。例如：

> 久風為飧泄。（《素問·脉要精微論》）　王冰注：“久風不變，但在胃中，則食不化，而泄利也。”

王注在串講中同時以“泄利”解釋“飧泄”。

> 余聞九針於夫子衆多矣，不可勝數。余推而論之，以為一紀。（《太素·知官能》）

楊上善注：“言道之博大不可勝數。余學之於子，推尋究問其理，十有二載。”

楊注在串講中同時以“十有二載”解釋“一紀”。

（三）串講并釋詞

即在單純串講或串講寓釋詞的同時，列舉疑難詞語加以解釋，以引起讀者的注意。例如：

> 陰爭於內，陽擾於外，魄汗未藏，四逆而起，起則動肺，使人喘喝。（《太素·陰陽雜説》）　楊上善注：“五藏為陰，內邪陰氣，以傷五藏，故曰爭內；六府為陽，外邪陽氣，以侵六府，故曰擾外。皮毛腠理也，肺魄所主，故汗出腠理，名魄汗也。藏，猶閉也。陰陽爭擾，汗出腠理未閉，寒氣因入，四支逆冷，內傷於肺，故使喘喝。喝，喘聲，呼割反。”

由於該句經文較長，楊上善在串講前半部分後，認爲有必要對“藏”字予以訓釋，所以用“藏，猶閉也”的格式加以列舉，然後緊接前文進行串講，最後又對“喝”進行詮釋及注音。這是在單純串講的同時，再列舉疑難詞語加以解釋。

> 死心脉來，前曲後居，如操帶鈎，曰心死。（《太素·五藏脉診》）　楊上善注：“心脉來時，按之指下覺初曲後直，如操捉帶鈎，前曲後直，曰心死脉。居，直也。”

“居”意爲“直”比較少見，楊氏便不僅在串講中寓含其義，而且還單列訓釋。這是在串講寓釋詞的同時，再列舉疑難詞語加以解釋。

四、闡發醫理

闡發醫理，是古代醫書注釋的重要内容與優良傳統。兩千年來，中醫基礎理論的發展，往往融於注釋的字裏行間，因此閱讀時尤應用心領悟。注釋闡發醫理主要包括三方面内容。

（一）揭示命名由來

通過揭示臟器、經絡、腧穴、疾病等命名的原由，從而達到闡述醫理的目的。例如：

> 足厥陰之別，名曰蠡溝。（《太素·十五絡脉》）　　楊上善注：“蠡，力灑反，瓢勺也。腑骨之内，上下虛處，有似瓢勺渠溝，此因名曰蠡溝。”

“蠡溝”，本指“瓢勺渠溝”，現在作爲腧穴名稱，是因爲這個穴位所在部位的形態像瓢勺渠溝。楊上善注揭示了穴位命名的原因，同時說明此穴所在位置。

> 五藏之道，皆出於經隧，以行血氣。（《素問·調經論》）　　王冰注：“隧，潛道也。經脉伏行而不見，故謂之經隧也。”張介賓注：“隧，潛道也。經脉伏行，深而不見，故曰經隧。”

王冰、張介賓的注釋都揭示了“經隧”命名的原因：由於“隧”有“潛道”之義，而經脉循行的特點正是“伏行，深而不見”，與隧道相似，故稱“經隧”，經脉的位置由此得到解釋。

（二）推究立論原委

不拘於正文詞語的釋義和句意的串講，而是通過對立論原因的說明，深刻地推究醫理。例如：

> 其未滿三日者，可汗而已；其滿三日者，可泄而已。（《太素·熱病决》）　　楊上善注：“未滿三日，熱在三陽之脉，皮肉之間，故可汗而已。三日以外，熱入藏府之中，可服湯藥泄而去也。”

注文并未對原文本身作解釋，而是推究“未滿三日可汗”的原因是熱在皮肉之間、“滿三日者可泄”的原因是熱入臟腑之中。

> 脉小弱以濇者，謂之久病。（《太素·尺寸診》）　　楊上善注：“小弱以濇，是陰陽虛弱，故是久病。”

脉小弱而濇，爲何是久病？楊注在二者之間僅僅補入“陰陽虛弱”四字，便使醫理明晰，即脉小弱而濇，反映陰陽虛弱，因是陰陽虛弱，故爲久病。

（三）據文闡發己見

靈活闡發醫理，或隨句議論，或隨篇發揮，辨證學術分歧，提出獨到見解。例如：

> 陰不勝其陽，則脉流薄疾，并乃狂。（《素問·生氣通天論》）　　王冰注：“薄疾，謂極虛而急數也。并，謂盛實也。狂，謂狂走或妄攀登也。陽并於四支則狂。《陰陽脉解》曰：四支者，諸陽之本也，陽盛則四支實，實則能登高而歌也。熱盛於身，故弃衣欲走也。夫如是者，皆爲陰不勝其陽也。”

王冰首先解釋“薄疾”、“并”、“狂”三個詞，接着說明出現狂狀的原因是陽盛實并於人的四肢，并引用《陰陽脉解》加以證明，最後總結“登高而歌”、“弃衣欲走”，皆爲陰不勝陽的表現。不足八十字的注文，却分析了病因，列舉了症狀，有醫經的引證，有簡短的小結，内容豐富而有特點。

> 所以聖人春夏養陽，秋冬養陰，以從其根。（《素問·四氣調神大論》） 王冰注：
> "陽氣根於陰，陰氣根於陽。無陰則陽無以生，無陽則陰無以化。全陰則陽氣不極，全
> 陽則陰氣不窮。春食凉，夏食寒，以養於陽；秋食温，冬食熱，以養於陰。滋苗者，必
> 固其根；伐下者，必枯其上。故以斯調節，從順其根。二氣常存，蓋由根固。百刻曉
> 暮，食亦宜然。"

這段注文是王冰對《四氣調神大論》最後一段小結的醫理發揮，它完全不受解釋原文的拘
束，從"根"一詞推演，提出"陰陽互根"的學術思想，并從"滋苗"、"伐下"兩個方面，
説明從順其根的重要。

五、分析語法

前人注釋十分重視對語法現象的分析，所涉及的内容包括詞的語法功能、詞類、語序、
省略等。其特點是一般不使用語法術語。讀者用心涵咏，比照原文與注文，自能通過注文體
會出正文中的語法現象。例如：

> 高粱之變，足生大丁，受如持虚。（《素問·生氣通天論》） 王冰注："所以丁生於
> 足者，四支爲諸陽之本也。以其甚費於下，邪毒襲虚故爾。"林億等新校正："按丁生之
> 處，不常於足，蓋謂膏粱之變，饒生大丁，非偏著足也。"

王注把"足生大丁"之"足"看作名詞，所以分析疔瘡爲何常生於足部。而新校正認爲因過
食膏粱厚味所致疔瘡并不偏生於足部，"足"是副詞，并通過串講"饒生大丁"，以"饒"釋
"足"。林億等對"足"字的解釋，不僅訂正了王冰之訛，也反映其語法水平。

> 西方者，金玉之域，沙石之處，天地之所收引也，其民陵居而多風。（《素問·异法
> 方宜論》） 王冰注："居室如陵，故曰陵居。"林億等新校正："詳大抵西方地高，民居
> 高陵，故多風也，不必室如陵矣。"

對正文"其民陵居"如何理解，是王注與林校的區別所在。王冰認爲"陵居"的"陵"修飾
"居"，亦即定語與中心詞的關係，因而譯爲"居室如陵，故曰陵居。"林億則正確地認爲
"陵"是民所居之處，即表處所的狀語，"陵居"意爲依山陵而居。

> 人所以汗出者，皆生於穀，穀生於精。（《素問·評熱病論》） 王冰注："穀生於精，
> 言穀氣化爲精。"

正文前半句并不難理解，難懂的是"穀生於精"，如果按照前半句及通常的用法，把"於"
看作介詞，認爲穀氣從精微之中化生，在醫理上講不通。王冰解釋爲"穀氣化爲精"，即意
爲穀生精，"精"是生的賓語，而"於"在句中是助詞，原文采用"穀生於精"的四字句，
是爲了與前文呼應，讀起來上口。"於"這種用法在《素問》中不乏其例。如《素問·靈蘭秘
典論》："恍惚之數，生於毫氂；毫氂之數，起於度量。"清代顧尚之注："言積恍惚而生毫
氂，積毫氂而起度量也。於，語助詞。"

> 子年少智未及邪？將言以雜合耶？（《素問·徵四失論》） 王冰注："言謂年少智未
> 及而不得十全耶？爲復且以言而雜合衆人之用耶？帝疑先知而反問也。"

王冰把"言以雜合"串講爲"以言而雜合"，反映"言以"乃是介詞賓語前置的結構。

寒傷形，熱傷氣。氣傷痛，形傷腫。（《素問·陰陽應象大論》）　王冰注：“寒則衞氣不利，故傷形；熱則榮氣内消，故傷氣……氣傷則熱結於肉分，故痛；形傷則寒薄於皮腠，故腫。”

王冰在串講中補入四個“則”字，反映正文分别構成四組表示順承關係的緊縮句。

六、説明修辭

前人爲了把醫理説得明白暢達，形象生動，又富有文采，即做到“辭欲巧”（《禮記·表記》），十分重視修辭。因此注釋説明正文所使用的修辭手法，使讀者準確理解其含義，也是一項重要内容。例如：

形如臨深淵，手如握虎，神無營於衆物。（《太素·知針石》）　楊上善注：“行針專務，設二喻以比之：一如臨深淵，更營异物，必有顛墜之禍；亦如握虎不堅，定招自傷之害。故行針調氣，不可不用心也。”

楊注簡潔而明確地指出“如臨深淵”、“如握虎”使用比喻的修辭手法，目的是讓讀者了解喻意所在，即“行針調氣”不可不用心專一。

天之道也，如迎浮雲，若視深淵。視深淵尚可測，迎浮雲莫知其極。（《素問·六微旨大論》）　王冰注：“深淵净瀅而澄徹，故視之可測其深淺；浮雲漂泊而合散，故迎之莫詣其邊涯。言蒼天之象如淵，可視乎鱗介；運化之道猶雲，莫測其去留。六氣深微，其於運化，當如是喻矣。”

王注前半部分串講句意。從“言蒼天之象”起，分析正文所用修辭手法，揭示比喻的目的是説六氣運化精深，如浮雲漂泊不定，難以把握。通過王注，讀者不僅可理解正文的深刻含義，也爲王冰注語的文采所吸引。

七、剖析句讀

古書的注釋，基本上都是在應該斷句之處加注，因此有注的地方，一般都宜句讀。由於古籍原文并不是句句都需要解釋，所以常常在幾句話後加注。這幾句話究竟應該如何斷句，古注往往對此加以提示。

古注對句讀的分析，有時通過串講加以説明。例如：

凡治病察其形氣色澤脉之盛衰病之新故乃治之無後其時（《太素·四時脉診》）　楊上善注：“形之肥瘦，氣之大小，色之澤夭，脉之盛衰，病之新故，凡療病者，以此五診。診病使當，爲合其時，不當爲後其時。”

據楊注，可標點爲：“凡治病，察其形、氣、色澤、脉之盛衰、病之新故，乃治之，無後其時。”

肺者西方金萬物之所終宿葉落柯萋萋枝條其杋然獨在（《脉經》卷三第四）　林億等新校正：“萋萋者，零落之貌。言草木宿葉得秋，隨風而落，但有枝條杋然獨在。”

據林億等注，後半部分標點應爲：“宿葉落，柯萋萋，枝條其杋然獨在。”

古注對句讀的分析，有時通過解釋詞義加以説明。例如：

風雨寒熱不得虚邪不能獨傷人（《太素·邪傳》）　楊上善注：“虚邪，即風從虚鄉來，故曰虛邪。風雨寒熱，四時正氣也，不得虛邪之氣，亦不能傷人。"

這是歷來句讀有分歧的句子，楊注通過對"虛邪"的釋義"風從虛鄉來"，説明他對句讀的分析："風雨寒熱，不得虛邪，不能獨傷人。"結合此篇下文"必因虛邪之風，與其身形，兩虛相得，乃客其形"來看，楊上善的標點是正確的。

> 瘧者風寒之氣不常也病極則復至病之發也如火之熱如風雨之不可當也(《素問·瘧論》)王冰注："復謂復舊也。言其氣發至極，還復如舊。"

王注通過對"復"的釋義，説明此處應加標點，"至"則與下文連讀。所以正確標點應爲："瘧者，風寒之氣不常也，病極則復。至病之發也，如火之熱，如風雨之不可當也。"

古注對句讀的分析，有時通過校勘加以説明。例如：

> 大腸移熱於胃，善食而瘦人，謂之食㑊。(《素問·氣厥論》)　林億等新校正："按《甲乙經》人作又。王氏注云善食而瘦人也，殊爲無義，不若《甲乙經》作又，讀連下文。"

根據林校，句讀應爲："大腸移熱於胃，善食而瘦，又謂之食㑊。"不僅文字流暢，而且意義明顯。

> 按尺寸，觀浮沈滑澀，而知病所生以治，無過以診，則不失矣。(《素問·陰陽應象大論》)　林億等新校正："按《甲乙經》作知病所在，以治則無過。下無過二字，續此爲句。"

根據林校，句讀應爲："按尺寸，觀浮沈滑澀，而知病所生，以治無過，以診則不失矣。"

八、揭示旨意

古代醫書的正文，有些看起來淺顯易懂，却飽含深刻的義理，其精華所在難以讓人一目了然。因此前人常在注釋中揭示正文的內在含義，以便讀者領悟。

(一) 揭示句意

即揭示正文句子的意義所在。例如：

> 是以聖人陳陰陽，筋脉和同，骨髓堅固，氣血皆從。(《素問·生氣通天論》)　王冰注："從，順也。言循陰陽法，近養生道，則筋脉骨髓，各得其宜，故氣血皆能順時和氣也。"

王注首先用"某，某也"的格式解釋"從"的詞義，然後揭示"陳陰陽"的目的就是要循陰陽之法，而得養生之道，如此才能氣血皆順。陰陽之法中隱喻着養生之道，這就是王注給讀者揭示的重要含義。

> 陰中有陰，陽中有陽。(《素問·金匱真言論》)　王冰注："言其初起與其王也。"

王冰的八字注文，把正文的內涵揭示得極爲準確深刻，"陰中有陰"，講的是事物初起之微弱，"陽中有陽"，講的是事物發展至强盛而當令。聯繫本篇下文"平旦至日中，天之陽，陽中之陽也"，"合夜至鷄鳴，天之陰，陰中之陰也"，可以看出王冰對正文的深刻理解。

在上述例句中都使用了"言"這一術語來揭示句子的意義。"言"是揭示句意最常用的術語，我們在讀注時對"言"字後的內容應特別加以注意。

（二）揭示章旨

即揭示正文一段文字的意義所在。醫籍注釋常常通過揭示章旨，説明一段或一篇的主要思想，讓讀者把握要旨。如張志聰的《素問集注》，把第一卷《上古天真論》、《四氣調神大論》、《生氣通天論》以及《金匱真言論》四篇概括爲"以上四篇，論精神氣血"。這對掌握全篇思想內容很有必要。例如：

黃帝曰：用針之理，必知形氣之所在……用針之要，無忘養神。（《太素・知官能》）楊上善注："以上四十七章，内經之大總，黃帝受之於岐伯，故誦之以闡所聞也。"

這是對一段正文的揭示。

二十七難曰：脉有奇經八脉者，不拘於十二經，何謂也？然，有陽維，有陰維，有陽蹻，有陰蹻，有冲，有督，有任，有帶之脉，凡此八脉者，皆不拘於經，故曰奇經八脉也。經有十二，絡有十五，凡二十七，相隨上下，何獨不拘於經也？（《難經・二十七難》）　滑壽注："此篇兩節，舉八脉之名及所以為奇經之義。"

滑壽《難經本義》不僅有對章旨的揭示，還有對全書內容的歸納："今觀一難至二十一難皆言脉，二十二難至二十九難論經絡、流注、始終長短、度數奇經之行及病之吉凶也。其間有云：脉者，非謂尺寸之脉，乃經隧之脉也。三十難至四十三難言榮衛三焦藏府腸胃之詳。四十四五難言七冲門乃人身資生之用，八會爲熱病在内之氣穴也。四十六七難言老幼癡寐，以明氣血之盛衰，言人面耐寒以見陰陽之走會。四十八難至六十一難，言診候病能、藏府積聚泄利、傷寒雜病之別，而繼之望聞問切，醫之能事畢矣。六十二難至八十一難言藏府榮俞、用針補瀉之法，又全體之學所不可無者。"

由此我們可以看出，在揭示章旨時，古注非常靈活，小至對幾句話的分析，大至對篇章甚至全書的總論。不論長短，都是對正文的概括和總結，達到提示讀者注意的目的。

九、校勘正誤

古書在流傳過程中，由於傳抄、翻刻等原因而出現的訛誤，一般可歸納爲訛、衍、奪、倒、錯簡五類。校勘常用的方法一般歸納爲四種：對校，即用同一部書的不同版本進行對照校勘；本校，即以同書前後文字印證；他校，即用他書（如前人之書或後人引用此書的内容）校勘；理校，即在沒有版本依據的情況下，根據文理、醫理進行校勘。這四種方法可單獨使用，亦常綜合運用。現以所校文字訛誤爲經，校勘方法爲緯，概述古代醫書注釋所涉及的校勘内容。

（一）訛

訛又稱爲訛文，指誤字。例如：

太過則令人善忘，忽忽眩冒而顛疾。（《素問・玉機真藏論》）　王冰注："忘當爲怒，字之誤也。《靈樞經》曰：肝氣實則怒。肝厥陰脉，自足而上入毛中，又貫鬲布脅肋，循喉嚨之後上入頏顙，上出額，與督脉會於顛。故病如是。"林億等新校正："按《氣交變大論》云：木太過，甚則忽忽善怒，眩冒顛疾。則忘當作怒。"

王冰用他校法不僅校勘出"忘"爲"怒"的誤字，還從醫理的角度分析改爲"怒"的原由。

林億等用本校法，即同書他篇中的論述證明王冰校勘的正確性。在校勘誤字中最常使用的兩個術語，就是王注中的"當爲"與林億等新校正中的"當作"。

> 腎熱者，色黑而齒熇。（《太素·五藏痿》） 楊上善注："熇當爲槁，色黑，齒枯槁也。"

楊上善運用理校法，判定"熇"爲"槁"的誤字。

> 太陽之脉，色榮顴骨，熱病也，榮未交，曰今且得汗，待時而已。（《素問·刺熱論》）王冰注："榮一爲營，字之誤也。"

王冰運用對校法指出別本"營"爲"榮"的誤字。

（二）衍

衍又稱爲衍文，指誤增的字。例如：

> 寸口脉沈而弱，曰寒熱及疝瘕少腹痛。（《素問·平人氣象論》） 林億等新校正："按《甲乙經》無此十五字，況下文已有寸口脉沈而喘曰寒熱，脉急者曰疝瘕少腹痛，此文衍，當去。"

林億等運用他校法，根據《甲乙經》中無此十五字，而斷定其爲衍文，應當去掉。爲了更有說服力，同時運用理校法，依據文理說明，因爲下文已有這十五字所表達的内容，所以更應看作衍文。

> 不治，法三月若六月，若三日若六日。傳五藏而當死，是順傳所勝之次。（《素問·玉機真藏論》） 林億等新校正："詳上文是順傳所勝之次七字，乃是次前注，誤在此經文之下，不惟無義，兼校之全元起本《素問》及《甲乙經》并無此七字。直去之，慮未達者致疑，今存於注。"

林億等運用對校法與他校法，即參用全元起本《素問》及《甲乙經》二書，看出"是順傳所勝之次"七字係混入正文中的注文，本要徑直去掉，又恐不了解的人產生疑問，便保留未删。

（三）奪

奪又稱爲脱或脱文，指誤脱的字。例如：

> 陽之氣，以天地之疾風名之。（《素問·陰陽應象大論》） 王冰注："陽氣散發，疾風飛揚，故以應之。舊經無名之二字，尋前類例故加之。"

王注運用本校法，依據同篇前文"陽之汗，以天地之雨名之"的類例，指出經文原爲"陽之氣，以天地之疾風"，脱"名之"二字，因而補加。

> 帝曰：如何而反？岐伯曰：氣虛身熱，此謂反也。（《素問·刺志篇》） 王冰注："氣虛爲陽氣不足，陽氣不足當身寒，反身熱者，脉氣當盛，脉不盛而身熱，證不相符，故謂反也。"林億等新校正："按《甲乙經》云：氣盛身寒，氣虛身熱，此謂反也。當補此四字。"

林億根據王冰對氣虛身熱的注釋及與《甲乙經》一書的比較，認爲該句脱"氣盛身寒"四字，應據《甲乙經》補上，運用的是他校法。

（四）倒

倒又稱爲倒文，指句中誤倒的文字。例如：

冬傷於寒，春必温病。（《素問·生氣通天論》）

胡澍《素問校義》云：“‘春必温病’，於文不順，寫者倒誤也。當從《陰陽應象大論》作‘春必病温’。《金匱真言論》曰：‘故藏於精者，春不病温……’《熱論》曰：‘先夏至之日者爲病温。’《評熱病論》曰：‘有病温者，汗出輒復熱。’皆作‘病温’。”

胡氏運用本校法，即依據文例，指出原句的誤倒，而且書證豐富，很有説服力。

天地者，萬物之上下也；陰陽者，血氣之男女也；左右者，陰陽之道路也；水火者，陰陽之徵兆也；陰陽者，萬物之能始也。（《素問·陰陽應象大論》）

胡澍《素問校義》：“‘陰陽之徵兆也’，本作‘陰陽之兆徵也’。上三句下、女、路爲韵……下二句徵、始爲韵。”

胡澍運用理校法，即根據同篇的韵例，推定“徵兆”二字誤倒，并指出“後人狃於習見，蔽所希聞而臆改之，而不知其與韵不合也。凡古書之倒文協韵者，多經後人改易而失其讀”。

（五）錯簡

錯簡指古書中文字、句子甚至段落、篇文的錯亂。例如：

帝曰：人有身體髀股䯏皆腫，環齊而痛，是爲何病？岐伯曰：病名伏梁，此風根也。（《素問·腹中論》）　王冰注：“此二十六字錯簡在《奇病論》中，若不有此二十六字，則下文無據也。”

王注運用理校法，即依據文意，指出此二十六字由於錯簡而混入《奇病論》。

所謂揆者，方切求之也，言切求其脉理也。度者，得其病處，以四時度之也。（《素問·病能論》）　王冰注：“凡言所謂者，皆言未了義。今此所謂，尋前後經文，悉不與此篇義相接。似今數句少成文義者，終是別釋經文。世本既闕第七二篇，應彼闕經錯簡文也。古文斷裂，謬續於此。”

王注運用理校法，即用詞慣例，分析該處文義與全篇不相吻合，而是解釋別處的經文。

除上述内容外，古代醫書在校勘時，還有分析某一段落從何處移遷至此、某些句子爲何人在注釋中增入、某一篇章原在某本某卷等内容，讀者對此也不能予以忽視。《素問》全元起本原貌的輯復，主要就是依據林億等新校正在王冰注本每篇前與正文中的校語分析歸納出來的。

第二節　注釋的方法

注釋的方法就是用語言解釋語言的方法。注釋内容的豐富，決定了注釋方法的靈活多樣。按照注釋部分與被注釋部分的邏輯關係，注釋的方法分爲以下幾類。

一、對釋法

對釋法是用同義或近義詞語加以訓釋的方法。即訓釋詞與被訓釋詞屬於同義或近義關係。這在古代醫書中使用得最爲普遍，其常見格式爲"某，某也"。

（一）用單音詞訓釋

即訓釋詞爲單音詞。例如：

外不勞形於事，內無思想之患，以恬愉爲務，以自得爲功。（《素問·上古天真論》）
王冰注："恬，靜也。愉，悅也。"

居臍上爲逆，居臍下爲從，勿動亟奪。（《素問·腹中論》） 王冰注："從，順也。
亟，數也。奪，去也。"

這是用一個單音詞訓釋單音詞。

水冰地坼，無擾乎陽。（《素問·四氣調神大論》） 王冰注："擾，謂煩也、勞也。"

陽舒陰布，五化宣平，其氣端，其性隨。（《素問·五常政大論》） 王冰注："端，
直也，麗也。"

這是用兩個單音詞訓釋單音詞。

其應疾，中手渾渾然者病，中手徐徐然者病。（《素問·三部九候論》） 王冰注：
"渾渾，亂也。徐徐，緩也。"

厥陽所至爲飄怒大涼。（《素問·六元正紀大論》） 王冰注："飄怒，木也。"

這是用單音詞訓釋雙音詞。

（二）用雙音詞訓釋

即訓釋詞爲雙音詞。例如：

在竅爲鼻，在味爲辛，在志爲憂。（《素問·陰陽應象大論》） 王冰注："憂，深慮
也。"

故其民皆致理而赤色，其病攣痺，其治宜微針。（《素問·异法方宜論》） 王冰注：
"微，細小也。"

這是用雙音詞訓釋單音詞。

用雙音詞訓釋單音詞常見的方法，是在被訓釋詞前或後加上一個字，組成雙音詞來解釋
被訓釋詞。例如：

少陽之陽，名曰樞持。（《素問·皮部論》） 王冰注："樞謂樞要。"

形體不敝，精神不散。（《素問·上古天真論》） 王冰注："敝，疲敝也。"

上述方法的特點是訓釋詞中包含被訓釋的單音詞，又稱爲連文訓釋。前例是在被釋詞"樞"
後加上"要"。"樞"、"要"是近義詞，組成複合詞"樞要"來訓釋"樞"。後例則在被訓釋
詞前邊增字爲訓。

窘乎哉，消者瞿瞿，孰知其要！（《素問·靈蘭秘典論》） 王冰注："瞿瞿，勤勤
也。"

閔閔之當，孰者爲良？（《素問·靈蘭秘典論》） 王冰注："閔閔，深遠也。"

這是用雙音詞訓釋雙音詞。

二、定義法

定義法是給被訓釋詞下定義的注釋方法。用以界定被訓釋詞與同類其他詞語的差別，又

稱作"義界"或"界説"。例如：

> 淫氣遺溺，痹聚在腎，淫氣乏竭，痹聚在肝。（《素問·痹論》）　王冰注："淫氣，謂氣之妄行者。"

> 衛者，水穀之悍氣也，其氣慓疾滑利，不能入於脉也。（《素問·痹論》）　王冰注："悍氣，謂浮盛之氣也。"

從王冰以上兩個注釋可以看出，"淫氣"與"悍氣"，同屬於氣，其差别在於一是"妄行"之氣，一是"浮盛"之氣。王冰使用定義法，界定出它們的類屬爲"氣"，同時又指出它們之間的差異。

> 岐伯曰：經言無刺熇熇之熱，無刺渾渾之脉，無刺漉漉之汗。（《素問·瘧論》）　王冰注："熇熇，盛熱也。"

王注界定"熇熇"是熱的一種，它不同於一般的熱，而是盛熱。

三、描述法

描述法是對被訓釋詞所表示的事物加以描述的注釋方法。通過描述反映出事物的特點或情狀。例如：

> 太陽之脉，其終也，戴眼，反折，瘛瘲，其色白。（《素問·診要經終論》）　王冰注："戴眼，謂睛不轉而仰視也。"

王注描述戴眼的情狀有二：一是眼珠不轉，二是向上仰視。

> 視其主病之脉，堅而血及陷下者，皆可捫而得也。（《素問·舉痛論》）　王冰注："捫，摸也，以手循摸也。"

王注先用互訓法，以"摸"訓"捫"，接着描述"捫"的特點是以手循摸。

> 陰氣暴舉，大寒乃至，川澤嚴凝，寒雰結為霜雪。（《素問·六元正紀大論》）　王冰注："雰，音紛。寒雰，白氣也，其狀如霧而不流行，墜地如霜雪，得日晞也。"

王冰首先給"雰"字釋音，進而描述"寒雰"是白氣，它的特點是在空中"如霧而不流行"，在地上"如霜雪"，遇陽光而消失。

四、否定法

否定法是用被訓釋詞的反義詞加否定語進行訓釋的方法。由於有些詞用對釋法很難找到同義或近義詞，用描述法又苦於難以描述準確，而使用意義相反的詞再加上否定語進行注釋，就顯得簡潔明了。例如：

> 帝曰：其弃衣而走者，何也？（《素問·陽明脉解》）　王冰注："弃，不用也。"

> 腠理開則洒然寒，閉則熱而悶。（《素問·風論》）　王冰注："悶，不爽貌。"

> 其氣斂，其用聚，其動緛戾拘緩。（《素問·五常政大論》）　王冰注："聚，不布散也。"

五、引證法

引證法是引用他書的文字對被訓釋內容加以證實的注釋方法。借此説明被訓釋內容具有正確性和普遍性。例如：

胃者土也，故聞木音而驚者，土惡木也。(《素問·陽明脉解》) 王冰注："《陰陽
書》曰：'木克土。'故土惡木也。"

王冰引用《陰陽書》"木克土"，來證明正文"土惡木"的正確性。

故春善病鼽衄。(《素問·金匱真言論》) 王冰注："以氣在頭也。《禮記·月令》曰：
'季秋行夏令，則民多鼽嚏。'"

王冰引用《禮記·月令》，用以證實"鼽衄"常發於時令不正的季節。

刺之不愈，復刺。(《素問·診要經終論》) 王冰注："要以氣至為效也。《針經》
曰：'刺之氣不至，無問其數；刺之氣至，去之勿復針。'此之謂也。"

王注揭示正文意為"氣至"是針刺取得效果的關鍵，接着引用《針經》説明釋義的正確。

六、比較法

比較法是對意義相近的被訓釋詞，運用結構相似、用詞相近的訓釋詞并列解釋的方法。
通過兩者之間的比較，表明其大同小异或同中有异。例如：

故冬不按蹻，春不鼽衄。(《素問·金匱真言論》) 王冰注："鼽謂鼻中水出，衄謂
鼻中血出。"

"鼽"與"衄"的共同點是鼻中出物，但异在"鼽"是出水，"衄"是出血。王注通過比較，
説明二者的共同點及同中之异。

經有十二，絡有十五。(《難經·二十六難》) 滑壽注："直行者謂之經，傍出者謂
之絡，經猶江河之正流，絡謂潛沱之支流。"

"經"與"絡"經常連用，同為循行氣血的通道，但又同中有异。滑壽通過二者的比較，説
明一為直行，猶江河正流，一為旁出，如潛沱支流。

足太陽脉厥逆，僵仆歐血善衄，治主病者。(《太素·經脉厥》) 楊上善注："後倒
曰僵，前倒曰仆。"

"僵"與"仆"都是倒下的意思，通過比較可以看出它們的差別所在："僵"是向後倒，"仆"
是向前倒。

以上所述是在解釋兩個被訓釋詞中運用比較法，有時對一個被訓釋詞的解釋也可采用此
法，即把與該詞相關聯的詞一并訓釋，從而使被訓釋詞意義更為明顯。例如：

陰氣者，靜則神藏，躁則消亡。(《太素·陰陽雜説》) 楊上善注："五藏之氣，為
陰氣也；六府之氣，為陽氣也。"

該注本來只須解釋"陰氣"是"五臟之氣"，但為了使"陰氣"的意義更易理解，便以"陽
氣"為"六府之氣"來加以比較。

諸氣在泉，風淫於內，治以辛涼，佐以苦，以甘緩之。(《素問·至真要大論》) 王
冰注："《藏氣法時論》曰：肝苦急，急食甘以緩之。肝欲散，急食辛以散之。此之謂
也。食音飼。己曰食，他曰飼。"

王冰由《藏氣法時論》正文的"急食甘"、"急食辛"而連及"食"又音"飼"，同時通過比
較，辨別了讀"食"與讀"飼"時詞義發生的變化，即自己吃時讀"食"，使他人吃時讀
"飼"。這也是比較法的靈活運用。

第三節　注釋實例分析

　　古書注釋的體例大同小異。舊注通常的體式爲正文、傳注、箋疏、釋文等合刊的方式。以下注釋實例不僅介紹古注的體例、注釋的方法以及術語運用等諸方面内容，并反映古人分析問題的方法。例如：

> 六氣曰陰陽風雨晦明也分爲四時序爲五節〔六氣之化分而序之則〕〔疏〕注六氣至之節○正義曰氣有溫暑涼寒分爲四時春夏秋冬也序此四時以爲五行每行得七十二日有餘土無定方分主四季故每季之末之十八日爲土正主日也　過則爲菌陰淫寒疾〔寒過則爲冷○菌音災下同〕陽淫熱疾〔熱過則喘渴反　喘昌充反〕風淫末疾〔末四支也風爲緩急○思慮煩多〕雨淫腹疾〔泄瀉之氣爲泄列反如字〕〔疏〕云浮生六疾總謂氣味聲色陰陽風雨晦明此六者陰陽風雨晦明有過者也陰陽謂寒暑也過則晦淫惑疾〔晦夜也爲宴寢〕明淫心疾〔明晝也思慮煩多心○思慮利心〕〔疏〕過節則心惑亂　明晝也思慮多心〔疏〕明晝也即晦過則腹滿泄也故歷言六氣過則爲病也此病有多時有少時晦明則天有常度無多少時今言淫者謂人受用此氣有過度者也陰淫則冷陽過則熱當防護受之不當用則心散亂也其晦明則爲病人亦能自防護則得無此病也風雨近女過度則心腹疾此四者雖各以其氣與人爲病人若非能有節晦明當用之有限者也以營務營務當用過也〔疏〕則爲菌也○注末四至緩急也○正義曰人之身體故爲元首四支謂以末疾爲風眩也故　以則爲菌也○注謂手四支也風氣入身則四支有緩急買逵以末疾爲風眩也

　　這是《左傳·昭公元年》中的一段文字及注疏。大字是《左傳》原文，緊接原文的小字是晉代杜預的注釋。○爲間隔號。間隔號後的小字是唐代陸德明在《經典釋文》一書中爲一些生僻字作的釋音。注音采用兩種方法，一是用同音字，如：菌音災。一是用反切法，如：喘，昌充切。[疏]字後是唐代孔穎達爲《左傳》原文與杜預注所作的解釋。○前是孔穎達作義疏時所寫的提示語，表示他下面解釋的内容，如第一個疏後的小字"注六氣至之節"表示解釋的是杜預注，第二個疏後至○前的小字"過則至心疾"表示解釋的是正文"過則爲菌"至"明淫心疾"。在兩個○之間的内容"注末四至緩急"表示對"末，四支也。風爲緩急"的杜預注進行解釋。一般來說，義疏的内容如果既有正文又有注文的話，總是把有關正文的注釋放在前邊，把有關注文的注釋放在後邊。在這兩類内容前都有"正義曰"三個字，是指孔穎達所作的《左傳正義》。通過上面這段注釋，可以看出漢唐人作注，重在釋詞和讀音，釋詞常用方法是釋字和串講。杜預釋字如"末，四支也"，"晦，夜也"，"明，晝也"等，串講如"寒過則爲冷"，用以解釋"陰淫寒疾"，同時在串講中解釋"淫"意爲"過"，"寒"意爲"冷"。孔穎達的義疏則不僅有釋詞，如"過即淫也"，"頭爲元首，四支爲末，故以末爲四支。謂手足也"，更多的是對原文義理的分析與疏通。

　　醫書的注釋相對比較簡單，除正文與注文外，有的沒有按語，即使有按語，也側重於正文，而對注文不加疏通，因而簡潔明了，易於把握。例如：

第一段（《太素·順養》）

黄帝曰治之奈何岐伯曰春夏先治

其標後治其本秋冬先治其本後治其標（本謂根與本也標末也方昭反謂枝與葉也春夏之時萬物之氣上升在標秋冬之時萬物之氣下流在本候病所在以行療法故春夏取標秋冬取本也）

曰便其相逆者奈何（黃帝　謂適於口則害於身違其心而利於　岐）

曰便其此者食飲衣服亦欲適寒溫無（黃帝　體者奈何平按甲乙經相逆作先逆也）

凄凄暑無出汗食飲者熱毋灼灼寒毋滄（寒溫中適　凄凄寒也音倉寒無凄等謂調衣服也熱毋灼等謂調飲食也平按凄靈樞甲乙經均作凄愴食）

滄（飲食　滄滄寒也皆逆其所便也平按將持其真氣內守外邪不入）

故氣將持乃不致邪僻（病無由生平按將持甲乙經作搏持邪僻　五藏之中和適則將持其真氣內守外邪不入）

（下靈樞有也字）

這是《太素·順養》中的一段正文與楊上善的注文、清季蕭延平的按語。該段文字的注釋集釋詞、釋音及醫理的串講於一體，很能代表醫籍注釋的特色。訓釋詞義中，楊上善使用常見的"某，某也"格式，如"標，末也"、"滄滄，寒也"。在釋音方面使用了反切法，"標，方昭反"及同音字注音法"滄滄，音倉"。其中術語"謂"用於以具體解釋抽象，如"本，謂根與本也。標，謂枝與葉也。""寒無凄等，謂調衣服也，熱毋灼等，謂調飲食也。""便其相逆者奈何"句下注文中的"謂"字是串講句意。注文"從春夏之時"至"秋冬取本也"是闡述醫理。原文"乃不致邪僻"下的注文與此相同。蕭延平的三則按語都屬於校勘。

第二段（《素問·上古天真論》）

上古之人其知道者法於陰陽和於

術數（上古謂玄古也知道謂知修養之道也夫陰陽者天地之常道術數者保生之大倫故修養者必謹先之也老子曰萬物負陰而抱陽沖氣以為和四氣調神大）

常不妄作勞（論曰陰陽四時者萬物之終始死生之本逆之則災害生從之則苛疾不起是謂得道此之謂也）

食飲有節起居有（夫食飲者充虛之滋味起居者動止之綱紀故修養者謹而行之矣新校正云詳上文云法於陰陽和於術數食飲有節起居有常不妄作勞如驚神氣乃）

常不妄作勞（辨食飲者充虛之滋味起居者動止之綱紀故修養者謹而行之矣新校正云詳浮是惡妄動也廣成子曰必靜必清無勞汝形無搖汝精乃可以長生故聖人先之也新校正云詳飲食有常節起居有常度不妄作勞形不妄不作太素同楊上善云以理而動）

故能形與神俱而盡終其天（神氣皆去形骸獨居而終盡矣以奉天真故壽洪範曰壽曰人百歲也歲謂得至百二十歲也尚書洪範曰一曰壽一百二十歲也）

年度百歲乃去（天年去謂去離於形骸而死也神與形俱同臻壽分謹於修養以奉天真故得終其天年）

今時之人不（過於色也　溺於色而不知其已言恣欲竭其精以散其真躭嗜色欲不能節用日倍生躭慾竭情）

然也（動之死也　離於道也　以酒為漿　用不止則真散是以聖人愛精重施髓滿骨堅老子曰弱其志強其骨）

入房以欲竭其精以耗散其真（樂色日醉以酒為漿　河上公曰有欲者亡身曲禮曰欲不可縱新校正云按甲乙經耗作好）

持滿不時御神（言輕用而縱欲也老子曰持而盈之不如其已言持盈滿則傾敗矣天真真詰曰常日不慎而動則傾敗　務快其心逆於生樂　不）

務快其心逆於生樂（快欲之用　慎事自致百痾豈可怨咎於神明乎此之謂也新校正云按別本時作解　起居無節故半知）

起居無節故半（則逆養生之樂矣老子曰甚愛必大費此之類歟夫甚愛養而不能數議道而以為未然者伐生之大患也）

百而衰也（亦耗散而致是也天道者不可斯須離於道則壽之不道不道早亡此之謂離道也天年矣老子曰物壯則老謂之不道不道早已此之謂離道也）

這是《素問·上古天真論》中的一段正文與王冰的注文、林億等的新校正。王冰這部分注釋的特點是引用諸多書證說明正文與自己注文的正確性。所引書證有的已佚，是輯佚的寶貴資料。王冰注釋使用術語"謂"，用法不是一般常用格式，值得我們注意。如："上古，謂玄古也”的“謂”用來解釋詞義，這是《素問》王冰注特有的習慣用法；“知道，謂知修養之道也”的“謂”，係常用格式，即以具體內容解釋抽象或比較寬泛內容時的術語。正文“不知持滿，不時御神”下注文所用的“言”，是用以揭示句子含義的術語。“輕用而縱欲也”是對正文要旨的恰當概括。注文接着引用《老子》及《真誥》之語，使注釋更具有說服力與可信性。二者相得益彰，渾然一體，可看出王冰注釋醫籍的深厚功底。林億等的新校正也不容忽視。第一條說明全元起注本與王冰注本在該句上的不同，運用的是對校法，接着以“太素同”來佐證，運用的是他校法。引楊上善注，是爲了說明全元起本的正確性。第二條是對正文“以耗散其真”的校勘，“按《甲乙經》耗作好”。林億雖未對該條校勘作其他說解，但結合該句上文“以欲竭其精”來看，作“以好散其真”更佳，這樣“欲”與“好”（hào，嗜好之義）、“竭”與“散”、“精”與“真”相對爲文，對仗更爲工整，校勘之義不言自明。第三條是對原文“不時御神”的“時”校勘。“按別本時作解”，即他本作“不解御神”，二者皆可講解通順。

通過以上注釋實例的分析，我們可以看到古代醫書注釋內容豐富，涉及面廣，注釋方法靈活多樣，隨文而用，注釋術語既遵循常法，又有個人的風格習慣。讀注時務要認真分析體會，學習古人分析問題的方法，學會判斷古注的是非得失，從而增強閱讀能力。

閱讀實踐（44）

（一）本章內容要點

1. 簡答

① 古代醫書注釋包含哪些內容？各舉例說明。

② 古書常用的注釋方法有哪些？各舉例說明。

2. 填空

①常用的校勘方法有＿＿＿＿、＿＿＿＿、＿＿＿＿和＿＿＿＿四種。

②注釋中“言”是用來表示＿＿＿＿＿＿＿＿＿＿的術語，“當作”、“當爲”是用來表示＿＿＿＿＿＿＿的術語，“曰”、“爲”、“謂之”是用來表示＿＿＿＿＿＿＿＿＿＿的術語。

（二）課外閱讀

辛未武選王會泉公亞夫人患危異之疾半月不飲食目閉不開久矣六脈似有如無此疾非針不甦同寅諸公推予即針之但人神所忌如之何若待吉日良時則淪於鬼籙矣不得已即針內關二穴目即開而即能食米飲徐以乳汁調理而愈同寅諸君問此何疾也予曰天地之氣常則安變則病況人禀天地之氣五運迭侵於外七情交戰於中是以聖人嗇氣如持至寶庸人妄爲而傷太和此軒岐所以論諸痛皆生於氣百病皆生於氣遂有九氣不同之論也而子和公亦嘗論之詳矣然氣本一也因所觸而爲九怒喜悲恐寒熱驚思勞也蓋怒氣逆甚則嘔血及飧泄故氣逆上矣怒則陽氣逆上而肝木乘

脾故甚則嘔血及飱泄也喜則氣和志達榮衛通利故氣緩矣悲則心係急肺布葉舉而上焦不通榮衛不散熱氣在中故氣消矣恐則精神上則上焦閉閉則氣逆逆則下焦脹故氣不行矣寒則腠理閉氣不行故氣收矣熱則腠理開榮衛通汗大泄故氣泄矣驚則心無所倚神無所歸慮無所定故氣亂矣勞則喘息汗出內外皆越故氣耗矣思則心有所存神有所歸正氣留而不行故氣結矣（明·楊濟時《針灸大成·醫案》）

①"聖人嗇氣，如持至寶"的原因是什麼？

②"怒"造成的危害有哪些？

第五章

句　讀

　　中國古書大多没有斷句，讀書者需邊讀邊斷。重視句讀的訓練，推求正確的句讀，歷來是治學的重要門徑。《禮記·學記》中就有"古之教者……一年視離經辨志"的記載，鄭玄注："離經，斷句絶也。"孔穎達疏："離經，謂離析經理，使章句斷絶也。"醫學古籍浩如烟海，已加斷句或標點的古醫書所占比例甚微。由於斷句標點的不易，經過整理的古醫書中也常見斷句標點上的失誤。而醫學古籍，性命攸關，句讀的正確與否影響尤大，因此中醫工作者必須學習句讀知識，具備一定的句讀古醫書的能力。

　　句讀是指閱讀古書時語句需停頓處的專用術語。"句讀"連文，始見於東漢，如高誘《淮南子·叙》云："自誘之少，從故侍中同縣盧君，受其句讀，誦舉大義。"由於音近義通的原因，古代學者亦有將"句讀"寫成"句投"、"句逗"、"句度"等。自唐代始，句與讀漸有分别。唐·釋湛然《法華文句記》卷一載："凡經文語絶處謂之句，語未絶而點分之，以便誦咏，謂之讀。"以"語絶"與"語未絶"來區分句與讀，則句相當於句號，讀相當於逗號。

　　句讀有音讀和義讀之别。黄侃先生《文心雕龍札記·論句讀有關於音節與關於文法之异》："以文義言，雖累百名而爲一句，既不治之以口，斯無嫌於冗長，句中不更分讀可也。以聲氣言，字多則不便諷誦，隨其節奏以爲稽止，雖非句而成句可也。"認爲義讀爲求語義完備，不嫌語句冗長，音讀爲求節奏協調，不論語義完整與否。一般宜以音讀爲主，兼顧義讀，當兩者不一時，通常宜取音讀。如王叔和《脉經·序》："其王阮傅戴，吴葛吕張，所傳异同，咸悉載録。"從文義上説，是一個簡單的叙述句，但根據該文文體特點，則宜作上述音讀。有時在一段文字中也會有音讀和義讀之分。如《素問·至真要大論》："諸轉反戾，水液渾濁，皆屬於熱；諸病水液，澄澈清冷，皆屬於寒。"除"諸病水液，澄澈清冷"八字依音讀分爲兩讀外，其他句讀均屬義讀。

　　從文獻資料來看，古人曾采用過一些書寫格式表示句讀。如甲骨文中就有以一行爲一句，或以一行爲一讀的卜辭。宋版《史記》"索隱"中的述贊類文字，在寫完一句話後，空出一兩字再接寫下一句。專門用作句讀符號的標記起於何時，尚無定論，見於《説文解字》的有兩個。其一是"、"（zhǔ 主）。《説文解字·、部》："、，有所絶止，、而識之也。"楊樹達在《古書句讀釋例·叙論》中分析説："、，今音之庾切，古音則讀如豆。古人用、以爲絶句之記號，後人因假籀書之讀爲句讀之讀。然則、爲本字，讀乃假字，以音近通假耳。"其二是"丨"（jué 絶）。《説文解字·丨部》："丨，鈎識也。"段玉裁注："鈎識者，用鈎表識其處也。"又説："此非甲乙字，乃正丨字也。今人讀書有所鈎勒即此。"宋代印刷業興盛，整理古籍者好用各種符號和五色筆對古書進行圈點批抹。爲解決魏晋以來使用符號標記無所統一、駁雜不純的問題，宋代確立了較爲明確的整理古書的條例，其中對句讀符號的運用提出了規範化的要求。在《南宋館閣録》卷三中記有這樣的規定："諸點語斷處，以側（注：

點在字旁）爲正。其有人名、地名、物名合細分者，即於中間細點。"南宋毛晃在《增韵》中亦指出："今秘書省校書式，凡句絶則點於字之旁，讀分則微點於字之中間。"

中醫古籍有句讀符號的時代較晚。從現存古醫書抄本來看，在敦煌古醫書卷子中，偶見有表示句讀的單點符號。從印刷醫書看，至明初，才有少數刻本醫書開始使用句讀符號。所用符號常見有逗點號 "、"、圈號 "○" 和圓點號 "·" 三種。它們的使用方法可概分爲 "單用" 和 "兼用" 兩類。所謂 "單用"，即通書只使用上述符號中的某一種，既用來表 "句"，又用來表 "讀"。至於兼用的情況，又可分爲兩種，其一是通書兼用圈號和逗點號，一般以圈號表 "句"，逗點號表 "讀"，亦有圈號和逗點號混用的情況。其二是通書兼用圈號和圓點號，一般是在大字正文中用圈號，在引文或小字注文中用圓點號。現在一般所要求的給古書斷句，大多單用圈號，標示位置在當斷之字的右下方。

自 1951 年中央人民政府出版總署公布《標點符號用法》後，中醫古籍通過整理，逐漸出現了有現代標點符號的版本。用現代標點符號標點中醫古籍，較之傳統句讀符號要求更高，不僅要求正確斷句，而且要求通過正確運用標點符號，準確地反映出原著的層次結構、語氣感情和深邃含意。

第一節　句讀的方法

句讀是一項綜合性的工作。要正確無誤地給古代醫書斷句或標點，應當具備古漢語基礎、醫藥學和古代文化等方面的知識。但并非說唯有博學，方能進行句讀。我們可以在朝着這個方向努力的同時，利用和掌握一些正確的方法，以增强斷句與標點的能力。句讀古代醫書，必須既符文理，又合醫理。這裏僅就句讀的一般要求，介紹一些有助於正確句讀的基本方法。

一、理解文意

出現句讀錯誤的原因固然複雜，但是大都與沒有認真鑽研原文、體會文句的意思有關。因而辨明詞義，弄清文意，是句讀古醫書的首要和根本的問題。例如：

右五味㕮咀三味以水七升微火煮取三升去滓適寒温服一升（《傷寒論·桂枝湯方》）

"温服一升" 連讀，常見於《傷寒論》，如 "小建中湯方"、"抵當湯方"、"半夏瀉心湯方" 等皆如此，故此句一般易斷爲：

右五味。㕮咀三味。以水七升。微火煮取三升。去滓。適寒。温服一升。

但三復文義，既說 "適寒"，怎能又講 "温服"？若將 "温" 字屬上爲句，讀爲 "適寒温"，則可理解爲在不冷不熱之時，那就文從字順了。從中可知，句讀後如果發現文句有難通之處，往往反映句讀有誤，必須認真加以檢查。

李子方年四十餘性素暴忽因怒卒暈倒脉浮中無沉按數六至此陽虚陷入陰中之證（胡慎柔《慎柔五書·醫案·風例》）

對此段文字，若不明醫理，僅着眼於詞語連貫關係，一般易標爲：

　　　李子方，年四十餘。性素暴，忽因怒卒暈倒。脉浮中無沉，按數六至。此陽虛陷入
　　陰中之證。

按此斷句來理解，只可將"浮"、"沉"看作脉象名。但揆之醫理，浮脉與沉脉相反，"脉浮
中無沉"若能成讀，則"中無沉"三字顯屬贅語。其實文中的"浮"、"中"、"沉"是指三種
持脉法，故應糾正爲"脉浮中無，沉按數六至"，意爲脉浮取、中取均不應手，重取則脉來
六至。從中可知，句讀後如果發現有違背醫理之處，也必須認真加以查改。

　　　餌黃精能老不飢其法可取瓮子去底釜上安置令得所盛黃精令滿密蓋蒸之（《食療本
　　草·黃精》）

文中"令得"與"令滿"似乎兩相對應，且"所盛黃精"看上去是一個完整的所字結構，故
一般易標爲：

　　　餌黃精，能老不飢。其法：可取瓮子去底，釜上安置令得，所盛黃精令滿。密蓋，
　　蒸之。

若細加審查，"得所"爲中古方書慣用語，如《千金要方》中"生楸葉十重帖之，以帛包，
令緩急得所"、"微火熬，令稀稠得所"等。"得所"亦即"得宜"。例句中"釜上安置令得
所"當連爲一讀。從中可知，句讀不可誤拆慣用語。

二、辨別虛詞

　　　語氣助詞"之"、"乎"、"者"、"也"、"矣"、"焉"、"哉"、"耶"、"歟"、"耳"等，具有
表示語氣停頓或語意終了的作用，一般置於句末，劉勰《文心雕龍·章句》稱其爲"送末之
常科"，劉知己《史通·浮辭》稱其爲"斷句之助"。發語詞"夫"、"惟"、"蓋"、"粵"、"且"
等，具有發端的作用，通常冠在句首。用在複句中的連詞"誠"、"若"、"而"、"以"、"故"
等，往往出現在分句之首。這些虛詞可爲分清句子的疆界起到輔助作用。例如：

　　　岐伯曰：何物大於針者乎？夫大於針者。唯五兵者焉。五兵者，死備也，非生之備
　　也。且夫人者，天地之鎮塞也，其可不參乎？夫治人者，亦唯針焉。夫針與五兵，其孰
　　小乎？（《太素·疽癰逆順刺》）

此段文字中，除"岐伯曰"外，其餘或含煞讀的語氣助詞，或含煞句的語氣助詞，或含發語
詞，或兼有發語詞和煞讀的語氣助詞，它們將讀與讀、句與句之間的疆界劃分得非常清晰。

　　　客有見余此方曰："嘻，博哉！學乃至於此邪！"余答之曰："吾所好者，壽也，豈
　　進於學哉！至於遁天倍情，懸解先覺，吾常聞之矣。投藥治疾，庶幾有瘳乎！"（《外臺
　　秘要·序》）

此段文字中，共有標點十三處。其中能利用語氣助詞和嘆詞來正確標點的，就有八處。以這
八處的正確標點爲基礎，再琢磨文中其餘部分的標點，就不會感到困難。

　　　這裏所說用於句首或句尾的虛詞，是指通常的現象，而不是絕對的，應顧及例外的情
況。否則一見"之"、"乎"等就在它們的後面句讀，一見"夫"、"惟"等就在它們的前面句
讀，有時便可能造成錯誤。如"之"作結構助詞、"乎"作介詞使用時，就不可在它們的後
面句讀，"夫"作語尾詞、"惟"作動詞使用時，前者就不可、後者就不一定能在它們的前面
句讀。

三、分析句式

古人撰文，講求"言以文遠"，注重修辭，因修辭而形成的一些特定句式，如對偶、排比等，可資今人句讀古醫書時利用。對偶是用一對字數相等、結構相同或相似的語句來表達相關的内容。排比是用一系列（至少三句）結構近似、語氣相同的語句來表達相關的内容。由於對偶具有句式對稱、排比具有句式整齊的特點，因而可以作爲句讀的依據。例如：

> 陽氣根於陰陰氣根於陽無陰則陽無以生無陽則陰無以化全陰則陽氣不極全陽則陰氣
> 不窮春食凉夏食寒以養於陽秋食温冬食熱以養於陰滋苗者必固其根伐下者必枯其上
> （《素問·四氣調神大論》"所以聖人春夏養陽秋冬養陰以從其根"王冰注）

這段文字共含五組對偶。第一組對偶由兩個陳述式單句組成。第二組和第三組對偶都是由兩個緊縮式條件複句組成。第四組由兩個目的複句組成。第五組由兩個假設複句組成。凡單句對偶和緊縮式複句的對偶，前句後用逗號，後句後用句號。其他非單句與緊縮式複句的對偶，前一分句後用分號，後一分句後用句號。經過如此分析，就可以將這段文字標點爲：

> 陽氣根於陰，陰氣根於陽。無陰則陽無以生，無陽則陰無以化。全陰則陽氣不極，
> 全陽則陰氣不窮。春食凉，夏食寒，以養於陽；秋食温，冬食熱，以養於陰。滋苗者，
> 必固其根；伐下者，必枯其上。

又如：

> 形樂志苦病生於脉治之以灸刺形樂志樂病生於肉治之以針石形苦志樂病生於筋治之
> 以熨引形苦志苦病生於咽嗌治之以百藥形數驚恐經絡不通病生於不仁治之以按摩醪藥是
> 謂五形志也（《素問·血氣形志篇》）

這段文字内含五個排比，由五個複句構成。前四個複句中都含有"形某志某"、"病生於某"、"治之以某某"的結構，唯第五個複句所含結構稍有變化，但大體與前四個複句相似。因此，只要能正確地讀出第一個複句，其他句讀就容易了。按照複句排比的標點要求，可以將這段文字標點爲：

> 形樂志苦，病生於脉，治之以灸刺；形樂志樂，病生於肉，治之以針石；形苦志
> 樂，病生於筋，治之以熨引；形苦志苦，病生於咽嗌，治之以百藥；形數驚恐，經絡不
> 通，病生於不仁，治之以按摩醪藥。是謂五形志也。

此外，四字句式具有"密而不促"（《文心雕龍·章句》）的特點，用語言簡意賅，誦讀朗朗上口，因而古人構文常喜運用。不僅駢文如此，散文中也常見。古代醫家在症狀描述、脉象記錄、病因説明、病機分析、本草狀形、服法禁忌時經常使用，甚或成段落地使用。明白和利用這一點，對句讀古醫書也會有一定的幫助。例如：

> 如疑難證，著意對問，不得其情，他事間言，反呈真面。若不細問，而急遽妄投，
> 寧不傷人乎？《病形篇》謂問其病，知其處，命曰工。今之稱爲工者，問非所問，諛佞
> 其間，病者欣然樂從。及病增更醫，亦復如是，乃至彷徨醫藥。偶遇明者，仍復不投。
> 此宜委曲開導，如對君父，未可飄然自外也。更可怪者，無知戚友探問，忘其愚陋，強
> 逞明能，言虛道實，指火稱痰，抑孰知其無責而易言耶！坐令依傍迎合，釀成末流，無
> 所底止，良足悼矣。吾徒其明以律己，誠以動人，共砥狂瀾乎！（喻昌《醫門法律·明問

病之法》）

這則文字共有標點三十七處，而四字句就有二十一個，還有四個句子（見文中加橫綫處）也是在四字句的主干上添加了虛詞。若能將這些句子先行檢出，句讀也就容易明晰。

文言文中有一些固定結構，各自具有相應的表意功能和固定的句型格式。如表示被動，有"爲……所……"、"見……於……"的句型；表示賓語前置，有"唯（惟）……是……"、"唯（惟）……之……"的句式；表示兩相選擇，有"與其……，孰若……"的形式；用條件限定方式表示否定，有"非……不……"的格式。疑問句的固定結構最多，如"不亦……乎"、"何（奚）以……爲"、"得無（毋）……乎"、"無乃……乎"、"庸（豈、其）可……哉"等。雖然固定結構中置入的語言成分因文而异，但掌握住句型格式的特點，對句子起止之處的判斷就能了然於胸。

四、剖明層次

句讀，傳統歸類於章句之學。章句之要，在於講究文章中語言單位間的層次關係。劉勰《文心雕龍·章句》指出："夫設情有宅，置言有位。""局言者，聯字以分疆；明情者，總義以包體。"因此，句讀古醫書時，理應深思古人的章法，明晰文章内在的層次關係。例如：

　　①　　　　　　　　　承接　　　　　　　　　　　　　　　　　　　　　　因果
（夫陽主生，陰主殺。）【（凡陽氣不充，‖則生意不廣，│而況於無陽乎？）（故陽惟
　　　　　　　解説　　　　　　　　　　　　　并列
畏其衰，陰惟畏其盛。）（非陰能自盛也，陽衰則陰盛矣。）】【（凡萬物之生由乎陽，│萬
　　　　　　　解説　　　　　　　　　　　　　②承接
物之死亦由乎陽。）（非陽能死物也。│陽來則生，‖陽去則死矣。）】（試以太陽證之，│
　　　　　解説　　　　　　　　　承接
可得其象。）【（夫日行南陸，│在時爲冬。）（斯時也，非無日也，‖第稍遠耳，便見嚴寒
　　　　　　　　　　　　　申説
難禦之若此，‖萬物凋零之若此。）（然則，天地之和者，惟此日也；│萬物之生者，亦惟
　　　假設　　　　　　　　　　　　　　　　　　　承接
此日也。）】【（設無此日，│則天地雖大，‖一寒質耳。）（豈非六合盡冰壺，乾坤皆地獄
　　③申説　　　　　　　　　　　　承接
乎？）】【（人是小乾坤，│得陽則生，‖失陽則死。）（陽衰即亡陽之漸也，‖恃强即致衰

之兆也，│可不畏哉！）】

這是張介賓《類經附翼·大寶論》中的一則文字。此則文字的中心論點，是强調不可依仗身體强壯而忽視攝養陽氣。作者采用歸納論證法。其文可分爲三個層次（見例文中的數字標記）。第一個層次相繼提出"陽衰則陰盛"和"陽來則生，陽去則死"的分論點，以此作爲中心論點的立論依據。第二個層次運用例證法，舉冬季因陽光消減，而導致嚴寒難禦、萬物凋零爲例，對第一個層次所提論點進行論證。第三個層次采用比喻論證法，以"人是小乾坤"設喻，與第二個層次的論證結果進行類比對照，從而説明"得陽則生，失陽則死"的道

理。歸納論證結果，提出中心論點。作者思維縝密，論證嚴謹。文章結構層次分明，句群間、複句內的邏輯關係嚴密無隙。爲述說簡便，例文對每一組句群加上【　】，對句群內各複句間的邏輯關係標上簡明術語。此外，對每一個複句加上（　），凡多重複句還作了結構層次分析。如"凡陽氣不充，‖則生意不廣，｜而况於無陽乎？"是一個二重複合句。其中"凡陽氣不充，則生意不廣"與"而况於無陽乎"是遞進關係，二者構成第一個層次，以"｜"爲標志；"凡陽氣不充"與"則生意不廣"是因果關係，二者構成第二個層次，以"‖"爲標志。其餘類推。把握住此文的層次和句群間、複句內的邏輯關係，再綜合運用以上所介紹的句讀方法，便可對這段文字的標點作出正確判斷。

五、依據韵脚

在早期的散文體古醫書中，間有使用韵語的情况。如《内經》是散文體，但在有的篇章段落中，間或有韵語。對有韵之處可以根據韵脚字來斷句。例如：

秋三月，此謂容平，天氣以急，地氣以明，早卧早起，與鷄俱興，使志安寧，以緩秋刑，收斂神氣，使秋氣平，無外其志，使肺氣清，此秋氣之應，養收之道也。逆之則傷肺，冬爲飱泄，奉藏者少。（《素問·四氣調神大論》）

文中畫綫的十二句即是有韵之文。韵例和韵部與《詩經》大體相合。"平"、"刑"、"清"，古韵屬耕部。"明"，古韵屬陽部，"興"，古韵屬蒸部，陽部、蒸部與耕部屬旁轉。"平"、"明"、"興"、"刑"、"平"、"清"，隔句相押。

後世醫書有不少是詩、詞、曲、賦、歌訣。對這些韵文，可以根據其韵例韵脚字來斷句，例如：

陽證初起焮赤痛根束盤清腫如弓七日或疼時或止二七瘡内漸生膿痛隨膿減精神爽腐脱生新氣血充嫩肉如珠顏色美更兼鮮潤若榴紅自然七惡全無犯應當五善喜俱逢須知此屬純陽證醫藥調和自有功（吳謙等《醫宗金鑒·外科心法要訣·癰疽陽證歌》）

這首歌訣采用隔句押韵、且首句入韵的韵例，用韵合《中原音韵》，韵脚字"痛、弓、膿、充、紅、逢、功"屬東鍾部。我們可以依詩歌的體式將它整齊地排列如下：

陽證初起焮赤痛	根束盤清腫如弓
七日或疼時或止	二七瘡内漸生膿
痛隨膿減精神爽	腐脱生新氣血充
嫩肉如珠顏色美	更兼鮮潤若榴紅
自然七惡全無犯	應當五善喜俱逢
須知此屬純陽證	醫藥調和自有功

在歌訣體醫文中，有一種情况需特別注意，即作者有時會在歌訣内附上注語，意在使歌詞與注語相得益彰，前者取其易咏誦，後者取其意顯明。句讀此類醫文時，若不具有相關知識，容易出錯。例如：

急流性速堪通便，宣吐回瀾水即逆流水。最宜，百沸氣騰能取汗，甘瀾勞水意同之。流水杓揚萬遍，名甘瀾水，又名勞水。黃虀水吐痰和食，霍亂陰陽水可醫，見霍亂新汲無根皆取井，將旦首汲曰井華水，無時首汲曰新汲水，出甃未放曰無根水。除煩去

　　　　熱補陰施，地漿解毒兼清暑，掘墙陰黄土，以水入坎中，攪取漿，澄清用。臘雪寒冰治
　　疫奇，更有一般蒸汗水，如蒸酒法蒸水，以管接取，倒汗用之。奇功千古少人知，功堪
　　汗吐何須説，滋水清金理更微。肺熱而腎涸，清金則津液下澤，此氣化爲水，天氣下
　　（注：校點本原脱一“下”字。）爲雨也，腎涸而肺熱，滋陰則津液上升，此水化爲氣，
　　地氣上爲雲也。蒸水使水化爲氣，氣復化水，有循環相生之妙，用之最精。（《醫碥》第
　　398 頁，上海科學技術出版社 1982 年版）

此段文字是清代何夢瑶《醫碥》一書“方後附録”中的“煎藥用水歌”。内中既有歌詞，亦
有注語。其書初刻於乾隆辛未，後世有多次翻刻，但直至 1922 年上海千頃堂印本，所用刻
印體式都是正文用大字，注語用雙行小字。校點者因不曉古人正文注文合刻時的常用體式，
又不明聲韵之學，未精究文義，就輕意點書，以致正文注文雜糅不分，斷句標點多處失誤，
將這首通俗易懂的歌訣弄得不倫不類，難以卒讀。這首歌訣的正文采用隔句押韵、首句不入
韵的韵例，用韵合《中原音韵》。韵脚字“宜”、“之”、“醫”、“施”、“奇”、“知”、“微”，屬
齊微部。現重新整理如下：

　　　　急流性速堪通便，宣吐回瀾水（即逆流水）最宜。百沸氣騰能取汗，甘瀾勞水意同
　　之。（流水杓揚萬遍，名甘瀾水，又名勞水）黄虀水吐痰和食，霍亂陰陽水可醫。（見霍
　　亂）新汲無根皆取井，（將旦首汲曰井華水，無時首汲曰新汲水，出甕未放曰無根水）
　　除煩去熱補陰施。地漿解毒兼清暑，（掘墙陰黄土，以水入坎中，攪取漿，澄清用）臘
　　雪寒冰治疫奇。更有一般蒸汗水，（如蒸酒法蒸水，以管接取，倒汗用之）奇功千古少
　　人知。功堪汗吐何須説，滋水清金理更微。（肺熱而腎涸，清金則津液下澤，此氣化爲
　　水，天氣下爲雨也；腎涸而肺熱，滋陰則津液上升，此水化爲氣，地氣上爲雲也。蒸
　　水，使水化爲氣，氣復化水，有循環相生之妙，用之最精）

第二節　誤讀的表現與原因

　　清代學者錢大昕曾説過：“愚以爲學問乃千秋事，訂訛規過，非訾毀前人，實以嘉惠後
學。”（《答王西莊書》）分析他人誤讀的表現與原因，借以爲鑒，對於正確斷句和標點具有啓
示作用。常見的誤讀現象，大致可歸納爲當斷而失斷、不當斷而誤斷、當屬上而誤屬下、當
屬下而誤屬上四種類型。至於造成誤讀的原因，有時是單一的，有時是多種的。概括地説，
主要原因有不辨古語意義、不曉醫藥道理、不諳文史知識、不明語法規律、不知古書刻本文
字訛誤等。下面以誤讀表現的類型爲綱，列舉實例，分析造成誤讀的主要原因。

一、當斷而失斷

即應當斷句處而未斷。例如：

　　　　且積之成也，或因暴怒、喜、悲、思、恐之氣，或傷酸、苦、甘、辛、鹹之食，或
　　停温、凉、熱、寒之飲，或受風、暑、燥、寒、火、濕之邪。其初甚微，可呼吸按導方
　　寸大而去之。（《儒門事親》第 161 頁，河南科技出版社 1984 年校注本）

依"其初甚微，可呼吸按導方寸匕大而去之"的標點，其文之意是：腫塊初起時很小，可呼吸按導至方寸匕大小就消除了。這顯然違背醫理。這是由於校注者既沒有深刻體會原著之意，又沒有衡之以醫理，在"可呼吸按導"下當斷未斷。原文之意當爲：腫塊初起時很小，可以用呼吸按導法治療。腫塊長至方寸匕大小時，就要消除它。

> 人生一小天地。病之輕者。如日月之食。不轉瞬自必回和斷不可輕易服藥。恐益於此則損於彼也。(《筆花醫鏡》第 8 頁，中國書店 1978 年影印本)

"回"謂回復。"回和"意爲回復正常。原意是強調病輕者如同日蝕與月蝕，雖虧損，但很快就會自行回復正常一樣，切不可輕易服藥。整理者因不明"回和"之義，故失斷。

> 然氣無形可求，無象可見，況無聲復無臭，何能得睹得聞？人惡得而知是氣也。其來無時，其着無方，衆人有觸之者，各隨其氣而為諸病焉。(《溫疫論評注》第 195 頁，人民衛生出版社 1977 年版)

"人惡得而知"當斷而失斷。所以會出現誤讀，恐與不熟悉"是氣也"的"也"字的語法功能有關。清代馬建忠曾就助詞"也"的語法功能作過精闢闡述。他將助詞"也"分爲"助句"、"助讀"、"助實字"三種。他指出："'也'字助讀。其爲用也，反乎其助句也。助句以結上文，而助讀則以起下文。其起下文也，所爲頓宕取勢也。蓋讀句相續而成文，患其冗也，助以'也'字，則辭氣爲之舒展矣。"(《馬氏文通·傳信助字》)"是氣也"的"也"，正是這種"助讀"之詞，"也"放在主語"是氣"後，爲使下文頓宕取勢，舒展辭氣。整理者不明此理，誤以爲它是表示語氣終結的"助句"之詞，故誤將"人惡得而知"與"是氣也"連成一句。

> 苟若識症未真。切勿孟浪如雙鵝。重舌。木舌。重腭。雙纏喉。單纏喉。爆骨搜牙諸症。乃是惡證。(《重樓玉鑰》第 5 頁，人民衛生出版社 1987 年影印本)

"孟浪如雙鵝"，語不成義，本體與喻體毫無相似之處。《重樓玉鑰》爲新安醫家鄭宏綱父子所撰。鄭氏之書傳本頗多，皆清光緒後刻本。而新安醫家汪燕亭於嘉慶庚午，曾將《重樓玉鑰》的上集以《玉鑰集》命名刊刻，此刻本世傳鮮少。經檢《玉鑰集》，可知例文中的"雙鵝"之"鵝"乃"蛾"之誤。"雙蛾"即"雙蛾風"之省稱，是喉風病的症名。"凡咽間紅腫，似瘤毒兩枚而生在兩邊者，是爲雙蛾"(《玉鑰集·喉口三十六風外用藥圖形要訣》)。

二、不當斷而誤斷

即不應當斷句處而斷句。例如：

> 醫之道所以難言者，蓋若此而已，烏傷？賈思誠，濂之外弟也，性醇介，有君子之行。(《醫部全錄》第十二冊第 434 頁，人民衛生出版社 1962 年版)

"烏傷"處不當斷。烏傷爲浙江義烏的古稱。相傳其地有個名叫顏烏的孝子，因父亡而負土築墳，群烏銜土相助，烏喙皆傷，其地遂有烏傷之名。西漢末改稱烏孝，唐代改爲義烏。賈思誠是義烏人，故稱"烏傷賈思誠"。標點者因缺乏古代文化知識而誤斷。

> 衂家，不可發汗，汗出必額上陷，脉急緊，直視不能，不得眠。(《傷寒論語譯》第 52 頁，人民衛生出版社 1974 年版)

依照例文的標點，則衂家發汗後會出現"額部陷塌"和"寸口脉緊急"之證。但驗之臨床，從未聽說過衄家汗後有額上陷塌者，且額上陷塌的情狀若何，也無法想象。其錯誤是不應在"陷"字後斷句，而宜以"必額上陷脉緊急"爲句。"陷脉"是經見於《内經》的術語。如《靈樞·九針十二原》"故針陷脉則邪氣出"、《素問·骨空論》"腨下陷脉灸之"等。"額上陷脉"，是指兩額角陷中之動脉，爲古人候脉部位之一。

> 去滓，溫服一升，覆取微似汗，不須啜粥，餘如桂枝法，將息及禁忌。（《注解傷寒論》第 66 頁，人民衛生出版社 1972 年版）

張仲景在《傷寒論》桂枝湯方後詳細介紹了服法和禁忌。其中有"服已須臾，啜熱稀粥一升餘，以助藥力"的要求。此例原意是說，服用葛根湯，除不須啜粥外，其餘有關調養和禁忌的要求都與桂枝湯相同。標點者由於沒有前後相參，深究文意，而且不明"如桂枝法"是"將息及禁忌"的狀語，造成誤讀錯點。

> 右呹咀，都作一服，水二大盞，煎至一盞，去渣，溫服，食後，氣盛者宜服；面白脫色，氣短者勿服。（《脾胃論注釋》第 96 頁，人民衛生出版社 1976 年版）

文中"溫服食後"當連讀。"溫服食後"是述補結構，即"溫服於食後"的省文，意謂在飯後溫服。而標點者不明介賓結構充當補語時介詞常可省略，故將"溫服"與"食後"斷開，因而出現多處標點符號使用不當，致使此則方劑的記載層次紊亂。

三、當屬上而誤屬下

即某一字或幾字應當屬於上一句，却錯誤地放在下一句。例如：

> 初中末三法不可不講也。初者病邪。初起正氣尚强。邪氣尚淺。則任受。攻中者受病漸久。邪氣較深。正氣較弱。任受且攻且補。末者病魔經久。邪氣侵凌。正氣消殘。則任受補。（《醫宗必讀》第 256 頁，上海衛生出版社 1957 年版）

文中"初起正氣尚强"的"初起"與"攻中者受病漸久"的"攻"均當屬上爲句。這是一段"總分式"的議論，結構層次井然。首句爲總言，以下從病情發展的三個階段予以分述，即根據"初"、"中"、"末"三階段正邪消長情况，分別采用"攻"、"且攻且補"、"補"三種不同治法。而整理者沒有剖析層次，弄清文意，以致多處錯斷。

> 陰虛不能勝陽。而火上壅。則煩氣上越。則嘔煩而亂。則煩之甚也。嘔而逆。則嘔之甚也。（《女科要旨》第 38 頁，人民衛生出版社 1982 年版）

文中"則煩"、"則嘔"、"則煩之甚也"、"則嘔之甚也"，均當屬上爲句。這段并無難解之詞、難懂之句的文字被錯斷得雜亂無章，究其原因，概有三端。其一是不知"火上壅則煩"與"氣上越則嘔"對比，"煩而亂則煩之甚也"與"嘔而逆則嘔之甚也"對舉，故無法從總體上分清層次。其二是不明文中的四個"則"字都是用來連接緊縮複句的，誤將緊縮複句當作一般的分句。其三是不曉處於緊縮複句中的"則"字所連接的前後兩項斷然不可分開，以致輕易點斷，割裂了文脉。

> 所謂邦無道危行言。孫學士固不求人知。人又何能知學士也。（《宋以前醫籍考》第 1065 頁，人民衛生出版社 1955 年版）

"孫"字當屬上爲句。其誤讀原因有二。其一是不知文中的"學士"是指宋代醫家許叔微。許氏曾任集賢院學士，故醫林習稱許學士。其二是不明"危行言孫"是成語。《論語·憲問》：

"邦無道，危行言孫。"何晏集解："孫，順也。屬行不隨俗，順言以遠害。"邢昺疏："邦無道，則屬其行，不隨俗；順言辭，以避當時之害也。"可見"邦無道，危行言孫"是孔子教育弟子爲人處世的一種方法，意謂身處亂世之時，行爲要正直（以免被惡俗玷污），談吐可恭順（以規避當時之害）。

> 生於池澤，蒲葉肥，根高二三尺者，泥菖蒲，白菖也；生於溪澗，蒲葉瘦，根高二三尺者，水菖蒲，溪蓀也；生於水石之間，葉有劍脊，瘦根密節，高尺餘者，石菖蒲也。（《本草綱目》1357 頁，人民衛生出版社 1979 年版）

根只可言深，不可言高，文中兩個"根高二三尺者"的句讀顯然有誤。兩"根"字均應屬上爲句。本草書中對狀物之辭，常用四字句式。李時珍在"菖蒲"條"集解"中，對"泥菖蒲"、"水菖蒲"、"石菖蒲"的形狀，分別用"蒲葉肥根"、"蒲葉瘦根"、"葉有劍脊，瘦根密節"的四字句加以說明，一則取四字句節奏明快，朗朗上口；二則使三種菖蒲的形狀適成對照，以便鑒別。標點者因忽視上下文例，未能體味李氏構文用心，以致出現有違常理的誤讀。

四、當屬下而誤屬上

即某一字或幾字應當屬於下一句，却錯誤地放在上一句。例如：

> 睡者六字，真言之一，能睡則陰氣自復，交骨亦開矣。（《中醫外治法簡編》第 431 頁，湖北人民出版社 1977 年版）

"睡者六字"文不成義，"六字"當屬下爲句。清代函齋居士《達生編》主張產婦臨盆時要牢記"睡、忍痛、慢臨盆"的六字訣，後世稱之爲"六字真言"。如吳師機《理瀹駢文》說："臨產遵六字真言，催生滋四物大劑。"標點者因不曉婦科有"六字真言"之說，竟不顧"睡者六字"之不通，貿然點書，遂致錯斷。

> 故適寒凉者脹之，温熱者瘡，下之則脹已，汗之則瘡已。（《黄帝内經素問白話解》第 406 頁，人民衛生出版社 1958 年版）

"故適寒凉者脹之"中的"之"當屬下爲句。此處的"之"是動詞，與"適"同義。《爾雅·釋詁》云："適、之，往也。"張介賓《類經》注云："之亦適也。"文中"適寒凉者脹"與"之温熱者瘡"，乃相對爲文。古人在對文的語境裏，在相對位置上要表達同一個意義時，爲避免用字重複，常變化使用同義詞。標點者因既不知"之"是動詞，又不曉古人對文文例，從而導致誤讀。

> 莊子《南華經》曰：至人之息以踵大。《易·隨卦》曰：君子以響晦入宴息。（《頤身集》第 23 頁，人民衛生出版社 1982 年版）

"大"字當屬下而誤屬上。這是由於標點者不曉古代氣功術語，不知"大易"爲《周易》別名，尤其是對介詞"以"的用法不甚明了，而致誤斷。道家尊稱《莊子》爲南華經。例文所引《莊子》之文，本自《莊子·大宗師》"真人之息以踵"。王引之《經傳釋詞》云："以，猶及也。""以踵"猶言及踵，意爲到腳後跟。"至人之息以踵"是講古代氣功中的踵息法，即將氣通過涌泉穴運行到腳後跟。又，《周易》亦可稱爲《大易》，如《臨證指南醫案》華岫雲序云："其《大易》、《本草》、《靈》、《素》諸書，炳若日星，爲萬世不磨之典。"

　　此痞本於嘔。故君以半夏生薑。能散水氣。乾薑善散寒氣。凡嘔後痞硬。是上焦津液已乾。寒氣留滯可知。故去生薑而倍乾薑。(《傷寒來蘇集·傷寒附翼》第 28 頁，上海科學技術出版社 1978 年版)

這是一則説明半夏瀉心湯配伍之理的文字。半夏瀉心湯即生薑瀉心湯去除生薑、倍用乾薑而成。"故君以半夏生薑"的句讀，正與該方配伍相違，與下文"故去生薑而倍乾薑"之義相左。其"生薑"二字當屬下爲句。這是由於不諳方劑，不明"生薑能散水氣"與"乾薑善散寒氣"適成對偶，又未能貫通上下文意而致誤讀。

第三節　句讀實例分析

　　給未經斷句或標點的白文句讀，一般可采取如下步驟：在句讀之前，先行通讀數遍；在基本弄清文意、明晰結構脉絡後，加以句讀；句讀後，將所斷之文閲讀幾遍，如果詞句通暢，文意明晰，便説明所斷大致無誤，若有扞格難通之處，就要仔細推究誤斷誤點之處，予以糾正。本節以清代名醫雷丰所撰《時病論·小序》爲例，就句讀的操作步驟、基本思路和一般方法進行綜合分析。

　　《時病論·小序》的中心内容是闡述撰著《時病論》的原因。將這篇白文閲讀數遍後，即可明瞭作者在謀篇布局上采用"主客問答"的方式，文中問答之辭的起止之處很清晰，故可基本上按問答之辭的起止，分别作句讀分析。爲了説明的簡便，將該文分爲六段，在每段中加上標號，逐次分析。

　　(一)稿甫成①客有過而誚曰子何人斯積何學問②敢抗顔著書以問世③真所謂不知慚者矣④

　　①"客有"是"前置詞＋虛指代詞"的結構，此種結構在文言文中只能充當句子的主語，故"成"字下應有一讀。又，凡有問答之辭，"曰"字之下，例當一讀。

　　②"子何人斯"，符合文言文的"某何人斯"的固定句式，它與"積何學問"并列，故"斯"、"問"兩字下應斷。客人連用兩個四字句發問，語氣咄咄逼人。

　　③因爲"敢"是"豈敢"的省文，它一般用在反問句句首，其後必有動詞性詞組，而"以"字所連接的前後兩項"抗顔著書"與"問世"正構成動詞性偏正詞組，故"敢抗顔著書以問世"應連爲一句。

　　④在"真所謂不知慚者矣"中，句末語氣助詞"矣"起着煞句的作用。

　　根據以上句讀分析，此段文字的標點爲：

　　稿甫成，客有過而誚曰："子何人斯，積何學問，敢抗顔著書以問世？真所謂不知慚者矣。"

　　(二)丰笑而謝曰①吾乃一介布衣未嘗學問②成書數卷聊以課徒若云問世則吾豈敢③

　　①古人在對話中直呼己名，是一種謙稱的方式。謙稱代詞，例作主語，故"丰笑而謝曰"應斷爲一句。

②“吾乃一介布衣”與“未嘗學問”，分別回答客人所提的“子何人斯”與“積何學問”兩個問題，故“衣”、“問”字下各當加讀。值得一提的是，客問之辭“積何學問”中的“學問”是名詞，雷豐在答語中巧妙地將“學問”轉爲動詞，其行文之詼諧，令人擊節。

③“成書數卷”，顯成一讀。“若……，則……”，是文言文假設複句的句型。由此可知，此十六字當斷爲四個四字句。

根據以上句讀分析，此段文字的標點爲：

豐笑而謝曰：“吾乃一介布衣，未嘗學問。成書數卷，聊以課徒。若云問世，則吾豈敢？”

（三）客曰既云課徒①自仲景以前有義農軒伯以後有劉李朱張及諸大家之書不下數千百種②就中堪爲後學法程者何可勝道③子必亹亹焉著時病論以授受④盡子之道亦不過一時醫也何許子之不憚煩耶⑤

①“客曰”一讀，自不待言。“既云課徒”，四字成句。客人以雷豐答話中的“課徒”之說爲話題繼續發問，并由此引出下文對前代醫家倍加稱頌的話語。

②“以前”與“以後”，兩相對舉，故可知“以後”之前，承上省略了“自仲景”三字，“義農軒伯”之後，蒙下省略了“之書”二字，故“伯”與“書”兩字下各當有一讀。如此，“不下數千百種”作爲一讀，就顯而易見。

③“就中堪爲後學法程”是“何可勝道”的主語，因作者在主語後用了語氣助詞“者”，而“者”字必煞讀脚，故宜將這一單句依音讀之慣例，分爲二讀。

④“子必亹亹焉著時病論以授受”，當爲一句。因爲用“以”字連接兩個動詞性詞組時，後一行爲往往是前一行爲的目的，此句中的“以”字用法正是如此，此句文義正與前文“成書數卷，聊以課徒”相應對。需要特別注意的是，因“焉”字常用作句末語氣助詞，故初習之人容易在此“焉”字下誤讀。此處的“焉”字，王引之稱其爲“狀事之詞也，與‘然’同義”（《經傳釋詞》卷二），即一般所稱的形容詞詞尾。“亹亹焉”充當“著時病論”的狀語。

⑤據句末語氣助詞“也”、“耶”及固定結構“亦……也”，可以較容易地在“道”、“也”、“耶”三字下標上句讀。

根據以上句讀分析，此段文字的標點爲：

客曰：“既云課徒，自仲景以前有義農軒伯，以後有劉李朱張及諸大家之書，不下數千百種。就中堪爲後學法程者，何可勝道？子必亹亹焉著《時病論》以授受，盡子之道，亦不過一時醫也。何許子之不憚煩耶？”

（四）豐曰由子之言固非大謬①而以時醫爲輕則又不然②豐請陳其說焉子姑聽之③夫春時病溫夏時病熱秋時病涼冬時病寒何者爲正氣何者爲不正氣既勝氣復氣正化對化從本從標④必按四時五運六氣而分治之名爲時醫⑤是爲時醫必識時令因時令而治時病治時病而用時方且防其何時而變決其何時而解隨時斟酌⑥此豐時病一書所由作也⑦若夫以時運稱時醫則是時至而藥石收功時去而方術罔驗⑧病者之命寄乎醫者之運將不得乎時者即不得爲醫而欲求醫者必先觀行運⑨有是理乎⑩然則豐於斯道業有二十餘年誠恐不克副時醫之名也⑪子亦何病乎時醫⑫

①“豐曰”二字，自當一讀。其後“由子之言”與“固非大謬”爲兩個四字句，應該不

難看出。

②據"以……爲……"的結構形式，可將"而以時醫爲輕"斷爲一句。又，"則又不然"與前文"固非大謬"，雖文義相反，但句式相同，也是四字成句。雷氏行文之巧，於斯益見。

③"丰"作主語，"焉"爲句末語氣助詞，故"丰請陳其説焉"自當爲一句。因後文"夫春時病温"中的"夫"爲發語詞，故"子姑聽之"爲一句，就犁然斷出。

④"春時病温夏時病熱秋時病凉冬時病寒"，蓋由《素問·陽陽應象大論》"冬傷於寒，春必病温；春傷於風，夏生飱泄；夏傷於暑，秋必痎瘧；秋傷於濕，冬生咳嗽"化生而出，學醫者將其斷爲四個四字句，當爲易事。以下的文字中，可以根據較爲整齊的對舉句式，分別在"正氣"、"不正氣"、"復氣"、"對化"、"從標"下加讀。

⑤由於連詞"而"連接的前後兩項是狀語和中心語，故"必按四時五運六氣而分治之"當連爲一讀。"名爲時醫"，語義完備，"醫"字下當句斷。

⑥指示代詞"是"，總承上文，不可點斷，故"是爲時醫"與"必識時令"，皆四字成句。其後文字爲兩組對偶，可根據對偶句式的特點，做出正確的句讀判斷。又，"隨時斟酌"，四字成句。

⑦"此……也"，是典型的判斷句句式。

⑧"若夫"是複音的句首語氣詞。"則是"爲複音連詞，總是處於複句的後一分句之首。而在"則是"之後是一組由兩個緊縮式的條件複句組成的對偶句式。因此，可以斷然在"醫"、"功"、"驗"三字下句讀。

⑨"寄乎"之"乎"，只能理解爲介詞，故"病者之命寄乎醫者之運"就只會是一個單句。"不得乎時者"、"欲求醫者"是兩個"者"字詞組，它們分別充當"即不得爲醫"和"必先觀行運"的主語。這兩個"者"字的下面不可加讀，以免隔斷陳述式單句的文氣。

⑩"有……乎"，是文言文的固定結構，"乎"爲句末疑問語氣助詞。

⑪"然則"，是文言文中常見的複音連詞，通常可在其後斷開。又，根據語氣助詞"也"的煞句作用，自當在"誠恐不克副時醫之名也"下句絶。

⑫能否正確地將"子亦何病乎時醫"斷爲一句，關鍵在於能否正確理解文中的"病"字之義。訓詁學有"據文證義"的條例。"子亦何病乎時醫"，正與前文所謂"而以時醫爲輕，則又不然"承接貫通。造訪之客"以時醫爲輕"的表現，在於他對時醫的一番責備，因此"病乎時醫"中的"病"字，應理解爲"責難"。病訓爲難，於詁有徵，《廣雅·釋詁》云："病，難也。"

根據以上句讀分析，此段文字的標點爲：

　　丰曰："由子之言，固非大謬；而以時醫為輕，則又不然。丰請陳其説焉，子姑聽之。夫春時病温，夏時病熱，秋時病凉，冬時病寒。何者為正氣，何者為不正氣，既勝氣復氣，正化對化，從本從標，必按四時五運六氣而分治之，名為時醫。是為時醫，必識時令，因時令而治時病，治時病而用時方，且防其何時而變，決其何時而解，隨時斟酌。此丰《時病》一書所由作也。若夫以時運稱時醫，則是時至而藥石收功，時去而方術罔驗。病者之命寄乎醫者之運，將不得乎時者即不得為醫，而欲求醫者必先觀行運，有是理乎？然則，丰於斯道業有二十餘年，誠恐不克副時醫之名也。子亦何病乎時醫？"

（五）言未畢客戚然改容怳然大悟①作而言曰鄙人固陋幸聆子言昭然若發蒙矣②

①"言未畢"，常見於古文，斷爲一句比較容易。"客"字下有一組對偶，亦不難看出，其中"戚然"、"怳然"，皆以"然"爲詞尾。

②"作而言曰"，連成一讀。其後八字，正組成兩個四字句。又，據句末語氣詞的煞句作用，應在"昭然若發蒙矣"下句絶。

根據以上句讀分析，此段文字的標點爲：

　　言未畢，客戚然改容，怳然大悟。作而言曰："鄙人固陋，幸聆子言，昭然若發蒙矣。"

（六）客既退因述問答之辭弁諸簡端①并質之世之識時者未知河漢丰言否也②

①"客既退"連爲一句，"因述問答之辭"起總收上文的作用，"弁諸簡端"是四字相連，這些都較易分辨。需要推究的是，"弁諸簡端"究竟是自成一句，還是屬上成句。若屬上成句，則"述問答之辭"與"弁諸簡端"應是一個連動詞組，而連動詞組中相關動作之間不能有明顯的時間停頓，而"述"與"弁"則是兩個不可能連貫而爲的動作，故"因述問答之辭"與"弁諸簡端"之間只能構成承接式邏輯關係，且"弁諸簡端"正是著者語意強調之處，故將"弁諸簡端"視爲自成一句爲宜。

②"并質之世之識時者"的"者"字下應有一讀。"河漢"比喻言論夸誕，不着邊際。"未知河漢丰言否也"，意謂"不知道我的這番話語是否不着邊際"。

通過以上句讀分析，此段文字的標點爲：

　　客既退，因述問答之辭，弁諸簡端。并質之世之識時者，未知河漢丰言否也？

從以上實例分析，可以看出句讀的過程，是綜合運用各種相關知識的過程，其中傳統語言文字學的知識起着既是根基又是主體的作用。"由文字以通乎語言，由語言以通乎古聖賢之心志"（戴震《古經解鈎沈·序》），是句讀古籍的根本途徑。

不同的文體具有不同的語言特色，不同的作者自有不同的寫作風格，至於古文深奧與否，則因時因文而異。古人云：運用之妙，存乎一心。學習者應在了解本章所介紹的句讀知識的基礎上，廣泛涉獵古醫書白文，養成邊讀白文、邊進行句讀訓練的習慣，勤讀善思，日積月累，定能不斷增強句讀古醫書的實際能力。

閱讀實踐（45）

（一）本章內容要點

1. 簡答

①音讀與義讀有何區別？各舉例說明。

②句讀的符號主要有哪幾種？各有何作用？

③句讀的位置有哪兩種？各表示何意？

④常見的誤讀現象有哪些？各舉例說明。

⑤舉例說明可資借助的句讀方法。

2. 改正誤讀，并分析誤讀的原因

①陶節庵曰。去實熱。用大黃。無枳實。不通温經。用附子。無乾薑。不熱發表。用麻黃。無葱白。不發吐痰。用瓜蒂。無淡豉。不涌。（《醫方集解》第 62 頁，上海衛生出版社 1957 年版）

②旃檀與沉香，兩木元异。鷄舌即今丁香耳，今藥品中所用者，亦非藿香，自是草葉，南方至多。薰陸，小木而大葉，海南亦有薰陸，乃其膠也，今謂之乳頭香。五物逈殊，元非同類。（《新校正夢溪筆談》第 223 頁，中華書局 1957 年版）

③傷寒與中暑，感天地之常氣，疫者感天地之癘氣，在歲運有多寡；在方隅有厚薄；在四時有盛衰。（《温疫論評注》第 10 頁，人民衛生出版社 1977 年版）

④病在陽，應以汗解之，反以冷水潠之。若灌之，其熱被劫不得去，彌更益煩，肉上粟起，意欲飲水，反不渴者，服文蛤散。（《傷寒論》第 37 頁，上海人民出版社 1976 年版）

3. 斷句

文以載道醫雖小道亦道也則醫書亦載道之車也顧其文繁而義晦讀者卒未易得其指歸初學苦之瑤少多病失學於聖賢大道無所得雅不欲爲浮靡之辭以貽虛車誚因念道之大者以治心其次以治身莊子曰哀莫大於心死而身死次之醫所以治身也身死則心無所寄固小道中之大者爰取少日所誦岐黃家言芟其繁燕疏其湮鬱參以己見渺爲一書用以階梯初學非敢謂是載道之車欲使升車者藉此以登如履碥石云耳故以碥名編或曰方今景岳全書盛行桂附之烈等於昆岡子作焦頭爛額客數矣人咸謂子非醫病實醫醫是書出其時醫之藥石歟碥當作砭予笑而不敢言（《醫碥·自序》）

4. 標點

一人疾焉而醫者十并使之歟曰使其尤良者一人焉爾烏知其尤良而使之曰衆人之所謂尤良者而隱之以吾心其可也夫能不相逮不相爲謀又相忌也況愚智之相百者乎人之不能者常多而智能者常少醫者十愚不能者烏知其不九邪并使之智能者何用愚不能者何所不用一日而病且亡誰者任其咎邪故予曰使其尤良者一人焉爾使其尤良者有道藥云則藥食云則食坐云則坐作云則作夫然故醫也得肆其術而無憾焉不幸而病且亡則少矣藥云則食坐云則作曰姑如吾所安焉爾若人也何必醫如吾所安焉可也凡疾而使醫之道皆然而腹心爲甚有腹心之疾者得吾説而思之其庶矣（《臨川先生文集·使醫》）

（二）課外閱讀

歲乙未吾邑疫厲大作予家臧獲率六七就枕席吾吳和緩明卿沈君南昉在海虞藉其力而起死亡殆徧予家得大造於沈君矣不知沈君操何術而若斯之神因詢之君曰予豈探龍藏秘典剖青囊奧旨而神斯也哉特於仲景之傷寒論窺一斑兩斑耳予曰吾聞是書於家大夫之日久矣而書肆間絶不可得君曰予誠有之予讀而知其爲成無己所解之書也然而魚亥不可正句讀不可離矣已而購得數本字爲之正句爲之離補其脫略訂其舛錯沈君曰是可謂完書仲景之忠臣也予謝不敏先大夫命之爾其板行斯以惠厥同胞不肖孤曰唯唯沈君曰金匱要略仲景治雜證之秘也盍并刻之以見古

人攻擊補瀉緩急調停之心法先大夫曰小子識之不肖孤曰敬哉既合刻則名何從先大夫曰可哉命之名仲景全書既刻已復得宋板傷寒論焉予曩固知成注非全文及得是書不啻拱璧轉卷間而後知成之荒也因復并刻之所以承先大夫之志歟又故紙中檢得傷寒類證三卷所以櫽括仲景之書去其煩而歸之簡聚其散而匯之一其於病證脉方若標月指之明且盡仲景之法於是粲然無遺矣乃并附於後予因是哀夫世之人向故不得盡命而死也夫仲景殫心思於軒岐辨證候於絲髮著爲百十二方以全民命斯何其仁且愛而躋一世於仁壽之域也乃今之業醫者舍本逐末超者曰東垣局者曰丹溪已矣而最稱高識者則玉機微義是宗若素問若靈樞若玄珠密語則嗒焉茫乎而不知旨歸而語之以張仲景劉河間幾不能知其人與世代猶覥然曰吾能已病足矣奚高遠之是務且於今之讀軒岐書者必加誚曰是夫也徒讀父書耳不知兵變已夫不知變者世誠有之以其變之難通而遂弃之者是猶食而咽也去食以求養生者哉必且不然矣則今日是書之刻烏知不爲肉食者大嗤乎（節選自明·趙開美《刻仲景全書·序》）

劃分上文段落，并歸納段落大意。

第六章

今　譯

　　今譯屬於翻譯的一種。翻譯的内容比較寬泛，既包括把一種語言文字的意義用另一種語言文字表達出來，亦包括方言與民族共同語、方言與方言、古代語與現代語之間的對譯。今譯就是把古代語對譯爲現代語。對古代語的對譯工作從西漢起便已開始。由於漢代人難以閱讀先秦文獻，因而就有注釋與語譯。當時的語譯一般在引録前代史實時使用，多爲片斷，只是把原文中難解的字句更換爲當時的常用語，仍屬於古漢語的範疇，同本章所講今譯有明顯的區別。

　　今譯與注釋具有相同的作用，即用來解釋古書，以解決閱讀困難。注釋對原文中疑難的字、詞、句加以解釋或串講，詳略隨宜，形式靈活，但是比較零星和分散，難以顯示句段之間的邏輯關係與主旨内容的連貫暢通。今譯可彌補注釋的不足，通過對原著逐詞逐句的今譯，不但可以解釋疑難詞句，而且能全面反映文章的思想内容、邏輯關係、風格特點等。對於依靠注釋仍不能完全理解原文的讀者，可以通過對照譯文而讀懂原文。

　　今譯的標準是信、達、雅。信，就是準確，要忠實於原文，正確地表達原文的含義。達，就是通順，要運用規範的現代語對譯原文，使譯文暢通無礙。雅，就是優美，要使譯文典雅，盡可能傳達出原作的神采。“信”是最基本、最重要的標準，是今譯的靈魂。“達”是建立在“信”的基礎之上的、高一層次的要求。“信”而不“達”，譯文讓人看不懂，也就失掉了意義。“雅”是今譯的最高境界。如果原文的風采、神韵能够通過譯文優美地再現出來，那麼譯文和原文就會并傳不朽，今譯的目的就完全達到了。

　　今譯的類型可以分爲直譯和意譯兩種。直譯要求譯文與原文的詞性、詞義、語法結構和邏輯關係一一對應，不能隨意改變與增減，從而能够忠實地再現原文的思想内容和語言風格，便於讀者逐詞逐句對照，理解原文。意譯以傳達原文的思想内容爲目的，可以不受原文詞序、語法結構的限制，不要求譯文和原文保持嚴格的對應關係。直譯與意譯都應嚴格遵守信、達、雅的標準。不可因爲直譯要求一一對應，而使譯文佶屈聱牙，不符合通順、優美的標準；也不應由於意譯要求傳達文意，便脫離原文而任意發揮，從而背離準確的標準。從今譯的實際情況來説，一般宜將直譯與意譯綜合運用而有主次之分。具體而言，散文體作品宜以直譯爲主，意譯爲輔，韵文體作品宜以意譯爲主，直譯爲輔。鑒於古代醫書多爲散文體作品，因而應特別重視直譯。本章所要討論的今譯，主要指直譯。

　　今譯是整理和研究中醫藥古籍的重要方法和手段。《素問》、《靈樞》、《傷寒論》、《金匱要略》等重要醫籍現在已有多種不同的今譯本出版，但在浩若烟海的中醫藥典籍中，畢竟只占極少數，且各地出版的各種今譯本質量參差不齊，誤譯的現象隨處可見。因而了解今譯的常見方法，借鑒已有今譯本的得失，剖析今譯的實例，對於提高今譯水平一定會大有裨益。

第一節 今譯的方法

今譯的具體方法，大體上可以分爲"保留"、"對應"、"替換"、"增補"、"删削"、"調整"六個方面。

一、保留

保留就是把原文中某些詞語直接保留在譯文中。主要有以下四種情況：

(一) 普通專用名詞術語

專用名詞術語古今相同，可直接保留在譯文中。例如：

書名——《黄帝内經》、《傷寒論》、《神農本草經》、《脉經》、《針灸甲乙經》等。

篇名——《扁鵲倉公列傳》、《陰陽應象大論》、《養生論》、《與崔連州論石鍾乳書》等。

人名——岐伯、秦越人、華佗、張機、孫思邈等。

表字——彦修（朱震亨）、明之（李杲）、東壁（李時珍）、鞠通（吳瑭）等。

別號——抱朴子（葛洪）、啓玄子（王冰）、東坡居士（蘇軾）、洄溪老人（徐大椿）等。

國名——衛、齊、魯、燕、趙、宋、楚、越、魏、蜀、吳等。

朝代名——夏、商、周、漢、唐、宋、元、明、清等。

地名——咸陽、霸陵、邯鄲、長安、河間、會稽、錢塘、義烏等。

官名——太尉、丞相、郡守、太史令、太醫令、醫學提舉、朝議郎、總督、知縣等。

爵位名——公、侯、伯、子、男等。

謚號——齊桓公（小白）、漢武帝（劉徹）、忠武侯（諸葛亮）、文忠（歐陽修）等。

年號——建元、建武、貞觀、太平興國、洪武、康熙等。

度量衡名稱——仞、丈、尺（長度），斛、斗、方寸匕（容積），鈞、斤、兩（重量）等。

典章制度名——科舉、會試、鄉試、舉人、進士等。

(二) 常用的中醫藥名詞術語

常用的中醫藥名詞術語也屬於專用名詞術語的範疇，由於古代醫書中此類名詞術語量多面廣，因而單獨分類列出。例如：

生理解剖名——心、肺、腎、胃、腸、膀胱、三焦、心包絡等。

身體部位名——頭、面、胸、腹、腰、脊、手、足、腕、膝等。

中藥名——人參、白朮、茯苓、甘草、熟地、丹皮、當歸、狗寶等。

方劑名——桂枝湯、小柴胡湯、腎氣丸、建中丸、雙解散、麻沸散等。

病證名——消渴、風濕、温病、痹症、傷寒、中風、眩暈、瘧疾等。

經絡名——任脉、督脉、帶脉、手少陰經、足陽明經等。

腧穴名——合谷、百會、氣海、曲池、足三里、三陰交、涌泉等。

治法名——平肝息風、止咳平喘、養心安神、健脾行水、温陽補腎、清營涼血等。

（三）古今意義相同的基本詞

基本詞一般具有全民性和穩固性，是構造新詞的基礎。因此，《爾雅》、《方言》、《廣雅》等古代辭書對基本詞不僅不加以解釋，而且還往往用它們來注釋古語詞、方言詞、專門用語等。如天、地、山、水、風、雲、霜、雪、牛、羊、犬、馬、牛、人、長、短、冷、熱、蟋蟀、逍遥、正直、忠誠、猶豫、調和等。我們在今譯時可以從原文中把它們直接移入譯文内。

（四）耳熟能詳的成語典故

對一些經常使用的、意義顯豁的成語典故，如果畫蛇添足地加以今譯，反而可能弄巧成拙，倒不如直接保留在譯文内。如舉一反三、指鹿爲馬、刻舟求劍、班門弄斧、得心應手、瞻前顧後、按圖索驥、目無全牛等成語典故，可以不必對譯。

二、對應

對應具有兩方面含義：一是按原文的語序、結構、句式對應語譯。古代漢語和現代漢語作爲一個民族内部的語言，盡管存在不少差異，但在語序、結構、句式等方面，仍有許多相同之處適合對應語譯。二是將原文的單音詞對應語譯爲以該單音詞爲詞素的雙音詞，即在該單音詞的前或後加上一個同義的單音詞，從而構成雙音詞。

例一：

〔原文〕於是建藏書之策，置寫書之官。（《〈漢書·藝文志〉序及方技略》）

〔譯文〕於是製定收藏書籍的政令，設置抄寫書籍的官職。

例二：

〔原文〕因録其所授，重加芟訂，存其可濟於世者，部居別白，都成一編，名之曰《串雅》。（《串雅·序》）

〔譯文〕於是記録他傳授的内容，重新加以删除訂正，保存其中對於人世有幫助的部分，按照類別排列，區別清楚，匯集成爲一部書，命名它叫做《串雅》。

在這兩例中，譯文不僅與原文在語序、結構、句式等方面逐一對應，而且把其中幾個單音詞對應語譯爲以該單音詞爲詞素的雙音詞。其中“藏”——收藏、“置”——設置、“寫”——抄寫、“録”——記録、“授”——傳授、“存”——保存、“於”——對於、“別”——區別、“名”——命名，都是在原文單音詞前加一字，從而構成譯文内的雙音詞，這屬於“前加”；“書”——書籍、“官”——官職、“重”——重新、“加”——加以、“訂”——訂正、“其”——其中、“成”——成爲，都是在原文單音詞後補一字，從而構成譯文内的雙音詞，這屬於“後補”。通過“前加”或“後補”，就使文言單音詞對換爲以該單音詞爲詞素的現代漢語雙音詞。

三、替换

替换就是把原文中的文言詞語替换成意義相同或相近的現代漢語詞語。由於時代的變遷，許多詞語的意義發生變化，或是在具體的上下文中具有特定的用法。在今譯時，應反復比較，從現代漢語中挑選最恰當的詞語來加以替換。特別是對原文中具有臨時性語法功能的詞語、同形詞語、複用詞語等，在今譯時更要予以注意。例如：

　　一撥見病之應，因五藏之輸，乃割皮解肌，訣脉結筋，搦髓腦，揲荒爪幕，湔浣腸胃，漱滌五藏，練精易形。（《扁鵲傳》）

其中“輸”、“訣”、“荒”、“幕”爲借字，它們的本字分別爲“腧”、“決”、“肓”、“膜”，應替換成“腧穴”、“疏通”、“膏肓”、“膈膜”，才能使譯文準確和流暢。

　　病人一身盡痛，發熱，日晡所劇者，名風濕。（張機《金匱要略·痙濕暍病脉證治》）

其中“日晡”在古代地支紀時法中爲“申時”，相當於下午 3~5 時。“所”表示約略之數，一般譯爲“左右”。這些意義和用法，在現代漢語中已經不再使用，因而可把“日晡所”替換成“下午 3~5 時左右”。

　　近來中國士大夫雖不涉江表，亦有居然而患之者。（孫思邈《千金要方·論風毒狀》）

其中“中國”一詞不是指現代意義上的“中國”，而是指中原一帶。“江表”中的“表”，原義爲“外”，因爲從中原來看，江南在長江之外，因而應將它替換爲“江南”。

　　愧情一集，渙然流離。（《養生論》）

其中“流離”是一個聯綿詞，不能拆開對譯爲“流動分離”，而是“淋灕”，可替換成“汗出不止”。

對於具有臨時性語法功能的詞語，不要仍然按照它的常用意義來對譯，而應當依據它的功能特點，替換成相應的意義。如《不失人情論》：“同我者是之，异己者非之。”其中“是”、“非”具有意動功能，因而不能簡單地對譯爲“正確”、“錯誤”，而應分別替換成“認爲……正確”、“認爲……錯誤”。

對於同義複用現象，不要分開對譯，即不要對譯成兩個雙音詞，而只須對譯爲一個雙音詞。如《脉經·序》“王、阮、傅、戴，吳、葛、呂、張，所傳异同，咸悉載錄。”其中“咸悉”與“載錄”都屬於同義詞複用現象。“咸悉”不要譯爲“全部完全”，而應譯爲“全部”或“完全”；“載錄”不要譯爲“記載記錄”，而應譯爲“記載”或“記錄”。

對於複詞偏義現象，也不要把它對譯成兩個雙音詞，而應當根據上下文意，先斷定這個偏義複詞的意義偏於其中哪個詞上，然後再把這個詞對譯爲雙音詞。我們探討一下《醫話四則》“見病者以手擘目，觀其飲啖，蓋目眶盡腫，不可開合也”中“開合”的意思。病人欲觀看醫生吃喝，需用手把眼皮掰開，自然是由於病人的眼皮不能自然睜開的緣故，可以斷定“開合”是個偏義複詞，而且意義偏在“開”上，在這個基礎上再把它對譯爲“睜開”。有的譯文把“不可開合”對譯爲“眼睛不能睜開而閉着”，顯然沒有理解“開合”是個偏義複詞。

四、增補

增補就是對原文中的省略現象酌情增補相應的詞句。主要有語法省略與邏輯省略兩個方面。語法省略包括主語、謂語、賓語、定語、中心詞、介詞等因承前、蒙後或習慣而省略，今譯時都要增補適當的詞語。此類省略問題，比較容易理解，這裏從略。以下對邏輯省略現象加以分析。古代醫書中的邏輯省略包括以下兩種情況。

（一）隱含省略

古人作文，往往把一些邏輯關係或語氣隱含在文句之內，而不用詞語表達。今譯時應從上下文中認真體會其中的邏輯聯係和語氣，予以必要的增補。例如：

夫仲景，法之祖也。後人雖移易無窮，終莫能越其矩度。（王履《醫經溯洄集·張仲景傷寒立法考》）

“後人”兩句構成“即使……，但是……”的轉折複句，今譯時應在下一句前補上表示轉折的詞語。

即使偶愈，亦不知其補之之力，攻之之功也；使其不愈，亦不知其補之爲害，消之爲害也。（張介賓《景岳全書·論治篇》）

“補之之力，攻之之功”和“補之爲害，消之爲害”分別構成選擇複句，今譯時應在“攻之之功”與“消之爲害”前都補上表示選擇的詞語“還是”。

上面兩例都省略了表示分句間邏輯關係的連詞。

但方書原有古名，而取用宜乎通俗。若圖立異矜奇，致人眼生不解，危急之際，保無誤事？（《醫話四則》）

醫其可以不徑哉？不徑則滄海能不遍而涉？泰山可不卑而登？（程應旄《醫徑句測·自序》）

上一例的“誤事”後，下一例的“而涉”、“而登”後，都隱含了表示疑問的語氣。意思是必要誤事與不能渡過、不能攀登。今譯時都應在句末補上表疑問的語氣，不然，意思恰恰相反。

（二）跳脱省略

跳脱省略即省略同上句意思相反的分句，致使文意不相連貫，給人以文句跳脱的感覺。今譯時應揣摩邏輯關係，將跳脱的內容補入。例如：

陽明病變，面合赤色，不可攻之，必發熱、色黃、小便不利也。（張機《傷寒論·辨陽明病脉證并治》）

此疾急宜治之，不過十日而亡也。（《中藏經·論心藏虛實寒熱生死逆順脉證之法》）

神庭……禁不可刺，令人癲疾，目失精。（皇甫謐《甲乙經》卷三《頭直鼻中髮際傍行至頭維凡七穴》）

（香薷）性溫，不可熱飲，反致吐逆。（李時珍《本草綱目》卷十四）

第一例，在“必發熱”前應增補假設條件“若攻之”，説如果使用攻法，就會導致“發熱、色黃、小便不利”。第二例，上文既講“急宜治之”，下文又説“不過十日而亡”，那麼究竟要不要治呢？似乎令人無所適從。實際上在“不過十日而亡”前跳脱省略了“如果不急治之”的意思。第三例，既囑“不可刺”，又會造成“令人癲疾，目失精”的後果，文意顯然不相衝接。在“不可刺”後補上與之相反的“如果刺”的意思，也便文從意順。第四例，在“不可熱飲”後，跳脱省略了“如果熱飲”之意。

今譯中需要補譯的問題還有很多，以上只是舉例説明而已。應當注意的是，補譯絕不是説可以在譯文內隨意增添。恰恰相反，補譯必須嚴格掌握，既不增添枝葉，又使譯文明白曉暢，方爲至要。

五、删削

删削就是删除原文中某些詞語，無須譯出。删除的對象主要是在句子裏没有實際意義的助詞，如某些語氣助詞（包括語首助詞與語尾助詞）與結構助詞。例如：

夷考其間，瑕疵不少。（顧景星《白茅堂集•李時珍傳》）

粤稽往古，則周有扁鵲之摘《難》。（《類經•序》）

這兩例中的"夷"、"粤"都是語首助詞，删除後意思照樣完整。

扁鵲者，勃海郡鄭人也。（《扁鵲傳》）

丹溪翁者，婺之義烏人也。（《丹溪翁傳》）

這兩例中的"者"、"也"都是語氣助詞，可略去不譯。

孜孜汲汲，惟名利是務。（《傷寒論•序》）

故病之爲患也，小則耗精，大則傷命。（徐大椿《醫學源流論•用藥如用兵論》）

這兩例中的"是"、"之"都是結構助詞，前者爲賓語前置的標志，後者是取消句子獨立性的標志，別無他意，無須對譯。

六、調整

調整就是對古今漢語有差異的語序，按照現代漢語的語法規律加以變換。比如"賓語——動詞謂語"語序，應調整爲"動詞謂語——賓語"的結構，"謂語——主語"語序，應調整爲"主語——謂語"的結構，"中心語——定語"語序，應調整爲"定語——中心語"的結構。本教材基礎知識第三章已經介紹了這方面的内容，此處不再贅述。除此之外，今譯時需作語序調整的主要還有以下幾種情況。

（一）作補語的介賓結構

凡介賓結構在句中作補語的，今譯時要將它調整到謂語之前。例如：

阿從佗求可服食益於人者，佗授以漆葉青黏散。（《華佗傳》）

害成於微，而救之於著，故有無功之治。（《養生論》）

前例介賓結構"於人"和"以漆葉青黏散"都充當補語，今譯時應分別調整到動詞謂語"益"和"授"前。"益於人"譯爲"對人有益"，"授以漆葉青黏散"譯爲"把漆葉青黏散傳授給樊阿"。後例介賓結構"於微"和"於著"都充當補語，今譯時應分別調整到動詞謂語"成"和"救"前。"成於微"譯爲"從細微方面釀成"，"救之於著"譯爲"在症狀顯著時救治他"。

（二）位於主語前的順承連詞"而"與"則"

"而"和"則"在句中作順承連詞并且位於主語之前的，今譯時一般要調整到主語後。例如：

世俗樂其淺近，相與宗之，而生民之禍亟矣。（《温病條辨•叙》）

逆之則災害生，從之則苛疾不起。（《素問•四氣調神大論》）

這兩例中的"而"、"則"都是表順承的連詞，分別出現在主語"生民之禍"和"災害"、"苛疾”前，今譯時可把它們移到主語後，對譯爲“就”或“便”。“而生民之禍亟矣”譯爲“人民的禍患就頻繁了”，“則灾害生”、“則苛疾不起”分別譯爲“灾害就發生”、“疾病便不出現”。

（三）置於動詞前的數詞

數詞在句中置於動詞前的，今譯時應調整到動詞後。例如：

歲歷三十稔，書考八百餘家，稿凡三易。（《本草綱目·原序》）

時行疫癘，非常有之病，或數年一發，或數十年一發。（張璐《張氏醫通·諸傷門》）

在第一例的“三易”中，數詞“三”出現在動詞“易”前，在第二例的“一發”中，數詞“一”出現在動詞“發”前，今譯時都要把它們調整到動詞後。“三易”譯爲“修改多次”，“一發”譯爲“發生一次”。

（四）兩語分承的現象

遇有下文兩個詞句分別承受上文兩個詞句的分承現象時，要依據詞句間的意義聯繫來調整語序。例如：

耳目聰明，齒牙完堅。（《華佗傳》）

夫粗工之治病，或治其虛，或治其實，有時而幸中，有時而不中。（《汗下吐三法該盡治病詮》）

前例屬詞語分承，“聰”承受“耳”，“明”承受“目”，“完”承受“齒”，“堅”承受“牙”，應調整爲“耳聰目明，齒完牙堅”，然後加以今譯。次例屬句子分承。根據作者張子和襃攻貶補的學術特點以及“粗工之治病”的上文，可知“有時而不中”承受“或治其虛”，“有時而幸中”承受“或治其實”，應調整爲“或治其虛，有時而不中，或治其實，有時而幸中”，然後進行今譯。

第二節　誤譯的表現與原因

分析他人誤譯的原因，對於正確今譯具有啓迪作用。誤譯主要表現爲不符合信、達、雅的要求。常見的誤譯原因，主要表現爲不明詞語意義、不析語法修辭、不察校勘和不辨邏輯關係等幾個方面。

一、誤譯的表現

常見的誤譯表現是比較多的，這裏圍繞今譯的標準試舉數例略加分析。

（一）意義不準

準確是今譯的生命。把握原文的意義，是今譯的基本條件。如果對原文尚無深刻理解，準確的譯文自然無從談起。例如：

〔原文〕索隱行怪，後世有述焉，吾不爲之矣。（《〈漢書·藝文志〉序及方技略》）

〔譯文〕求索隱暗之事，實行怪異之道，後代有這方面的論述，我不做這種事。

譯文的問題出在對“後世有述焉”理解有誤。“述”義爲“遵循”，而不是“論述”。

〔原文〕梁陶弘景雅好攝生，研精藥術，以為《本草經》者，神農之所作，不刊之書也。（《新修本草·序》）

〔譯文〕梁朝陶弘景愛好養生，精心研究藥物方術，認為《本草經》是神農氏的作品，是不能刊行的書籍。

衆所周知，《本草經》是中藥學的始祖之作，被奉爲中醫藥學的古典名著之一。爲什麼譯文說成"是不能刊行的書籍"呢？關健是譯者沒有正確理解"刊"的意義。"刊"除了"刊刻"、"刊行"的意思外，還可解釋爲"改動"、"削除"。原文最後一句譯爲"是不能改動的書籍"，方才準確。

〔原文〕羅遇翁亦甚歡，即授以劉、李、張諸書，為之敷揚三家之旨，而一斷於經，且曰："盡去而舊學，非是也。"（《丹溪翁傳》）

〔譯文〕羅知悌遇到朱震亨也很高興，就傳授劉完素、李杲、張從正各家醫著，給他陳述闡發三家學說的要點，而且完全決斷於醫經，并且説："完全抛弃你原來學習的內容是不對的。"

撇開其他誤譯不論，即以將"盡去而舊學，非是也"譯爲"完全抛弃你原來學習的內容是不對的"來說，原意正好相反。羅知悌認爲朱震亨原來所習係無本之學，因而有"盡去而舊學"的告誡，"非是也"用以說明"盡去而舊學"的原因。這八個字應譯爲："完全抛弃你原來學習的內容，因爲那是不正確的。"

（二）語句不通

今譯要求運用規範化的現代漢語來翻譯古人的文句，但是有的譯文却晦澀不通。例如：

〔原文〕虢太子死，扁鵲至虢宮門下，問中庶子喜方者曰："太子何病，國中治穰過於衆事？"（《扁鵲傳》）

〔譯文〕虢太子死了，扁鵲到了虢國宮門下，問中庶子喜方的説："太子什麼病，都城中舉行袪邪的祭祀超過了所有事情？"

譯文"問中庶子喜方的"不符合現代漢語的表達習慣。原文中的"喜方者"是"中庶子"的後置定語，今譯時應按照現代漢語的語序，譯爲"喜愛方術的中庶子"。另外，譯文"太子什麼病"也和原文有距離。原文"太子何病"即"太子病何"，應譯爲"太子患什么病"才正確。

〔原文〕一睹其驗，即謂之良，殆不异乎刻舟以求遺劍者！（沈括《良方·自序》）

〔譯文〕一看到它的效驗，就説它是良方，大概無异同那刻船做記號以便求尋遺失在河里的佩劍！

將"殆不异乎"句如此翻譯，雖然與原文的意義出入不大，但是由於語言很不規範，致使句意蒙塵不明。譯文不通順的表現主要有二：其一，"乎"是介詞，"刻舟……者"爲它的賓語，這個介賓結構充當"不异"的補語，今譯時應按照現代漢語的習慣，把它提到謂語"不异"的前面，但譯文却順文照譯。其二，譯文漏譯"者"字，遂使介詞的賓語似有而實無，造成介賓搭配不當的錯誤。如果譯爲"這大概跟在船邊刻下記號來尋找遺落在水中的佩劍的做法沒有什麼不同"，就文通意順了。

〔原文〕每以不寒不熱，兼補兼瀉之劑，確然投之。（張介賓《景岳全書·論治篇》）

〔譯文〕每用不寒不熱的藥，配合用補法配合又用瀉法的方劑，誠然服給病人。
"配合用補法配合又用瀉法"是什麼意思？講的是治法，怎麼可以用來修飾"方劑"呢？"誠然服給病人"又是什麼意思？詞義理解錯誤，詞語搭配不當，致使譯文讀來疙瘩拗口。

(三) 文辭不美

文辭優美是譯文高一個層次的標準，不少譯文往往忽略了優美性的要求。例如：

〔原文〕咸日新其用，大濟蒸人，華葉遞榮，聲實相副。（《黃帝內經素問注·序》）

〔譯文〕并且在實踐過程中都有所發明創造，從而推動了學術的不斷發展和進步。對於保障群眾的健康起了極大的作用。可說是豐富多彩，而且名實相副了。

原文短短十七字，譯文卻耗費整整六十字！其中"咸日新其用"五字，竟用了"并且……進步"計三十字來加以翻譯！錯譯、衍譯的詞句信手可摘，而"新"的使動意義反倒未曾反映。這些姑且勿論。內中涉及優美性問題的至少有兩條：一是原文以副詞"咸"一語貫穿，構成四個四字句，而譯文完全丟掉了這一句式整齊的風格；二是原文"華葉遞榮"本意為"像花葉般地遞相爭榮"，以此贊美扁鵲、倉公、張仲景、華佗之相繼而出，使醫苑增輝，而譯文卻僅以"豐富多彩"一語帶過，不僅未能揭示原文蘊量豐富的內容，而且丟失了原文恰當比喻的風格。

〔原文〕嘗謂備土以防水也，苟不以閉塞其涓涓之流，則滔天之勢不能遏；備水以防火也，若不以撲滅其熒熒之光，則燎原之焰不能止。（朱震亨《丹溪心法·不治已病治未病論》）

〔譯文〕曾經說用準備得非常充分的泥土與石塊，用來防止猛烈的洪水，如果不用它來堵塞住細水緩流樣子的一點一滴的流水，那麼高達到九天之上的滔滔洪水就不能完全阻止；儲備水源來預防火災，如果不用來撲滅微小的火光，那麼燎原的烈火就不能制止。

譯文除了個別詞語對譯欠當外，意義與原文沒有大的出入，語句通順的程度也還可以，問題主要是缺乏優美。原文"嘗謂"是總起詞，其餘為規範的對偶句。譯文本應體現原文對偶句的特點，用相等的字數、相似的句法加以今譯，但是譯文的前一分句七十字，後一分句三十三字，前者是後者的兩倍有餘，前一分句四小句，後一分句三小句，句數也有差別。原文對偶句的優美性在譯文中蕩然無存。

〔原文〕迄明，始有吳鶴皋之集《醫方考》，文義清疏，同人膾炙，是以梨棗再易。豈為空谷足音，故見之而喜歟？然吳氏但一家之言，其於致遠鈎深，或未徹盡。（汪昂《醫方集解·序》）

〔譯文〕到明代，才開始有吳鶴皋編集《醫方考》一書，書中文字的含義清楚通暢，同行的人讀着它就像品嘗可口的烤肉或肉片那樣都說好，因此用梨木棗木做書板多次進行刊刻，印刷了一版又一版。莫非像空曠的山谷中的腳步聲，因為它是稀罕的書，所以人們看見它就喜歡嗎？然而吳氏只是一家的言論，它在從廣度上探求，從深度上發掘方面，有的沒有鑽研到底。

譯文對"膾炙"、"梨棗再易"、"空谷足音"、"致遠鈎深"等幾個詞語或成語譯得過分拘泥刻板，不僅毫無"典雅"、"優美"可言，讀起來還使人覺得沉悶勞神。該段的較好的譯法是：

"到明代，才開始有吳鶴皋撰集《醫方考》，文義明晰流暢，同行贊不絶口，因此多次刊刻出版。大概是難以遇到的著作，所以人們看到它就喜歡吧？然而吳氏的著作只是個人的見解，它在研究的廣度和深度上，有的尚未透徹詳盡。"

二、誤譯的原因

誤譯的原因往往也是多種多樣，這裏擇其主要的幾個方面加以例析。

(一) 不明詞語意義

積詞成句，累句成篇，句與篇都由詞語材料構造而成，句意與篇旨植根於詞義這個基礎之上，因而要準確地今譯，必須掌握詞語在句中的意義。一旦謬釋詞語，句意自然偏失。這是導致誤譯最爲常見的原因。例如：

〔原文〕菑川王美人懷子而不乳……飲以莨菪藥一撮，以酒飲之，旋乳。(《史記·扁鵲倉公列傳》)

〔譯文〕菑川王的侍妾懷孕却没有乳汁……給她飲用了一點莨菪藥末，用酒送服，有了乳汁。

菑川王的侍妾懷孕時，孩子尚未出生，何來乳汁？譯文把"乳"字譯成"乳汁"顯然有誤。"乳"是"産"、"生"義，對此古人多有説解。如《吕氏春秋·音初》："主人方乳。"高誘注："乳，産也。"《説文·乙部》："人及鳥生子曰乳。"可見原文中"乳"即生産，"不乳"就是難産。

〔原文〕每年當冬至日夏至日灸之，前後僅萬餘壯。(張從正《儒門事親·偶有所遇厥疾獲瘳記》)

〔譯文〕每年當冬至日夏至日使用灸法，前後僅僅灸了一萬多壯。

"一萬多壯"是言其多，而譯文却用表示少的"僅僅"來對譯，邏輯上是矛盾的。在古代漢語裏，"僅"有 jìn 的讀音，用來表達數量之多。《説文·人部》"僅"字條段玉裁注："唐人文字'僅'多訓'庶幾'之'幾'。"引例如杜甫《泊岳陽城下》詩："江國逾千里，山城僅百層。""僅萬餘壯"意爲幾乎一萬多壯，"僅"爲"幾乎"義。

從這兩例可以看出，詞語意義隨着時代的推移而發生變化，今譯時必須注意詞義的古今差别，以免以今譯古而導致誤譯。

〔原文〕言而微，終日乃復言者，此奪氣也。(《素問·脉要精微論》)

〔譯文〕言語如果低微，整天方才又説話的，這是正氣喪失。

原文謂奪氣之證言語輕而少。"終日"雖有"整天"義，但此處當與《扁鵲傳》"終日，扁鵲仰天嘆曰"的"終日"義同，意爲"良久"，言良久乃復言，不必是整天。

〔原文〕張子和醫如老將對敵，或陳兵背水，或濟河焚舟，置之死地而後生，不善效之，非潰即北矣。(《諸醫論》)

〔譯文〕張子和的醫術像老將迎敵，有時背水結陣，有時過河燒船，置身死地然後尋求生存，仿效不善，不崩潰就去北方。

"北"是個多義詞，在句中爲"敗亡"義，譯文却錯誤地取其常用義"北方"來對譯。

從這兩例可以看出，應當選取最適宜於句意的義項對譯多義詞。

〔原文〕中間三天發病，一如佗言。（《華佗傳》）

〔譯文〕中間三天發了病，完全像華佗預言的那樣。

對原文的"中間"，譯文保留未譯，是把它看作現代漢語中的方位名詞，其實它是一個偏正詞組，"中"指當中，是全過程中的一個階段，"間"爲間隔，指全過程有過間斷，應對譯成"當中間隔"。

〔原文〕雖然，作者謂聖，述者謂明。（《溫病條辨·序》）

〔譯文〕雖然作者是聖人，表述者是賢人。

原文中"雖然"是一個虛詞性詞組，其中"雖"是表讓步的連詞，"然"是表轉折的連詞，可對譯爲"雖然如此，但是……"，譯文保留未譯，顯然是視爲現代漢語中表讓步的連詞。

從這兩例可以看出，對於古今同形異義詞語，今譯時不要被它形同的現象迷惑，而要掌握它義異的内核。

（二）不析語法修辭

語法是語言結構的規律，修辭是修飾詞句的手法，古今漢語在語法規律與修辭手法方面的時代差異，給今譯造成困難，因而不析語法規律與修辭手法也是造成誤譯的重要原因。例如：

〔原文〕目惑玄黄，耳務淫哇。（《養生論》）

〔譯文〕雙眼迷惑外界事物，兩耳追求淫蕩之聲。

在古代漢語里，常常用"爲……所"或"見"表示被動，由於有明顯標志，被動關係比較容易看出。但無任何結構標志，有時便難以辨識。譯文沒有看出"玄黄"與"淫哇"前都有介詞"於"的省略，兩句都是述補結構，而把"玄黄"與"淫哇"分別當作"惑"與"務"的賓語來理解。此外，此句的"玄黄"泛指顏色，既與"目"相應，又與"淫哇"（聲）相類。"務"通"瞀"，義爲"眩惑"，與上句的"惑"同義對舉。

〔原文〕自古名賢治病，多用生命以濟危急，雖曰賤畜貴人，至於愛命，人畜一也。（《大醫精誠》）

〔譯文〕從古到今名醫治病，大多使用活物來挽救危重急症，即使説下賤畜生寶貴人類，但對於愛惜生命來説，人類和畜生是一致的。

譯文把"賤畜"與"貴人"都按照偏正結構對譯，不知它們都是述賓結構，其中"賤"、"貴"具有意動功能。

以上是因不析語法結構而誤譯。

〔原文〕劉河間醫如橐駝種樹，所在全活，但假冰雪以爲春，利於松柏而不利於蒲柳。（《諸醫論》）

〔譯文〕劉河間的醫術像郭橐駝種樹，到處都能存活，只是借助冰雪才能迎來春天，對松柏有利，對蒲柳無利。

譯文只是按照字面意義對譯，而不知原文以"橐駝種樹"比喻劉完素治病療效之完美，以"冰雪"比喻劉完素善用寒涼藥的特點，以"春"比喻疾病痊愈，以"松柏"比喻體質强健的人，用"蒲柳"比喻體質虛弱的人。在今譯時必須理解比喻義，并將其譯出，才能反映作者的原意。

〔原文〕解惑者，盡知調陰陽，補瀉有餘不足。（《靈樞·刺節真邪》）

〔譯文〕解除惑亂，都知道調適陰陽，補益宣瀉邪氣有餘正氣不足。

譯文不知原文使用了分承的修辭手法，"有餘"、"不足"分別承受動詞"瀉"、"補"，從而構成兩個述賓詞組"瀉有餘"、"補不足"，而仍然依照語序硬譯，使所譯令人不明所以。

以上爲因不析修辭現象而誤譯。

（三）不辨邏輯語氣

古文注重簡潔，詞句之間的邏輯關係以及句子的語氣一般不明確表示，需要讀者自行體察，在今譯時適當補上，這樣譯文方能流暢易明，原文的意思才會準確反映。有些譯文往往對此不加注意，因而導致誤譯。例如：

〔原文〕合歡蠲忿，萱草忘憂。（《養生論》）

〔譯文〕合歡消除怒氣，萱草忘掉憂愁。

合歡、萱草是兩味植物，本身不具備感情，當然用不着消除什麽"怒氣"，也用不着忘記什麽"憂愁"。"蠲忿"、"忘憂"的主動者自然是人，而合歡與萱草具有使人蠲忿、忘憂的作用，因而宜今譯爲"合歡使人消除怒氣，萱草讓人忘掉憂愁"，如此方能反映出詞語之間的邏輯關係。

〔原文〕若被火者，微發黃色，劇則如驚癇。（《傷寒論·辨太陽病脉證并治上》）

〔譯文〕如果誤用火法，皮膚就會稍微發黃，嚴重的便要引起如同驚癇的症狀。

這裏講風温證誤用火法造成的後果，微則發黃色，劇則如驚癇。因此"微"後要補譯出"則"的意思，才能反映出句子間的邏輯關係。

以上是因不辨邏輯關係而誤譯。

〔原文〕此五者，大概而已。其微至於言不能宣，其詳至於書不能載，豈庸庸之人而可以易言醫哉？（《良方·自序》）

〔譯文〕這五方面的情況大概就是這些而已。它微妙到言語不能表達，它詳盡到文字不能記載，難道平庸之人可以輕易談論醫學嗎？

文章首先提出治病有五難，接着逐一辨析，隨後歸結爲"此五者，大概而已"，意爲這五個方面只是大概罷了，説明治病之難還有很多，因而下文説"其微至於言不能宣，其詳至於書不能載"。而譯文"這五方面的情況大概就是這些而已"，是説治病之難很少，不過這五個方面，語氣正好相反。

〔原文〕醫雖小道，而性命是關，敢不知慎？（張介賓《景岳全書·醫非小道記》）

〔譯文〕醫學雖然是小技，但是關係到病人的性命，敢於不知慎重。

"敢不知慎"爲反詰句，意爲怎麽敢不知慎重呢，而譯文却視作陳述句，致使意義相反。

以上是因不辨語氣意味而誤譯。

（四）不察校勘

古籍的整理和今譯，離不開校勘。中醫藥典籍的整理和今譯，更離不開精審的校勘。如果不察校勘，原文錯訛現象就可能導致誤譯。例如：

〔原文〕中盛藏滿，氣勝傷恐者，聲如從室中言，是中氣之濕也。（《素問·脉要精微

論》)

〔譯文〕腹中氣盛，肺臟實滿，氣勝息變，善傷於恐，聲音好像從空屋中發出一樣，這是腹中有濕邪的緣故。

譯文"氣勝息變，善傷於恐"突兀而來，和上下文格格不入。其實清代張琦在《素問釋義》中就已經指出"氣勝傷恐者"爲衍文。《三因方》在引用該篇時也沒有這五個字。通過校勘，舍去此五字，譯爲"腹中氣盛，肺臟實滿，聲音好像從空屋中發出一樣，這是中焦有濕邪的緣故"，文意也便連貫順暢。

〔原文〕熱，承氣湯；外感，解散，加薑汁、酒。（朱震亨《金匱鈎玄·厥》）

〔譯文〕熱厥，服承氣湯；外感，解表散汗，再加薑汁、酒。

譯文對原文不加校勘而硬譯，於是出現"外感，解表散汗，再加薑汁、酒"，與原意大相徑庭。考原文"解散"二字之前脱一"雙"字，據劉完素《黄帝素問宣明論方》所載"雙解散"方，將"雙"字補出，文意也便明確，據此今譯爲"熱厥，宜服承氣湯；兼有外感的，宜服雙解散加薑汁與酒"，就明白流暢。

以上列舉容易造成誤譯的四種原因。其實誤譯原因遠不止這些，諸如不懂文史知識、不通名物掌故、不曉醫藥常識以及不知音韵等，都可能導致誤譯，這裏不再舉例闡述。

第三節　今譯實例分析

本節從《周禮·天官冢宰·醫師》、《幽憂子集·釋疾文》和《白茅堂集·李時珍傳》中各選出一段文字作爲實例，加以演示和分析，説明如何靈活運用今譯的方法。下面每個橫框中，上行大字是原文，下行小字是譯文，括號中標明所采用的今譯方法，其中"留"指保留，"對"指對應，"換"指替換，"補"指增補，"删"指删削，"調"指調整。由於今譯方法調整變換了語序，因此上下兩行有的不能逐一對應，特予説明。

一、《周禮·天官冢宰·醫師》今譯實例分析

醫師　掌　醫　之　政令　，聚毒藥　以共　醫　事
醫師(留)掌管(對)醫藥(對)的(換)政策法令(對)，征集藥物(換)來供給(換)醫療(對)工作(換)

。凡　邦　之有　疾病者　、疕瘍者　造焉　，
使用(補)。凡是(對)國內(換、删)有(留)內科病的人(換)、外科病的人(換)到這裏(換)，醫師(補)

則　使　醫　分　而　治　之　。歲　終　則稽其　醫
就(換)委派(換)醫生分別(對)地(換)治療(對)他們(換)。年(換)終(留)就考核醫生們的(換)醫

事　，以制其　食　：　十　　全
療(對)情況(換)，來評定他們的俸禄(換)：治療(補)十個(對)病人都能(補)痊愈

爲 上 ， 十 失 一 次之， 十

（換）是（換）上等（對），治療（補）十個（對）病人（補）失誤一個（對）是（補）第二等（換），治療（補）十個

失 二 次之， 十 失 三

（對）病人（補）失誤（對）兩個（換）是（補）第三等（換），治療（補）十個（對）病人（補）失誤三個（對）

次之， 十 失 四 爲 下 。

是（補）第四等（換），治療（補）十個（對）病人（補）失誤四個（對）是（換）下等（對）。

二、盧照鄰《幽憂子集・釋疾文》序今譯實例分析

余 羸 臥 不起 ，行已 十年 。宛

我（換）患病（換）臥床（對）不起（留），已經將近（調、換、對）十年（留）。在

轉匡床 ，婆娑小室 。

安適的床榻上翻來覆去（調、換、對、補），在狹小的房間中盤桓徘徊（調、換、對、補）。

未 攀 偓寒 桂 ，一臂 連蜷 ；不

未曾（對）攀摘（對）高聳的（換、補）桂枝（對），一臂（留）卻（補）攣曲（換）；不

學 邯鄲 步 ，兩 足 匍

曾（對）模仿（換）邯鄲（留）人行路的（補）步態（對），兩（留）腳（換）卻（補）伏

匐 。寸步 千里 ，咫尺

地而行（換）。寸步（留）之距如同（補）千里（留）之遙（補），咫尺（留）之遠恰似（補）

山河 。每 至 冬 謝 春 歸，暑

山河（留）之隔（補）。每（留）到（換）冬（留）去（換）春（留）回（換），暑（留）

闌 秋 至 ，雲 壑 改 色 ，煙

盡（換）秋（留）來（換），雲霞（對）使（補）山谷（換）變幻（換）顏色（對），煙靄

郊 變 容 ， 輒 輿 出

（對）讓（補）郊野（對）改換（換）姿容（對），我（補）就（換）坐車（換）推出（對）

戶庭 ，悠然 一望 。 覆幬

家門（換），憂傷地（換）望上一眼（調、留、補）。可歎（調、換）蒼天（補）施恩（換）

雖　　廣　，嗟　不　容　乎　　　此生　　；
雖然（對）寬廣（對），　　卻（補）不能（對）容納（對）（刪）我（補）此生（留）；大

　　亭育　雖　繁　，　　　恩已絕　乎
地（補）養育（換）雖然（對）繁多（對），卻（補）不能造福（調、換）（刪）我（補）

斯代　　。賦　　命　如此　，　　　幾何　可
今世（換）。稟受（換）的（補）命運（對）如此（留），還有（補）多少（換）可以（對）

憑　　　　　？今　　為　　《釋疾文》三篇　　，以
寄託（換）的呢（補）？現在（換）我（補）寫成（換）三篇《釋疾文》（調、留），用來

　　貽　諸　好事　　　。蓋　作　《易》　　者
（換）贈送（換）給（換）有興趣（換）的人（補）。（刪）創作《易經》（對）的（補）人

，其　有　　憂患　乎　？刪　《書》　　　者
（換），大概（換）有過（對）憂患（留）吧（換）？刪定（對）《尚書》（對）的（補）人

，其　有　　棲遑　乎　？《國語》之作　　　，非
（換），或許（換）有過（對）奔波（換）吧（補）？創作《國語》（調、留、刪、換），不

　　瞽叟　　　之　事　乎　？《騷文》之興
是（換）盲人（換）左丘明（補）的（換）事情（對）嗎（換）？寫作《離騷》（調、留、

，非　懷沙　　　之　痛　乎　？吾
刪、換），不是（換）抱石（換）自沉的屈原（補）的（換）痛苦（對）嗎（換）？我（換）

非　斯　人　之　徒　歟　？安　可　默
不就是（換、補）這些（換）人（留）的（換）門徒（對）嗎（換）？怎麼（換）可以（對）沉默

而　無　述　　　？
（對）地（換）沒有（換）撰述（對）呢（補）？

三、《白茅堂集·李時珍傳》今譯實例分析

李時珍	，字	東壁	，祖	某	，父	言聞	，	世

李時珍(留)，字(留)東壁(留)，祖父(對)某(留)，父親(對)名(補)言聞(留)，他家(補)世代

孝	友	，以	醫	爲	業	。年十

(對)都(補)孝敬(對)父母(補)，友愛(對)兄弟(補)，把(換)醫療(對)作爲(對)職業(對)。十四

四	，補	諸生	，三試於鄉	，不	售

歲(調、留、換)時(補)，考中(換)秀才(換)，後來(補)在鄉試中應考多次(調、換、補、對)，沒有(換)考

。讀書十年	，不	出	戶庭	，博	學	，無所弗

中(換)。從此(補)，讀書十年(留)，沒有(換)出過(對)家門(換)，廣泛(換)地(補)學習(對)，沒有不

睨	。善 醫	，即	以	醫	自居。楚王	聞

閱讀的書(換)。他(補)擅長(換)醫學(對)，就(換)以(留)醫療(對)爲生(換)。楚王(留)聽說(換)

之	，聘	爲	奉祠	，掌	良醫所事	。

這些情況(換)，聘請(對)他(補)擔任(換)王府的(補)奉祠正(留、補)，掌管(對)良醫所(留)事務(對)。

世子	暴	厥	，立	活	之	。

楚王的(補)嫡長子(換)突然(換)昏厥(對)，李時珍(補)立即(對)救活(對)他(換)。楚王把李時珍(補)

薦	於	朝	，授	太醫院判	。一歲	告歸	，

推薦(對)到(換)朝廷(對)，朝廷(補)任命(換)他爲(補)太醫院判(留)。一年(換)後(補)請求回鄉(換)，

著	《本草綱目》	。

編著(對)《本草綱目》(留)。

閱讀實踐 （46）

（一）本章內容要點

1. 簡答

①今譯有哪些類別？今譯的標準是什麼？

②今譯的方法有哪些？各舉例説明。

③爲什麼會造成誤譯？怎樣避免？

2. 句子今譯

①病發而有餘，本而標之，先治其本，後治其標。病發而不足，標而本之，先治其標，後治其本。謹察間甚，以意調之，間者并行，甚者獨行。（《素問·標本病傳論》）

②心小則安，邪弗能傷，易傷以憂；心大則憂不能傷，易傷於邪。心高則滿於肺中，悗而善忘，難開以言；心下則藏外，易傷於寒，易恐於言。心堅則藏安守固；心脆則善病消癉熱中。心端正則和利難傷；心偏傾則操持不一，無守司也。（《靈樞·本藏》）

③千般疢難，不越三條：一者，經絡受邪，入藏府，爲內所因也；二者，四肢九竅，血

脉相傳，壅塞不通，爲外皮膚所中也；三者，房室、金刃、蟲獸所傷。以此詳之，病因都盡。（《金匱要略·藏府經絡先後病脉證》）

④欲療病，先察其源，先候病機。五藏未虛，六府未竭，血脉未亂，精神未散，服藥必活；若病已成，可得半愈；病勢已過，命將難全。（《神農本草經·序例》）

（二）課外閱讀

小兒初生之時腸胃綿脆易飢易飽易虛易實易寒易熱方書舊説天下皆知之矣然禮記曲禮及王符潛夫論所云天下皆不知曲禮云童子不衣裘裳説云裘大溫消陰氣且人十五歲成童尚不許衣裘今之人養稚子當正夏時以綿袄裹腹日不下懷人氣相蒸見天稍寒即封閉密室睡氈下幕暖炕紅爐使微寒不入大暖不泄雖衰老之人尚猶不可況純陽之小兒乎然君子當居密室亦不當如是之暖也王符潛夫論云嬰兒之病傷於飽也今人養稚子不察腸胃所容幾何但聞一聲哭將謂飢號急以潼乳納之兒口豈復知量不吐不已及稍能食應口輒與夫小兒初生別無伎倆惟善號泣爲強良耳此二者乃百病之源小兒除胎生病外有四種曰驚曰疳曰吐曰瀉其病之源止有二曰飽曰暖善治小兒者當察其貴賤治之蓋富貴之家衣食有餘生子常夭貧賤之家衣食不足生子常堅貧家之子不得縱其欲雖不如意而不敢怒怒少則肝病少富家子之得縱其欲稍不如意則怒怒多則肝病多矣夫肝者木也甚則乘脾也又況貧家無財少藥故死少富家有財多藥故死多故貧家子育子雖薄於富家其成全小兒反出於富家之右其暗合育子之理者有四焉薄衣淡食少欲寡怒一也無財少藥其病自痊不爲庸醫熱藥所攻二也在母腹中其母作勞氣血動用形得充實三也母既作勞多易生產四也此四者與富家相反也俚諺曰兒哭即兒歌不哭不傻儾此言雖鄙切中其病世俗豈知號哭者乃小兒所以泄氣之熱也（節選自金·張從正《儒門事親·過愛小兒反害小兒説》）

①怎樣理解"富貴之家，衣食有餘，生子常夭；貧賤之家，衣食不足，生子常堅"？
②如何看待張從正提出的四條"育子之理"？

第七章
文意理解

　　文意理解，古屬章句之學，唐人歸入"義疏"，宋人發展爲"義理"，是指對文章語句含義的理解，以及對篇章宗旨和文中義理的領悟。對於中醫藥古文獻而言，閱讀的最終目標是讀取中醫藥學術信息，以及與此相關的其他信息，認識其歷史、現實以及長遠的科學意義和人文意義，因此，篇章文句旨意的把握和理解尤其重要。理解古代醫藥文獻的文意，需要綜合運用古代語言文化知識、中醫藥知識和現代科學知識，還要熟讀深思，并掌握一些推敲文意的方法。與文意理解有關的字詞、語法、修辭、句讀、注釋等基礎知識可參看相關章節。本章着重介紹探求章句旨意、把握作者思路、讀取中醫藥學術信息的一些方法，指導閱讀理解的門徑。

第一節　文意理解的方法

　　文意理解的過程，是讀者與作者溝通思想的過程。韓愈曾把自己的讀書方法總結爲"記事者必提其要，纂言者必鈎其玄"（《進學解》）。就是說，對於記事之文，須循章歸旨，着力把握其宗旨綱要，領會其撰述意圖；對於說理之論，要意會神攝，着力探明其內涵底蘊，領悟其言下之意和未言之旨。提要鈎玄，是理解傳統醫藥文獻文意的基本方法。提要是對文句篇章旨意、脈絡的總體把握，主要運用輻合思維方法；鈎玄是從深度和廣度上認識句意章旨的含義，主要運用發散思維方法。此外，文章背景、文章體裁、上下文語言環境、前人注釋等都有助於理解文意。

一、據文揣意

　　中醫植根於中國傳統文化。中國傳統文化以形象思維、意象思維見長，重視舉一反三的能力。故而古人在撰述上有自己的表達習慣和價值觀。例如，老子認爲"道可道，非常道；名可名，非常名"（《老子》第一章）。孔子認爲"舉一隅不以三隅反，則不復也"（《論語·述而》）。孟子主張"君子引而不發，躍如也"（《孟子·盡心上》）。基於這一認識，古人喜用譬喻、暗示、例證等手法，委婉含蓄地表達自己的意見和意圖。馮友蘭在《中國哲學簡史》中曾指出："中國哲學家慣於用名言雋語、比喻例證的形式表達自己的思想。"中國古代的哲學著作與西方哲學著作相比，"明晰不足而暗示有餘"。"拿詩來說，詩人想要傳達的往往不是詩中直接說了的，而是詩中沒有說的。""所以聰明的讀者能讀出詩的言外之意，能讀出書的'行間'之意。"因此，理解古醫籍文意要在"感悟"二字上下工夫。感，是感受文句的形象意境；悟，是領悟其中的真情實意。也就是說，要由表及裏、由正及反、由此及彼地發掘出文句的深層義、象徵義、比喻義、哲理義、言外義等言下之意，要"讀文見髓"。否則，便如孔子所説，"學而不思則罔"。

（一）抓住關鍵詞，體會言下意

相傳孔子撰《春秋》，以巧妙的措辭暗寓褒貶。古人行文，言下之意也會從片言只字中透露。細品這些關鍵詞語，有助於讀出作者言下之意。

> 美則美矣，而未盡善。何者？各擅風流，遞相矛盾。（《外臺秘要·序》）

這段話究竟批評什麼？理解的關鍵在"擅"和"風流"二詞。"擅"謂隨意揮灑。"風流"本謂有才而不拘禮法的氣派、風度，此指個人不拘一格的才華。其言下之意可以向兩個方向理解：一是不守基本法度而肆行妄為，二是没有兼收衆家之長而囿於自家之經驗心得。考慮到作者對諸家方書的評價是"未盡善"，這句話又是爲《外臺秘要》博收衆家、取長捨短的編撰方法做鋪墊，故當取後一種理解。

> 若有欲決意任懷，自謂達識知命，不泥異端，極情肆力，不營久生者，聞此言也，雖風之過耳，電之經目，不足諭也。（《極言》）

文中"達識知命"、"異端"、"極情肆力"等詞語，使人聯想到《論語》中"五十而知天命"、"攻乎異端，斯害也已"、"盡己之謂忠"、"志士仁人，無求生以害仁，有殺身以成仁"等名言，由此而知"欲決意任懷，自謂達識知命，不泥異端，極情肆力，不營久生者"不是泛泛之言，而是暗有所指，是作者站在道家立場對捨生取義、輕身重道的儒家價值觀的批駁。

> 夫《易》之為書，變動不居，然亦有變易不易二義，故曰"蓍之德圓而神，卦之德方以智"。夫卦誠方矣，豈方、智之中遂無圓、神之妙也哉？吾願讀吾書者，取是方而圓用之，斯真為得方之解也矣。（汪昂《醫方集解·序》）

理解本段語意的關鍵，是弄清"圓"、"神"、"方"、"智"四個詞的文化内涵和蓍、卦的形象功用特點。在古人心目中，"圓者運而不窮，方者止而有分"（《易·繫辭上》王弼注），"圓"是靈活變通的形象，"方"是法度規範的形象。古人把無迹可尋、微妙莫測的事物通稱爲"神"，認識這類事物的能力也稱爲"神"；把有形可察、有規可循的事物稱爲"方"，善於格物致知、比例類推的能力則通稱爲"智"。蓍占以數算，"數無恒體，猶圓之不窮"（《易·繫辭上》孔穎達疏），古人用以逆知未來莫測之事；卦象如方陣排列，組成和變化有一定之規，古人用以占卜已然可溯之事。所以説：蓍數有圓神之性，卦占有方智之能。但無論蓍數還是卦占，都要遵循一定的方法，同時也都要靈活變通。汪昂認爲讀方書也是如此：成方是法度規範，是有前例可循的經驗借鑒，學習成方，屬於方、智之列；而讀懂成方、運用成方，還要明其要妙、通其權變，則又屬於圓、神之功了。

> 余自失怙後，即携一硯以泛於江，浮於海，荏苒三十餘年，僅載一硯以歸。籍人皆患之，而余載硯時游，亦足以行吾之痴而樂吾餘年，他非所知也。游時偶有所錄，漸積成卷，題曰《歸硯》。蓋雖以硯游，而游為歸之計，歸乃游之本也。因識其歸之所以於簡端，以為序，并示我後人。（王孟英《歸硯録·序》）

文中"蓋雖以硯游，而游爲歸之計，歸乃游之本也"一句，説明《歸硯録》一書命名的含義，而理解這句話的關鍵，就在"硯"、"游"、"歸"三字。"硯"既是診病處方、筆記撰述的文具，也是作者一生心得經驗的象徵。王孟英自曾祖起，客居異鄉，幾經周折才得以回原籍定居，這是"游"、"歸"的第一層含義；王孟英自喪父後，便"携一硯以泛於江，浮於海"，歷三十餘年才載硯歸老，這是"游"、"歸"的第二層含義；行醫時"偶有所錄，漸積成卷"，也就是把日常零散的心得經驗凝煉爲見解和認識，集結成書，這是"游"、"歸"的第三層含義。由此可知，"游爲歸之計，歸乃游之本"，既表達王氏對回歸故里的執着，也是他行醫治學經歷的總結，《歸硯錄》的命名含義就在於此。

（二）揣摩字面義，推求比喻意

由於措辭表意方式的不盡相同，一些在古人看來很直白、并不難懂的話，我們現在却不容易理解透徹。對此，要從揣摩字面義入手，細心體察其語意所在。對於古人形象化的表述，要注意體會其情景意象的特點，并聯繫上下文，把形象感悟轉換爲理性認識。

> 醫道難矣！醫道大矣！是誠神聖之首傳，民命之先務矣！吾子其毋以草木相渺，必期進於精神相貫之區、玄冥相通之際，照終始之後先，會結果之根蒂，斯於斯道也，庶乎爲有得矣。（張介賓《景岳全書·醫非小道記》）

文中"精神相貫"等於現在說"思想相通"，指與前賢溝通思想，能領會醫書旨意；"玄冥"通常用來形容深奧微妙不可直觀之事物，"玄冥相通"指通曉深奧微妙的醫理；"照終始之後先"謂明了由首至尾、由源至流的全過程，即對醫理融會貫通。"會結果之根蒂"言領會事情的原由，此指刨根問底，知其所以然。逐句理解後，便知"必期進於精神相貫之區、玄冥相通之際，照終始之後先，會結果之根蒂"幾句，實際上是張介賓自己的治學方法，也是他對學醫者的要求。

> 能會精神於相與之際，燭幽隱於玄冥之間者，斯足謂之真醫。（《病家兩要說》）

同樣是"精神相貫"、"玄冥相通"一類的說法，所表意象相同，但所針對的事情不同，語意所指就與上例不一樣。文中"相與之際"指與病人相處之時；"會精神"的字面義可以理解爲集中精神，也可以理解爲精神相貫。作爲"謂之真醫"的重要條件，後者境界遠勝於前，所以，"會精神"含有對病人的疾苦所在能心領神會的意思。"燭幽隱於玄冥之間"謂在黑暗之中目光如炬，有了上一句爲背景，便知這個"玄冥之間"是指病情難明之時，"燭幽隱"指洞察隱微的病邪。

> 柯韻伯曰：命門之火，乃水中之陽。夫水體本静，而川流不息者，氣之動，火之用也，非指有形者言也。然火少則生氣，火壯則食氣，故火不可亢，亦不可衰。所云火生土者，即腎家之少火，遊行其間，以息相吹耳。若命門火衰，少火幾於熄矣。欲暖脾胃之陽，必先温命門之火。此腎氣丸納桂、附於滋陰劑中，是"藏心於淵，美厥靈根"也。（《方論三則》）

"以息相吹"是擬人化的表述，借用於《莊子·逍遙游》"野馬也，塵埃也，生物之以息相吹也"，謂自然界塵埃的飛揚涌動是因爲被天地萬物的呼吸之氣（風氣）所鼓動。上文借用氣息吹動這一意象，說明"火生土"是指腎以無形之陽熱推動脾胃的運化。"藏心於淵，美厥靈根"二句，原謂涵養心性，使道德完美，此處不能簡單套用原意。心屬火，淵藏水，藏心於淵，是寓陽於陰的意象，正與"命門之火，乃水中之陽"、"納桂、附於滋陰劑中"以"温命門之火"的文意相合；靈根，生命之根本，美厥靈根，就是壯其生化之源（命門火）。

> 然刻意研精，探微索隱，或識契真要，則目牛無全。（《黃帝内經素問注·序》）

"目牛無全"的意象特點是洞察内裏，而不是只看到表象。正因爲能洞察内裏，庖丁解牛才能游刃自如，并由此産生技藝精湛的喻意。上文不用其喻意，而用其意象，强調研讀《素問》要着力領悟其中的微言精義、隱旨真要，而不是只看到表面的字句。

> 凡爲良工，臨證值病，證之純者，治藥當如童蒙之囑小對，字字清切；證之駁者，處方當如才子之破合題，字字包盡。（盧祖常《續易簡方論後集·後序》）

初學對句者，講究中規中矩，合韵合轍，字字對應切題，故"童蒙之囑小對，字字清切"，指對於單純的疾病，用藥要謹守常法，精純專一。應試作文者，面對綜合性的論題，講究融會貫通，提綱挈領，一語關三，首尾呼應，故"才子之破合題，字字包盡"，指對於複雜的疾病，處方要標本兼顧，靈活變通。

（三）由此而及彼，推知未言意

"子曰：書不盡言，言不盡意"（《易·繫辭上》）。古人行文，有時只言其所當然，而未言其所以然，只説得一面，而未説得三面。所以"吾人讀書，須從其一面悟出三面，從其所當然悟出其所以然，由此體會入微，自能一旦豁然貫通"（程衍道《醫法心傳·序》）。也就是説，閲讀時應該根據文中提供的綫索，通過因此悟彼、比類推求等方法，推知作者文中藴含的未言之意。

> 一貧婦寡居病癲，翁見之惻然，乃曰："是疾世號難治者，不守禁忌耳。是婦貧而無厚味，寡而無欲，庶幾可療也。"即自具藥療之，病愈。後復投四物湯數百，遂不發動。（《丹溪翁傳》）

上文雖然没有交代丹溪翁對癲病病因病機的認識，但從"可療"的條件"無厚味"、"無欲"中，可以推知此病禁忌肥甘、色欲。厚味積滯，易傷脾胃而致鬱熱；房勞傷腎，易劫陰精而動元陽。由此可以進一步推知：丹溪翁認爲該病病機是陰虚内熱，厚味房勞是發病的誘因、助邪之外物。我們從中可以領悟丹溪翁"葆精毓神"的醫學思想。

> 人近火氣者，微熱則癢，熱甚則痛，附近則灼而爲瘡，皆火之用也。或癢痛如針輕刺者，猶飛迸火星灼之然也。癢者，美疾也。故火旺於夏，而萬物蕃鮮容美也。灸之以火，漬之以湯，而癢轉甚者，微熱之所使也；因而癢去者，熱令皮膚縱緩，腠理開通，陽氣得泄，熱散而去故也。或夏熱皮膚癢，而以冷水沃之不去者，寒能收斂，腠理閉密，陽氣鬱結，不能散越，怫熱内作也。（劉完素《素問玄機原病式·五運主病》）

作者一起首就用一個"火"字，把微熱之癢、熱甚之痛、灼傷之瘡貫穿一氣，繼而把主要篇幅放在分析輕淺常見的癢證上。這顯然是醉翁之意不在"癢"。作者是借癢證來闡述臨床上陽熱怫鬱的基本病機和火鬱發之的施治原則，并證明這一證治的普遍意義。元人薛時平讀出劉氏言外意，故其注曰："鬱與通相反。鬱者，論病之根源；通者，治法之綱要。達此兩字，能事畢矣。"（《新刊注釋素問玄機原病式》）

> 上古《脉要》曰："春不沉，夏不弦，秋不數，冬不濇，是謂四塞。"謂脉之從四時者，不循序漸進，則四塞而不通也。所以春、夏、秋、冬孟月之脉，仍循冬、春、夏、秋季月之常，不改其度。俟二分二至以後，始轉而從本令之王氣，乃爲平人順脉也。故天道春不分不温，夏不至不熱，自然之運，悠久無疆。使在人之脉，方春即以弦應，方夏即以數應，躁促所加，不三時而歲度終矣，其能長世乎！即是推之，秋月之所以忌數

脉者，以其新秋為燥所勝，故忌之也。若不病之人，新秋而脉帶微數，乃天真之脉，何反忌之耶？且夫始為燥，終為凉，凉已即當寒矣，何至十月而反溫耶？凉已反溫，失時之序，天道不幾頓乎？不知十月之溫，不從凉轉，正從燥生。蓋金位之下，火氣承之，以故初冬常溫，其脉之應，仍從乎金之濇耳。由濇而沉，其濇也，為生水之金，其沉也，即為水中之金矣。珠輝玉映，傷燥云乎哉？（《秋燥論》）

此段討論四時正常脉象，但作者在文中没有對自己的觀點作明確的總結性表述。究竟作者認為什麼是四時常脉？文中有兩處綫索："新秋而脉帶微數，乃天真之脉"，"以故初冬常溫，其脉之應，仍從乎金之濇耳。由濇而沉……"雖然只講到新秋和初冬脉象，但聯繫脉從四時、循序漸進的基本觀點，可知秋、冬常脉分別是：秋脉先微數後濇，冬脉先微濇後沉，各自以秋分、冬至為轉折點。由此類推，春、夏之常脉分別是：先微沉後弦，先微弦後數，各以春分、夏至為轉折點。這樣，文中"春不沉，夏不弦，秋不數，冬不濇，是謂四塞"、"春、夏、秋、冬孟月之脉，仍循冬、春、夏、秋季月之常，不改其度。俟二分二至以後，始轉而從本令之王氣，乃為平人順脉也"等論便都貫通了。

二、融會貫通

一句話，一段議論，一篇文章，總有其背景，大至作者所處的社會、歷史、文化背景和醫學理論體系，小至作者個人的師承淵源、學術傾向、性格愛好以及句、段、章、篇、書的內部語言環境，這些都可以統稱為語句的背景。語境能傳遞信息，幫助正確理解語句的真義要旨，消除語句的歧義。要理解文意，就必須審察語境，融會貫通上下文及相關的事理和知識。

（一）貫通上下文，理解文意

朱熹曾說："凡讀書，須看上下文意是如何，不可泥着一字。"（《朱子語類》卷十一《讀書法下》）貫通上下文，是推敲和理解文意的重要方法。

> 王應震曰："見痰休治痰，見血休治血，無汗不發汗，有熱莫攻熱，喘生毋耗氣，精遺勿濇泄，明得個中趣，方是醫中杰。"此真知本之言矣。（李中梓《醫宗必讀·腎為先天本脾為後天本論》）

文中所說"個中趣"是什麼？讀其下文，看其篇名便可知。下文稱贊王氏這段議論是"知本之言"，由此可知，王氏所說"個中趣"是審因治本。那麼何謂本？李中梓認為腎為先天之本，脾為後天之本。由此可推知，李氏認為痰、血、熱、喘、遺精、外感等證皆可以從脾腎論治。

> 縣吏尹世苦四支煩，口中乾，不欲聞人聲，小便不利。佗曰："試作熱食，得汗則愈；不汗，後三日死。"即作熱食，而不汗出。佗曰："藏氣已絶於內，當啼泣而絶。"果如佗言。（《華佗傳》）

"藏氣已絶於內，當啼泣而絶"二句不好理解。細審上文："四支煩"是四肢失濡養所致；"口中乾"是因津液不布；"不欲聞人聲，小便不利"為腎氣虛衰、上不充耳下不氣化之象。以上諸症，顯示中焦脾、下焦腎的水津生化輸布功能失常。肺為水之上源，外主皮毛汗液，內主通調三焦水道，華佗"試作熱食"（熱粥）取汗，目的是據汗與不汗，測肺氣之存亡。

熱食後不汗出，說明肺氣已絕，這就是"藏氣已絕於內"的含義。三焦水液輸布均失常，主司三焦氣機的肺氣又衰竭，了無生機，故斷之曰"當啼泣而絕"。肺主悲，"啼泣而絕"，不過是"肺氣絕而死"的形象表述罷了。

> 静意視義，觀適之變，是謂冥冥，莫知其形。見其烏烏，見其稷稷，從見其飛，不知其誰。伏如橫弩，起如發機。（《寶命全形論》）

聯繫前後文，便能透徹理解文中"伏如橫弩，起如發機"二句喻意所在。其上文言用針要"隨應而動，和之者若響，隨之者若影"，"至其當發，間不容瞚"，"手動若務"，"静意視義，觀適之變"；下文說"經氣已至，慎守勿失"，"如臨深淵，手如握虎，神無營於衆物"。這些論述都是強調針刺要慎守經氣，隨應而動。"伏如橫弩，起如發機"，以張弓待發比喻凝神屏息，守候經氣，以扳機發箭比喻氣至即動，迅速出針，與前後文意適相吻合。

> 且豆令人重，榆令人暝，合歡蠲忿，萱草忘憂，愚智所共知也。薫辛害目，豚魚不養，常世所識也。虱處頭而黑，麝食柏而香，頸處險而瘿，齒居晋而黃。推此而言，凡所食之氣，蒸性染身，莫不相應。豈惟蒸之使重而無使輕，害之使暗而無使明，薫之使黃而無使堅，芬之使香而無使延哉？（《養生論》）

此段最後四句比較費解，因為其中"蒸"、"重"、"輕"、"害"、"暗"、"明"、"薫"、"黃"、"堅"、"芬"、"香"、"延"等詞所指不明。回顧上文，相關的語句有"豆令人重"、"薫辛害目"、"齒居晋而黃"、"麝食柏而香"。據此推敲文意，末四句的意思是：哪裏只是豆氣蒸身會使身體笨重而不能使身體輕便，葷辛害目會使視物不明而不能使眼睛明亮，柰氣熏齒會使牙齒變黃而不能使之堅固，香氣襲體會使身有香氣而不能使人壽命久長那麼簡單易知呢？就是說，凡所食之氣有利也有弊。

> 客有見余此方曰："嘻，博哉！學乃至於此邪！"余答之曰："吾所好者，壽也，豈進於學哉！至於遁天倍情，懸解先覺，吾常聞之矣。投藥治疾，庶幾有瘳乎！"（《外臺秘要·序》）

面對客人的贊揚，作者自己對《外臺秘要》的作用和價值究竟如何評價呢？這必須貫通全句去理解。"吾所好者，壽也"，說明自己編撰此書的動機是保生求壽；對於"學乃至於此邪"的恭維，作者是不認可的，故謙說"豈進於學哉"；"至於遁天倍情，懸解先覺"這種長生不死、超凡脫俗的最高養生境界，作者用"吾常聞之矣"一句，委婉地表示"我曾聽說過，但我做不到"；"投藥治疾，庶幾有瘳乎"，是對自己這本書的功效充滿自信和期待，聯繫上文"吾所好者，壽也"，可知王燾整段話的語意重點就落在這一句。

> 又謂余曰："禀生受形，咸有定分，藥石其如命何？"吾甚非之。請論其目："夫喜怒不節，飢飽失常，嗜慾攻中，寒溫傷外，如此之患，豈由天乎？夫為人臣，為人子，自家刑國，由近兼遠，何談之容易哉？則聖人不合啓金縢，賢者曷為條玉版？斯言之玷，竊為吾子羞之。"（《外臺秘要·序》）

要明白"則聖人不合啓金縢，賢者曷為條玉版"的比喻義，就要知道這句話是在什麼場合下、針對什麼事說的。這一段話的上文是作者通過援引客人對《外臺秘要》的評價，引出自己對該書用途和價值的看法。此處的行文手法亦如此。"藥石其如命何"一句，表面上是聽天由命的消極認識，言下之意則是說王燾如此辛苦地編撰《外臺秘要》實屬徒勞。針對這一種看法，作者除了以事實反駁外，進一步借用周公成王“啓金縢”典故中“前賢刻意撰文留書，後人理應啓函得旨”的寓意，説明自己整理編撰該書的必要。

（三）借助文體，領悟文意

有時作者不便、不忍、不願或不曾把意思直説出來，根據文章體裁，了解其寫作意圖，有助於領會其隱曲之意。

> 茲當大事，將卜所宜，為之銘以待。（《明處士江民瑩墓志銘》）

這是一篇爲刻碑而寫的墓志銘，可知所謂“大事”是“去世”的諱辭，“所宜”是暗指墓地，所“待”之事自然是立碑了。

> 若乃分天地至數，別陰陽至候，氣有餘則和其經渠以安之，志不足則補其復溜以養之，溶溶液液，調上調下，吾聞其語矣，未見其人也。不誣方將，請俟來哲。（《外臺秘要·序》）

醫書作者的自序常常會交代與該書有關的重要問題，例如寫作的原因、目的、内容、體例等。這一段特意談及針法，目的就是要説明作者對這個問題的看法，以及該書如何處理這方面的内容。“吾聞其語矣，未見其人也”一句，含蓄地表達了作者對針刺療法持懷疑態度；“不誣方將，請俟來哲”，則委婉地告訴讀者該書暫不收録這方面内容。反映出作者秉承孔子闕疑之訓，堅持“不知爲不知”的治學態度。

> 李明之治王善夫小便不通，漸成中滿，是無陰而陽氣不化也。凡利小便之藥，皆味淡滲泄為陽，止是氣藥，陽中乏陰，所以不效。隨處以稟北方寒水所化、大苦寒、氣味俱陰者黃柏、知母，桂為引，用為丸，投之，溺出如涌泉，轉晒成流。蓋此病惟是下焦真陰不足，故純用陰中之陰，不欲干涉陽分及上中二焦，故為丸，且服之多也。《本草》何嘗言半夏治不得卧，黃柏、知母利小便哉？則據主治而覓藥性，亦何异夫鍥舟而求劍者乎？（程林《醫暇卮言》卷一）

此爲醫論中的引例，因此，作者列舉李杲治癃閉一案，用意不在介紹李杲的方治經驗，而是佐證自己“讀本草勿看其主治”的論點。那麼作者借這個醫案想表達什麼意思呢？這個醫案最大的特色，是針對該證屬於“無陰而陽氣不化”，故不循常規利小便，而以氣味俱陰的黃柏、知母滋陰降火，肉桂辛温通陽反佐爲引，再用丸劑助藥勢沉降下行。從組方用藥到選擇劑型，都是自出機杼，不泥《本草》，可見此案的言下之意是“醫者意也”。

（三）聯繫醫藥文史知識，讀出内涵底蘊

高本漢曾説：“爲了理解漢語文獻，必須熟悉漢人的靈魂。”同樣，要理解古醫籍文句的内涵底蘊，必須聯繫相關的醫藥、文史知識，充分認識古人言論的學術、文化背景和歷史原因。

> 所謂河海一流，泰山一壤，蓋亦欲共掖其高深耳。（《類經·序》）

作者以一流、一土自比，表達了欲爲弘揚《内經》理論盡綿薄之力的心願，這句話的字面義并不難懂。但如果了解“河海一流，泰山一壤”的出處和原意，就會對作者的思想和心態有更深入的理解。“河海一流，泰山一壤”化裁自李斯《諫逐客書》“是以泰山不讓土壤，故能成其大；河海不擇細流，故能就其深；王者不却衆庶，故能明其德。”意思是説一個國家不

排斥挑剔外來人才，才能强盛。可見，張介賓借用這句話是語帶雙關，除了字面義外，還暗示希望醫學界能如河海、泰山般寬容，接受自己的這部《類經》。

> 若夫《折楊》、《皇荂》，听然而笑，《陽春》、《白雪》，和僅數人，自古如斯。知我罪我，一任當世，豈不善乎？（《温病條辨·叙》）

如果了解"知我罪我"的來歷，就能更好地領會這句話的深意。《孟子·滕文公下》："孔子曰：知我者，其惟《春秋》乎！罪我者，其惟《春秋》乎！"汪廷珍以孔子的話勸慰鼓勵吳瑭，言下之意説：孔子至聖，撰《春秋》尚有"知我罪我"之嘆，你大可不必在意世人的看法。

> 故凡遇駁正之處，每多不諱。誠知非雅，第以人心積習既久，訛以傳訛，即決長波猶虞難滌，使辨之不力，將終無救正日矣。此余之所以載思而不敢避也。（《類經·序》）

作者爲什麼認爲自己直言駁正前人訛誤是不雅？要理解這句話，就要了解古人的禮教道德觀念。古人有"爲尊者諱"的禮教，指責前輩尊者過失，就是失禮。在言論方面，"辭令就得謂之雅，反雅爲陋"（賈誼《新書·道術》）。言辭得體，説話符合身份場合，就是正確高尚，文明有禮，就是"雅"；否則，就是鄙陋。張介賓行文的高明之處就在於：先自責"非雅"，恰恰突出了"載思而不敢避"的膽識。

> 夫九針者，始於一而終於九，然未得其要道也。（《靈樞·外揣》）

"夫九針者，始於一而終於九"，表面上看似毫無意義的贅言，實際上大有深意。我國古代文化視數理爲一體，數體現理，理寓於數。九針之數亦如此。《靈樞·九針論》口："一以法天，二以法地，三以法人，四以法時，五以法音，六以法律，七以法星，八以法風，九以法野。"古人以九針配九事，雖是牽强比附，却是借九針之數與自然之數相合的表象，暗寓九針之法與天地陰陽相應之理。這是"始於一而終於九"的第一層意思。在古人的觀念中，"一"是數之始，用以指稱極少極微極精極簡的事物；"九"是數之盡，用以指稱極多極大極博極繁的事物。九針之法"恍惚無窮，流溢無極"，這是"始於一而終於九"的第二層意思。所以，黄帝實際上是在説：我知道九針之數與天地之理相通，它極精極簡而又極博極繁，但是我還沒能掌握它的要領。

> 楊墨之道不息，孔子之道不著。醫道之不明不行，此其故歟？（柯琴《傷寒論注·自序》）

對春秋戰國時期儒、道、墨三家的爭鳴有所了解，就能明白爲什麼説"楊墨之道不息，孔子之道不著"。墨子主張兼愛、非攻、尚賢、尚同，反對儒家的宗法倫理，反對不勞而獲，要求平等。馮友蘭説，墨子是"孔子的第一個反對者"（《中國哲學簡史》）。楊朱主張重己惜命，不以外物累身，認爲"損一毫利天下，不與也；悉天下奉一身，不取也。人人不損一毫，人人不利天下，天下治矣"（《列子·楊朱》），所以"義不入危城，不處軍帳，不以天下大利易其脛一毛"（《韓非子·顯學》）。馮友蘭稱之爲"道家的第一階段"（《中國哲學簡史》）。"楊氏爲我，是無君也。墨氏兼愛，是無父也。無父無君，是禽獸也……是邪説誣民，充塞仁義也"（《孟子·滕文公下》）。楊、墨學説與儒家的道德觀、價值觀和政治主張嚴重抵觸，故被孔子斥爲异端邪説，孟子亦以"距楊墨"爲己任。作者用"楊墨之道不息，孔子之道不著"，來比喻《傷寒論》的錯誤注解流傳致使仲景之學不能得到闡明和弘揚，表達自己對此的痛心憂慮。

　　　　動數發息，不滿五十。短期未知決診，九候曾無髣髴。（《傷寒論·序》）

爲什麽醫生調息診脉，脉搏没數够五十次，就無法判斷危重病人的死期？因爲《靈樞·根結》說："五十動而不一代者，五藏皆受氣；四十動一代者，一藏無氣；三十動一代者，二藏無氣；二十動一代者，三藏無氣；十動一代者，四藏無氣；不滿十動一代者，五藏無氣。予之短期。"作者對俗醫的批評完全源於《内經》理論，從中可見作者對《内經》理論的尊崇。

　　　　臣聞上古之時，醫有俞跗，治病不以湯液醴灑、鑱石撟引、案扤毒熨，一撥見病之
　　　　應，因五藏之輸，乃割皮解肌，訣脉結筋，搦髓腦，揲荒爪幕，湔浣腸胃，漱滌五藏，
　　　　練精易形。（《扁鵲傳》）

黃帝時期的俞跗究竟用的是什麽治療方法？《韓詩外傳》是這樣記述的："中古之爲醫者曰俞跗。俞跗治病，不以湯藥。搦木爲腦，芒草爲軀，吹竅定腦，死者復生。"《說苑·辨物》亦有類似記載："俞跗之爲醫也，搦腦髓，束肓莫，炊灼九竅而定經絡，死人復爲生人。"與俞跗相類的還有苗父。《說苑·辨物》："苗父之爲醫也，以菅爲席，以芻爲狗，北面而祝，發十言耳。諸扶而來者，舉而來者，皆平復如故。"醫學史學者認爲，俞跗、苗父都是黃帝時期精醫之大巫，在"同構相應"、"交感互滲"之類原始思維的指導下，使用模擬治療的方法，對着草偶治病，將草偶的五臟六腑全部清理一遍，以示病者滌除病邪、修復精氣、改正病態而致康復，屬於祝由一類。現代研究稱之爲"順勢巫術"。

　　古代醫藥文史知識的學習和積累非一日之功，閱讀時勤查工具書或參考注釋及有關書籍，可以彌補知識面窄的缺陷。例如，讀《醫碥》趙林臨序中何夢瑶治遼陽民王洪病風一案時，查閱《中醫大辭典》"狂"條，便知狂證多因七情過度，五志化火，痰迷心竅，或因熱盛邪入心包所致，并有《靈樞·癲狂》、張介賓《景岳全書》等論述作參考；查"恐"條，便知"恐則氣下"。這些都可以幫助理解何夢瑶"先威以刑，令怖懾，旋與湯液"，令"暴吐下"的施治原理。又如本節所舉諸例中，通過查《辭源》"雅"條，可以了解古人何謂"雅"；查《辭源》"俞跗"條，也可以找到《韓詩外傳》和《說苑》相關記述的綫索。楊朱、墨子的思想能從《辭源》中知其大略，但要了解得深入一些，就要看古代哲學思想史一類著作。至於要明白"動數發息，不滿五十"的醫理，要理解古人行文中所用的暗典、數的文化内涵等，就要靠平日的留意和積累了。所以胡適的經驗是"讀一書而已，則不足以知一書。多讀書，然後可以專讀一書"（《讀書與治學·讀書》）。

三、把握邏輯

　　邏輯關係是把語句、段落組織成篇章，把例證、理據、觀點貫穿成義理的重要紐帶。因此，把握上下文的邏輯關係，對於理解文意、系統掌握文章内容十分重要。對於事理複雜、論證迂回的段落和篇章，尤要注意遵循作者行文思路，抓住中心，通過梳理關係來把握全文脉絡。

　　　　相彼良玉，胡然而終藏？// 爾有文德，惡用乎珪璋？/ 相彼梁木，胡然而先撥？//
　　　　爾有令名，惡用乎黃髮？（《明處士江民瑩墓志銘》）

文中四個問句，不是并列平鋪四事，而是兩句一組，分爲前後兩組（文中用 / 區分），評説

兩件事：一是江民瑩懷才未仕，二是江民瑩英年早逝。每一組前後兩個問句（文中用∥區分），均是前惜後慰，兩個問句之間是轉折關係。了解各句間的邏輯關係，有助於深入體會本段的思想感情。

> 太陽病，脉浮緊，無汗，發熱，身疼痛，八九日不解，表證仍在，此當發其汗。∥服藥已微除，其人發煩，目瞑，劇者必衄，衄乃解。所以然者，陽氣重故也。／麻黄湯主之。（張機《傷寒論·辨太陽病脉證并治上》）

文中所述證治分爲兩類：一類是太陽病表證仍在的證治，一類是陽氣重者服藥後的反應及預後（文中用∥區分）。麻黄湯是解表發汗劑，因此末尾的"麻黄湯主之"一句，不是針對全段所有症狀，而是獨承"此當發其汗"而言，主治"太陽病，脉浮緊，無汗，發熱，身疼痛，八九日不解，表證仍在"之證。

> 夫天布五行，以運萬類；∥人禀五常，以有五藏。∥經絡府俞，陰陽會通；／玄冥幽微，變化難極。／自非才高識妙，豈能探其理致哉？（《傷寒論·序》）

本段前八句爲一個層次。就其句子的結構、節奏、文氣而言，其中前四句與後四句各爲一個單元，但從文意邏輯來説，上文前六個分句，分別闡述了三個方面的事理：自然界整體的聯繫，人與自然界的聯繫，人體内部的聯係（文中用∥區分）。貫通這三者的是陰陽五行之道。"玄冥幽微，變化難極"正是贊嘆人體生命活動中陰陽五行之理的高深莫測，并不獨承"經絡府俞，陰陽會通"而言，所以下文説必須"才高識妙"，才能"探其理致"。

> 黄帝曰："余聞九針九篇……余知其合於天道、人事、四時之變也。然余願雜之毫毛，渾束為一，可乎？"岐伯曰："明乎哉問也！非獨針道焉，夫治國亦然。"黄帝曰："余願聞針道，非國事也。"岐伯曰："夫治國者，夫惟道焉，非道，何可小大深淺雜合而為一乎？"黄帝曰："願卒聞之。"岐伯曰："日與月焉，水與鏡焉，鼓與響焉。夫日月之明，不失其影；水鏡之察，不失其形；鼓響之應，不後其聲。動搖則應和，盡得其情。"黄帝曰："窘乎哉！昭昭之明不可蔽。其不可蔽，不失陰陽也。合而察之，切而驗之，見而得之，若清水明鏡之不失其形也。五音不彰，五色不明，五藏波蕩。若是則内外相襲，若鼓之應桴，響之應聲，影之隨形。故遠者，司外揣内；近者，司内揣外。是謂陰陽之極，天地之蓋。請藏之靈蘭之室，弗敢使泄也。"（《靈樞·外揣》）

黄帝問針法的總綱，岐伯却扯到治國去了，接着又從日月、水鏡、鼓響之應，講到相關事物間的相應互動，始終没有正面回答黄帝的問題，但黄帝却明白了，并由此推論到四診之理。這些看似不相干的事理，其内在聯繫是什麼，針法的總綱又是什麼呢？問題的關鍵，在"非道，何可小大深淺雜合而爲一乎"這句話中。那麼，什麼"道"才能把小大深淺的事理總領起來呢？這可以通過所列舉的事例，由易到難地反推領會。日月與光影、水鏡與物形、擊鼓與響聲之所以緊密呼應，是因爲它們之間有着互爲依存、相關互動的關係。音色脉象與五臟之間，同樣存在這種關係，所以黄帝由此類推到四診之理。這種實體與聲象、表現與本質的依存互動關係，以及對於這種關係的利用，正是陰陽之道。治國之道，同樣不離陰陽。《禮記·雜記下》云："張而不弛，文武弗能也；弛而不張，文武弗爲也。一張一弛，文武之道也。"由此可見，本篇的行文邏輯是：針法的總綱同於治國之道，治國之道同於日月水鏡鼓響之理，而日月水鏡鼓響之理同於四診之理，日月水鏡鼓響四診之理都是陰陽之理，所以針法的總綱就是陰陽之道。

　　黃帝問曰："天覆地載，萬物悉備，莫貴於人。人以天地之氣生，四時之法成。君王眾庶，盡欲全形，形之疾病，莫知其情，留淫日深，著於骨髓，心私慮之。余欲鍼除其疾病，為之奈何？"岐伯對曰："夫鹽之味鹹者，其氣令器津泄；絃絕者，其音嘶敗；木敷者，其葉發。病深者，其聲噦。人有此三者，是謂壞府，毒藥無治，短鍼無取。此皆絕皮傷肉，血氣爭黑。"（《寶命全形論》）

黃帝問針刺治病之法，岐伯却連用幾個比喻，闡述"有諸内必形諸外"之理，似乎答非所問，不合邏輯。實際上，岐伯這幾句話是承"形之疾病，莫知其情"而言，通過說明疾病可以據表測裏、見微知著，暗示醫者不應使疾病"留淫日深，著於骨髓"，即便到了"著於骨髓"的階段，也應該能診察出來。"人有此三者"以下四句，才是正面回答"余欲鍼除其疾病，爲之奈何"的問題，指出"著於骨髓"已屬"毒藥無治，短鍼無取"的不治之症。最後兩句補充說明不治之症的診斷要點。通過梳理文句之間的邏輯聯繫，可以看到岐伯的回答是很有針對性的，他着重闡述針刺之法的首要問題是"視死別生"，是判斷疾病可治還是不可治。黃帝與岐伯問答的邏輯關係圖示如下：

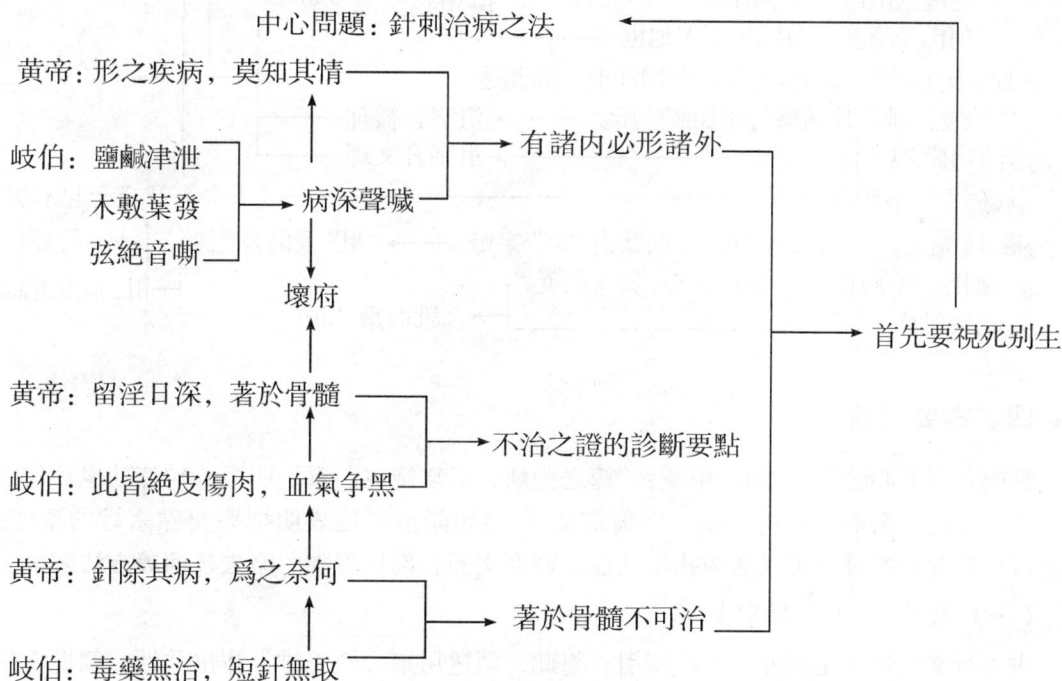

《生氣通天論》："汗出偏沮，使人偏枯。"王注曰："夫人之身常偏汗出而潤澤者，宋本作澤潤。此從熊本、藏本。久久偏枯，半身不隨。"林校曰："按'沮'，《千金》作'祖'，全元起本作'恒'。"澍案：王本并注是也。《一切經音義》卷十引《倉頡篇》曰："沮，漸也。"《廣雅》曰："沮、潤、漸、洳，澤也。"《魏風》："彼汾沮洳。"毛傳曰："沮洳，其漸洳者。"《王制》："山川沮澤。"何氏《隱義》曰："沮澤，下濕地也。"是"沮"為潤濕之象。襄澍在西安縣署，見侯官林某每動作飲食，左體汗泄，濡潤透衣，雖冬月猶爾，正如經注所云。則經文本作"沮"字無疑。且"沮"與"枯"為韻也。孫本作"祖"，乃偏旁之譌。《説文》古文"示"作"兀"，與篆書"巛"字相似，故"沮"誤為"祖"。全本作"恒"，則全體俱誤矣。"沮"之左畔譌從心。《小雅·采薇》正義引鄭氏《易》注，所謂古書篆作立心，與水相近者也。其右畔譌作"亘"，"亘"與"且"今字亦相近，故合譌而為"恒"。（《〈素問〉校記四則》）

這是一則校文。讀校文應注意論點與論據以及論據之間的邏輯聯繫，把握作者的論證思路，才能理解和判斷其是非得失。本文的論證思路圖示如下：

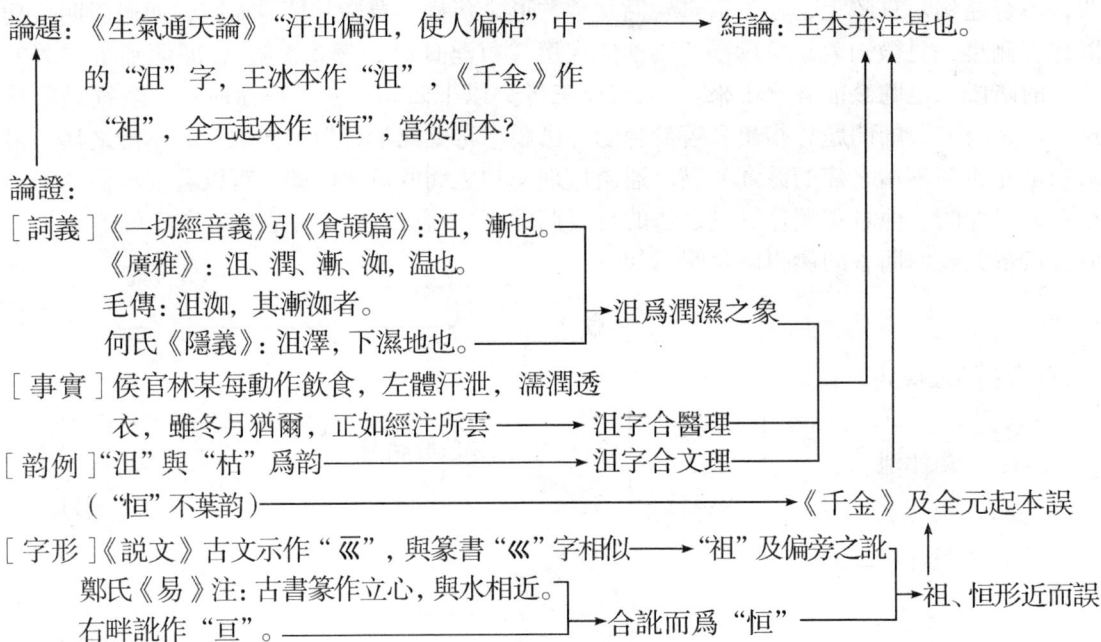

論題：《生氣通天論》"汗出偏沮，使人偏枯"中 ──────→ 結論：王本并注是也。
　　　的"沮"字，王冰本作"沮"，《千金》作
　　　"祖"，全元起本作"恒"，當從何本？

論證：
　［詞義］《一切經音義》引《倉頡篇》：沮，漸也。
　　　　　《廣雅》：沮、潤、漸、洳，溫也。
　　　　　毛傳：沮洳，其漸洳者。
　　　　　何氏《隱義》：沮澤，下濕地也。　　──→ 沮爲潤濕之象
　［事實］侯官林某每動作飲食，左體汗泄，濡潤透
　　　　　衣，雖冬月猶爾，正如經注所雲 ────→ 沮字合醫理
　［韵例］"沮"與"枯"爲韵 ──────────→ 沮字合文理
　　　　　（"恒"不葉韵）──────────────────→ 《千金》及全元起本誤
　［字形］《説文》古文示作"兀"，與篆書"巛"字相似 ──→ "祖"及偏旁之訛
　　　　　鄭氏《易》注：古書篆作立心，與水相近。　　　　　　　　祖、恒形近而誤
　　　　　右畔訛作"亘"。 ─────────→ 合訛而爲"恒"

四、提要攝旨

劉勰在《文心雕龍·章句》中説："篇之彪炳，章無疵也；章之明靡，句無玷也；句之清英，字不妄也。振本而末從，知一而萬畢矣。"這句話清楚地表明把握要點宗旨的重要性。句、段、篇章的要旨，可以通過找出共性、審度文體、剖析層次、略去枝節等方法來提取。

（一）找出共性，攝取旨意

古人行文常常排比鋪陳，旁徵博引。對此，須運用聚合性思維，找出共性，歸攏文句的旨意。

　　　迨其蘇也，雙目運眩，耳中作秋蟬鳴，神思恍惚，若孑孑然離群而獨立，若御驚飈而游行太空，若乘不繫之舟以簸蕩於三峽四溟之間，殊不能自禁。（《贈賈思誠序》）

"若孑孑然離群而獨立"，"若御驚飈而游行太空"，"若乘不繫之舟以簸蕩於三峽四溟之間"，三個比喻營造了一個共同的意境：身心虛浮無靠之狀。形容思慮傷神、血少精虧、虛風內動所致的虛浮暈動感，是文中"神思恍惚"、"殊不能自禁"的形象描述。

　　　　不謀而退邇自同，勿約而幽明斯契。稽其言有徵，驗之事不忒。(《黃帝內經素問注·序》)

遠近幽明不謀而合，言論實踐相互印證，以上四句用不同的說法，表達了共同的旨意：《素問》理論是放之四海而皆準的真理。

　　　　夫九針者，小之則無內，大之則無外，深不可為下，高不可為蓋，恍惚無窮，流溢無極。(《靈樞·外揣》)

"小之"四句形象地極言九針之法的精妙、博大、深奧、高明。後兩句中的"恍惚無窮"與"小之則無內"意思相同，"流溢無極"與"大之則無外"含義相似。歸納起來，這一段文字的旨意是：盛讚九針之法微妙高深，變化無窮。

　　　　故蜀江濯錦則鮮，濟源烹楮則湑。南陽之潭漸於菊，其人多壽；遼東之澗通於葒，其人多髮。晉之山產礬石，泉可愈疸；戎之麓伏硫黃，湯可浴癘。揚子宜荈，淮菜（按：當作"菜"）宜醪。滄鹵能鹽，阿井能膠。澡垢以污，茂田以苦。癭消於藻帶之波，痰破於半夏之洳。冰水咽而霍亂息，流水飲而癃閉通。雪水洗目而赤退，鹹水濯肌而瘡乾。(張從正《儒門事親·水解》)

張子和在《水解》一文中強調處方施治要擇水而用。那麼，擇水要注意些什麼問題呢？作者沒有直接說明，而是徵引種種"水況"，讓讀者自己領悟。從上文所舉之例看：洗錦緞最鮮亮的蜀江水，煮紙漿最白淨的濟水，宜泡茶的揚子江水，宜釀酒的淮河水，能產鹽的海水，能煮膠的阿井水等，主要是說水源問題；浸泡着野菊花的潭水，帶有人參氣的澗水，靠近礬石的泉水，藏有硫黃的溫泉水，生有海藻海帶的海水，浸染半夏之氣的積水，洗滌過髒物的污水，灌溉過莊稼的田水，以及鹽水等，都是水質問題；冰凉的水，流動的水，都是水性問題。因此，可以把擇水的要點歸納爲擇水源、擇水質、擇水性。

(二) 審度文體，提取旨意

　　古人行文，往往根據撰述目的而採用相應的體裁，因而後人閱讀時要審度文體，了解其寫作意圖，有選擇地對部分關鍵語句進行信息處理，從中提取旨意。

　　　　一、論證須明其所以然，則所當然者不言而喻。茲集務窮其源，故論證詳而繫方略。如《怒》、《太息》等篇，并不繫一方，但明其理，則方在其中。如必欲考古人成法，於《準繩》等書檢求可也。(《醫書凡例三則》)

凡例的寫作目的主要是說明撰寫體例，一條凡例只有一個中心，說明與該書有關的一個具體問題。此條凡例中，屬於"撰寫體例"的只有"論證詳而繫方略"一句，故此句即是本條的宗旨所在。此句前是設立該體例的理由，此句後是該體例的舉例，最後兩句是對該體例未及之處的彌補。

　　　　《續名醫類案》六十卷，國朝魏之琇撰。之琇既校刊江瓘《名醫類案》，病其尚有未備，因續撰此編，雜取近代醫書及史傳、地志、文集、說部之類，分門排纂。大抵明以來事為多，而古事為瓘書所遺者，亦間為補苴，故網羅繁富，細大不捐。如疫門載神人教用香蘇散一條，猶曰存其方也。至腳門載張文定患腳疾，道人與綠豆兩粒而愈一條，是斷非常食之綠豆，豈可錄以為案？又如金瘡門載薛衣道人接已斷之首使人回生一條，無藥無方，徒以語怪，更與醫學無關。如斯之類，往往而是，殊不免蕪雜。又蟲獸傷門於薛立齋蟲入耳中一條，注曰此案耳門亦收之，非重出也，恐患此者不知是蟲，便檢閱耳云云。而腹疾門中載金臺男子誤服乾薑理中丸發狂入井一條，隔五六頁而重出，又是何義例乎？<u>編次尤未免潦草</u>。然采摭既博，變證咸備，<u>實足與江瓘之書互資參考</u>。又<u>所附案語，尤多所發明辨駁</u>，較諸空談醫理，固有<u>實徵</u>虛揣之別焉。（紀昀等《四庫全書總目提要·續名醫類案》）

提要的目的是讓讀者對書籍有個總的了解。若把文中對《續名醫類案》的評介語摘取出來（見劃綫語句），再加以分類歸納，本提要的旨意便一目了然：魏之琇《續名醫類案》是爲補《名醫類案》之未備而編；資料來源於醫書及文史類古籍，主要收載明以來醫案；全書采用分類編排的方法。該書優點是"網羅繁富，細大不捐"，"變證咸備"，"足與江瓘之書互資參考"，"所附案語尤多所發明辨駁"，有"實徵"；缺點是"語怪"、"蕪雜"，編次潦草。

　　昔有鄉人丘生者病傷寒，予為診視。發熱頭疼煩渴，脉雖浮數而無力，尺以下遲而弱。予曰：雖屬麻黃證，而尺遲弱。仲景云：尺中遲者，榮氣不足，血氣微少，未可發汗。予於建中湯加當歸、黃芪令飲。翌日脉尚爾，其家煎迫，日夜督發汗藥，言幾不遜矣。予忍之，但只用建中調榮而已。至五日尺部方應。遂投麻黃湯，啜第二服，發狂，須臾稍定，略睡，已得汗矣。信知此事是難是難。<u>仲景雖云不避晨夜，即宜便治，醫者亦須顧其表裏虛實，待其時日</u>。若不循次第，暫時得安，虧損五臟，以促壽限，何足貴也！《南史》記范雲初為梁武帝屬官，武帝將有九錫之命，有旦夕矣。雲忽感傷寒之疾，恐不得預慶事，召徐文伯診視，以實懇之曰："可便得愈乎？"文伯曰："便差甚易，政恐二年後不復起矣。"雲曰："朝聞道，夕死猶可，況二年乎！"文伯以火燒地，布桃葉，設席，置雲於上。頃刻汗解，撲以溫粉。翌日果愈。雲甚喜。文伯曰："不足喜也。"後二年果卒。夫取汗先期，尚促壽限，況不顧表裏，不待時日，便欲速效乎？每見病家不耐，病未三四日，晝夜促汗，醫者隨情順意，鮮不敗事。故予書此為醫者之戒。（《醫案六則》）

醫案的撰寫目的是傳心得、垂教訓，因此，醫案的宗旨就是該案心得經驗或教訓之所在。本案文中劃綫部分是前一醫案的總結，下一醫案的導語，亦是本案旨意所在之處。發汗"須顧其表裏虛實，待其時日"，就是作者傳達給讀者的心得經驗和告誡。

　　<u>素來擾虧根本，不特病者自嫌，即操醫師之術者，亦跋前疐後之時也</u>。值風木適旺之候，病目且黃，已而遺精淋濁，少間則又膝脛腫痛不能行。及來診時，脉象左弦數，右搏而長，面沉紫，而時時作嘔。<u>靜思其故，從前紛紛之病，同一邪也，均為三病，次第纏綿耳。由上而下，由下而至極下，因根本久撥之體，復蒸而上為胃病，是腎胃相關之故也</u>。倘不稍為戢除一二，但取回陽返本，竊恐劍閣苦拒，而陰平非復漢有也。謹擬一法，略效丹溪，未識如何。（《醫案六則》）

古代醫案大都不是流水賬般記錄診治過程的各個方面，而是有選擇地強調與其撰寫意圖有關的事，抓住作者行文的側重點，就能領會其宗旨。本案有三處議論（見劃綫處）：一是感慨虛實夾雜證辨證施治之難，二是分析此案各個見症的關係，三是指出不能一味治本。究竟本案的主旨是強調此類病證複雜，必須"審諦覃思"，還是着重介紹此類病證的辨證經驗，抑或強調此類病證必須"急則治其標"，并介紹方治經驗？從上述三段議論看：文首的議論是

引子；文中記錄病程、症狀的篇幅雖然較多，但作者只側重於分析各症的主次先後和相互關係，目的是辨明標本緩急，爲下文强調不能一味治本打基礎；文末"倘不稍爲戡除一二，但取回陽返本，竊恐劍關苦拒，而陰平非復漢有也"一句，語氣頗重，意在警醒讀者，正是全案旨意所在。

> 西臺掾蕭君瑞，二月中病傷寒發熱，醫以白虎湯投之，病者面黑如墨，本證不復見，脉沉細，小便不禁。杲初不知用何藥，及診之，曰："此立夏前誤用白虎湯之過。白虎湯大寒，非行經之藥，止能寒府藏，不善用之，則傷寒本病隱曲於經絡之間。或更以大熱之藥救之，以苦陰邪，則他證必起，非所以救白虎也。有溫藥之升陽行經者，吾用之。"有難者曰："白虎大寒，非大熱何以救？君之治奈何？"杲曰："病隱於經絡間，陽不升則經不行，經行而本證見矣。本證又何難焉？"果如其言而愈。(《元史·李杲傳》)

醫家傳記中的醫案，目的是表現醫家的醫學造詣，因此，讀傳記中的醫案應注意它着意反映該醫家哪方面的特長、成就。此案着重反映李杲升陽之法的精妙，顯示其明效大驗不止在於脾胃陽虛之證。我們亦可以從中領會李杲升陽理論廣泛的臨床應用價值。

(三) 剖析層次，歸納旨意

對於行文層次清楚的篇章，宜剖析層次，抓住各層次的要點，從中歸納提煉全文的旨意。

> 攻下之法，原因實證俱備，危在旦夕，失此不下，不可復救，故用斬關奪門之法，定難於俄頃之間，仲景所以有急下存陰之訓也。乃後人不明此義，有謂於攻下藥中兼行生津潤導之法，則存陰之力更强。殊不知一用生津滋潤之藥，則互相牽制，而蕩滌之力輕矣！此譬如寇盜當前，恣其焚掠，所過為墟，一旦聚而殲之，然後人得安居，而元氣可以漸復。是去實可以保陰，乃相因之理，方得"存"字真解。并非謂攻實就是補陰，并可於攻下中寓養陰法也。／仲景制大承氣湯，用枳實開上焦，用厚朴通中焦，芒硝理下焦，而以大黃之善走者統帥之，以蕩滌三焦之堅實，正聚寇盡殲之大法。而又恐藥力太猛，非可輕投，故又有欲用大承氣先與小承氣之訓。夫以仲景之神靈，豈尚待於先試？實恐後人審證未確，藉口成法，孟浪輕投，不得不諄諄告誡，此實慎重民命之婆心也。／至於三陰多可下之證，三陽惟正陽明可下，少陽必不可下，而陽明中夾有太陽、少陽證者，亦斷不可下，惟太陽證脉緊、惡寒、無汗、腹痛者，乃陰氣凝結營分，亦可用溫、用下。細看方書宜下忌下之條，慎重斟酌，始為得之。(費伯雄《醫方論·大承氣湯》)

上文依次講了三個問題(文中用"／"區分)：其一，大承氣湯是專一攻實之劑，并無補陰養陰之意；其二，大承氣湯藥力猛，不可輕用；其三，六經病有宜下忌下，要慎重斟酌。歸納三者，便得出全文的宗旨。

> 今之學醫者，皆無聊之甚，習此業以為衣食之計耳。／孰知醫之為道，乃古聖人所以泄天地之秘，奪造化之權，以救人之死。其理精妙入神，非聰明敏哲之人不可學也；／／／黃帝、神農、越人、仲景之書，文詞古雅，披羅廣遠，非淵博通達之人不可學也；／／／凡病情之傳變，在於頃刻，真偽一時難辨，一或執滯，生死立判，非虛懷靈變之人不可學也；／／／病名以千計，病症以萬計，藏腑經絡，內服外治，方藥之書，數年

不能竟其説，非勤讀善記之人不可學也；/// 又《内經》以後，支分派別，人自爲師，不無偏駁，更有怪僻之論，鄙俚之説，紛陳錯立，淆惑百端，一或誤信，終身不返，非精鑒確識之人不可學也。// 故爲此道者，必具過人之資，通人之識，又能摒去俗事，專心數年，更得師之傳授，方能與古聖人之心潛通默契。/若今之學醫者，與前數端事事相反，以通儒畢世不能工之事，乃以全無文理之人欲頃刻而能之，宜道之所以日喪而枉死者遍天下也。（徐大椿《醫學源流論·醫非人人可學論》）

這篇論文由引言、論述、結束語組成（文中以"/"區分）。論述包含論證與結論兩個部分（文中以"//"區分）。論證部分明顯地分爲五個層次（文中以"///"區分），各層的中心觀點是：①非聰明敏哲之人不可學醫；②非淵博通達之人不可學醫；③非虛懷靈變之人不可學醫；④非勤讀善記之人不可學醫；⑤非精鑒確識之人不可學醫。結論部分歸結爲四個方面：資質，學識，心志，師傳。全文的旨意就是：學醫者必須有聰明靈變善記的資質、勤奮專注的心志、淵博通達精鑒確識的學識，還要有所師承。

（四）略去枝節　突出要點

對於"曲碎論之"者，可以先采用縮略的方法，排除蕪雜，突出要點，然後梳理層次，辨識意義，歸納宗旨。

論曰：流變在乎病，主治在乎物，制用在乎人。三者并明，則可以語七方十劑。宣、通、補、瀉、輕、重、澀、滑、燥、濕，是十劑也。大、小、緩、急、奇、偶、複，是七方也。是以製方之體，欲成七方十劑之用者，必本於氣味生成而成方焉。/其寒、熱、溫、涼四氣生乎天，酸、苦、辛、鹹、甘、淡六味成乎地，氣、味生成而陰陽造化之機存焉。是以一物之中，氣味兼有；一藥之内，理性不無。/故有形者爲之味，無形者爲之氣。若有形以無形之治，喘急昏昧乃生；無形以有形之治，開腸洞泄乃起。《經》所謂"陰味出下竅，陽氣出上竅"，王注曰："味有質，故下流便瀉之竅；氣無形，故上出呼吸之門。"/故陽爲氣，陰爲味；味歸形，形歸氣；氣歸精，精歸化；精食氣，形食味。王注曰："氣化則精生，味和則形長。"是以有生之大形，精爲本。故地産養形，形不足，溫之以氣；天産養精，精不足，補之以味。形精交養，充實不虧，雖有苛疾，弗能爲害。故溫之以氣者，是溫之以肺；補之以味者，是補之以腎。/是以人爲萬物之靈，備萬物之養，飲和食德，以化津液，以淫筋脉，以行榮衛，故《經》所謂"陰之所生，本在五味"。氣味合而服之，以補精益氣，所以爲全生之術。（劉完素《素問病機氣宜保命集·本草論》）

本段論述四氣六味的基本原理。文中旁徵博引，經、注、論交錯，看似雜亂，實有條理。若略去明徵暗引的經文、注文和一般性論述，保留反映作者觀點的論斷，便可見全段分爲五個層次（以"/"區分），分別闡述了作者五個觀點（見劃綫部分），從中可以歸納提煉出本段的旨意：藥物氣、味之理就是陰陽相依相對、相互轉化之理，製方要依據藥物的性味陰陽，氣、味配合得宜，便爲補精益氣全生之方，誤用則致害。

人受天地之氣以生，天之陽氣爲氣，地之陰氣爲血，故氣常有餘，血常不足。何以言之？天地爲萬物父母。天，大也，爲陽，而運於地之外；地，居天之中，爲陰，天之大氣舉之。日，實也，亦屬陽，而運於月之外；月，缺也，屬陰，稟日之光以爲明者也。<u>人身之陰氣，其消長視月之盈缺。</u>故人之生也，男子十六歲而精通，女子十四歲而經行，是有形之後，猶有待於乳哺水穀以養，陰氣始成，而可與陽氣為配，以能成人，而為人之父母。古人必近三十二十而後嫁娶，<u>可見陰氣之難於成，而古人之善於攝養也。</u>《禮記》注曰：惟五十然後養陰者有以加。《內經》曰：年至四十，陰氣自半，而起居衰矣。又曰：男子六十四歲而精絕，女子四十九歲而經斷。<u>夫以陰氣之成，止供給得三十年之視聽言動，已先虧矣。</u>人之情欲無涯，此難成易虧之陰氣，若之何而可以供給也？《經》曰：陽者，天氣也，主外；陰者，地氣也，主內。故陽道實，陰道虛。又曰：至陰虛，天氣絕；至陽盛，地氣不足。觀虛與盛之所在，非吾之過論。主閉藏者，腎也，司疏泄者，肝也，二藏皆有相火，而其繫上屬於心。<u>心，君火也，為物所感則易動，心動則相火亦動，動則精自走。相火翕然而起，雖不交會，亦暗流而疏泄矣。所以聖賢只是教人收心養心，其旨深矣。天地以五行更迭衰旺而成四時，人之五藏六腑亦應之而衰旺：</u>四月屬巳，五月屬午，為火大旺，火為肺金之夫，火旺則金衰；六月屬未，為土大旺，土為水之夫，土旺則水衰。況腎水常藉肺金為母，以補助其不足，<u>故《內經》諄諄於資其化源也。</u>古人於夏必獨宿而淡味，兢兢業業於愛護也，保養金水二藏，正嫌火土之旺爾。《內經》曰：冬不藏精者，春必病溫。十月屬亥，十一月屬子，正火氣潛伏閉藏，以養其本然之真，而為來春發生升動之本。若於此時恣嗜欲以戕賊，至春升之際，下無根本，陽氣輕浮，必有溫熱之病。夫夏月火土之旺，冬月火氣之伏，此論一年之虛耳。若上弦前、下弦後，月廓月空，亦為一月之虛。大風大霧，虹霓飛電，暴寒暴熱，日月薄蝕，憂愁忿怒，驚恐悲哀，醉飽勞倦，謀慮勤動，又皆為一日之虛。若病患初退，瘡痍正作，尤不止於一日之虛。今日多有春末夏初患頭痛腳軟，食少體熱，仲景謂春夏劇、秋冬差而脉弦大者，正世俗所謂注夏病。<u>若犯此四者之虛，似難免此。</u>夫當壯年，便有老態，仰事俯育，一切隳壞。興言至此，深可驚懼。古人謂不見所欲，使心不亂。夫以溫柔之盛於體，聲音之盛於耳，顏色之盛於目，馨香之盛於鼻，誰是鐵漢，心不為之動也？善攝生者，於此五個月出居於外。苟值一月之虛，<u>亦宜暫遠帷幕，各自珍重，保全天和，期無負敬身之教，幸甚！</u>（朱震亨《格致餘論·陽有餘陰不足論》）

上文論述迂迴交錯，時而談天說地，時而論人議事，不易把握要點。若把文中的引文、事例和一般性論述略去，保留最能代表作者思想觀點的關鍵語句（見上文劃綫部分），便知作者是從天理和人事兩個方面闡述陽有餘而陰不足的道理和相應的養陰之法。再經梳理、分類、歸納、提煉，全文的要點便脫穎而出。天道：天（陽）大地（陰）小，日（陽）常實月（陰）常虧。人體：相火易動易亢，陰氣難成易耗，故須斂心性、遠帷幕，以保陰精；人之陰氣隨四時陰陽和月相盈虧而消長，故要“無犯四虛”，以養天和。篇首“氣（陽）常有餘，血（陰）常不足”與文末“各自珍重，保全天和”，就是全文宗旨所在。

五、探本窮末

中國傳統哲理以直覺、頓悟和啓示性見長，具有極強的可塑性、拓展性和豐富的聯想餘地。在以陰陽五行學說爲理論框架的中醫理論和臨床著作中，同樣有着很强的可塑性、拓展性和豐富的聯想餘地，它主要表現在讀者對文句所表達內容的審視、思考、聯想和發現上，表現在對前代醫家診斷治療的依據、思維方法和處方用藥意圖的理解和領悟上。古往今來，不少新理論、新觀點、新療法、新方劑，就是來自對原有理論、方法的創造性理解。因此，讀古醫籍要在明了原作者語意的基礎上，聯繫相關知識、綜合多方信息，詳加思考，從深度和廣度上理解原文的意義，發掘、演繹、拓寬、深化原作者的思想，使所獲得的信息增值，在理解中讀出新意。這是更深入、更廣泛意義上的文意理解，也就是莊子所說"意合"，朱熹所說"涵泳"，《易經》所說"見仁見智"，劉勰所說"探本窮末"。

（一）讀取信息，領悟意義

疏通文句是手段，讀出信息才是目的。中醫著作以生活經驗和臨床醫療實踐爲基礎，吸取了大量的古代科學文化知識，閱讀時要注意聯繫相關的中醫藥知識和現代科學知識，去發掘領悟其中的學術見解、學術特色和科學內核。只有了解表面上淺白的文句所蘊涵的學術信息和科學意義，才算真正讀懂古醫書。

> 帝曰："人生有形，不離陰陽。天地合氣，別為九野，分為四時，月有小大，日有短長，萬物並至，不可勝量。虛實呿吟，敢問其方。"（《寶命全形論》）

文中"天地合氣，別爲九野，分爲四時，月有小大，日有短長"幾句，表面上看似乎迂闊不着邊際，實際上是舉出"天地合氣"和陰陽消長最明顯的徵象，有着豐富的文化內涵和醫學內涵。例如其中"月有小大，日有短長"一句，如果簡單理解爲"月相有圓缺，日照有短長"，那就沒有懂得這句話的真正含義，從而也就不能明白黃帝究竟在問什麼。日照、月相的消長標示陰陽二氣在月周期和年周期中的消長虛實。古人很早就認識到日月的盈虧消長與生物的生長發育及人體病理生理有密切關係，并把這些認識應用於醫療保健。如《素問·八正神明論》說："法天則地，合以天光。""天溫日明，則人血淖液而衛氣浮，故血易瀉，氣易行；天寒日陰，則人血凝泣而衛氣沈。月始生，則血氣始精，衛氣始行；月郭滿，則血氣實，肌肉堅；月郭空，則肌肉減，經絡虛，衛氣去，形獨居。是以因天時而調血氣也。"此外，《素問·四氣調神大論》也多有對四時養生之法的論述。如果關注醫藥科學研究的進展，就會知道現代醫學已經發現人體器官中幾乎所有細胞都具有第二生物鐘，按照太陽的升落來製造蛋白質；如果關注天文、地質、生物等自然科學的研究成果，就會知道生物學家早已發現白堊紀鸚鵡螺化石生長紋與當時的月圓周期相吻合。那麼對這句話的科學意義以及中醫"天人相應"理論的合理內核就能有更爲深刻的認識。理解了天地、九野、四時、日月、陰陽、虛實、萬物、人體的關係，便知黃帝的意思是說：人與宇宙萬物都是天地陰陽二氣交合的產物，我已經知道這種交合的大體表現，例如天地九野之相應、四時氣候與生命規律之相應；也知道一月一年中陰陽二氣消長有規律，這種虛實消長可以根據月相的圓缺、日照的短長來得知，但是對於紛繁之萬物，就不易逐一揣測其陰陽虛實了，所以想請教一下揣度疾病陰陽虛實的基本方法。

> 浦江鄭義士病滯下，一夕忽昏仆，目上視，溲注而汗泄。翁診之，脈大無倫，即告曰："此陰虛而陽暴絕也。蓋得之病後酒且內，然吾能愈之。"即命治人參膏，而且促灸其氣海。頃之手動，又頃而唇動。及參膏成，三飲之甦矣。其後服參膏盡數斤，病已。（《丹溪翁傳》）

上述醫案爲亡陽證。朱丹溪與衆不同之處，是不循常規方法用人參湯治療，而是用人參膏回陽救逆和作善後調理。推敲其用意：本案屬於久病滯下後飲酒行房，引起相火妄動，以致陰虛而陽暴絶，宜用人參回陽，但又不宜人參之溫燥，爲免傷陰助邪，故用膏劑以克制人參的燥性，以達到救陽扶陽、益氣養陰的目的。同時，膏劑較湯劑傳化慢，宜用於泄瀉患者。從本案可以看出：丹溪翁"陽常有餘"之説并非偏執的成見，而是首重辨證施治；更可以體會丹溪翁時時處處注意護陰的學術特點和製方施治的巧思。

> 東陽陳叔山小男二歲得疾，下利常先啼，日以羸困。問佗，佗曰："其母懷軀，陽氣內養，乳中虛冷，兒得母寒，故令不時愈。"佗與四物女宛丸，十日即除。（《華佗傳》）

本案很可能是現存最早因哺乳期妊娠而導致乳兒營養性腹瀉的醫案。文中以"陽氣內養"表達母體營養精微的再分配，以"虛冷"表達營養成分的不足，顯示出中醫陽氣、虛寒等概念內涵之豐富。因此，讀古醫書要善於透過古人原始古樸模糊的表述，窺見其蘊含的科學信息。

> 中書左丞張仲謙，年五十二歲，至元戊辰春正月在大都患風證，半身麻木。一醫欲汗之，未決可否，命予決之。予曰："治風當通因通用，汗之可也。然此地此時，雖交春令，寒氣獨存，汗之則虛其表，必有惡風寒之證。"仲謙欲速瘥，遂汗之，身體輕快。後數日，再來邀予視之，曰："果如君言。官事繁劇，而畏風寒不敢出門，當如之何？"予曰："仲景云：大法夏宜汗，陽氣在外故也。今時陽氣尚弱，初出於地，汗之則使氣亟奪，衛氣失守，不能肥實腠理，表上無陽，見風必大惡矣。《內經》曰：陽氣者，衛外而爲固也。又云：陽氣者，若天與日，失其所，則折壽而不彰。當汗之時，猶有過汗之戒，况不當汗而汗者乎？"遂以黃芪建中湯加白朮服之，滋養脾胃，生發榮衛之氣，又以溫粉撲其皮膚，待春氣盛，表氣漸實，即愈矣。（羅天益《衛生寶鑒·醫驗紀述》）

作者以此案説明應該順應時令氣候的升降浮沉來運用汗法，若違背這個原則，便生變故。這種因時因地因人治療的經驗，具有時間生物學和擇時療法的科學內核。對於古醫籍中此類值得深入研究的經驗心得，應着力發掘領悟，不要忽略。

（二）縱橫聯想，讀出新意

讀古醫籍不僅要善於把原文和已知的知識聯繫起來思考，發掘、深化原作者的思想，并使之明晰化，還要善於運用創造性思維，結合生活經驗和臨床實際，縱橫聯想，讀出新意。古人稱之爲"發揚旨意"。

> 心寂則痛微，心躁則痛甚，百端之起，皆自心生，痛癢瘡瘍，生於心也。（《素問·至真要大論》"諸痛癢瘡皆屬於心"王冰注）

> 熱甚則瘡痛，熱微則瘡癢。心屬火，其化熱，故瘡瘍皆屬於心也。（張介賓《類經·疾病類》）

對於《素問》病機十九條中的"諸痛癢瘡皆屬於心"，王冰注從精神活動與疼痛程度的關係來解釋，這是一種創造性理解。張介賓注從熱邪微甚與疼痛程度的關係來解釋，這是另一個角度的創造性理解。今人認識到王冰注蘊藏的科學意義，并據此進一步領悟到痛感與血脉均爲心所主，二者理應相關，而且臨床上疼痛亦確能引起血管舒縮反映，因此選用指端血管容積脉搏波作爲測量針麻鎮痛過程中經絡氣血活動狀態的指標，則是現代化的創造性理解。

　　（許氏）病陽厥怒狂，發時飲食四五倍，馬詈不避親疏，服飾臨喪，或哭或歌，或以刃傷人；不言如啞，言即如狂……待其静診之，六脉舉按皆無，身表如冰石；其發也，叫呼聲聲愈高。余昔聞潔古老人云：《本經》言"奪食則已"。非不與之食，而謂奪食也，當以藥大下之而使不能食，謂之奪食也。予用大承氣湯下之，得藏垢數升，狂稍寧。待一二日復發，又下之，得便數升，其疾又寧。待一二日，又發，三下之，安寧如舊，但不能食，疾稍輕而不已，下之又五七次，計大便數斗，疾緩身温脉生；至十四日，其疾愈，脉如舊，困卧三四日後起蘇，飲食微進；又十四日後得安。始得病時，語言聲怒非常，一身諸陽盡伏於中，隱於胃，非大下之，可乎？此易老奪食之意也。（王好古《陰證略例·海藏治驗録》）

　　金人張元素把本經所言"奪食則已"理解爲"非不與之食，而謂奪食也，當以藥大下之而使不能食，謂之奪食也"，這本身就是一種創造性理解。元代王好古把這一認識推演運用於臨床，治療許氏陽厥怒狂病而收效，不僅以臨床實踐證明張氏對經文理解的科學性，還據病者"始得病時，語言聲怒非常"，"發時飲食四五倍"的陽實證特點，進一步領悟到"奪食則已"的施治原理是"一身諸陽盡伏於中，隱於胃，非大下之，可乎"，這是王好古在張元素認識基礎上的創造性理解。清代何夢瑶用同樣方法治愈王洪狂證（見《醫碥》趙林臨序），證明張、王二家所言不誤。

　　是以診有大方，坐起有常，出入有行，以轉神明。必清必净，上觀下觀，司八正邪，别五中部。按脉動静，循尺滑濇寒温之意，視其大小，合之病能。逆從以得，復知病名，診可十全，不失人情。故診之或視息視意，故不失條理；道甚明察，故能長久。不知此道，失經絶理，亡言妄期。（《素問·方盛衰論》）

　　《素問》文中"不失人情"的原意，顯然是指若能恪守診斷之大法，就不會錯失病情。張介賓在注釋上文時，將"人情"推演到"病人之情"、"旁人之情"、"同道人之情"：病人之情有稟賦、體質、性情、好惡、交際、調攝、得失、心境、習俗、成見、隱私等種種情況；旁人之情有因利害所關、自負無知等而干擾診斷治療，從而使醫家掣肘的情況；同道人之情有阿諛便佞、欺詐孟浪、讒妒貪婪、僥幸貪功、懷私避嫌、平庸低劣等種種直接關係診治結果的情況。洋洋二千餘言（見張介賓《類經·脉色類》）。張氏這段議論經李中梓加工潤色爲《不失人情論》，成爲中醫社會心理學方面的名篇。

　　再如本教材《〈漢書·藝文志〉序及方技略》之"閱讀實踐"所收課外閱讀文選，體現了張從正對"五苦六辛"的獨到理解和觸類旁通。《漢書·藝文志》所載醫書今已孑遺無幾，就今本《内經》而言，未見"五苦六辛"的總名，但《至真要大論》中有"六氣分治"理論，認爲辛凉、辛温、辛熱、辛甘、辛酸、辛苦，苦辛、苦甘、苦熱、苦温、苦冷（寒）、苦酸等性味，隨天之六氣變化所致疾病而各司其用，并有"辛甘發散爲陽，酸苦涌泄爲陰"的論述。張從正把"五苦六辛"理解爲五藏屬裏宜苦泄，六腑爲表宜辛散，正是借前賢之文字，發自己之新見，巧妙地把前人"五苦六辛"之説納入其"發表攻裏"以驅邪外出的汗吐下理論之中，接着又觸類旁通地推論到"五積六聚"亦復如此，并強調發散解表不拘於辛，涌泄攻裏不泥於苦，暗示"辛"、"苦"不過是"發表攻裏"的代稱罷了。雖然張氏的訓釋未必切合《漢書·藝文志》所稱"五苦六辛"的原意，但其見解是對《内經》理論的發揮。

中醫理論和臨床的發展得益於閱讀前人著作時的創造性理解，也常常表現爲對前人理論和經驗的創造性理解。這樣的例子很多。如朱丹溪從專治瘦婦氣實難産的耗氣引産方劑瘦胎飲，悟出專治胖婦氣虛難産的大達生散（又名束胎散，見《格致餘論·難産論》）；清代喻昌認爲《素問·至真要大論》"'諸氣膹鬱皆屬於肺，諸痿喘嘔皆屬於上'二條，明指燥病言"，《生氣通天論》"秋傷於燥，上逆而欬，發爲痿厥"才是燥病的總綱，"與病機二條，適相吻合"，因此撰寫《秋燥論》，修正《内經》"秋傷於濕"的説法，充實了六淫致病學説；《傷寒論》六經辨證學説，反映了張仲景對《素問》之《熱論》、《評熱病論》中六經病理論的貫通理解和深化發揮；柯琴根據自己的理解，用以方類證的方法把《傷寒論》重編，在傷寒學説研究上獨樹一幟，等等。這些都是創造性理解的成功例子。梁啓超在《治國學雜話》中説："發明的最初動機在注意。"王夫之《四書訓義》亦説："學愈博則思愈遠。"平日積累學識和經驗，養成思考習慣，閱讀時留心體察和縱橫聯想，才能讀出信息，讀以致用，甚至有所發現，有所發明。這是閱讀理解的最終目的。

第二節　誤解文意的原因

文意理解需要綜合運用文字詞匯、語法修辭、醫藥文史等各方面的知識，還要有一點聯想和推理的悟性，任何一個方面有錯失，都可能造成誤解。誤解文意主要表現爲誤注、誤讀、誤譯，因此，常見的致誤原因亦與注釋、句讀、語譯大體相同，有失於校勘、不明邏輯、不明行文體例、知識欠缺、脱離宗旨等。本節主要剖析因知識欠缺、脱離宗旨所致似是而非的文意誤解。

一、知識欠缺

由於古醫籍内容涉及面廣，加上古今社會文化背景、思想觀念、知識結構、語言和表達習慣等差異，今人對古醫書文句的意思不易一目了然。如果讀書時懶於查檢工具書，只靠想當然，就時常會造成誤解。對於初學者來説，缺乏相關文史醫藥背景知識更是誤解文意最常見的原因。

　　縱聞養生之事，則斷以所見，謂之不然；其次狐疑，雖少庶幾，莫知所由；其次自力服藥，半年一年，勞而未驗，志以厭衰，中路復廢。（《養生論》）

　　誤解：文中"其次狐疑，雖少庶幾，莫知所由"的句讀，應改爲"其次狐疑雖少，庶幾莫知所由"。意思是：一些人疑慮雖然不大，但幾乎不知道從何做起。

此例由於不明"狐疑"、"庶幾"之意，想當然地認爲既然上文是不信養生，"其次"者就應該是懷疑較"少"，"疑慮""不大"，以致因誤解而誤讀。其實，"狐疑"除了"懷疑"意思外，還有"猶豫"之意。"猶豫"者，信疑參半，彷徨未決，所以下文才有"雖少庶幾"的可能。《易·繫辭下》："顏氏之子，其殆庶幾乎！"孔穎達疏："言聖人知幾，顏子亞聖，未能知幾，但殆近庶慕而已。"訓"庶"爲"庶慕"，而"幾"乃"微"義，此指養生之精微。"雖少庶幾，莫知所由"，是説此類"猶豫"之人雖然略微庶慕養生的精微，但沒有誰知道正確的途徑。

　　　　若夫預防之道，惟上工能慮在病前，不使其勢已橫而莫救，使元氣克全，則自能托
　　　邪於外。若邪盛為害，則乘元氣未動，與之背城而一決，勿使後事生悔。此神而明之之
　　　術也。（《元氣存亡論》）

　　　　誤解："神而明之之術"意思是"最高明的方法"。

此例錯在不明古人賦予"神"、"明"的含義。《易·繫辭上》："陰陽不測之謂神。"注："神也
者，變化之極，妙萬物而爲言，不可形詰者也。"明者，日月之光，天道之象。古人把不可
捉摸的事歸於冥冥中的主宰，稱之爲"神明"。"神明"是形而上的精神力量，故又用以指稱
人的精神，如《傷寒論·序》"厥身已斃，神明消滅，變爲异物"。精神活動的特點是無形可
拘，無迹可尋，故凡不拘守成規，見人所不見、知人所不知的靈活思考和運用，亦稱之爲
"神"、"明"。例如《本草綱目·菊》"神而明之，存乎其人"，言靈活運用之法在於自己，并
無一定之規，語意與此例相類。

　　　　死生契闊，不可問天，賴有經方，僅得存者。（《外臺秘要·序》）

　　　　誤解："不可問天"的言下之意是天有不測風雲，人有旦夕禍福，命運不可預料。

此例的失誤在於不明古人的思想和心態。在封建宗法制度下，臣子的身家性命都是君主的，
被貶之人即便是感慨"命運不可預料"，也有怨艾之嫌。王燾爲了强調經方的作用，説明編
撰《外臺秘要》的原因背景，難免要提及所受顛連之苦，但又怕罹獲"怨上"之罪，故插入
此句，謂死生離合之苦是自己本該受的懲罰，不能責怪上天（暗指皇上）。文中的"問"應
理解爲"責問"，而不是"詢問"；此句旨在表白心迹，而不是感嘆命運。

　　　　《素問·至真要大論》："諸寒之而熱者取之陰，熱之而寒者取之陽，所謂求其屬也。"
　　　王冰注："言益火之源，以消陰翳；壯水之主，以制陽光。故曰求其屬也。"（《〈素問〉
　　　注文四則》）

　　　　誤解：根據張介賓"屬者，根本之謂。水火之本，則皆在命門之中耳"的注釋，
　　　《素問·至真要大論》中的"取之陰"、"取之陽"，以及王冰"益火之源"、"壯水之主"，
　　　都是指滋養腎水和命門火。

此例錯在缺乏中醫理論發展史知識。腎與命門分主陰陽水火的認識形成於明代，張介賓是以
當時的認識闡發《素問》旨意，而并非經文和王冰的原意。《素問》和王冰所説"火之源"
指心陽，"水之源"指腎陰。

　　　　食之使人偃寒壅鬱，泄火生風，戟喉癢肺，幽關不聰，心煩喜怒，肝舉氣剛，不能
　　　和平，故君子慎焉。（柳宗元《河東先生集·與崔連州論石鍾乳書》）

　　　　誤解："泄火生風"意思是"瀉下熱毒和患風痹證"。

此例錯在缺乏醫學知識，不明中醫"泄火"和"瀉火"的差別，亦不明此段醫理所在。火有
正邪虛實之分，元陽之火要内守固護，邪熱之火才須清瀉泄散。"泄火"可指泄散熱邪，也
可指元陽外泄，而"瀉火"只能是指清瀉熱邪。石鍾乳性溫，晉唐人誤用作日常服用的壯陽
保健之藥。劣質石鍾乳爲害更甚，作爲養生藥長期誤服，使人神疲力乏、熱壅氣鬱，"泄火
生風"，產生種種症狀："戟喉癢肺"是灼傷肺陰而乾咳；"幽關不聰"、"心煩"是心精被劫、
心陽浮越而致心智不聰、煩躁不寧；"喜怒"、"肝舉氣剛"是肝火亢盛、肝陽上逆。一派陰

精受傷、陽氣浮越外泄之象。由此可見，"泄火生風"是指耗散元陽，產生虛風。

且貧者，士之常，賤者，道之實，處常得實，沒齒不憂。(《皇甫謐傳》)

誤解：貧賤是讀書人和道家共有的常事，能同時成為士人和道家，終生都沒有憂患。

此例主要錯在不熟悉老莊學說，不了解"賤者道之實"的含義。《莊子·知北游》："東郭子問於莊子曰：所謂道，惡乎在？莊子曰：無所不在。東郭子曰：期而後可。莊子曰：在螻蟻。曰：何其下邪？曰：在稊稗。曰：何其愈下邪？曰：在瓦甓。曰：何其愈甚邪？曰：在屎溺。東郭子不應。莊子曰：夫子之問也，固不及質。正獲之問於監市履狶也，每下愈況。"莊子用螻蟻、稊稗、瓦甓、屎溺這些平凡卑微之物，來說明"道"的"無所不在"；用"監市履狶——每下愈況"的經驗，說明越是具體、微末之處，越具有普遍意義，越能反映事物的本質。從中闡明"道越高，越平凡"的哲理。皇甫謐"賤者道之實"一語，即本乎此。全句的意思是：貧窮是讀書人的常事，平凡微賤是"道"的本質，我身處貧賤而得"道"之真諦，終生無憂。皇甫謐以此理由婉拒"修名廣交"，證明"居田里之中亦可以樂堯舜之道"。

二、脫離宗旨

孤立地看，一些語句、文段的理解似乎合乎情理，但置於上下文意當中，或置於全段、全篇的宗旨以及相關理論系統的統轄下，就顯得突兀、不協調或不合理。這是犯了脫離宗旨、斷章取義的錯誤。

岐伯曰："凡刺之真，必先治神，五藏已定，九候已備，後乃存針。衆脉不見，衆凶弗聞，外內相得，無以形先，可玩往來，乃施於人。(《寶命全形論》)

誤解一："九候已備"。王冰注："備循九候之診。"

誤解二："衆脉不見，衆凶弗聞"。據吳昆注，此二句謂病人無真臟死脉，無五臟敗絕現象。

誤解三："外內相得，無以形先"。張介賓注："必因脉以合外，證以合內，表裏相參，庶乎無失，是外內相得也。"吳昆注："非徒以察形而已，故曰無以形先。"

由於認識到經氣"是謂冥冥，莫知其形。見其烏烏，見其稷稷，從見其飛，不知其誰"，醫者唯有靜心體察感受，才能如《靈樞·九針十二原》所說，做到"守神"和"守機"。所以《內經》在講醫者用針前的準備時，首先強調"凡刺之真，必先治神"。"治神"是統領全段的宗旨和總綱，指醫者調整自己的精神。精神活動與臟氣密切相關，精神安和則五臟安定，故上文"五藏已定"是"治神"的結果；脉象反映臟氣，"九候已備"是"五藏已定"、氣血勻調和順的表現（《禮記·祭統》："無所不順謂之備。"）；"衆脉（脈）不見，衆凶（訩）弗聞"，是精神極度寧靜專一的狀態。承此邏輯，"外內相得"是指醫者在精神極度專一狀態下心手相應的境界，也就是用針前"治神"的最終目的；"無以形先"是強調不要使形體動作（針刺手法）在"治神"前先行。直至把精神調整到可以體察經氣往來之時，才能對病人用針。如果把"九候已備"、"衆脉不見，衆凶弗聞"、"外內相得，無以形先"理解爲全面診察病人的脉候、症狀，認識疾病的病機，排除危重病禁刺症，這雖然在醫理上不失，卻脫離了本段強調醫者"必先治神"的總綱和宗旨，錯在斷章取義。

　　臣意曰：“公所論遠矣。扁鵲雖言若是，然必審診，起度量，立規矩，稱權衡，合色脈、表裏、有餘不足、順逆之法，參其人動靜與息相應，乃可以論。論曰：‘陽疾處內、陰形應外者，不加悍藥及鑱石。’夫悍藥入中，則邪氣辟矣，而宛氣愈深。診法曰：‘二陰應外、一陽接內者，不可以剛藥。’剛藥入則動陽，陰病益衰，陽病益著，邪氣流行，為重困於俞，忿發為疽。”意告之後百餘日，果為疽發乳，上入缺盆，死。此謂論之大體也，必有經紀。拙工有一不習，文理陰陽失矣。（《醫案六則》）

　　誤解：“此謂論之大體”四句的意思是：這只是醫論的大要，經書上還有記載。粗劣的醫生一旦不善於學習，對醫學理論的領會以及運用陰陽理論來辨證都會失敗。

本案主要是說明辨證施治的基本方法，全文的中心觀點是“必審診，起度量，立規矩，稱權衡，合色脈、表裏、有餘不足、順逆之法，參其人動靜與息相應，乃可以論”。文中“公所論遠矣”和“乃可以論”的“論”，都是指論病，也就是議論病因病機及相應的治法方藥。因此，作爲全文的結束語，“此謂論之大體”的“論”，是指“論病”，而不是說“醫論”；所謂“有經紀”，亦非經書有紀載，而是說“有綱紀”，與“起度量，立規矩，稱權衡”的意思相同；“拙工有一不習，文理陰陽失矣”，不是說“一旦不善於學習”，而是指“合色脈、表裏、有餘不足、順逆之法，參其人動靜與息相應”中，有一個方面不熟悉，氣色脉理陰陽俱錯。只要緊扣宗旨，對上文的理解就文從義順了。

　　若乃人退己進，陰子所以窮至道也；敬卒若始，羨門所以致雲龍也。我志誠堅，彼何人哉？（《極言》）

　　誤解：只要自己志向精誠堅定，像陰長生、羨門這樣的人又算什麼！

此例錯在沒有根據全段宗旨來體察文意。本文出自《極言》的首段，這一段的眾多例證和比況都是爲了闡明一個中心觀點：養生必須意志堅定，持之以恒。同樣，舉陰長生、羨門之事，也是旨在樹立“人退己進”、“敬卒若始”的榜樣。作爲全段的結束語，“我志誠堅”顯然是正面點題，“彼”與“我”相對，邏輯上應指動搖之人，“彼何人哉”一句，表達了對意志不堅、半途而廢之人的蔑視和不受其影響的堅定決心。如果把這句話理解爲“得道長生并不難，可以與陰子、羨門一争高下”，就誤解了作者徵引二人事迹的用意，也偏離了全段的宗旨。

　　夫喜於遂，悅於色，畏於難，懼於禍，外惡風寒暑濕，內繁飢飽愛欲，皆以形無所隱，故常嬰患累於人間也。若便想慕滋蔓，嗜欲無厭，外附權門，內豐情偽，則動以牢網，坐招燔炳，欲思釋縛，其可得乎？是以身為患階爾。《老子》曰：“吾所以有大患者，為吾有身；及吾無身，吾有何患？”此之謂也。夫身形與太虛釋然消散，復未知生化之氣為有而聚耶？為無而滅耶？（《素問·六微旨大論》“無形無患”王冰注）

　　誤解：老子說，我之所以有大病的原因，是因為我有身體，等到我沒有了身體，我還有什麼疾病？說的就是這個道理。身形與虛無的天空渙然消散，再也不知生長化生之氣，是因為其存在而聚集呢？還是因其不存在而滅絕呢？

語句的具體義要憑借上下文推求，而推求文意必須遵循作者的思想和思路，貫通前後文的邏輯關係。《六微旨大論》的原意是：有形器（身體）便有氣機之升降出入，升降出入一旦反常，便有灾害病患；無形器（身體）則升降出入無所憑依而生化止息，當然也就沒有病患了。王冰深受道家思想影響，這段注文是用《老子》十一章"有之以爲利，無之以爲用"的有無相生、利用相傾思想來發揮《六微旨大論》無形無患、有形有患之說。有身形便有七情、嗜欲、飢飽、六淫、人事等諸般禍患，因此"有身""無身"的言下之意是指有無物欲之負累，并非說有無身體。王冰引《老子》語來總結前文嗜欲傷身之論，其用意就在於此。在這一思想統轄下，下文的意思是：人身若能像太虛般坦蕩無物，了然無物欲之牽挂負累，那就不知體內的生化之氣會因有身（指有物欲）而聚盈呢，還是會因無身（指無物欲）而消亡呢？王冰雖然對此未作結論，但依全文邏輯可以推知，王冰認爲這兩者都不是，生化之氣只會因有身（指有物欲）而消亡，因無身（指無物欲）而聚盈。此中道理與《老子》十一章"三十輻，共一轂；當其無，有車之用"相同。張志聰注爲"謂能出於天地之間，脫離形骸之外，而後能無患"，正說出了王冰未言之意。如果把此段注文理解爲"氣散形亡也就沒有疾病了"，那麼討論這個問題還有什麼意義？此例誤解主要由於不明思想宗旨，以至邏輯不清，推求語意失當。

在實際閱讀當中，導致誤解文意的原因往往是多方面的。例如：

人之有生，藏氣爲本，五內洞然，三垣治矣，故三曰藏象類。（《類經·序》）

誤解：五臟暢通，三焦就正常了。

此例錯誤的主要原因是沒有細審行文體例。張介賓在介紹《類經》各類內容的分類方法和編排原由時，都是先強調其事重要，然後說如果能做到怎樣，便可怎樣。例如此句的上文"夫人之大事，莫若死生，能葆其真，合乎天矣，故首曰攝生類。生成之道，兩儀主之，陰陽既立，三才位矣，故二曰陰陽類"，下文"欲知其內，須察其外，脈色通神，吉凶判矣，故四曰脈色類"。同樣，"五內洞然，三垣治矣"是說如果對五臟透徹了解，三焦也就掌握了。此外，中醫藏象學說認爲臟主藏精而貴固攝，"五臟暢通"的說法不合醫理。

雖不備舉其誤，其意足可明矣；雖未備論諸疾，以此推之，則識病六氣陰陽虛實，幾於備矣。蓋求運氣言象之意，而得其自然神妙之情理。《易》曰："書不盡言，言不盡意。""設卦以盡情僞，繫辭焉以盡其言。變而通之以盡利，鼓之舞之以盡神。"《老子》曰："不出戶，知天下；不窺牖，見天道。其出彌遠，其知彌少。"蓋由規矩而取方圓也。夫運氣之道者，猶諸此也。（劉完素《素問玄機原病式·序》）

誤解：《老子》說："掌握了事物的規律，不出門就能知道天下的事，不看窗外就能了解天道的變化。如果沒有掌握事物的規律，<u>走的地方越遠，他的知識也就越少。</u>"這<u>是說規律的指導性，就像用圓規和曲尺畫取方圓的圖形一樣。</u>

劉完素引用《老子》的話是想表達什麼意思，"由規矩而取方圓"，在這裏是褒義還是貶義，這要從《老子》的思想和作者引用《老子》的用意去揣摩。《老子》認爲"大象無形"（四十一章），道是無形可見的，只能從衆多具體事物的共性中領悟；又說"執大象，天下往"（三十五章），是說只要把握天道之理，就可以一通百通，執簡馭繁。"聖人不行而知，不見而名，不爲而成"，"不出戶知天下，不窺牖見天道"（四十七章），正是據理推知，而非以目見之。"出而求天地者，求其形也，天地不可以形盡，而可以理盡"（魏源《老子本義》引李嘉謨語），所以《老子》認爲他們走得越遠，所見具體事物越多，就越易爲事物的形迹所局限，對天道的本質也就了解得越少。劉完素認爲這種人之所以"其出彌遠，其知彌少"，是因爲他們"由規矩而取方圓",只會準照圓規曲尺來畫方圓,不明原理,不知變通。再看前面劉完素的論述和所引《周易》文句,都是強調求象之意,得理之神,知其變通,合其神韵,與所引《老子》的旨意類同。由此可知,作者引用《老子》這句話是爲了説明六氣病機可以掌握規律以推求,但不應該"由規矩而取方圓"般拘泥形迹。上文劃綫部分的誤解,是由於對《老子》思想缺乏了解和没有貫通上下文意所致。

　　湯名三建,世莫一識。究其名,因以附子、天雄、烏頭一類并産建平,同畝同陌,大熱大毒,先哲總處,合爲一方,不配他品,不加炮製,專主中風風痰不省人事爲急,初非立建中建元立本而召名也。何以考之?請詳《神農》一經,凡此三品,咸主風寒濕寇變亂成病,昭若日星。但附子在土,受氣既盛,頺結入傍,故號附子,除主風寒濕寇本功外,有強陰堅肌骨之能。天雄在土,受氣既猛,長迭三寸,故號天雄,除主風寒濕寇本功外,有長陰氣強志,令人武勇,力作不倦之能。烏頭感氣不正,一向慓悍,首如烏鴉頭狀,故號烏頭,舍本功外,别無一善。<u>近世庸謬因見補益丸散摻入炮熟附子、天雄便謂三建,深可驟補,逾越舉行,拙而不思。</u>補益丸散所處品味類皆平和,先哲以附子有前功能,故推是以爲輔成,以爲振作,何嘗借烏頭綫路,縱其攪衆亂群?(盧祖常《續易簡方論後集·三建湯指迷》)

標點者把文中劃綫部分誤解爲:近世庸謬之人因爲看到補益丸散中摻入了炮熟附子和天雄便叫做三建湯,就用來深入猛補,越軌施用,拙劣而不加思考。標點者這種理解是没有顧及上文并缺乏方藥知識。上文已經説明因爲附子、天雄、烏頭三藥皆是大熱大毒、主治風寒濕寇變亂成病,又同産於建平,故合爲一方,稱爲"三建湯",專治中風風痰不醒人事之症,方中不配他品,三藥均不加炮製。"補益丸散中摻入了炮熟附子和天雄便叫做三建湯"的説法,顯然把"三建湯"的藥物組成、藥性主治全弄錯了,以至標點以及對下文的理解亦隨之而誤。這句話的正確理解是:近世庸謬之人因見補益丸散中加有炮熟附子和天雄,便誤認爲三建湯也很適合大補,從而違背三建湯的方意主治,而把它用作補益之劑。這些人拙劣到不想一想:補益丸散中其他藥物全都是平和之藥,前人因爲附子有前面所説的功能,所以才用它爲補益劑的配伍,用它幫助振作陽氣,哪裏有把藥性慓悍、專主驅風散寒燥濕的烏頭也當作補益藥用在補益劑中的?

第三節　文意理解實例分析

　　本節采用按語或圖解方式,分析文意理解實例,演示閲讀過程中歸納提煉文句旨意,發掘領悟文句義理和内涵的思維過程。

　　帝曰:"余念其痛,心爲之亂惑,反甚其病,不可更代。百姓聞之,以爲殘賊。爲之奈何?"(問:如何救治百姓之病患)岐伯曰:"夫人生於地,懸命於天,天地合氣,命之曰人(答:人稟天地陰陽之氣而生)。人能應四時者,天地爲之父母;知萬物者,謂之天子(懂得萬物生存生長之理,生活起居順應四時陰陽,便能得到天地之氣的供養而健康無恙)。天有陰陽,人有十二節;天有寒暑,人有虚實(天人相應,正常人體的陰陽二氣隨天地陰陽的消長虛實而有規律地循環變化）。能經天地陰陽之化者，不失四時；知十二節之理者，聖智不能欺也（懂得順天時養生、明白陰陽消長之理的人是最明智的）。能存八動之變，五勝更立，能達虛實之數者，獨出獨入，呿吟至微，秋毫在目（因為能通曉四時氣候常與變的規律及其對人體的影響，就能洞察病患并靈活處治。按：《內經》中五運六氣太過不及與流行病常見病關係的理論，用熱遠熱、用寒遠寒等用藥原則，以及後世張元素的四時陰陽用藥理論等，都是這一認識的體現）。"（《寶命全形論》）

黃帝問如何救治百姓的病患，岐伯的回答卻似乎迂闊不着邊際。但留意體會岐伯話語的言下之意和邏輯聯繫（參看文中括號內按語），就會發現岐伯是由遠至近、層層深入地回答了黃帝的問題。理解了岐伯的語意，就不難明白岐伯實際上告訴黃帝三個基本方法：一是順應四時養生，使自己成爲自然之子，亦即未病先防；二是在"呿吟至微"時便察知病兆，亦即有病早治；三是把四時陰陽與人體陰陽互參，知常達變，從中推求患者的陰陽虛實，靈活處理，亦即整體考察，辨證施治。

　　夫以陽入陰中（指陽不勝陰，爲陰氣所困），動胃纏緣，中經維絡，別下於三焦、膀胱（這是下文"陽脉下遂""陽內行""下內鼓而不起"的形象表述），是以陽脉下遂，陰脉上爭（指以陽蹻脉爲代表的諸陽之氣虛弱，以陰蹻脉爲代表的諸陰之氣盛實，義同此前中庶子所介紹的"陽緩而陰急"），會氣閉而不通（亦即中庶子所言"血氣不時，交錯而不得泄"），陰上而陽內行（義同"陽入陰中"）。下內鼓而不起（指下墜之陽氣因爲虛弱而不能自行振作），上外絶而不爲使（指上爭之陰氣屏蔽於外，使陽氣不能營運於表），上有絶陽之絡，下有破陰之紐（指經絡陰陽二氣運行逆亂），破陰絶陽，色廢脉亂，故形靜如死狀（雞鳴時分本應是陰降陽升、生命開始活躍之時，而由於弱陽被強陰壓抑於內，陽氣當升不升，陰氣當退不退，故於此時形靜如死。下文扁鵲"循其兩股，以至於陰，當尚溫也"的推斷就是基於這一認識）。（《史記·扁鵲倉公列傳》）

這是扁鵲對虢太子尸厥證病機的分析。理解這一段文意的關鍵，是貫通全論領會文中陰陽、上下、內外的具體含義（參看文中括號內的按語）。明白文中的陰脉陽脉、上下、內外實際上是指陰陽二氣的盛衰、升降、進退、出入、表裏，便能領悟這一段表面看似迂回複雜的論述，其實是在反復説明一個機理：陽虛陰盛，陽不勝陰，爲陰氣困阻於內。

　　常謂胸中有萬卷書，筆底無半點塵者，始可著書；胸中無半點塵，目中無半點塵者，才許作古書注疏（塵爲蒙蔽之物，有塵則有不明或失察之處）。夫著書固難，而注疏更難。著書者往矣，其間幾經兵燹，幾番播遷，幾次增删，幾許抄刻。亥豕者有之，雜僞者有之，脱落者有之，錯簡者有之。如注疏者着眼，則古人之隱旨明，塵句新；注疏者失眼，非依樣葫蘆，則另尋枝葉，魚目溷珠，砆碔勝玉矣。（以上爲第一個層次，強調注釋古醫書是一件學識要求高、難度大、不可掉以輕心的事）《傷寒論》一書經叔和編次，已非仲景之書。仲景之文遺失者多，叔和之文附會者亦多矣。讀是書者，必凝神定志，慧眼靜觀，逐條細勘，逐句研審：何者爲仲景言，何者爲叔和筆。其間若脱落、若倒句與訛字衍文，須一一指破，頓令作者真面目見於語言文字間。且其筆法之縱橫詳略不同，或互文以見意，或比類以相形，可因此而悟彼，見微而知著者，須一一指醒，更令作者精神見於語言文字之外。始可羽翼仲景，注疏《傷寒》。（以上為第二個層次，說明注疏的基本目的、方法和要求。其中又分為兩個工作層面：一是復原。即通過校勘辨偽之類的文字整理工作，恢復古醫書的原貌，提供校勘精審的範本。二是導讀。即通過注釋，揭示行文體例，提示研讀方法，以幫助讀者領會文句的內涵旨意）（柯琴《傷寒論注·序》）

讀古醫書重在讀出其觀點要旨。這一段主要講兩個問題：注疏的重要，注疏的方法。通過區分語意層次，不難把握其旨意。

凡古今病名，率多不同，緩急尋檢，常致疑阻，若不判別，何以示衆？（提出古今病名不同是方書必須解決的重要問題。以下舉例說明種種混亂而不規範的病名使用情況）且如世人呼陰毒傷寒最為劇病，嘗深迹其由然，口稱陰毒之名，意指少陰之證，病實陰易之候，命一疾而涉三病，以此為治，豈不遠哉？殊不知陰毒、少陰、陰易自是三候，為治全別。古有方證，其說甚明，今而混淆，害人最急。（此屬名實不符，數證混淆，當辨病正名者）又如腸風、藏毒、咳逆、慢驚，遍稽方論，無此名稱。深窮其狀，腸風乃腸痔下血，藏毒乃痢之蠱毒，咳逆者，噦逆之名，慢驚者，陰癇之病。若不知古今，何以為人司命？加以古之經方，言多雅奧，以利為滯下，以蹙為脚氣，以淋為癃，以實為秘，以天行為傷寒，以白虎為歷節，以膈氣為膏肓，以喘嗽為咳逆，以強直為痙，以不語為瘖，以緩縱為痱，以怔忪為悸，以痰為飲，以黃為癉。諸如此類，可不討論？（此屬古今同病異名，供對應查檢者。其中又可分為今名古所無、古名今不用兩種）而況病有數候相類，二病同名者哉？宜其視傷寒、中風、熱病、溫疫通曰傷寒，膚脹、鼓脹、腸覃、石瘕率為水氣，療中風專用乎痰藥，指帶下或以為勞疾，伏梁不辨乎風根，中風不分乎時疾。（此屬異證同名、異病同名，當弃共名而用專稱者）此今天下醫者之公患也，是以別白而言之。（《醫書凡例三則》）

此條凡例列舉古今病名異同和病名不規範甚至混淆的情況，同時也體現了作者在病名使用上的認識和主張。文中羅列病名衆多，難得要領，通過梳理分類，作者的觀點就清晰了。

《秋燥論》是一篇富有創見的醫學論文。該文駁正《內經》的誤文，發揮《內經》病機理論，補充《內經》方治的欠缺，說理迂回周密，交替使用正論、反說、引證、駁論，且喜用反問句，因此，梳理其論證的邏輯、思路、層次，歸納其要點，對於理解全文義理尤為重要。以下是該文闡發《內經》病機十九條、糾正"秋傷於濕"之說的論證過程的簡要圖示：

文意理解是知識、技能和悟性的綜合運用，需要大量閱讀積累和長期着意練習，真積力久方能游刃自如。《禮記·中庸》："博學之，審問之，慎思之，明辨之，篤行之。"這句話是治學的基本方法，同樣也是文意理解的基本方法。隨着知識的增長，閱歷的豐富，理解能力亦會提高，對同一句段、同一篇章也就有新的理解和領悟，所以俗話說："舊書不厭百回讀，熟讀深思旨自知。"

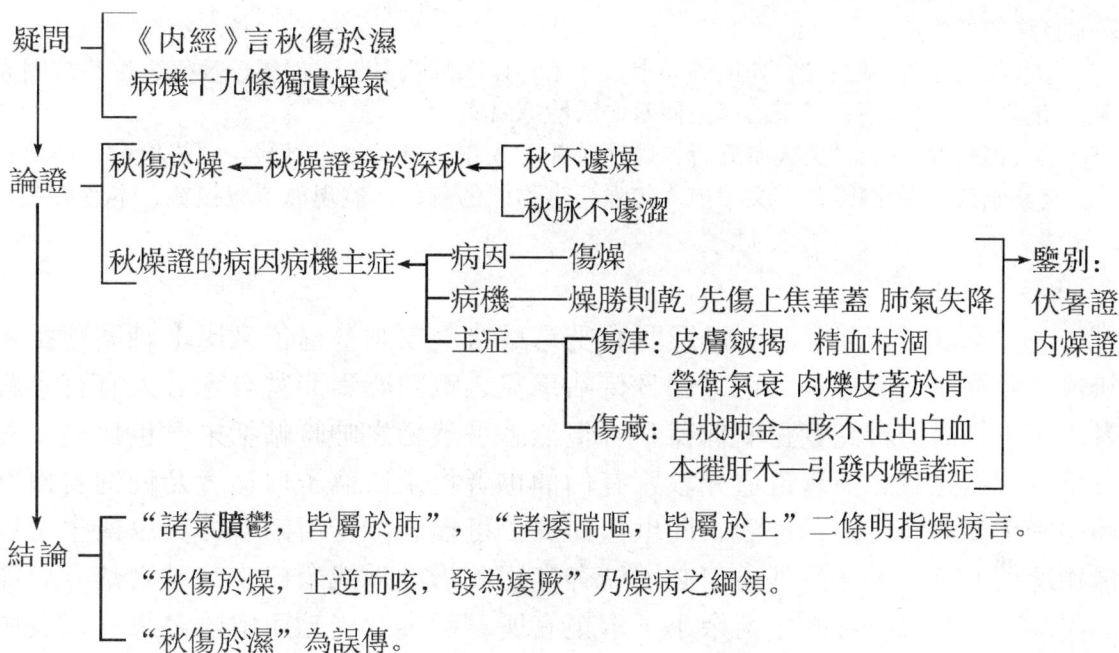

疑問 ─┌─《内經》言秋傷於濕
　　　└─病機十九條獨遺燥氣

論證 ─┌─秋傷於燥 ◄─秋燥證發於深秋 ◄─┌─秋不遽燥
　　　│　　　　　　　　　　　　　　　└─秋脉不遽澀
　　　│
　　　└─秋燥證的病因病機主症 ◄─┌─病因──傷燥　　　　　　　　　　　　　　　　　┌─鑒別：
　　　　　　　　　　　　　　　　│─病機──燥勝則乾　先傷上焦華蓋　肺氣失降　　│　伏暑證
　　　　　　　　　　　　　　　　└─主症─┌─傷津：皮膚皺揭　精血枯涸　　　　　　└─内燥證
　　　　　　　　　　　　　　　　　　　　│　　　　營衛氣衰　肉爍皮著於骨
　　　　　　　　　　　　　　　　　　　　└─傷藏：自戕肺金──咳不止出白血
　　　　　　　　　　　　　　　　　　　　　　　　本摧肝木──引發内燥諸症

結論 ─┌─"諸氣膹鬱，皆屬於肺"，"諸痿喘嘔，皆屬於上"二條明指燥病言。
　　　│─"秋傷於燥，上逆而咳，發為痿厥"乃燥病之綱領。
　　　└─"秋傷於濕"為誤傳。

閱讀實踐（47）

（一）本篇内容要點

1. 簡答

①正確理解醫藥古文的文意，應該具備哪些方面的知識？

②理解醫藥古文的文意，可以從哪些方面入手？

③誤解文意的常見原因有哪些？請舉例説明。

④讀醫案要注意讀出什麼信息？

⑤讀古代醫論應該注意把握什麼？

⑥怎樣才能提高文意理解的能力？

⑦如何理解《養生論》"忘歡而後樂足，遺生而後身存"？

⑧從《諸醫論》中，提煉出作者對扁鵲、張仲景、孫思邈、陳無擇、張易水、劉河間、張公度、王德膚醫術的主要評價。

⑨運用層次分析法和縮略法，總結《極言》的養生觀。

⑩《丹溪翁傳》末段引述西漢嚴君平的事迹，用意是什麼？

2. 判斷下列理解是否正確，説明理由。

①王燾用"非敢傳之都邑，且欲施於後賢。如或詢謀，亦所不隱"作爲《外臺秘要》序言的結束語，表達了謙虛謹慎的態度。

②王冰用"有如列宿高懸，奎張不亂，深泉净澄，鱗介咸分"贊頌《黃帝内經素問》對

醫療實踐的指導意義。

③《温病條辨·叙》："亡如世鮮知十之才士，以闕如爲恥，不能舉一反三，惟務按圖索驥。"這是感慨世人不善於靈活運用傷寒之法治療温病。

④《傷寒論·序》："夫天布五行，以運萬類；人禀五常，以有五藏。經絡府俞，陰陽會通。玄冥幽微，變化難極。"文中前六句强調事物間的聯繫，體現簡單與複雜、本質與表象的關係。

（二）課外閱讀

先父學以儒術起家乃七尺孱弱始受易爲諸生攻制藝過苦又屢上棘闈罷歸不無怏怏體罷憊而弱益甚余甫垂髫日侍咕畢見之輒隱心焉間嘗自念昔人有言事親者不可不知醫何得究竟秘奧俾葆和吾親無恙乎然猶之呻吟帖括未已也比稍長先父學令視伯兄賈之括蒼道遇異教家有仙仙也者指余曰孺子何爲者乃恂恂若爾吾懷秘密久矣遇而後傳吾歷觀人間世無如孺子可授若能受而讀吾方可以衛生可以澤物所就匪直一手一足烈矣何必劬劬奔走齟齪籌計爲哉余曰幸甚君之禁方宣能如陽慶公所傳五色奇咳之術余小子事親有所藉手矣及受讀而解驗之果有概於中而多奇中因趣裝歸海陽語先父學以故且告之欲舍業而事方術先父學沾沾喜曰醫何不可爲也良醫濟施與良相同博比衆又何論良賈第異人所授精良矣顧拘局而不通活脫非心融機變則其方泥而難用夫飲水者必窮其源軒岐遺經非方術家之崑崙乎而張仲景以下諸家皆崑崙所達支委也彼習業者專則精不專則雜禀心者一則恒不一則間飛衛之貫虱也佝僂之承蜩也專一故也小子第勉之乃發軒岐遺書以及諸大家載籍下帷誦讀口玩心惟無間寒暑可三年所私心又謂索居而窺觀孰與廣詢而遠覽方今明盛多賢宇宙寥闊四海九州之士持昭曠而晰成法者詎無其人余何卑卑以丘里自隘也於是自新都遊彭蠡歷廬浮沅湘探冥秦淮釣奇於越卒之淹迹三吳焉所歷之地遇明達而折伏其前與之譚支順闔橫之秘叩下遂上爭之旨辨陽入陰入之殊闡經絡和代之異與夫鑱石撟引案杌毒熨之法今三十年於兹矣<u>惟耳目漸廣故得於心者津津漸融即未能爲人治病決死生多驗或庶幾診視鮮庋投劑靡乖慰夙心而遂生平永親年而登大耋矣</u>惟是三吳諸名公遂信余有知也忘分下交爭爲延致余又懼時過苦難因乘餘暇采先哲之名言出已試之鄙見積以歲年纂輯成帙上之期無負先父學之訓次之希免遍閱之勞下之爲子姓守故業者立法程焉非以此而希有聞也乃有客請余集而剞劂夫以名家稱者林林而著作之盈充棟余何必置一株鄧林間哉客曰梗楠豫章櫟社之樹皆木也良與賤之分有目者能辨之君有國工能而自秘其術何示人不廣也余曰不佞固非梗楠豫章之良散木之賤亦非甘心如客言當置之市肆以俟工師運斤焉是所願也敢自矜敝帚而秘之乎若曰懸書國門以市譽非予所敢（明·孫一奎《赤水玄珠·序》）

①孫一奎爲什麼能學有所成?

②孫一奎撰寫《赤水玄珠》的動機是什麼?

③孫一奎同意出版該書的主要原因是什麼?

④根據這篇自序，給孫一奎及《赤水玄珠》寫一篇 200 字以下的簡介。

第八章
古代文化知識

中醫藥學是在中國傳統文化的沃土上成長起來的。沒有一定的古代文化知識素養，研讀古代醫書會倍感困難。古代文化的内容非常廣泛，其中有關記時方法、年齡稱謂、避諱方法、度量衡制度以及事物命名等方面的知識，經常反映在古醫書中。

第一節　記時方法

古人記録時間的方法與現代有很大區别。下面就古代的紀日法（包括一天之内的紀時法）、紀月法、紀年法以及節氣、節日分别加以叙述。

一、紀日法

日是最早出現的計時單位。古人用干支紀日。干支就是幹枝，天爲幹，地爲枝。共用十天干，十二地支。十天干是：甲乙丙丁戊己庚辛壬癸；十二地支是：子丑寅卯辰巳午未申酉戌亥。依次以天干的單數配地支的單數，天干的雙數配地支的雙數，從甲子始，至癸亥終，稱爲六十甲子。現排列如下：

甲子	乙丑	丙寅	丁卯	戊辰	己巳	庚午	辛未	壬申	癸酉
甲戌	乙亥	丙子	丁丑	戊寅	己卯	庚辰	辛巳	壬午	癸未
甲申	乙酉	丙戌	丁亥	戊子	己丑	庚寅	辛卯	壬辰	癸巳
甲午	乙未	丙申	丁酉	戊戌	己亥	庚子	辛丑	壬寅	癸卯
甲辰	乙巳	丙午	丁未	戊申	己酉	庚戌	辛亥	壬子	癸丑
甲寅	乙卯	丙辰	丁巳	戊午	己未	庚申	辛酉	壬戌	癸亥

每組代表一天。假設某日爲甲子日，那么甲子後依次順推爲乙丑、丙寅、丁卯等；甲子前依次逆推爲癸亥、壬戌、辛酉等。六十甲子周而復始，循環不斷。

干支紀日法，大約産生於殷商時代，在甲骨文中就有干支紀日的記載。從春秋戰國開始，干支紀日便成爲歷代史官紀日的傳統方法。據文獻資料，春秋時魯隱公三年二月己巳日（公元前720年2月10日）起的干支紀日，一直到清代宣統三年（公元1911年）止，計2600多年，從未間斷。這是世界上迄今所知應用時間最長的紀日法。古人亦有單用天干紀日的，早在夏代可能已産生，即用甲、乙、丙、丁等紀日。夏代後期的幾個帝王使用"孔甲"、"履癸"等名號，可以爲證。後來干支紀日通行，天干紀日便逐漸不用。《黃帝内經》大多只用天干紀日，如《素問·藏氣法時論》："肝病者，愈在丙丁，丙丁不愈，加於庚辛，庚辛不死，持於壬癸，起於甲乙。"四組天干都指日。至於單用地支紀日則屬於後起，且大多限於特定日子，如“三月上巳”（古代的一個節日）之類。

　　古人也根據月相的周期性變化（月球明亮部分的各種不同形象）來紀日，每月的某些日子因此而有特定稱謂，如第一天稱“朔”，最後一天稱“晦”，初三稱“朏”（音 fěi，又讀 pèi），月半稱“望”，（《釋名·釋天》：“望，月滿之名也。月大十六日，小十五日，日在東，月在西，遙相望也。”）望日前幾天稱“幾望”，望日後幾天稱“既望”。初七八稱“上弦”，二十二三稱“下弦”，又統稱爲“弦”。掌握這些知識，我們再去讀“望不補而晦不瀉，弦不奪而朔不濟”（竇默《標幽賦》）等文句時，就不會感到難懂。

二、紀時法

　　這裏談的是一天之内的紀時法。古人主要根據天色把一晝夜分爲若干時段：日出時叫朝、旦、晨、早，日入時叫夕、暮、昏、晚。所以古書常見朝夕、旦暮、晨昏、早晚并舉。太陽正中時稱日中，將近日中時稱隅中，太陽西斜稱日昃，太陽落山稱日入。日入後是黄昏，接着是人定、夜半，繼之以鷄鳴、昧旦、日出。此外，古人一日兩餐，朝食在日出後、隅中前，這段時間叫食時；夕食在日昃後、日入前，這段時間叫晡時。這種劃分時段的方法通行於周代。隨着記時方法的詳密，古人對一晝夜有了等分的時辰概念。漢太初後，開始用十二地支作爲十二時辰的名稱，每個時辰恰好等於現代的兩小時（小時即小時辰之意）。近代又把每個時辰細分爲初、正，即把一晝夜分爲二十四等分。現列表如下：

時辰	子		丑		寅		卯		辰		巳		午		未		申		酉		戌		亥	
	子初	子正	丑初	丑正	寅初	寅正	卯初	卯正	辰初	辰正	巳初	巳正	午初	午正	未初	未正	申初	申正	酉初	酉正	戌初	戌正	亥初	亥正
鐘點	23	24	1	2	3	4	5	6	7	8	9	10	11	12	13	14	15	16	17	18	19	20	21	22
時段名	夜半		鷄鳴		昧旦		日出		食時		隅中		日中		日昃		晡時		日入		黄昏		人定	

　　需要指出的是，一些時段往往有不同稱謂，而同一稱謂所指時辰也可能不同。例如一般認爲“平旦”即“日出”，如林億等《素問》“新校正”云：“日出與平旦時等。”而王充《論衡·讕時篇》則說：“平旦寅，日出卯。”視“平旦”與“昧旦”時等。此外，古人還有專門的夜間計時法，即把一夜（自戌時至寅時）等分爲五段，以天干中的甲、乙、丙、丁、戊命名，或以鼓時、更時來區分。即戌時稱甲夜、一鼓、一更，亥時稱乙夜、二鼓、二更，依次類推。另外，《內經》中還有一些特定稱謂，如：大晨，指天大明時；早晡，指將近晡時；下晡、晏晡，均爲晡時後，但下晡在前，晏晡在後；合陰，指夜半；合夜，指鷄鳴前。後世醫書一般都按十二地支紀時。還有一點要注意的是，“小時”（表中寫“鐘點”）的概念是到 20 世紀初才逐漸通行的，因此古代醫書裏所說“隔二時服”，是指間隔兩個時辰，即 4 小時。

三、紀月法

　　一年有四時，四時就是四季，即春、夏、秋、冬。但是在商代和西周前期，一年只分爲春秋二時，所以後世常以春秋作爲一年的代稱。後來曆法日趨詳密，由春秋二時再分出冬夏二時，一年由二季分爲四時。中醫古籍裏除春夏秋冬四時外，還有一個"長夏"的名稱。這是因爲四時與五行相配缺少一時，故加上一個"長夏"以配土。《素問·六節藏象論》王冰注："四時之中，加之長夏，故謂得五行時之勝也。"就是這個意思。爲何叫長夏？王冰說："所謂長夏者，六月也，土生於火，長在夏中，既長而王，故云長夏也。"

關於月份，由於西周中期規定十九年七閏制，一年十二月的起止時間也得以規範，跟四時氣候的變化相符合。至於紀月方法，古代有很多種。通常是用序數紀月，如一月、二月、三月等，作爲歲首的月份叫"正月"。下面介紹古代對十二個月的幾種特殊稱謂。

（一）月名紀月

先秦每個月有特定名稱。《爾雅·釋天》載："正月爲陬，二月爲如，三月爲寎，四月爲余，五月爲皋，六月爲且，七月爲相，八月爲壯，九月爲玄，十月爲陽，十一月爲辜，十二月爲涂。"此類說法，先秦典籍中屢屢可見，如《詩經》以"余"指四月，《國語》以"玄"指九月等。後世醫家也常仿之，如汪昂《醫方集解·序》"康熙壬戌歲陽月"的"陽月"即指十月。

（二）四季紀月

古人把四季的每一季節都分成孟、仲、季三個階段，再依次分別代稱月份，如孟春即正月，仲春是二月，季春爲三月等。這種紀月法，常見於序跋，如吳昆《醫方考·自序》"皇明萬曆十二年歲次甲申孟冬月"的"孟冬月"即爲十月。

（三）月建紀月

月建紀月又稱地支紀月，即用十二地支和十二個月份相配紀月。這種紀月法早在春秋時代就開始了。月建的"建"指"斗建"，即北斗七星斗柄所指的時辰，由子至亥，每月遷移一辰，故稱月建。人們通常把冬至所在月份配子，稱爲建子之月，由此順推，依次爲建丑之月、建寅之月……直到建亥之月，周而復始。至於何是歲首，古代有過三種不同的曆法制度，即所謂夏曆、殷曆、周曆。三者主要的區別在於歲首的不同，也就是正月的月建不同，所以叫做"三正"。夏曆以建寅之月（即冬至後二月，相當於現今夏曆正月）爲正，殷曆以建丑之月（即冬至後一月，相當於現今夏曆十二月）爲正，周曆以建子之月（即冬至所在月份，相當於現今夏曆十一月）爲正。由於三正歲首的月建有別，四季的劃分就隨之而異。

由於春秋戰國時期不同地區使用不同的曆法制度，先秦古籍所據以紀時的曆法制度也就不能統一，因此我們閱讀先秦古籍時有必要了解三正的差異。舉例來說，《春秋》和《孟子》多用周曆，《楚辭》和《呂氏春秋》用夏曆，《詩經》中有些詩篇是夏曆和周曆并用，《黃帝內經》則是三正兼用，甚至用秦曆（秦始皇時以建亥之月即夏曆十月爲歲首）。

漢武帝太初元年起使用太初曆，以建寅之月爲歲首，這是我國歷史上第一部比較完整的曆法。此後二千年間，除王莽和魏明帝時一度改用殷正，唐武后和肅宗時一度改用周正外，其餘都是用的夏正。所以辛亥革命後，對於舊用的曆法稱爲"夏曆"，俗稱"陰曆"、"舊曆"，又因爲傳統上夏曆與農業勞動生產有比較密切的關係，也稱爲"農曆"。

（四）律呂紀月

律呂是六律、六呂的合稱，即十二律。律本來是古代用竹管制成的校正樂律的器具，以管的長短（各管的管徑相等）來確定音的不同高度。從低音管算起，成奇數的六個管叫做"律"，成偶數的六個管叫做"呂"。後來就用律呂作爲音律的統稱。所以十二律就是十二個標準音，從低到高依次排列，共有十二個名稱，後來被借用爲十二月的代稱。六律指單月，六呂指雙月。如《類經·序》"歲次甲子黃鍾之吉"的"黃鍾"即指陰曆十一月。

古人用來紀月的方法還有很多，如以花木名紀月，即用各個月代表性的花木紀月。清代厲荃《事物異名録·歲時》："九月爲菊月。"其他有以楊月稱正月、杏月稱二月、桃月稱三月等。又如時令紀月，古人根據時令天氣的特點，來指稱各個月。謝靈運《游赤石進帆海》詩："首夏猶清和，芳草亦未歇。""清和"謂天氣清明和暖，後來就成爲四月的別稱。古人有時還用一些特殊的名稱紀月。如"大壯"爲六十四卦之一，主陽剛盛長之象，後來就作爲二月的異名。"臘"本來是祭名，古代在十二月間行之，秦時以十二月爲臘月，後世就因襲下來。在中醫古籍中，較少用序數紀月，而多用別稱異名。如楊士瀛《仁齋直指方·自序》題作"景定甲子良月朔"，良月即陰曆十月。《左傳·莊公十六年》："使以十月入，曰：'良月也，就盈數焉。'"古人以盈數爲吉，數至十則小吉，故以十月爲良月。張志聰《侶山堂類辨·自序》題作"康熙歲次庚戌正陽月"，正陽月即陰曆四月。董仲舒《雨雹對》："陽德用事，則和氣皆陽，建巳之月是也，故謂之正陽之月。"建巳之月即夏曆四月。

爲便於查對，現將上述"月名紀月"、"四季紀月"、"月建紀月"、"律呂紀月"與序數紀月對照排列成下表：

序數紀月	正月	二月	三月	四月	五月	六月	七月	八月	九月	十月	十一月	十二月
月名紀月	陬月	如月	寎月	余月	皋月	且月	相月	壯月	玄月	陽月	辜月	涂月
四季紀月	孟春	仲春	季春	孟夏	仲夏	季夏	孟秋	仲秋	季秋	孟冬	仲冬	季冬
月建紀月	寅月	卯月	辰月	巳月	午月	未月	申月	酉月	戌月	亥月	子月	丑月
律呂紀月	太簇	夾鍾	姑洗	仲呂	蕤賓	林鍾	夷則	南呂	無射	應鍾	黃鍾	大呂

四、紀年法

我國古代的紀年法比較複雜，現擇要介紹年號紀年、星歲紀年、干支紀年、生肖紀年。

（一）年號紀年

我國古代最初是按照君王即位的年次紀年，如周宣王元年（公元前827年）、秦穆公三十年（公元前630年）等等。漢武帝劉徹開始用年號紀年，即位之年稱建元元年（公元前140年），順次爲建元二年、建元三年等，也是以元、二、三的序數遞記。更換年號就重新紀元，如劉徹在位四十八年，共計改元十一次。此後不僅各代所謂正統皇帝使用年號，而且農民起義、少數民族的政權以及列國鼎立或偏安、權貴割據或僭僞都建有年號。據統計，歷史上使用過的年號有800多個。年號紀年法是過去史家所用傳統紀年法，延續了2100多年。古醫書有不少是用這種方法來紀年的，如《幼幼新書》李庚序題作"紹興二十年九月幾望"。紹興是南宋高宗趙構的年號，紹興二十年即公元1150年。這種方法的好處是紀年明確，可以直接表明具體年份，只要查核《中國歷史紀年表》，就可立即轉爲公元紀年。

（二）干支紀年

干支紀年也是我國古代基本的紀年方式之一，最早的記載見於《淮南子·天文訓》。自東漢光武帝建武三十年（公元54年）開始，干支正式用於紀年，章帝元和二年（公元85年）以朝廷命令的形式在全國實行，六十甲子周而復始，至今沒有中斷。

干支紀年在中醫古籍中應用廣泛。如柯琴《傷寒論注·自序》題作"時己酉初夏"。據柯琴的生活年代，可查得"己酉"當爲公元1729年。更常見的是皇帝年號加上當年干支的合記方法，如陳實功《外科正宗·自序》題作"萬曆丁巳之秋七月既望"，《肘後備急方》段成己序題作"至元丙子季秋"等，都是年號與干支并用。還有再加上年次的，如《黃帝内經素問注·序》題作"時大唐寶應元年歲次壬寅"，危亦林《世醫得效方·自序》題作"至元三年歲丁丑七月既望"等即是。兩法并用紀年的長處是不易錯亂。

（三）星歲紀年

戰國時代，天文占星家根據天象紀年，有所謂星歲紀年法。星指歲星，歲指太歲。先説歲星紀年法。歲星即"木星"，木星在黃道帶由西向東，每年行經一個星次，約十二年運行一周天。假如某年歲星運行到星紀範圍，就記爲"歲在星紀"，第二年歲星運行到玄枵範圍，就記爲"歲在玄枵"，其餘類推，十二年周而復始。按地支排列，歲星十二星次名稱依次爲：玄枵、星紀、析木、大火、壽星、鶉尾、鶉火、鶉首、實沈、大梁、降婁、娵訾。《銅人腧穴針灸圖經·序》題作"時天聖四年歲次析木秋八月丙申"，其中"析木"就是用歲星紀年。

再説太歲紀年法。古人有所謂十二辰的概念，就是把黃道附近一周天的十二等分由東向西配以子丑寅卯等十二支。而歲星由西向東運行，和人們所熟悉的十二辰的方向和順序正好相反，所以歲星紀年法在實際生活中應用起來并不方便。爲此，古人便設想出一個假歲星，起名太歲，又叫歲陰、太陰，讓它和真歲星"背道而馳"，這樣就和十二辰的順序一致，并用它來紀年。其方法是：某年歲星在星紀，太歲便在析木（寅），這一年就是"太歲在寅"；第二年歲星運行到玄枵，太歲便到大火（卯），這一年就是"太歲在卯"，其餘類推。此外，《爾雅·釋天》還記載用攝提格、單閼等十二個太歲年名作爲"太歲在寅"、"太歲在卯"等十二個年份的名稱。現將太歲年名和太歲所在、歲星所在以及十二支的對應關係列如下表：

太歲年名	攝提格	單閼	執徐	大荒落	敦牂	協洽	涒灘	作噩	閹茂	大淵獻	困敦	赤奮若
太歲所在十二辰	寅	卯	辰	巳	午	未	申	酉	戌	亥	子	丑
	析木	大火	壽星	鶉尾	鶉火	鶉首	實沈	大梁	降婁	娵訾	玄枵	星紀
歲星所在十二次	丑	子	亥	戌	酉	申	未	午	巳	辰	卯	寅
	星紀	玄枵	娵訾	降婁	大梁	實沈	鶉首	鶉火	鶉尾	壽星	大火	析木

這種紀年法的使用，在春秋戰國時比較流行，如《呂氏春秋·序意》："維秦八年，歲在涒灘。"涒灘指"太歲在申"之年。秦漢後使用較少，但在中醫古籍中也有仿古用太歲紀年的，如《儒門事親》"頤齋引曰"題作"歲在單閼陽月晦日"即是一例。

在西漢年間，曆學家又取用閼逢、旃蒙等十個名稱，叫做歲陽，與十個天干相應。但歲陽名稱各書所載不同。現據《爾雅·釋天》列表如下：

歲陽	閼逢	旃蒙	柔兆	强圉	箸雍	屠維	上章	重光	玄黓	昭陽
十干	甲	乙	丙	丁	戊	己	庚	辛	壬	癸

這樣太歲年名和地支對應，歲陽和天干對應，如同天干地支相配成六十甲子一樣，歲陽與太歲也相配成六十個年名，以閼逢攝提格爲第一年（相當於甲寅年），旃蒙單閼爲第二年（相當於乙卯年），其餘類推，六十年周而復始。這些年名創制之初是爲了反映歲星逐年所在方位，但後來發現歲星并不是每年完整地運行一個星次，用以紀年并不能反映實際的天象，所以就廢弃不用。後世有人使用這些古年名紀年，那是對照當年干支推算出來的，實際上只是與干支相對應的別稱而已。如甲子歲可寫作閼逢困敦之歲、乙丑歲可稱爲旃蒙赤奮若之歲等等。司馬光《資治通鑒》卷176《陳紀》十下注曰："起閼逢執徐，盡箸雍涒灘，凡五年。"是說從甲辰到戊申共五年。類似例子在中醫古籍中也時有所見，所以應該了解這種情況。

（四）生肖紀年

古代曆學家制訂曆法，需要仰觀天象，以探索天體運行情況，俯察地象，以了解草木鳥獸蟲的生長情況及氣候變化。所以古人根據十二種動物的屬性，附會以五行學說，再配上十二地支，形成所謂十二生肖，也叫十二屬相，十二年爲一紀，延續不斷，沿用至今。凡當年干支中的地支與某一動物的地支相合，即稱該年爲某生肖年。如子與鼠合，則甲子、丙子等均稱鼠年，凡鼠年生的皆肖鼠，丑與牛合，故乙丑、丁丑等都稱牛年，凡牛年生的皆肖牛，其餘類推。十二生肖之說起於東漢，漢前未見記載。從現在的觀點來看，這當然沒有科學根據，但它可以用來推算一個人的年齡。歷史上也使用過生肖紀年法，如元代就有"泰定鼠兒年"（泰定是元泰定帝的年號，鼠兒年即甲子，爲公元1324年）的記載，所以了解一下還是有用的。現將生肖、地支及其五行屬性列表如下：

生 肖	鼠	牛	虎	兔	龍	蛇	馬	羊	猴	鷄	狗	猪
地 支	子	丑	寅	卯	辰	巳	午	未	申	酉	戌	亥
五 行	水	土	木	木	水	火	火	土	金	金	土	水

五、節氣

二十四節氣本屬曆法範疇，但與記時密切相關，古代醫書中常見節氣名目，特概述如次。

我國遠古時代是通過觀象授時來指導農業生產的。曆法建立後，古人并未停止對天象物候的觀察，繼續以之檢驗曆法，不斷充實曆法的內容，使曆法更好地配合天象和自然季節。二十四節氣就是在此基礎上產生的。古人把黃道附近的一周天二十四等分，根據地球在圍繞太陽公轉軌道上的二十四個不同位置，將全年劃分爲二十四個段落，包括立春、驚蟄等十二個"節"氣，雨水、春分等十二個"中"氣，統稱"二十四節氣"，以此來反映四季、氣溫、物候等方面的變化。現將二十四節氣的名稱、順序及日期列表如下：

春	節氣名	立　春 (正月節)	雨　水 (正月中)	驚　蟄 (二月節)	春　分 (二月中)	清　明 (三月節)	穀　雨 (三月中)
季	節氣日期	2月4日 或5日	2月19日 或20日	3月5日 或6日	3月20日 或21日	4月4日 或5日	4月20日 或21日
夏	節氣名	立　夏 (四月節)	小　滿 (四月中)	芒　種 (五月節)	夏　至 (五月中)	小　暑 (六月節)	大　暑 (六月中)
季	節氣日期	5月5日 或6日	5月21日 或22日	6月5日 或6日	6月21日 或22日	7月7日 或8日	7月21日 或22日
秋	節氣名	立　秋 (七月節)	處　暑 (七月中)	白　露 (八月節)	秋　分 (八月中)	寒　露 (九月節)	霜　降 (九月中)
季	節氣日期	8月7日 或8日	8月23日 或24日	9月7日 或8日	9月23日 或24日	10月8日 或9日	10月23日 或24日
冬	節氣名	立　冬 (十月節)	小　雪 (十月中)	大　雪 (十一月節)	冬　至 (十一月中)	小　寒 (十二月節)	大　寒 (十二月中)
季	節氣日期	11月7日 或8日	11月22日 或23日	12月7日 或8日	12月21日 或22日	1月5日 或6日	1月20日 或21日

注：①節氣名下括號內係夏曆。②節氣日期係較爲常見的陽曆日期。

　　二十四節氣是逐步完善起來的。遠在春秋時代，古人使用圭表（測日影器）測量日影的長度，就能相當準確地確定二分、二至，只是名稱和現在不同。《尚書·堯典》："日中星鳥，以殷仲春；日永星火，以正仲夏；宵中星虛，以殷仲秋；日短星昴，以正仲冬。"這日中、日永、宵中、日短就分別表示春分、夏至、秋分、冬至四大節氣。《左傳·僖公五年》又有"分至啓閉"的記載。"分"指春分、秋分，"至"指夏至、冬至，"啓"指立春、立夏，"閉"指立秋、立冬。《淮南子·天文訓》中出現與後世完全相同的二十四節氣的名稱，而且順序也毫無二致。只是"驚蟄"原名"啓蟄"，漢代避景帝劉啓名諱，改稱"驚蟄"，并沿用至今。

六、節日

　　我國古代的節日很多，有許多流傳到今天。下面把主要的節日按夏曆順序加以介紹。

　　春節　是我國最重視的一個傳統節日。春節在不同的歷史時期有着不同的含義。在殷商時期，春節叫"元旦"，指正月初一。在漢代，人們把二十四節氣中的立春這一天定爲春節。南北朝時，人們則把整個春季都稱爲春節，意爲春天的節序。把夏曆正月初一定爲春節，是辛亥革命後實行的。圍繞春節，千百年來形成了許多風俗習慣，主要有掃塵、守歲、放爆竹、貼春聯、拜年等，此外還盛行舞獅子、耍龍燈、逛花市、踩高蹺、賞冰燈等喜慶活動。

　　人日　正月初七日。據東方朔《占書》載，正月一日爲鷄，二日爲狗，三日爲猪，四日爲羊，五日爲牛，六日爲馬，七日爲人，八日爲穀。古人常以此紀日。

　　上元　正月十五日。這天晚上叫元宵，也叫元夜。唐代以來有觀燈的風俗，所以又叫燈節。元宵節實際上是春節喜慶活動的又一個高潮。此日人們往往張燈結彩，進行猜謎活動，還要吃湯圓、包餃子。

　　中和　唐德宗貞元五年以二月一日爲中和節。這一天民間以青囊盛百穀瓜果種互相贈送，稱爲獻生子，同時釀宜春酒祭神，祈求豐年。

花朝（zhāo） 舊俗以二月十五日爲百花生日，所以稱此日爲花朝節。一說爲十二日（別名撲蝶會），又說爲初二日（別名挑菜節）。

春社 一般在立春後第五個戊日，即春分前後。古代在春季、秋季有兩次祭祀土神的日子，叫做社日。這一天，先是祭神，然後飲酒慶祝。

上巳 古時以三月上旬巳日爲上巳，舊俗以此日臨水洗濯，消除不祥，叫做禊日。魏晉後固定爲三月三日。後來成爲水邊飲宴、郊外踏青的節日。

寒食 清明前二天（一說清明前一天）。相傳起於晉文公悼念介之推事，因介之推抱木焚死，於是定此日禁火寒食。

清明 這是二十四節氣中被演變爲正式節日的唯一一個。由於舊時往往把寒食延續到清明，所以兩者很難分辨。古人在清明這一天有踏青掃墓的習俗。

浴佛節 相傳四月初八日爲釋迦牟尼生日，佛寺在此日舉行誦經，并設香湯浴佛，共作龍華會，後來演變爲民間的節日。

浣花日 相傳四月十九日，蜀人傾城宴游於成都西浣花溪旁，浣花日由此得名。

女兒節 五月初一日。明清時京城女子習俗之一。五月一日至五日，家家妍飾小閨女，簪以榴花，曰女兒節。

端午 五月初五日。本名端五，也稱端陽、重午、午日。有關端午節的傳說很多，最流行的是爲了紀念詩人屈原。這一天，除舉行龍舟競賽外，還要吃粽子，喝雄黃酒，懸艾驅邪。從唐代起，端午節被正式規定爲大節日。

天贶（kuàng）節 宋代節日。宋真宗大中祥符四年（公元 1011 年）正月詔以六月六日天書再降日爲天贶節。贶，賜與。

伏日 夏至後第三個庚日爲初伏（頭伏），第四個庚日爲中伏（二伏），立秋後第一庚日爲末伏（三伏），總稱爲三伏或伏天。據說伏是隱伏避盛暑的意思。一般所謂伏日，多指初伏。這一天要舉行祭祀，所以也成爲一個節日。

火節 六月二十八日。雲南習俗，每年至此時，各家束葦爲藥，高七八尺，夜晚炳燎，其光燭天，稱火節。

七夕 七月初七日。相傳這天晚上是牛郎織女在天河相會之夜，婦女結彩縷，穿七孔針，陳設酒脯瓜果於庭中，向織女乞求智巧。所以，七夕又稱少女節或乞巧節。

中元 七月十五日。舊時道觀於此日作齋醮，僧寺作盂蘭盆會，民俗也有祭祀亡故親友等活動。

盂蘭盆會 每逢七月十五日，佛教徒爲追薦祖先舉行的儀式。盂蘭盆是梵文的音譯，意爲救倒懸，起於《盂蘭盆經》目連救母之說。我國梁代開始仿行，後世除設齋供僧外，還加拜懺、放焰火等，相沿成習。

天醫日 八月初一日。《協記辨方書·義例·成》："天醫者，天之巫醫，其日宜請藥避病，尋巫禱祀。"

中秋 八月十五日。人們覺得這時的月亮最亮最圓，所以是賞月的佳節。吃月餅的習俗在傳說中與元代張士誠起義有關，其實它只是以月餅之圓象徵合家團圓歡慶之意罷了。

秋社 一般在立秋後第五個戊日，即秋分前後。同春社一樣，也是古代祭祀土神的日子。

重陽 九月初九日。古人認爲九是陽數，日月都逢九，所以稱爲重陽，又叫重九。此日古人"必糕酒登高眺遠，爲時宴之游賞，以暢秋志。酒必采茱萸甘菊以泛之，既醉而還"（《齊人月令》）。

下元 十月十五日。京城於是日張燈結彩如上元之夕。

冬至 常被人當作節日來過。冬至前一日稱爲小至。古人把冬至看成是節氣的起點，從冬至起，日子一天天長起來，叫做"冬至一陽生"。

臘日 舊時臘祭的日子。古人在這一天獵禽獸，用以歲終祭先祖。漢代以冬至後第三個戌日爲臘日，後來改爲十二月初八。《荆楚歲時記》："十二月八日爲臘日。"

臘八 這個節日最早與佛教有關。相傳十二月初八日是釋迦牟尼的成道日，佛寺常在此日誦經，并效法佛成道前牧女獻乳糜的傳說故事，設五味粥供佛，名曰臘八粥，又名七寶粥。後來演變爲民間習俗，吃臘八粥有慶豐收之意。

祀竈日 這是祭祀竈神的日子。舊時風俗多在十二月二十三日或二十四日舉行。又，舊俗以十二月二十四日爲小年。

小除夕 十二月二十九日。

除夕 十二月三十日。除是除舊布新的意思。一年的最後一天叫歲除，所以當天晚上叫除夕，俗稱大年夜。舊俗除夕終夜不睡，以待天明，謂之守歲。

我國是個多民族的大家庭，少數民族的傳統節日也很多，如蒙古族每年七八月舉行的那達慕大會，信奉伊斯蘭教民族的開齋節、古爾邦節，藏族的望果節、雪頓節，彝族的火把節，傣族的潑水節等等，反映了各族人民的生活習慣、文化特點和宗教信仰，具有濃厚的民族特色和地方風采，也值得了解和研究。

中醫古籍中常用節日名稱作爲某日的代稱，如嚴用和《嚴氏濟生方·自序》題作"寶祐癸丑上巳"，《本草綱目·原序》題作"萬曆歲庚寅春上元日"，陶華《傷寒瑣言·自序》題作"正統十年乙丑中元日"，唐宗海《血證論·自序》題作"光緒十年甲申重九後一日"等等，都是用節日名稱紀日的例子。

第二節　年齡稱謂

古代表示年齡的方法豐富生動，常根據求學、成家、立業、爲官、告退等經歷特點，對各種年齡階段冠以不同的名稱。廣爲人知的有：

《論語·爲政》："子曰：'吾十有五而志於學，三十而立，四十而不惑，五十而知天命，六十而耳順，七十而從心所欲，不逾矩。'"後人便以"志學"、"而立"、"不惑"、"知命"、"耳順"、"從心"分別表示十五歲、三十歲、四十歲、五十歲、六十歲、七十歲。

《禮記·曲禮上》："人生十年曰幼，學；二十曰弱，冠；三十曰壯，有室；四十曰強，而仕；五十曰艾，服官政；六十曰耆，指使；七十曰老，而傳；八十、九十曰耄；七年曰悼，悼與耄，雖有罪，不加刑焉；百年曰期頤。"後人便以"幼"或"幼學"、"弱"或"弱冠"、

“壯”或“有室”、“强”或“强仕”、“艾”或“艾服”等分別表示十歲、二十歲、三十歲、四十歲、五十歲之類。

《禮記·王制》：“五十杖於家，六十杖於鄉，七十杖於國，八十杖於朝；九十者，天子欲有問焉，則就其室，以珍從。”後人便以“杖家”、“杖鄉”、“杖國”、“杖朝”分別表示五十歲、六十歲、七十歲、八十歲。

以上都是以十歲爲一階段，而有不同的年齡稱謂。在一些詩詞文章中，則從男女、婚否、裝束、習俗、體態、學識等不同角度稱謂年齡。現按通常劃分的時期，擇其常見者叙述如下：

一、出生時期

初度　指出生之時。屈原《離騷》：“皇覽揆余初度兮，肇錫余以嘉名。”東漢·王逸注：“言父伯庸觀我始生年時。”後稱人的生日爲“初度”。

湯餅之期　指嬰兒出生三日。湯餅猶今之切麵。舊俗嬰兒出生第三天時要舉行慶賀宴會，因備有象徵長壽的湯面，故名。明·彭大翼《山堂肆考》：“生子三朝會曰湯餅會。”又稱湯餅筵、湯餅局。

百晬　指嬰兒出生百日。百晬爲嬰兒出生滿百日舉行的賀宴。宋·孟元老《東京夢華錄·育子》：“生子百日，置會，謂之百晬。”又稱“百祿”。

二、幼年時期

周晬　指小兒周歲。周晬爲舊俗小兒一歲時舉行的禮儀。宋·吳自牧《夢粱録·育子》：“（生子）至來歲得周，名曰‘周晬’。”又稱晬日、晬盤日。是日以盤盛放紙筆、刀箭、錢幣、針綫等物，任小兒抓取，由此占其日後的志向和興趣，謂之試兒，也叫抓周、試晬。

孩提　謂二三歲的幼兒。《孟子·盡心上》：“孩提之童，無不知愛其親者。”東漢·趙岐注：“孩提，二三歲之間，在襁褓知孩笑，可提抱者也。”又作“提孩”、“孩抱”。

免懷　謂三歲。《論語·陽貨》：“子生三年，然後免於父母之懷。”又稱免懷之歲。

幼弱　指七歲以下的幼兒。《周禮·司刺》：“壹赦曰幼弱，再赦曰老旄，三赦曰蠢愚。”東漢·鄭玄注：“幼弱、老旄，若今律令年未滿八歲、八十以上，非手殺人，他皆不坐。”唐·賈公彥疏：“云未滿八歲，則未齔，是七年者，若八歲已齔，則不免也。”

三、童年時期

齠齔　指兒童七八歲時。齠與齔，均謂兒童換齒，即脱去乳齒，長出恒齒。《韓詩外傳》卷一：“男八月生齒，八歲而齠齒，十六而精化小通。女七月生齒，七歲而齔齒，十四而精化小通。”又稱齔齠、齠齒、齠齡、冲齔、童齔、笄齔、毀齒等。

幼學　指十歲。《禮記·曲禮上》鄭玄注：“名曰幼，時始可學也。”《禮記·內則》：“十年，出就外傅，居宿於外，學書計。”外傅，管學業的師傅，相對管教養的“內傅”而言。後因稱十歲爲“幼學之年”。

總角　借指童年。古代男女未成年前束髮爲兩結，形狀如角，故稱總角。《詩·齊風·甫田》："婉兮孌兮，總角丱兮。"角，小髻；丱，兒童髮髻向上分開的樣子。《禮記·内則》："拂髦，總角。"鄭玄注："總角，收髮結之。"後因稱童年時代爲"總角"。又稱總髮、總丱、總髻、丱角、丱日、丱齒、童丱、丱羈、羈角、羈貫之年等。

垂髫 借指童年。古時兒童不束髮，頭髮下垂，因以"垂髫"指童年或兒童。西晉·潘岳《藉田賦》："被褐振裾，垂髫總髮。"東晉·陶潛《桃花源記》："黃髮垂髫，并怡然自樂。"又稱垂齠、垂髮、髫年、髫歲、髫齒、髫齡、髫齔、髫羈、髫丱、髫辮、髫髻、髫稚、髫䰂（duǒ 朵）等。

黃口 指幼童。《淮南子·氾論訓》："古之伐國，不殺黃口，不獲二毛。"東漢·高誘注："黃口，幼也。"又稱黃吻、黃童等。

觿（xī 希）**年** 指童年。《詩·衛風·芄蘭》："芄蘭之支，童子佩觿。"因稱童年爲觿年。觿，古代解結的用具，也用爲佩飾。

四、少年時期

豆蔻 喻處女，言其少而美。豆，也作"荳"。唐·杜牧《贈別》詩："娉娉嫋嫋十三餘，豆蔻梢頭二月初。"後因以"豆蔻年華"稱十三四歲的少女。

志學 指十五歲。《論語·爲政》北宋·邢昺疏："吾十有五而志於學者，言成童之歲識慮方明，於是乃志於學也。"又稱志學之年。

成童 指長到一定年齡的兒童，通常指十五歲。《禮記·内則》："成童，舞象，學射御。"鄭玄注："成童，十五以上。"《後漢書·李固傳》："固弟子汝南郭亮，年始成童，游學洛陽。"唐·李賢注："成童，年十五也。"一說，指八歲以上。《穀梁傳·昭公十九年》："羈貫成童，不就師傅，父之罪也。"東晉·范寧注："成童，八歲以上。"

束髮 一般指十五歲前後的少年。古代男孩成童時將頭髮束成一髻，因用以代稱成童。《大戴禮記·保傅》："束髮而就大學，學大藝焉，履大節焉。"又稱結髮、結童、結僮。

及笄 指女子年滿十五。《禮記·内則》謂女子"十有五年而笄"。鄭玄注："謂應年許嫁者。女子許嫁，笄而字之，其未許嫁，二十而笄。"笄，即髮簪。盤髮而用簪插之，稱加笄，爲女子成年之禮，相當於男子的冠禮。古代女子已許婚者十五而笄，因稱"及笄"。又稱笄年、笄歲、笄齡、笄總、笄丱、初笄等。

破瓜 指女子十六歲。"瓜"字拆開爲兩個八字，即二八之年，故稱。說見清·翟灝《通俗篇·婦女·破瓜》。又稱瓜字、瓜字初分。

五、青年時期

弱冠 指男子二十歲。《禮記·曲禮上》："男子二十冠而字。"鄭玄注："成人矣，敬其名。"唐·孔穎達疏："二十成人，初加冠，體猶未壯，故曰弱也。"古代男子二十歲行冠禮，爲成人的標志。又稱冠年、及冠、初冠、加冠、弱齡、弱年、弱歲等。

花信 借指女子二十四歲。花信，即花信風的簡稱，猶言花期。風應花期，其來有信，故稱。江南自小寒至穀雨，共八氣，計一百二十日，每五日爲一番風候。梅花風最早，楝花風最後，凡二十四番。明·楊慎《咏梅九言》："錯恨高樓三弄叫雲笛，無奈二十四番花信催。”

六、壯年時期

而立　指三十歲。《論語·爲政》：“三十而立。”南宋·朱熹注：“有以自立。”

有室　指男子三十歲。《禮記·曲禮上》鄭玄注：“有室，有妻也。妻稱室。”上古習俗男子三十而娶，授以室，故稱。男子三十歲亦稱壯。東漢·劉熙《釋名·釋長幼》：“三十曰壯，言丁壯也。”又稱壯室。

七、中年時期

不惑　指四十歲。《論語·爲政》：“四十而不惑。”朱熹注：“於事物之所當然，皆無所疑。”

强仕　指男子四十歲。《禮記·曲禮上》孔穎達疏：“强有二義：一則四十不惑，是智慮强；二則氣力强也。”《釋名·釋長幼》：“四十曰强，言堅强也。”

八、老年時期

知命　指五十歲。《論語·爲政》：“五十而知天命。”意思是人到了五十歲，才認識天命。

艾　指男子五十歲。“艾”有三義：《禮記·曲禮上》孔穎達疏：“年至五十，氣力已衰，髮蒼白，色如艾也。”謂蒼白如艾。西漢·揚雄《方言》卷六：“艾，長老也。東齊、魯、衛之間，凡尊老謂之叟，或謂之艾。”謂老人敬稱。《釋名·釋長幼》：“五十曰艾。艾，治也。治事能斷割，艾刈無所疑也。”謂治事果斷。

知非　指五十歲。《淮南子·原道訓》：“遽伯玉年五十，而知四十九年非。”

杖家　指五十歲。《禮記·王制》：“五十杖於家。”謂柱杖行於家，與杖鄉、杖國、杖朝等均爲古代的一種尊老禮制。

艾耆　泛指五六十歲。又稱耆艾。《荀子·致士》；“耆艾而信，可以爲師。”

艾老　泛指五十歲以上。西漢·桓寬《鹽鐵論·未通》：“五十已上曰艾老，杖於家，不從力役，所以扶不足而息高年也。”

耳順　指六十歲。《論語·爲政》邢昺疏：“六十而耳順者，順，不逆也，耳聞其言，則知其微旨而不逆也。”

耆　指六十歲。《釋名·釋長幼》：“六十曰耆。耆，指也，不從力役，指事使人也。”又稱耆年、年耆。

杖鄉　指六十歲。謂六十歲可柱杖行於鄉里。

花甲　指六十歲。花甲本指六十甲子，以天干地支名號錯綜參互，故稱花甲。又稱花甲子、花甲周、周甲、花甲之年。

元命　指六十一歲。時重逢生年干支，故稱。

耆老　泛指六七十歲。《國語·吳語》：“有父母耆老而無昆弟者以告。”三國·韋昭注：“六十曰耆，七十曰老。”又稱老耆。

耆耊　泛指六十歲以上的老人。又稱耆眊、耆壽、耆耇、耆齒、耆鯫、耄耆、眊耆等。

從心　指七十歲。《論語·爲政》邢昺疏："七十而從心所欲不逾矩者，矩，法也，言雖從心所欲而不逾越法度也。"

老　指七十歲。《禮記·曲禮上》孔穎達疏："七十曰老而傳者，六十至老境，而未全老，七十其老已至，故言老也。既年已老則傳徙家事付委子孫，不復指使也。"

杖國　指七十歲。謂七十歲可柱杖行於都邑、國都。

古稀　指七十歲。唐·杜甫《曲江》詩："酒債尋常行處有，人生七十古來稀。"後因以"古稀"爲七十歲的代稱。又稱古希、稀年、希年、古稀年、古希年。

杖朝　指八十歲。謂八十歲可柱杖出入朝廷。

耋（dié 迭）　指八十歲。《詩·秦風·車鄰》："今者不樂，逝者其耋。"毛傳："耋，老也。八十曰耋。"

耄　泛指八九十歲的年壽。《禮記·曲禮上》孔穎達疏："八十、九十曰耄。耄者，僻謬也。人或八十而耄，或九十而耄，故并言二時也。"

黃髮、齯齒、鮐背、耇老、黃耇、胡耇、凍梨　泛指高壽老人。《爾雅·釋詁》："黃髮、齯齒、鮐背、耇老，壽也。"晉·郭璞注："黃髮，髮落更生黃者；齯齒，齒墮更生細者；鮐背，背皮如鮐魚；耇猶耆也。皆壽考之通稱。"一說指九十歲。《釋名·釋長幼》："九十曰鮐背，背有鮐文也；或說黃耇，鬢髮變黃也，耇，垢也，皮色驪悴，恒如有垢者也；或曰胡耇，咽皮如雞胡也；或曰凍梨，皮有斑黑如凍梨色也；或曰齯齒，大齒落盡，更生細者，如小兒齒者。"黃髮或省稱黃，齯齒亦作兒齒，鮐背亦作臺背、駘背，或省稱鮐，耇老等或省稱耇。其他可泛指高齡的有皓首、白首、埋年、埋暮、桑榆、垂榆、垂年、垂暮、老壽、耄期等。

期頤　指百歲。《禮記·曲禮上》孔穎達疏："百年曰期頤者，期，要也，頤，養也。人年百歲，不復知衣服飲食寒暖氣味，故人子用心要求親之意而盡養道也。"一說百歲曰期。《書·大禹謨》："朕宅帝位，三十有三載，耄期倦於勤。"南宋·蔡沈集傳："九十曰耄，百年曰期。"故《禮記·曲禮上》原句應點作"百年曰期，頤"。因百歲爲人生年數之極，故曰期；此時飲食、起居、動作需人養護，故曰頤。

第三節　避諱方法

在封建社會里，凡遇到與君主或尊長的名字相同的字或讀音，要采用某種方法加以回避，這叫做"避諱"。避諱大約起源於周代，據《周禮·春官·小史》載："則詔王之忌諱。"鄭玄注："先王死日爲忌，名爲諱。"故"詔王之忌諱"是說曉諭臣民知道忌日，不能作樂；知道名諱，不能稱說。避諱流行於秦漢，盛行於隋唐，而兩宋時期最爲嚴格。直至民國廢除帝制，這一舊習才基本廢止。避諱是我國特有的一種文化現象。歷代醫書受此影響，頗多用諱。因而熟悉避諱方法，不僅方便閱讀古醫籍，亦有助於判定古籍版本和醫學人物的年代。

一、避諱的方法

避諱的方法通常有三種，即改字、空字和缺筆。

（一）改字法

凡遇要避諱的字，就改用與之意義相同或相近的字，叫做改字法。所避之字稱爲諱字，改用的字稱爲避諱字。

改字之例，秦漢典籍常見。司馬遷撰《史記》，爲避秦莊襄王子楚名諱，改"楚"爲"荆"。《漢書》爲避漢高祖劉邦名諱，改"邦"爲"國"。至隋唐，改字之風日盛。如唐高祖名淵，《太素》改"太淵"（針灸穴位名）爲"太泉"。唐高宗名治，劉禹錫《劉賓客文集》卷六《鑒藥》改"治身"爲"理身"。不但字須改，甚至連偏旁也要避諱。唐太宗名世民，除了"世"改爲"代"，從"世"之字亦改爲從"曳"，故《太素》注文"飱泄"改作"飱洩"。到了宋代，避諱的範圍更加擴大。不僅當代君主要避諱，而且中華民族始祖軒轅氏也在避諱之列。後又連及孔子、老子。政和八年（公元 1118 年），宋徽宗更把與皇帝相關的稱號都當作避諱字來禁用：先是禁用"君"、"皇"、"聖"三字作爲名字，而後又擴充到"不許以龍、天、君、玉、帝、上、聖、皇等字爲名字"（見清·錢大昕《十駕齋養新錄》卷七）。

避諱風氣的變本加厲，又累及音同或音近的字。秦漢之前，避諱制度較爲粗疏，禮制明文規定不諱嫌名。所謂不諱嫌名，是指可以不回避與君主或尊長的名字音同或音近的字。六朝後避諱制度逐漸嚴格，連嫌名也須兼諱。如東晉簡文帝名昱，故改"育陽縣"爲"雲陽縣"。唐高祖祖父名虎，唐修《晉書》稱南朝梁·沈約先人沈潚爲沈仲高。又據陸游《老學庵筆記》載，宋代田登做州官，自諱其名，州中皆謂"燈"爲"火"。上元節放燈，州吏貼出榜文云："本州依例放火三日。"民諺"只許州官放火，不許百姓點燈"，即本乎此。

（二）空字法

凡遇要避諱的字，空其字而不寫，或用空圍"囗"、"某"、"諱"來代替，叫做空字法。

如許慎著《説文解字》時把禾部的"秀"字、艸部的"莊"字、火部的"炟"字都空其字而不列，只注上"上諱"二字，這是爲了避漢光武帝劉秀、明帝劉莊、章帝劉炟的名諱。今本《説文解字》中這幾個字是後人補上的。《新修本草》的參修者有李世勣，但其書扉署名則作李勣，這是避太宗李世民名諱而删去"世"字。同書卷十七《葡萄》："陶景言用藤汁爲酒，謬矣。"這是避唐高宗太子李弘名諱而删去"弘"字。又如沈約修《宋書》，把劉裕寫作劉諱，或寫作劉囗，這是爲避宋武帝之名。今本《宋書》已回改。《史記·孝文本紀》"子某最長，請建以爲太子"，其中"某"指"啓"，避景帝劉啓之名。《醫説·太素之妙》："予伯祖諱，字子充，歙人也。"句中"諱"指"擴"，避宋寧宗趙擴之名。

（三）缺筆法

凡遇要避諱的字，就在原字基礎上缺漏筆畫，多爲末一二筆，叫做缺筆法，產生於唐代。

如爲避孔子諱，將"丘"寫作"𠀁"。爲避唐太宗諱，將"世"寫作"卋"或"丗"。爲避宋太祖諱，將"胤"寫作"𦙃"或"𦙅"。爲避清聖祖康熙玄燁諱，將"玄"寫作"𤣥"。

這幾種方法，在同一朝代也可以同時使用。例如清代醫籍中，有把"玄參"、"玄明粉"等改稱"元參"、"元明粉"的，也有把"玄"字寫成缺筆的。

二、避諱的範圍

由於君主與尊長在取名時具有一定的任意性，不可能特意考慮選用易於回避的字，因此避諱牽涉的範圍也極爲廣泛。由於避諱，不僅對現時事物的名稱要有所改變，甚至對歷史上事物的名稱也要有所改變。因此，歷代因避諱而改變他人姓名、地名、官名、物名、書名等現象屢見不鮮。

（一）避君諱

各個朝代在位的君主必須避諱；已故的君主七世之內也須避諱，叫做避"廟諱"。其類別大致有：

1. 改姓氏

據《通志·氏族略》載：莊氏因避漢明帝諱（名莊），改爲嚴氏；慶氏因避漢安帝父諱（清河孝王，名慶），改爲賀氏；師氏因避晉景帝諱（名師），改爲帥氏；姬氏因避唐玄宗諱（名隆基，姬屬嫌名），改爲周氏。更有歷經數代，屢遭改易的，如北宋大臣文彦博本姓敬，其曾祖父因避後晉高祖石敬瑭名諱，更姓爲文，至後漢復回改姓敬。入宋後，其祖父又因避太祖祖父趙敬名諱，再更姓文。在古代醫家中，也有改姓氏的例子，如《隋書·經籍志》載南北朝殷仲堪著《殷荆州要方》，宋本《外臺秘要》却寫作商仲堪，這是宋人避太宗趙炅之父趙弘殷之諱而改"殷"爲"商"。

2. 改名字

其方法有三種：一是改名，如《南齊書·蕭景先傳》："本名道先，（建元元年）乃改避上諱。"按"上"指南齊高帝蕭道成。二是稱字，如《新唐書·劉知幾傳》："劉子玄名知幾，以玄宗諱嫌，故以字行。"按唐玄宗名隆基，"幾"與"基"音同，是爲嫌名，故避。三是去掉名中一個字，如《新五代史·前蜀世家》："黔南節度使王肇。"按王肇本名建肇，因避蜀主王建諱，只稱肇。改名字在古醫籍中亦不乏其例，如唐代《新修本草》的作者名蘇敬，其名傳至宋代却改爲蘇恭。原是宋人爲避宋太祖趙匡胤祖父趙敬之諱而改。這在《證類本草》、《本草綱目》中均有所見。後人不知此係宋諱所致，竟說蘇敬名敬字恭，遂爲史學一誤。

3. 改地名

如三國吳大帝孫權的太子名和，故改禾興爲嘉興（今屬浙江）；晉愍帝名鄴，故改建業爲建康（今江蘇南京）；唐代宗名豫，故改豫州爲蔡州（今河南汝南）；宋太宗名光義，故改義興爲宜興（今屬江蘇）。

4. 改官名

《晋書·職官志》："太宰、太傅、太保，周之三公官也……晋初以景帝諱故，又采周官官名，置太宰，以代太師之任。"按晋景帝即司馬師。再如隋文帝父名忠，故改官名中書爲内史，改侍中爲納言、侍内。又《舊唐書·高宗紀》："貞觀二十三年六月，改民部尚書爲户部尚書；七月，改治書侍御史爲御史中丞、諸州治中爲司馬、治禮郎爲奉禮郎。"按貞觀二十三年太宗李世民卒，高宗李治繼位。

5. 改物名

據《史記·封禪書》載，呂后名雉，因呼雉爲野鷄；《隋書·劉臻傳》稱，劉臻性好啖蜆，以音同父諱，因呼爲扁螺；宋·王楙《野客叢書》云："楊行密據揚州，揚人呼蜜爲蜂糖。"

6. 改書名

晋簡文帝鄭太后名阿春，《晋書》引《春秋》，改稱《陽秋》。隋煬帝名廣，曹憲注《廣雅》，改稱《博雅》。醫書改名之例亦多。如《唐書·藝文志》著錄有"王超《仙人水鏡圖訣》一卷"，《崇文總目輯釋》卷三作《仙人水鑒圖訣》，此係宋人避太祖趙匡胤祖敬嫌名而改。又如宋代寇宗奭的《本草衍義》原名係《本草廣義》，以南宋時避寧宗趙擴名諱，始改今名。另如清代刻本中，舊題華佗的《玄門脉訣內照圖》改名爲《元門脉訣內照圖》，明代戴原禮的《金匱鈎玄》改名爲《金匱鈎元》，李中梓的《本草通玄》改名爲《本草通元》，本朝汪昂的《勿藥玄詮》改名爲《勿藥元詮》等，都是避康熙帝玄燁名諱。

7. 改干支名

唐高祖之父名昞，故唐代兼諱"丙"，凡遇"丙"字多改爲"景"。唐修《晋書》、《梁書》、《陳書》、《北齊書》、《北周書》、《隋書》、《南史》、《北史》等八史，書中"丙"皆作"景"，今本多已回改。《太素》楊上善注文中"甲乙丙丁"皆作"甲乙景丁"。

8. 改方藥名

南宋·寇宗奭《本草衍義·序》："諱避而易名者，原之以存其名。如山藥避本朝諱及唐避代宗諱。"李時珍《本草綱目·薯蕷》引"宗奭曰"進一步指出："薯蕷因唐代宗名預，避諱改爲薯藥，又因宋英宗諱署，改爲山藥。"截瘧良藥恒山，因歷史上漢文帝、唐穆宗、宋真宗三個皇帝皆名"恒"，而屢次改名爲常山。健胃藥羅勒，因犯十六國時後趙高祖石勒之名諱，遂改名爲蘭香草。又如宋本《傷寒論》有"真武湯"一方，而《千金要方》、《千金翼方》均作"玄武湯"，這顯然是宋人爲避宋始祖趙玄朗之諱，改"玄"爲"真"之故。他如《普濟本事方》改"蘇合香丸"爲"蘇合香圓"等，是避宋欽宗趙桓諱，屬改劑型名。

9. 改常語

晋人避景帝司馬師諱，改"京師"爲"京都"；南朝時避梁武帝父順之諱，改"天應民順"爲"天應民從"；唐人避太宗李世民諱，改"厭世"爲"厭代"、"世官"爲"代官"、"除名爲民"爲"除名爲百姓"。

(二) 避家諱

除了避君諱之外，古人還要避家諱。如南朝宋·范曄的父親名泰，其作《後漢書》改郭泰爲郭太，鄭泰爲鄭太。又如蘇軾的祖父名序，其弟蘇轍文章改"序"作"引"，蘇軾爲人作序則改用"叙"字，有時又寫作"題首"。

六朝之時甚重禮學，甚至有聞諱而哭的習俗。朋友之間晤談，若觸犯對方家諱，聞之者即依禮而哭。《世說新語·任誕》載：東晋桓玄初任洗馬時，有客祝賀，客嫌酒冷，乃頻呼溫酒來，而玄父名溫，玄因客犯其家諱，當席而哭，客掃興而去。

三、避諱學的應用

避諱所用改字、空字、缺筆等方法，造成古籍文字上的混亂，給後人閱讀帶來諸多不便。尤其是人姓、人名、官名、地名、書名、年號之類，因避諱而改字，往往攪混了歷史事實。如唐代醫藥學家許胤宗，在宋代因避太祖趙匡胤名諱，被改爲許嗣宗，至明代又被改稱許允宗，到了清代，因避雍正皇帝胤禛諱，則被寫成許引宗、許裔宗。一個人名如此多變，引起閱讀時的諸多麻煩。

避諱制度也從文化上暴露了封建專制的殘暴。在封建時代，不避諱是要判刑的："諸上書若奏事，誤犯宗廟諱者，杖八十；口誤及餘文書誤犯者，笞五十。即爲名字觸犯者，徒三年。"（《唐律疏議》卷十《職制篇》）金朝張元素二十七歲時參加經義進士考試，就因爲試卷中用字"犯廟諱"而落第。明清時期，因犯君諱而引起文禍，甚至無辜遭戮的，也不少見。

但是避諱也可以加以利用。由於避諱提供了鮮明的時代標志，因而也可有助於判斷史料的時代，確定古籍的真偽，辨別作品作者的年代，揭示文字的訛誤，具有一定的實用價值。

如《太素》注者楊上善，正史裏沒有其生平記載。宋代林億、明代李濂、徐春甫等都認爲他是隋人。但據該書中只避唐諱而不避隋諱的情況來看，可判定《太素》爲唐書，楊爲唐人或由隋入唐之人。書中對隋文帝堅、隋煬帝廣的名諱，無論經文、注文，一律不避，而對唐高祖、唐太宗、唐高宗三個皇帝的名諱，則咸悉避之，連高祖父親的名諱也避，與其他唐書并無二致。例如"淵"作"泉"、"丙"作"景"、"世"作"代"、"民"作"人"、"治"作"理"或"療"等，皆爲唐諱。甚至在《太素·四時脉診》"脫血而脉不實不堅難療也"這樣一條包含隋唐兩諱的注文中，不避隋諱"堅"，而避唐諱"治"，可謂佐證確鑿。

自宋代以來，研究避諱學的著作很多，其中尤以清人錢大昕《十駕齋養新錄》及《廿二史考異》、近人陳垣《史諱舉例》創獲最多。《史諱舉例》列舉八十多條例，分析説明歷代避諱的種類、所用的方法，并涉及諸多有關避諱的情況，是一部有關避諱學的集大成著作。

第四節　度量衡制度

我國度量衡制度具有悠久的歷史。它的起源和標準，記載不一。據史書稱，黃帝設立度、量、衡、里、畝五個量；舜召集四方君長把各部族的年月四季時辰、音律和度量衡協同起來；夏禹治水使用規矩準繩爲測量工具，并以自己的身長和體重作爲長度和重量的標準。這些傳説，在一定程度上反映了古代度量衡的萌芽情況。真正有信物可作佐證的是西周青銅器銘文，記有"金十扱"、"絲三扱"、"金十勻"的文字。金即銅，"扱"和"勻"是計量的單位名稱。説明在金屬貨幣出現以前或同時，已經有了計量重量的手段。度量衡的產生，與人類交換行爲的發展分不開，并且隨着生產力的進步，度量衡也在不斷變化。《禮記》、《周禮》都記載，早在周朝時期就開始推行嚴格的度量衡管理制度，并設置了主管的官職。公元前221年，秦始皇統一中國，頒發了統一度量衡的詔令，由官府監制成套計量標準器，發到全國各地。秦王朝統一的度量衡制爲兩千多年封建社會所沿用，形成了我國計量科學獨特的體系。

歷代度量衡都經歷了不斷演變的過程，即逐漸由粗糙變成精細，由簡單變成複雜，特別是在器量上經歷了由小變大的過程。這一特點可從唐代李淳風所撰《隋書·律曆志》中得到有力的説明。《隋書·律曆志》列舉從周到隋的十五種尺，經用晋前尺作比較後發現，十五種尺的長短雖不相同，但都有由短到長的傾向，從周代到東魏，尺的長度共增長了五寸零八毫。近人王國維在《論現存歷代尺度》中也指出："尺度之制由短到長，殆成定例。"其實，這個結論對度量衡各個單位都是適用的，即尺度的演變由短到長，容量的演變由小到大，權衡（重量）的演變由輕到重。反映在中醫藥處方中，古方的用藥分量，由於歷代度量衡的不斷迭變，以致實際分量與所用度量衡名稱很不一致，同現代相差尤甚。因此我們有必要知道古代度量衡的一些基本知識，并對其變易情況有所了解，以避免混淆古今計量概念。

一、古代度量衡命名

"度量衡"名稱源自《書·舜典》"同律度量衡"，《漢書·律曆志》闡明其意，隨後歷代都沿用這個名稱。如果把度量衡這個名詞分開，就有度、量、衡三個量。這種分開來的各個單一量的名稱，係由漢代劉歆的條奏所言"審度"、"嘉量"、"衡權"而確定。其中"嘉量"又出自《周禮·考工記·桌氏》"嘉量既成，以觀四國"。"審"的意思就是"定"，所謂審度是指用"度"來確定物體的長短。"嘉"的本義是"善"，所謂嘉量是指以量器測量物體多少時，必須像水平那樣標準。"權"的意思是"重"，"衡"的作用是用"權"來平衡物體的輕重，衡權是指權和物形成平衡。下面分別叙述度、量、衡的單位命名。

（一）度

長度單位的名稱産生很早，上古時都以人身體的某個部分或某種動作爲命名依據，例如寸、咫、尺、丈、尋、常、仞等都是。在這些名稱中，尺是長度的基本單位。一尺的長度與一手之長相近，容易識別，所以古時就有"布手知尺"、"尺者識也"等的説法。此外，仞是量深度的實用單位，并且單獨構成一個系統。仞與尺的比例關係，一向沒有明確的定數，説一仞爲四尺、五尺六寸、七尺、八尺的都有，一般認爲是八尺。周代以前的長度單位的名稱，經過《漢書·律曆志》的整理，保留了寸、尺、丈三個，并在寸位以下加一"分"位，丈位以上加一"引"位，都是十進，這就是所謂五度。長度的小單位，一般都是算數學者使用的。所謂"度長短者，不失毫厘"，只是表示測量時應該具有微小數的精度之意。《孫子算經》卷上有"蠶所吐絲爲忽，十忽爲一秒，十秒爲一毫，十毫爲一厘，十厘爲一分"的説法。這些十退位的分、厘、毫、秒、忽成爲算術上專用的小數名稱和長度小單位名稱。到了宋代，把秒改爲絲。清末時把長度小單位定到毫位爲止。

（二）量

量器是計量農産品多少的主要器具，因此容量的計量産生最早，它的單位名稱也最複雜。在《左傳》、《周禮》、《儀禮》、《爾雅》等經典著作中都有關於容量單位的記載，其專用名稱有升、斗、斛、豆、區、釜、鍾以及溢、掬等。同長度一樣，周代以前容量單位也是用人的身體計量，以一手所能盛的叫作溢，兩手合盛的叫作掬，掬是最初基本的容量單位。《小爾雅·廣量》説"掬四謂之豆"，《左傳·昭公三年》説"四升爲豆"，這兩種説法是相通的，就是説掬也就是升。升的本義是"登"、"進"的意思，兩手所盛是基本的容量數，然後從這個數登進，按四進有豆、區、釜，按十進有斗、斛。所以升（亦即掬）是容量的基本單位。後來《漢書·律曆志》對容量單位作了系統的整理，命名爲龠、合、升、斗、斛五量，一合等於二龠，合以上都是十進（宋以後一斛爲五斗）。升是容量的基本單位，斗和斛則爲實用單位。至於《説苑·辨物》"十龠爲一合"，説法有所不同，可資參考。附帶提一下石，石本來是重量單位，爲一百二十斤，但自秦漢開始，石也作爲容量單位，與斛相等。關於容量的小單位，《孫子算經》卷上説："六粟爲一圭，十圭爲抄，十抄爲撮，十撮爲勺，十勺爲合。"這樣，六粟爲一圭（一説，十粟爲一圭），其餘圭、抄、撮、勺以及合、升、斗、斛八個單位，都是十進。這種計算方法，自漢代以後一直都在采用。

（三）衡

很早以來，銖、兩、斤、鈞、石五者都用作重量單位。但古時對重量單位的説法複雜不一。例如《孫子算經》卷上："稱之所起，起於黍，十黍爲一絫（"累"的古字），十絫爲一銖，二十四銖爲一兩。"《説苑·辨物》："十粟重一圭，十圭重一銖。"《説文·金部》："錙，六銖也。"《淮南子·銓言》高誘注："六兩曰錙。"《玉篇·金部》："鎰，二十兩。"《集韵·質韵》："二十四兩爲鎰。"等等。"黍"、"粟"、"絫"、"圭"等，都是借用粟黍和圭璧的名稱，實際上早已不用。"錙"、"鎰"及"鍰"、"釿"等都是借用錢幣的名稱，也早就不用。所以各家説法有種種不同。自《漢書·律曆志》把銖、兩、斤、鈞、石這五個單位命名爲五權後，名稱就比較一致起來，直至唐代都沒有改變。其進位方法頗值一提：二十四銖爲兩，十六兩爲斤，三十斤爲鈞，四鈞爲石。關於使用兩以下的錢、分、厘、毫、絲、忽等小單位，南朝梁代陶弘景《名醫別錄》曾説："分劑之名，古與今异，古無分之名，今則以十黍爲一銖，六銖爲一分，四分成一兩。"唐代蘇敬注："六銖爲一分，即二錢半也。"可見自唐代起已把本作爲貨幣的"錢"當作重量單位，并且"積十錢爲一兩"，但那時分的進位還沒有確定爲錢的十分之一。再説分、厘、毫、絲、忽等，原是小數名稱，後從長度借用爲重量單位名稱，自宋代開始定爲錢的十退小單位。宋代權衡的改制廢弃了銖、絫、黍等名稱，其重量單位名稱自大到小依次爲石、鈞、斤、兩、錢、分、厘、毫、絲、忽。宋制衡量一直沿用至元明清，很少改易。但有一點須指出，宋元明清之醫方，凡言"分"者，是分厘之"分"，而晋唐時一分則爲兩錢半，二者不同。

二、歷代度量衡比較

如前所述，歷代度量衡屢經變遷，古方今用，計量方法差异甚大，因此有必要將歷代度量衡與現代標準作一比較。爲方便叙述，列表如下：

時代	度制統一換算 1尺/厘米	量制統一換算 1升/毫升	衡制統一換算	
			1斤/克	1兩/克
戰國	15.8	205.8	250	15.6
秦	23.1	200	253	15.8
西漢	23.1	200	248	15.5
東漢	23.8	200	220	13.8
三國	24.2	204.5	220	13.8
西晋	24.2	204.5	220	13.8

時代	度制統一換算 1尺/厘米	量制統一換算 1升/毫升	衡制統一換算	
			1斤/克	1兩/克
東晉	24.5	204.5	220	13.8
南朝	24.5	梁、陳 200 南齊 300	梁、陳 220 南齊 330 北魏 440 北齊 440 北周 660	梁、陳 13.8 南齊 20.6 北魏 27.5 北齊 27.5 北周 41.3
北朝	29.6	北周 600		
隋	29.6	（開皇）大 600 （大業）小 200	（開皇）大 661 （大業）小 220	（開皇）大 41.3 （大業）小 13.8
唐	大尺 36 小尺 30	大升 600 小升 200	661	41.3
宋	31.2	670	633	40
元	31.2	950	633	40
明	裁衣尺 34 量地尺 32.7 營造 32	1000	590	36.9
清	裁衣尺 35.5 量地尺 34.5 營造尺 32	1000	590.8	37.3

注：表中數據資料節取自《漢語大詞典》附錄"中國歷代度量衡制演變測算簡表"。

三、中醫藥特殊計量

古代醫藥著作中還使用一些特殊或模糊的"量"名，現擇要列舉如次：

方寸匕　古代盛藥量器，猶今之藥匙。《證類本草·序例上》："方寸匕者，作匕正方一寸，抄散取不落者爲度。"一方寸匕約等於現代的 2.74 毫升，盛金石藥末約爲 2 克，草木藥末約爲 1 克左右。

錢匕　古代量取藥末的器具。用漢代的五銖錢幣盛取藥末至不散落者爲一錢匕；用五銖錢幣盛取藥末至半邊者爲半錢匕；錢五匕者，是指藥末蓋滿五銖錢邊的"五"字至不散落爲度。一錢匕約今五分六厘，合 2 克强；半錢匕約今二分八厘，合 1 克强；錢五匕約爲一錢匕的四分之一，約今一分四厘，合 0.6 克。

刀圭　古代量取藥末的器具。《證類本草》引陶弘景《名醫別錄》："凡散藥有云刀圭者，十分方寸匕之一，準如梧桐子大也。"明代董穀《碧里雜存·刀圭》："其錢形正似今之剃刀，其上一圈正似圭璧之形，中一孔即貫索之處。蓋服食家舉刀取藥，僅滿其上之圭，故謂之刀圭，言其少耳。"

一字　古以唐"開元通寶"錢幣抄取藥末，將藥末填滿錢面四字中一字之量，即稱一字，約合今之 0.4 克。

鷄子黃大　這是對某些藥物采用取類比象的方法而作爲用藥分量的。如《傷寒論》大青龍湯中的石膏，"如鷄子黃大"。一鷄子黃大略等於 40 顆梧桐子大，約合 9 克。

枚　果實記數單位。品種不同，標準亦異，如大棗十二枚，可選較大者爲一枚之標準。

握、把　部分草本類藥物的約略計量單位。

束　部分蔓莖類藥物的約略計量單位。以拳盡量握之，切去兩端超出部分，稱爲一束。
片　亦爲一種約略計量單位。如生薑一片，約計一錢（3 克）爲準。
盞、杯、碗、盅　藥液（或水、酒）的約略計量單位。通常約合今之 150～300 毫升。

另外，在古代方書中，或在民間用藥時，還有一些模糊的計量名稱，如一捻、一撮、一指撮等，無非是言其少，約爲幾克的分量。

第五節　中醫藥事物命名

探討事物命名的根源，古人稱之爲"名物訓詁"。中醫藥事物的命名有其獨特的思維方法及規律，其中不少名稱傳遞着古代文化的信息，反映出古人的智慧。今擇要介紹如次。

一、中藥命名

中藥的種類數以千計，若加上紛繁的異名別稱，藥名則有數萬之衆。爲了便於辨識和運用，古人往往從其形態、色澤、氣味、特性、功用、產地以及文化影響等角度予以命名。

（一）據形、色、氣味命名

據形命名者，如牛膝，南朝梁陶弘景《本草經集注》云："其莖有節，似牛膝，故以爲名也。"又如貫衆，明代李時珍《本草綱目》云："此草莖葉如鳳尾，其根一本，而衆貫之，故草名鳳尾，根名貫衆。"據色命名者，如漏盧，《本草綱目》云："屋之西北黑處謂之漏，凡物黑色謂之盧。此草秋後即黑，異於衆草，故有漏盧之稱。"據形、色命名者，如狗脊，唐代《新修本草》云："根長多歧，狀如狗脊。"因其根皮上有一層金黃色柔毛，故又稱金毛狗脊。

據氣命名者，如木香原名蜜香，《本草綱目》云："因其香氣如蜜也。"而臭梧桐、魚腥草則因其特殊之氣而得名。據味命名者，有甜味的甘草、苦味的苦參、酸味的酸棗仁、辛味的細辛等。又有五味子，《新修本草》云："皮肉甘酸，核中辛苦，都有鹹味，此則五味具也。"據氣、味命名者，如豨薟，《本草綱目》云："楚人呼豬爲豨，呼草氣味辛毒爲薟。此草氣臭如豬而味薟螫，故謂之豨薟。"

草藥"金牛膽"，色金黃，形似牛膽，味甚苦，這是兼以形、色、味三者命名。

（二）按特性功用命名

按特性命名者，如鳳仙花子，又名急性子，因其結莢成熟後，稍加觸碰，即果莢迸裂，褐色細子蹦出，狀似急不可耐，故而得名。又如羊躑躅，是有毒的麻醉止痛藥，《本草經集注》釋云："羊誤食其葉，躑躅而死。"

按功用命名者，如骨碎補，唐代陳藏器《本草拾遺》云："骨碎補本名猴薑，開元皇帝以其主傷折，補骨碎，故命此名。或作骨碎布，訛矣。"他如尋骨風祛風邪，伸筋草舒筋絡，益母草療婦疾，決明子明眼目，合歡安神志，防風御風寒，皆以功用得名。

按特性、功用命名者，莫如王不留行。此藥通經下乳之力特强，李時珍釋曰："性走而不住，雖王命不能留其行，故名。"但王不留行還有斂、守之性，《本草經》言其有"止心煩、鼻衄"之功，《名醫別録》稱其有"主金創、止血"之效。可見其兼有活血、止血的雙向性功能。故明代盧之頤《本草乘雅半偈》云："命名之義亦奇，吾身有王，所以主吾身之氣血及主氣血之留行者。氣血之留，王不留，則留者行矣；氣血之行，王不行，則行者留矣。顧血出不止與難産無乳者，兩可用此，其義自見。"如此，藥名涵義當爲"王不留"、"王不行"，分別針對經閉、乳少、難産與鼻衄、金創出血，則藥之雙向"主治功力，其可迎刃而解"。此説較爲確切地詮釋了寓於藥名中的特性及雙向治療作用，反映了古人對藥物認識的進步。

（三）依方域産地命名

此類命名法又可分爲兩種：其一是在藥名前標識産地、生長環境等字樣。如高良薑，陶弘景云："此薑始出高良郡，故得此名。"李時珍進一步考證："按高良即今高州也，漢爲高凉縣……則高良當作高凉也。"再如代赭石，《名醫別録》曰："出代郡者，名代赭。"李時珍云："赭，赤石也。代，即雁門也。"他如巴豆生巴郡川谷，黨參出山西上黨，象貝産浙江象山，常用藥物川芎、杭菊、廣木香、淮山藥等，都具有産地的標記。又如水蘇、水蛭、水浮萍均生於水，海藻、海馬、海螵蛸皆産於海，石韋、石斛、石菖蒲都長於石，地栗、地榆、地膚子并生於地。這些藥物都具有生長環境的標記。

其二是不少傳入中國的外域藥物，往往冠以外域的標記。從其"胡"、"海"、"番"、"洋"等特別標記中，我們可以了解外域藥物傳入的時代及方域。冠以"胡"字的藥物，多爲兩漢、西晋時由西北絲綢之路傳入，如胡豆、胡麻（即今之芝麻）、胡瓜（即今之黃瓜）、胡荽、胡蘆巴等。冠以"海"字（除指明産於海洋外）的藥物，多爲南北朝後由海路引進，如海棠、海棗、海風藤、海桐皮等。冠以"番"字的藥物，多爲南宋至元明時由"番舶"（外國來華貿易的商船）自南域引入，如番茄、番薯、番椒、番木鱉、番瀉葉等；有時冠以"舶"字，如舶硫黃、舶乳香等。冠以"洋"字的藥物，多爲清代從海外引入，如洋參、洋薑、洋葱、洋芋等。更有一些藥物直接冠以國名，如石榴，是安石榴的省稱。西晋·張華《博物志》云："張騫使西域，得安石國榴以歸，故名安石榴。"安石，是古波斯的屬國，又作"安息"。常用的芳香開竅藥安息香，亦從彼國傳來。再如活血良藥紅花，原名番紅花，番同"蕃"，音"bō"。《本草綱目》卷十五"番紅花"："出西番回回地面及天方國，即彼地紅藍花也。"西番即吐蕃，是公元7～9世紀建立於青藏高原的藏族政權。其崩潰後，宋、元、明初史籍仍稱青藏高原的部落爲吐蕃或西番。他如波斯白石蜜、倭硫黃、高麗參、花旗參等，皆標有外來的印記。

（四）取故事傳説命名

中國古代流傳着大量與醫藥有關的神話故事、民間傳説，這些故事傳説作爲中國傳統民俗文化的一部分，經文人學者加工後，以書面形式載録於史書、筆記、稗傳，醫藥學家又將其采入醫藥著作，使之成爲公認的藥名來源。

如活血通經藥劉寄奴，相傳南朝宋高祖劉裕，小字寄奴，早年微賤時於山中砍伐荻草，遇一大蛇而射之，蛇遁去。明日往尋之，聞榛樹林中有杵臼聲，見青衣童子數人在搗草藥，且云其主被劉寄奴射傷，搗藥爲之敷傷。劉上前叱散之，收取草藥而返。後遇金瘡敷之即愈。後人因稱此草爲劉寄奴。事見《南史·宋武帝本紀》，《本草綱目》卷十五"劉寄奴草"亦收録。

再如收澀止血藥禹餘糧，相傳與大禹有關。《本草綱目》卷十引宋代陳承《本草別説》："禹餘糧，會稽山中出者甚多。彼人云：'昔大禹會稽於此，餘糧者，本爲此耳。'"又引《博物志》："世傳禹治水，弃其所餘食於江中而爲藥。"又如使君子，《本草綱目》卷十八引宋代馬志《開寶本草》："俗傳潘州郭使君療小兒，多是獨用此物，後醫家因號爲使君子也。"又如蛇銜，《本草綱目》卷十六引劉敬叔《异苑》："有田父見一蛇被傷，一蛇銜一草着瘡上。經日，傷蛇乃去。田父因取草治蛇瘡皆驗，遂名曰蛇銜草也。"

似此以最先發現或使用者的姓名作爲藥名的中藥還有不少，如徐長卿、何首烏、杜仲等。姑且不論故事傳説的真實與虛妄，我們可以從中看到民俗文化對藥物命名的影響和作用。

（五）因避俗雅化而命名

古代諱飾文化對藥物命名亦有一定的影響，不少藥物因避俗語穢詞而雅化其名。中藥多爲天然物品，取材範圍甚廣，一些日常廢穢之物亦常取之入藥。唐代韓愈在《進學解》一文中曾説："牛溲馬勃，敗鼓之皮，俱收并蓄，待用無遺者，醫師之良也。"然而此類藥名若以書面形式載入書中未免有俗、穢之嫌，故古代醫家每每隱去俗稱，雅化其名。如鴿糞，因其屎皆向左盤曲，而稱作左盤龍；人乳，因道經稱久服可以成仙，故名爲仙人酒、蟠桃酒；人糞，經加工後是救治温病高熱神昏的要藥，便據其色、依其形，而美其名曰金汁。他如竈心土稱伏龍肝，鼯鼠屎唤五靈脂，鷄蛋膜謂鳳凰衣，人尿曰輪回酒、還元湯等，皆屬此類。

二、方劑命名

方名在一定程度上反映方劑的組成、功效及特徵。了解古人命名方劑的緣由，對於正確認識和運用方劑具有重要的意義。

（一）以主藥命名

根據不同的疾病證候，將多種藥物按君、臣、佐、使的配伍原則有機組合而成方劑。爲了突出主藥的作用，不少方劑便用方中主藥（大多是君藥或君藥加臣藥）命名。如《傷寒論》之麻黃湯、桂枝湯、麻子仁丸（一君藥），《金匱要略》之半夏厚朴湯、橘皮竹茹湯（二君藥）。有時用主藥的簡稱，如《景岳全書》之何人飲（何首烏、人參，二君藥）、《和劑局方》之參蘇飲及《温病條辨》之銀翹散、桑菊飲等皆是。又有以三味主藥爲方名者，如《和劑局方》之參苓白术散、《先醒齋醫學廣筆記》之竹葉柳蒡湯等。

另有以主藥加功效命名者，如枇杷清肺飲、龍膽瀉肝湯、荆防敗毒散、朱砂安神丸等。

有些方劑，創製者雖以主藥命名，但因音變字訛或含義隱晦，使人難以曉喻。如《傷寒論》之抵當湯、抵當丸，歷來認爲方義爲非大毒猛劑不足以抵擋熱結蓄血之證，或謂本方有攻逐蓄血之功，可直抵當攻之處。此皆望文生訓。抵當實爲方中主藥水蛭的別名，又作"蛭蝫"、"至掌"。《爾雅·蟲部》："蛭蝫，至掌。"《説文·蟲部》"蝫"段注："《本草經》：'水蛭，味鹹，一名至掌。'是《名醫》謂即水蛭也。"至掌之爲抵當，是由於古韵通轉所致。因古今音變及字面差異，遂使此方以主藥命名的事實隱而不顯。又如越鞠丸（《丹溪心法》方），明代吳昆《醫方考·鬱門》據其功效望文釋義："越鞠者，發越鞠鬱也。"李時珍在《本草綱目》卷十四"芎藭"條中對此有個確解，認爲該方主用越桃、鞠窮，故以命名。越桃爲梔子之別稱，源自《名醫別錄》卷二；鞠窮即山鞠窮，乃川芎之別名，始出《左傳·宣公十二年》。

另有一些以藥物命名的方劑，其藥雖非主藥，但在配伍中具有特殊的意義。如《傷寒論》名方十棗湯，方中甘遂、芫花、大戟峻下逐水，須賴大棗十枚以益氣護胃，緩和節制三藥之毒性，以達峻下而不傷正的目的。故清代費伯雄《醫方論·攻裏之劑》云："仲景以十棗名方，全賴大棗之甘緩以救脾胃，方成節制之師也。"

（二）以主治功效命名

方劑是臨床治則的具體表現，故方名中提示主治、功效者甚多。根據提示方法的不同，可大致分爲明示、暗喻兩類。

如定喘湯、止嗽散有治療喘、嗽之功，補肺湯、滋腎丸具滋補肺、腎之效，清胃散可清胃涼血，暖肝煎可暖肝行氣。他如蠲痹湯、活血效靈丹、鎮肝熄風湯等皆屬明示。

另有一些方名，以委婉含蓄的方式暗喻功效。如縮泉丸是主治下元虛冷的名方，以"縮泉"喻治療尿頻尿多之效。駐景丸主治肝腎經血不足所致如沙遮睛等症，可使人眼目明亮，外界美景常駐。鐵笛丸主治失聲音啞，故以鐵笛喻治療失音的功效。失笑散爲婦科活血通經的要方，主治瘀血停滯所致痛經、少腹急痛。方中僅五靈脂、蒲黃二味平易之藥，竟能使患者疼痛霍然而止，不禁啞然失笑。補陽還五湯主治半身不遂。該方創製者王清任認爲，人身共有十成陽氣分布周身，左右各得其半。若陽氣虧五成，則并於一側而發爲半身不遂。本方黃芪、當歸等補氣活血之品能使氣旺血行，瘀破絡通，所虧五成陽氣得以還復，故名"補陽還五"（《醫林改錯·癱痿論》）。他如更衣丸喻潤腸通便之功，逍遙丸寓疏肝解鬱之效，秋毫散隱含明目之意，枕中丹暗示主治失眠，玉屏風散因御風固表功同屏風而得名，金鎖固精丸以固腎斂精效如金鎖而獲稱。此皆屬暗喻類。

（三）以用法、特征命名

一些方劑具有特殊的用量、服法和配伍比例，方中藥物或需要特殊的採摘時間、加工方法等，這些在方名中往往也有反映。

以用量命名者，如傷科要方七厘散，方中多爲辛散香竄、活血通經之品，內服不宜量多，否則耗氣動血，一般每次服七厘（約合2.1克）。一捻金主治小兒風痰積滯，名"一捻"者，謂用手指捻取藥末，以示用量之少。

以煎煮加工方法命名者，如三拗湯，所謂三拗，乃謂方中三味藥物煎煮時違拗常法：麻黃不去根節，杏仁不去皮尖，甘草不用蜜炙而生用。再如布袋丸主治小兒蟲疳，每服一丸，以生絹袋盛裹，用生豬肉二兩同煮，肉煮爛後去袋，使病兒食肉及汁。

以配伍比例命名者，如六一散用滑石六兩、甘草一兩，九一丹用煅石膏九錢、升丹一錢，故分別以"六一"、"九一"名之。

以時間命名者，如二至丸得名於方中二藥的採集時節：旱蓮草采於夏至，女貞子摘於冬至（說見費伯雄《醫方論·補養之劑》）；午時茶，說明該方加工時間須在端午午時（說見陳修園《經驗百病内外方》）；鷄鳴散，提示該方服用時間當在陰消陽長的鷄鳴時分（説見王晋三《絳雪園古方選注·内科》）。

（四）以五行、卦象等命名

五行、卦象與中醫藥學關係密切，方名也常借用其術語來説明治則和功用。

借用五行命名者，如宋代錢乙創製的四首兒科方名，皆以色喻臟：導赤散導心火下行（心屬火，其色赤）；瀉白散清肺金伏熱（肺屬金，其色白）；瀉青丸疏肝木鬱火（肝屬木，其色青）；瀉黄散瀉脾胃伏火（脾屬土，其色黄）。又如《景岳全書》之金水六君煎，功能滋養肺腎，祛濕化痰。金喻指肺，水喻指腎。

借用卦象命名者，如清代沈金鰲之坎離既濟丸（《沈氏尊生書》方），坎、離皆爲八卦卦象，坎象水喻腎，離象火喻心。"既濟"爲六十四複卦之一，卦形爲坎上離下——䷾。《周易·既卦》："象曰：水在火上，既濟，君子以思患預防之。"本方滋腎水降心火，使心腎之水火上下交通互濟，故名。

其他還有以道家名稱命名者，如《傷寒論》大小青龍湯、白虎湯等。青龍、白虎本爲古代神話中的東方、西方之神，後爲道教所信奉，同朱雀（即朱鳥）、玄武合稱四方四神。《禮記·曲禮上》："行，前朱鳥而後玄武，左青龍而右白虎。"又有出自陰陽理論者，如《景岳全書》的左歸丸、右歸丸等。

（五）以成語、典故命名

製方者爲追求含蓄典雅，往往以成語、典故或傳説名方。

以成語名方者，如建瓴湯取自成語"高屋建瓴"。建通"溅"，義爲傾水；瓴爲盛水之瓦瓶。此方專爲肝陽上亢之高血壓症而設，以"建瓴"命名，喻其導血下行之效，如從高屋傾倒瓶水，其勢不可阻擋。創製者張錫純自言："服後能使腦中之血如建瓴之水下行，腦充血之證自愈。"（《醫學衷中參西録·醫論》）又如抽薪飲（《景岳全書》方），源於成語"釜底抽薪"，喻其通便瀉火之功。

以典故命名者，如張從正名方禹功散，以大禹疏導洪水之典，喻方具逐水通便之功。另一逐水方疏鑿飲子（《濟生方》方）亦取義於此。

以傳説命名者，如《和劑局方》之青娥丸，功能補肝腎，壯筋骨，主治腎虛腰疼。此方得名於傳説：唐代廣州太尉張壽明，得本方於南番，服後鬚髮由白轉黑，精力充沛，遂作詩以贊其神妙："三年時節向邊隅，人見方知藥力殊。奪得春光來在手，青娥休笑白髭鬚。"青娥原指古代女子以青黛畫的娥眉，後指代青年女子。用以名方，意爲此方服後能恢復青春，堪與青年女子相匹配。《濟生方》之觀音應夢散，功能益氣生津，温補肺腎，主治腎不納氣之虛喘證。此方亦得名於故事。清代王晋三引《日華子本草》："溧陽洪輯幼子痰喘將危，凡五晝夜不乳食，夢觀音授以此方，煎湯一蜆殼，灌之，喘即定。"（《絳雪園古方選注·内科》）

三、腧穴命名

《素問·陰陽應象大論》："氣穴所發，各有處名。"腧穴的定位定名，是古代醫家觀察宇宙萬物，結合人體生理、病理現象以及針刺效果，逐步歸納總結而成的。穴名往往寓有特定的涵義，體現古代醫家對腧穴的部位、作用、主病的認識。誠如孫思邈所云："凡諸孔穴，名不徒設，皆有深意。"（《千金翼方》卷二十八第九）

（一）以天文地理命名

以天文命名者，如天樞穴在夾臍兩旁各二寸凹陷處。《素問·六微旨大論》："天樞之上，天氣主之；天樞之下，地氣主之；氣交之中，人氣主之。"明代馬蒔注："氣交者，天地二氣之交接，以人之身半天樞爲界。"此穴居人身上下之中綫，名天樞者，意爲天地二氣升降出入的樞紐。紫宮原爲中垣紫微垣的异名，位於三垣之中，爲天帝所居。此穴在胸骨中綫上平第二肋間隙處，正當心位。心者，君主之官。以紫宮名之，意爲君主（心）之居。中極，《雲笈七籤》："中極一名爲天中，上極星也。是居天之中，最高，最尊，爲衆星之主也。"此穴位於腹部正中綫上，臍下四寸，居人體上下左右之中央，又名"天原"，義爲人體生氣之原，與中極星名義相應，故以名之。其他取義於天文星象的穴名，還有上星、璇璣、華蓋、日月等。

以地理命名者，如昆侖穴在足外踝後跟骨上凹陷處，因其穴上有踝骨，旁有跟骨，下有軟骨，高起如山，故依其狀以名山昆侖名之。承山穴在小腿肚腓腸肌兩側肌腹交界處下端，腓腸肌的豐肉猶如山丘，穴在其下，有承上之意，故得承山之名。合谷穴在拇指、食指之歧骨間凹陷處，兩骨相合勢如山谷，因有其名。在穴名中，很大一部分取義於地形地貌的山、谷、陵、丘、墟、泉、池、澤、海、溪、溝、渠等，除上述之承山、合谷外，他如大陵、商丘、丘墟、極泉、曲池、少澤、小海、太溪、支溝、經渠等皆是。

（二）按取穴方法命名

取穴定位準確與否，直接關係到治療效果，因而穴名中常有取穴方法的提示。如俠白穴在上臂前肘窩橫紋上五寸處，爲手太陰肺經之腧穴。俠通"夾"，白爲肺色。垂臂時左右兩穴正夾肺臟，故《黄帝内經明堂》云："白，肺色也。此穴在臂，候肺兩箱，故名夾（俠）白。"僕參穴在足跟外側跟骨下凹陷處，屬足太陽膀胱經。古時僕人參見主人，屈膝下跪時足跟顯露，而手指垂處正當其穴，故名僕參。扶突，《禮記·投壺》鄭玄注："鋪四指曰扶。"扶又作"夫"，即四橫指的寬度，古人用於測度，稱爲"一夫法"。《千金要方》卷七第一云："凡量一夫之法，覆手并舒四指，對度四指上中節上橫過爲一夫。"一扶的長度約相當於三寸。此穴位在結喉突起之旁三寸，故名扶突。譩譆穴在肩髆内廉夾第六椎下兩旁各三寸。《素問·骨空論》："大風汗出，灸譩譆。譩譆在背下夾脊傍三寸所，厭之，令病者呼譩譆，譩譆應手。"王冰注："令病人呼譩譆之聲，則指下動矣。"以發譩譆之聲必然應手而名其穴爲譩譆。

此外，一些穴名取義於古代解剖名詞，如大椎、缺盆、横骨、腕骨等。帶"髎"字的一些穴名，亦源於古代解剖名詞。"髎"意爲骨隙處。如瞳子髎、顴髎、肩髎、肘髎等皆是。

（三）據功能療效命名

有的穴名直接明示功效，如迎香穴在鼻孔旁五分，屬手陽明大腸經，與肺互爲表裏。肺竅爲鼻，此穴主治鼻室不聞香臭，能使鼻竅宣通，迎香而入，故名。水分穴在臍上一寸，能分利腹部水分之清濁，主治水病，故名。他如承泣、聽會、睛明、啞門等穴名亦屬此類。

有些穴名以曲折、婉轉的方式透露功效的信息，如志室穴在第十四椎下兩旁各三寸陷骨中，有壯腎添髓之效，而腎爲藏志之室，故名志室。陰市，"市"音fú，爲"韍"的本字，是古代祭服的蔽膝，用熟牛皮製成，功用類似今之護膝。陰市穴在大腿前髖底外側端上三寸處，可逐陰散寒，護禦脚膝，功同蔽膝，故名陰市（逐陰之市）。風市穴在陰市外側旁開三寸處，爲袪風要穴，主治風痹如兩膝攣痛、脛麻腰重諸症，其禦風護膝之功同"市"，故名風市（御風之市）。他如神堂穴主心疾（心藏神）、魂門穴主肝疾（肝藏魂）、意舍穴主脾疾（脾藏意）、魄户穴主肺疾（肺藏魄）等等，皆以功效名穴。

（四）取五行、卦象命名

取五行命名者，如少商爲手太陰肺經之井穴。肺在五行屬金，在五音與商相配。又《素問·六元正紀大論》據五音的强弱以"太"、"少"標志五音的陰陽。肺經屬太陰，爲陰金，故曰少商。商陽爲手陽明大腸經之始穴。大腸經與肺爲表裏，肺音商，又因其屬手陽明，屬五音之陽，故稱商陽。金門爲足太陽膀胱經之穴，上一寸是申脉穴。申爲十二地支之一，五行屬金，足太陽膀胱經氣血於申時注此門户，故名金門。

取卦象命名者，如勞宮穴在手掌中央第二、三掌骨間。《針灸大成》卷十繪有"陽掌圖"，掌面四周布列八卦，勞宮位居卦之中央。手掌勤於把握，爲勞動之器官，故名勞宮。厲兑爲足陽明胃經之井（金）穴。兑爲八卦之一，五行屬金，故以兑名。厲通"離"，亦爲八卦名。《周易》謂"離下兑上"爲革卦，"革"有"急"義。《銅人腧穴針灸圖經》卷五言此穴可"治尸厥口噤氣絶"之危急重症，故取離卜兑上之革卦名穴。

（五）用類比形喻命名

腧穴所處部位往往有一些特殊的形態或特徵，故古代醫家又以豐富的想象力，采用類比形喻之法命名穴位。如口禾髎穴在鼻孔下挾水溝旁各五分，正當唇上。名口禾者，"言其間髭出如禾"（清·程扶生《醫經理解·穴名解》），又近口處，故名口禾髎。髎同"窌"，義爲空穴。攢竹穴在眉頭凹陷處。攢，聚也。喻此處眉毛聚集，宛如竹叢之茂。伏兔穴在膝上六寸股直肌中，其上大腿肌肉隆起，狀若一兔伏卧，因得伏兔之名。犢鼻穴在脛骨外側凹陷處。犢爲牛子。因其部位形似小牛之鼻，故有犢鼻之稱。

四、醫書命名

流傳至今的中醫古籍數量可觀，書名令人目不暇接。其中絶大部分書名皆有義可循。

（一）以姓氏、字號、謚號、爵號命名

以作者的姓氏名書者，如《褚氏遺書》的作者是南北朝南齊醫家褚澄。《裴子言醫》的作者爲明末醫家裴一中。《沈氏尊生書》是清代乾隆年間無錫名醫沈金鰲的個人醫學叢書。《柳選四家醫案》是清末醫家柳寶詒所編四位醫家的醫案合集。《蘇沈良方》是宋代沈括《良方》與蘇軾論醫雜説的合編。

以作者的字號名書者，如《潔古家珍》、《潔古珍珠囊》是金代名醫張元素所著，潔古乃其字。《士材三書》係明代醫家李中梓所撰，李氏字士材。又如明代龔廷賢著《雲林神彀》，因龔自號雲林山人。明代李時珍撰《瀕湖脉訣》，緣李氏晚年號瀕湖山人。他如明代程玠

《松崖醫經》、清代徐大椿《洄溪醫案》，松崖、洄溪分別是程、徐二氏之號。

以作者的謚號、爵號名書者，如《竇文貞公六十六穴流注秘訣》的作者乃金元間針灸學家竇默，字子聲，元世祖時官至昭文館大學士，卒贈太師，封魏國公，謚文貞。《新修本草》又名《英公本草》。此書先由太尉長孫無忌受命統領蘇敬等二十餘人編寫，後因長孫氏觸犯武則天，被黜賜死，改由司空英國公李勣領銜編撰，故有《英公本草》之名。

（二）以官職、地望、書室命名

以作者官職名書者，如《羊中散藥方》的作者爲南朝劉宋時羊欣之，晚年任中散大夫。《竇太師標幽賦》的作者爲元代追封太師的竇默。

以作者地望名書者，如《隋書·經籍志》載錄《河南藥方》及《荆州要方》。前書作者是晋代阮炳，曾任河南尹；後書作者乃晋代殷仲堪，曾任荆州刺史。二書皆以作者任官地得名。以作者貫里名書者，如清初浙江名醫高鼓峰，著有《四明醫案》、《四明心法》，因高氏爲四明（今寧波）人，故以名書。清代外科名醫陳莘田，曾撰《楓江瘍案》、《楓江合藥方》，因陳氏乃楓江（蘇州之別稱）人，故以名書。以作者行醫所在地名書者，如宋代張銳著《鷄峰普濟方》。鷄峰爲陝西寶鷄陳倉山之別名，而張氏雖爲河南人，但長期在陝西寶鷄一帶行醫，故以名書。又有以前人地望名書者，相傳東漢名醫張仲景曾任長沙太守，故後世出現一大批以“長沙”命名的醫著，如清代醫家陳修園《長沙歌括》、黃元御《長沙藥解》、費密《長沙發揮》、鄧德敏《長沙串注方》等等，皆屬闡釋《傷寒》、《金匱》的著作。

明清兩代多有以書齋、堂室名書者，如明代繆希雍《先醒齋醫學廣筆記》，明代王旭高《西溪書屋夜話錄》，清代尤怡《静香樓醫案》，清代張志聰《侶山堂類辨》。“先醒齋”、“西溪書屋”、“静香樓”分別是繆、王、尤三氏的書房名，“侶山堂”則是張氏聚徒講習之所。此風一直沿續至近代，如近人周小農《惜分陰軒醫案》、張山雷《體仁堂醫學叢書》等皆是。

（三）以編撰刊行時的年號命名

以編撰時的年號命名者，如《開元廣濟方》爲唐玄宗於開元十一年主持撰成。《太平聖惠方》是北宋翰林醫官王懷隱等人奉詔於宋太宗太平興國八年開始編撰的一部大型官修方書。

以刊行時的年號命名者，如《太平惠民和劑局方》編成刊行於宋徽宗大觀年間，故又稱《大觀方》。北宋唐慎微的《經史證類備急本草》問世後，曾經數次校訂重刊。第一次於宋徽宗大觀二年重刊，故稱《大觀本草》；第二次重訂刊行在九年後，即徽宗政和六年，世稱《政和本草》；至南宋高宗紹興二十九年，第三次重印刊行，世稱《紹興本草》。這是《證類本草》三個不同年代的刊本，故分別名書。

（四）化裁於成語典故

此類書名，含蓄而典雅地傳遞着作品的主旨或作者的用意，但往往也因此而隱晦艱澀，使人難以領悟。

如清代柯琴名著《傷寒來蘇集》，其中“來蘇”語出《尚書·仲虺之誥》：“徯予后，后來其蘇。”后，係上古帝王之通稱，此指商湯。“蘇”的異體作“甦”，有再生之義，意爲商湯一來，百姓就能擺脫夏桀的殘暴統治而重獲新生。柯氏擷“來蘇”二字名書，寓有傷寒患期盼此書解除疾苦、恢復健康之意。清代巫齋居士的産科專著《達生編》，"達生"語出《詩經·大雅·生民》："誕彌厥月，先生如達。"達是"羍"的借字。"羍"的本義爲初生的羊羔。母羊産子極爲順暢快疾，因以"達生"名編。又如明代醫家黃承昊一生多病，自稱"予平生凡方書所載之症，十患四五；本草所載之藥，十嘗四五"，於六十歲時將醫學閲歷整理成篇，名《折肱漫録》。"折肱"語出《左傳·定公十三年》："三折肱知爲良醫。"黃氏引之以喻經歷久病而成良醫。後來清代邵炳揚《三折肱醫案》、吳士瑛《折肱心悟痢疾明辨》，其命書用意皆仿此。

他如明代王章祖《橘井元珠》、張潔《仁術便覽》、馮時可《上池雜説》，清代張啓倬《杏林碎錦》、趙濂《青囊秘效方》、金子久《和緩醫風》等等，無不化用醫學典故來命名醫書。

（五）來源於儒、釋、道家

儒、釋、道三家歷來與中醫藥學有密切的關係，三家的思想、學説、術語大量地滲透到中醫古籍中，書籍的命名往往帶有其印記。

來源於儒家的書名，如金朝張從正的《儒門事親》。儒門即儒學之門，亦即古代知識分子階層。儒家提倡忠君孝親的道德觀，而以醫藥侍奉雙親，正是這種道德觀的直接體現，《四庫全書提要》云："其云《儒門事親》者，以爲惟儒者能明其理，而事親者當知醫也。"又如明代沈綬《山林相業》，即取古代儒者"不爲良相，便爲良醫"之義，意爲以在野之身從事功同相業的醫學。

來源於釋家的書名，如晉代葛洪原著、南朝梁·陶弘景增補的《肘後百一方》。"百一"二字義含雙關，既實指書中載有一百零一類藥方，又暗寓佛經涵義。陶氏自序曰："佛經云：人用四大成身，一大輒有一百一病。"佛教認爲人與世間萬物皆由地、水、火、風四大要素構成，若有一大不和，便會産生一百零一種疾病。再如明代李藥師的眼科專著《金鎞秘論》。"金鎞"是古代眼科用以刮翳點藥的器械，相傳從釋教發源地古印度傳入。佛典《涅槃經》中談到：盲人就醫要求復明，良醫便用金鎞決其眼目。作者即以金鎞表示該書爲眼科專著。

來源於道家的書名，如托名孫思邈的《銀海精微》、清代顧錫的《銀海指南》二書中"銀海"一詞，實爲道家術語。明代方回《瀛奎律髓》引北宋王安石之説，謂道家以肩爲玉樓，目爲銀海。宋代蘇軾《雪後書北臺壁》詩有"凍合玉樓寒起栗，光搖銀海眩生花"句，亦借用其義。作者以之名書，提示其爲眼科要籍。再如明代倪維德所著《原機啓微》，亦爲眼科專著。其名取自道家《陰符經》"心生於物，死於物，機在目"之語，意謂眼目的功能是爲思維提供客觀材料的關鍵。作者因此把"機"作爲"目"的代稱，并以之名書。

閲讀實踐（48）

（一）本章内容要點

1. 簡答

①古人是如何紀日、紀月、紀年及紀時（一天之内）的？各舉例説明。

②古代的年齡稱謂有何特點？按人生階段各舉例説明。

③何謂避諱？避諱的方法通常有幾種？各舉例説明。

④避諱學有何應用價值？試舉醫書實例説明。

⑤古代度量衡的演變有何特點？各舉例説明。

⑥了解中醫藥事物的命名方法有何意義？各舉例説明。

2. 填空

①十天干依次爲____、____、____、____、____、____、____、____、____、____，十二地支依次爲____、____、____、____、____、____、____、____、____、____、____、____。

②春秋時期有所謂"三正"，"正"即_____之意，俗稱_____。夏曆以相當於現今陰曆的_____月爲正。

③"知命"指____歲，"耳順"指____歲，"從心"指____歲，"耆耋"可泛指____歲。

④"諱字"即_____，"避諱字"即_____。

⑤與君王尊長名字相同或相近的字，稱爲_____。

⑥"五度"是指____、____、____、____、____。

⑦"五量"是指____、____、____、____、____。

⑧"五權"是指____、____、____、____、____。

⑨古代量取藥末的器具有_____、_____、_____等。

⑩傳入中國的外域藥物，從西北域絲綢之路傳來的多冠以_____，自南域進入的多冠以_____，從海路引進的往往冠以_____或_____。

（二）課外閲讀

　　或稱良醫之用藥猶良將之用兵其信然哉人之死生倚於醫國之存亡倚於將反掌之間吉凶分焉不得其良而用之是以人與國弃也故良將投其兵於敵而敵失其所禦良醫投其藥於病而疾失其所聚兵可以殺敵藥可以殺病人皆知之用之有舛則殺病之藥不於病而於其人殺敵之兵不於敵而於其國可不慎哉故人之將死而得良醫國之將亡而得良將天下之幸無有大於此者而天下之功亦無有逾於此者以此并言良非過矣紹興江仲謙以醫良於其郡甲午之歲余挈家來紹興紹興地卑濕歲又寒暑易常度家人疾病相連屬不絶延仲謙診之劑所投無不愈由是倚仲謙以爲安而信其以良稱不虛矣方予家人之疾也仲謙來視曰某當某日愈某當變其疾疾作後幾日愈無不驗有所餽謝則堅拒不受予嘗讀史見趙充國論邊事無不如其先言魏公子救邯鄲於垂亡而却不受賞古今所稱以爲賢今以仲謙觀之良醫之與良將其用心真有不期而脗合者良可駭也剡溪姚古道從師於越得疾焉遇仲謙而愈仲謙又不取餽謝郡士之與古道交者多賦詩以美仲謙而予又爲知仲謙者故爲序（明·劉基《誠意伯文集·贈醫學録江仲謙序》）

①"以此并言"是什麼意思？

②作者舉趙充國、魏公子兩個典故有何用意？

附編

一、簡繁字對照表

本表根據國家語言文字工作委員會 1986 年公佈的新版《簡化字總表》重新編排而成。共收録簡化字 2235 個。

凡簡化字與繁體字都見於古代，而在讀音、意義或用法上有所不同的，本表後面另附説明，以供查閱。

本表按漢語拼音排列。

字前標有 * 號的是《簡化字總表》規定可作偏旁用的簡化字。

A

a
锕〔錒〕

ai
锿〔鎄〕 皑〔皚〕 霭〔靄〕 蔼〔藹〕 *爱〔愛〕 嗳〔噯〕 瑷〔璦〕 暧〔曖〕 嫒〔嬡〕 碍〔礙〕

an
谙〔諳〕 鹌〔鵪〕 铵〔銨〕

ang
肮〔骯〕

ao
鳌〔鰲〕 骜〔驁〕 袄〔襖〕

B

ba
鲅〔鮁〕 钯〔鈀〕 坝〔壩〕 *罢〔罷〕 糫〔耰〕

bai
摆〔擺〕 败〔敗〕

bei
惫〔憊〕 辈〔輩〕 *贝〔貝〕 钡〔鋇〕 狈〔狽〕 *备〔備〕 呗〔唄〕

ban
颁〔頒〕 板〔闆〕 绊〔絆〕 办〔辦〕

bang
帮〔幫〕 绑〔綁〕 谤〔謗〕 镑〔鎊〕

bao
龅〔齙〕 宝〔寶〕 饱〔飽〕 鸨〔鴇〕 报〔報〕 鲍〔鮑〕

ben
锛〔錛〕 贲〔賁〕

beng
绷〔繃〕 镚〔鏰〕

bi
*笔〔筆〕 铋〔鉍〕 赑〔贔〕 *毕〔畢〕 哔〔嗶〕 筚〔篳〕 荜〔蓽〕 跸〔蹕〕 滗〔潷〕 币〔幣〕 闭〔閉〕 毙〔斃〕

bian
编〔編〕 *边〔邊〕 笾〔籩〕 贬〔貶〕 辩〔辯〕 辫〔辮〕 变〔變〕

biao
镳〔鑣〕 标〔標〕 骠〔驃〕 镖〔鏢〕 飙〔飆〕 表〔錶〕 鳔〔鰾〕

bie
鳖〔鱉〕 瘪〔癟〕 别〔彆〕

bin
*宾〔賓〕 滨〔濱〕 槟〔檳〕 傧〔儐〕 缤〔繽〕 镔〔鑌〕 濒〔瀕〕 鬓〔鬢〕 摈〔擯〕 殡〔殯〕 膑〔臏〕 髌〔髕〕

bing
饼〔餅〕

bo
饽〔餑〕 钵〔鉢〕 拨〔撥〕 鹁〔鵓〕 馎〔餺〕 钹〔鈸〕 驳〔駁〕 铂〔鉑〕 卜〔蔔〕

bu
补〔補〕 钚〔鈈〕

C

cai
才〔纔〕 财〔財〕

can
*参〔參〕 骖〔驂〕 蚕〔蠶〕 惭〔慚〕 残〔殘〕 惨〔慘〕 黪〔黲〕 灿〔燦〕

cang
*仓〔倉〕 沧〔滄〕 苍〔蒼〕 伧〔傖〕 鸧〔鶬〕 舱〔艙〕

ce
测〔測〕 恻〔惻〕 厕〔廁〕

侧〔側〕

cen

*参〔參〕

ceng

层〔層〕

cha

馇〔餷〕
锸〔鍤〕
镲〔鑔〕
诧〔詫〕

chai

钗〔釵〕
侪〔儕〕
虿〔蠆〕

chan

搀〔攙〕
掺〔摻〕
觇〔覘〕
缠〔纏〕
禅〔禪〕
蝉〔蟬〕
婵〔嬋〕
谗〔讒〕
馋〔饞〕
*产〔産〕
浐〔滻〕
铲〔鏟〕
蒇〔蕆〕
阐〔闡〕
鞯〔韉〕
谄〔諂〕
颤〔顫〕

忏〔懺〕
刬〔剗〕

chang

伥〔倀〕
阊〔閶〕
鲳〔鯧〕
*尝〔嘗〕
偿〔償〕
鲿〔鱨〕
*长〔長〕
肠〔腸〕
场〔場〕
厂〔廠〕
怅〔悵〕
畅〔暢〕

chao

钞〔鈔〕

che

*车〔車〕
砗〔硨〕
彻〔徹〕

chen

谌〔諶〕
尘〔塵〕
陈〔陳〕
碜〔磣〕
榇〔櫬〕
衬〔襯〕
谶〔讖〕
称〔稱〕
龀〔齔〕

cheng

柽〔檉〕
蛏〔蟶〕
铛〔鐺〕
赪〔赬〕
鲭〔鯖〕
称〔稱〕
枨〔棖〕
诚〔誠〕
惩〔懲〕
骋〔騁〕

chi

鸱〔鴟〕
迟〔遲〕
驰〔馳〕
*齿〔齒〕
炽〔熾〕
饬〔飭〕

chong

冲〔衝〕
*虫〔蟲〕
宠〔寵〕
铳〔銃〕

chou

绸〔紬〕
畴〔疇〕
踌〔躊〕
俦〔儔〕
雠〔讎〕
绸〔綢〕
丑〔醜〕

chu

出〔齣〕
锄〔鋤〕
*刍〔芻〕
雏〔雛〕
储〔儲〕
础〔礎〕
处〔處〕
绌〔絀〕
触〔觸〕

chuai

闯〔闖〕

chuan

传〔傳〕
钏〔釧〕

chuang

疮〔瘡〕
闯〔闖〕
怆〔愴〕
创〔創〕

chui

锤〔錘〕

chun

鰆〔鰆〕
鹑〔鶉〕
纯〔純〕
莼〔蒓〕

chuo

绰〔綽〕
龊〔齪〕

辍〔輟〕

ci

鹚〔鶿〕
辞〔辭〕
词〔詞〕
赐〔賜〕

cong

聪〔聰〕
骢〔驄〕
枞〔樅〕
苁〔蓯〕
*从〔從〕
丛〔叢〕

cou

辏〔輳〕

cuan

撺〔攛〕
蹿〔躥〕
镩〔鑹〕
攒〔攢〕
*窜〔竄〕

cui

缞〔縗〕

cuo

鹾〔鹺〕
错〔錯〕
锉〔銼〕

D

da

*达〔達〕
哒〔噠〕
鞑〔韃〕

dai

贷〔貸〕
给〔給〕
*带〔帶〕
骀〔駘〕

dan

*单〔單〕
担〔擔〕
殚〔殫〕
箪〔簞〕
郸〔鄲〕
掸〔撣〕
胆〔膽〕
赕〔賧〕
惮〔憚〕
瘅〔癉〕
弹〔彈〕
诞〔誕〕

dang

裆〔襠〕
铛〔鐺〕
*当〔當〕
〔噹〕
*党〔黨〕
谠〔讜〕
挡〔擋〕
档〔檔〕
砀〔碭〕
荡〔蕩〕

dao

鱽〔魛〕
祷〔禱〕
岛〔島〕
捣〔搗〕
导〔導〕

de

锝〔鍀〕

deng

灯〔燈〕
镫〔鐙〕
邓〔鄧〕

di

镝〔鏑〕
觌〔覿〕
籴〔糴〕
敌〔敵〕
涤〔滌〕
诋〔詆〕
谛〔諦〕
缔〔締〕
递〔遞〕

dian

颠〔顛〕
癫〔癲〕
巅〔巔〕
点〔點〕
淀〔澱〕
垫〔墊〕
电〔電〕
钿〔鈿〕

diao

鲷〔鯛〕
铫〔銚〕
锦〔錦〕
鸢〔鳶〕
钓〔釣〕
调〔調〕

die

谍〔諜〕
鲽〔鰈〕
绖〔絰〕

ding

钉〔釘〕
顶〔頂〕
订〔訂〕
锭〔錠〕

diu

铥〔銩〕

dong

*东〔東〕
鸫〔鶇〕
崬〔崬〕
冬〔鼕〕
*动〔動〕
冻〔凍〕
栋〔棟〕
胨〔腖〕

dou

钭〔鈄〕
斗〔鬥〕
窦〔竇〕

du	E	fan	*风〔風〕	gai	铬〔鉻〕	鹄〔鵠〕	贵〔貴〕
			沨〔渢〕			顾〔顧〕	刿〔劌〕
读〔讀〕	e	烦〔煩〕	疯〔瘋〕	该〔該〕	gei	锢〔錮〕	桧〔檜〕
渎〔瀆〕		矾〔礬〕	枫〔楓〕	赅〔賅〕	给〔給〕		刽〔劊〕
椟〔櫝〕	额〔額〕	钒〔釩〕	砜〔碸〕	盖〔蓋〕	geng	gua	
黩〔黷〕	俄〔鋨〕	贩〔販〕	冯〔馮〕	钙〔鈣〕	赓〔賡〕	刮〔颳〕	gun
椟〔犢〕	鹅〔鵝〕	饭〔飯〕	缝〔縫〕		鹒〔鶊〕	鸹〔鴰〕	辊〔輥〕
黩〔牘〕	讹〔訛〕	范〔範〕	讽〔諷〕	gan	鲠〔鯁〕	刿〔劊〕	绲〔緄〕
独〔獨〕	恶〔惡〕		凤〔鳳〕	干〔乾〕	绠〔綆〕	诖〔詿〕	鲧〔鯀〕
赌〔賭〕	〔噁〕	fang	赗〔賵〕	〔幹〕			
笃〔篤〕	垩〔堊〕	钫〔鈁〕		尴〔尷〕	gong	guan	guo
镀〔鍍〕	轭〔軛〕	鲂〔魴〕	fu	赶〔趕〕	龚〔龔〕	关〔關〕	涡〔渦〕
	谔〔諤〕	访〔訪〕	麸〔麩〕	赣〔贛〕	巩〔鞏〕	纶〔綸〕	埚〔堝〕
duan	鹗〔鶚〕	纺〔紡〕	肤〔膚〕	绀〔紺〕	贡〔貢〕	鳏〔鰥〕	锅〔鍋〕
*断〔斷〕	鳄〔鱷〕		辐〔輻〕		唝〔嗊〕	观〔觀〕	蝈〔蟈〕
锻〔鍛〕	锷〔鍔〕	fei	韨〔韍〕	gang		馆〔館〕	*国〔國〕
缎〔緞〕	饿〔餓〕	绯〔緋〕	绂〔紱〕	*冈〔岡〕	gou	鹳〔鸛〕	掴〔摑〕
簖〔籪〕		鲱〔鯡〕	凫〔鳧〕	刚〔剛〕	缑〔緱〕	贯〔貫〕	帼〔幗〕
	ê	飞〔飛〕	绋〔紼〕	枫〔棡〕	沟〔溝〕	惯〔慣〕	馃〔餜〕
dui	诶〔誒〕	诽〔誹〕	辅〔輔〕	纲〔綱〕	钩〔鈎〕	掼〔摜〕	腘〔膕〕
怼〔懟〕		废〔廢〕	抚〔撫〕	钢〔鋼〕	觏〔覯〕		*过〔過〕
*对〔對〕	er	费〔費〕	赋〔賦〕	掆〔摑〕	诟〔詬〕	guang	
*队〔隊〕	儿〔兒〕	镄〔鐨〕	赙〔賻〕	岗〔崗〕	构〔構〕	*广〔廣〕	H
	鸸〔鴯〕		缚〔縛〕		购〔購〕	犷〔獷〕	
dun	饵〔餌〕	fen	讣〔訃〕	gao			ha
吨〔噸〕	铒〔鉺〕	纷〔紛〕	复〔復〕	镐〔鎬〕	gu	gui	铪〔鉿〕
镦〔鐓〕	*尔〔爾〕	坟〔墳〕	〔複〕	缟〔縞〕	轱〔軲〕	妫〔嬀〕	
趸〔躉〕	迩〔邇〕	偾〔僨〕	鳆〔鰒〕	诰〔誥〕	鸪〔鴣〕	规〔規〕	hai
钝〔鈍〕	贰〔貳〕	粪〔糞〕	驸〔駙〕	锆〔鋯〕	诂〔詁〕	鲑〔鮭〕	还〔還〕
顿〔頓〕		豮〔豶〕	鲋〔鮒〕		钴〔鈷〕	闺〔閨〕	骇〔駭〕
	F	偾〔債〕	负〔負〕	ge	贾〔賈〕	*归〔歸〕	
duo		奋〔奮〕	妇〔婦〕	鸽〔鴿〕	蛊〔蠱〕	*龟〔龜〕	han
夺〔奪〕	fa			搁〔擱〕	毂〔轂〕	轨〔軌〕	顸〔頇〕
铎〔鐸〕	*发〔發〕	feng	G	镉〔鎘〕	馉〔餶〕	匦〔匭〕	韩〔韓〕
驮〔馱〕	〔髮〕	*丰〔豐〕		颌〔頜〕	鹘〔鶻〕	诡〔詭〕	阚〔闞〕
堕〔墮〕	罚〔罰〕	沣〔灃〕	ga	阁〔閣〕	谷〔穀〕	鳜〔鱖〕	蛐〔蠘〕
饳〔飿〕	阀〔閥〕	锋〔鋒〕	钆〔釓〕	个〔個〕	鹄〔鵠〕	柜〔櫃〕	汉〔漢〕

（第一栏 hang / hao / he / heng / hong / hou）

颔〔頷〕

hang

绗〔絎〕
颃〔頏〕

hao

颢〔顥〕
灏〔灝〕
号〔號〕

he

诃〔訶〕
阂〔閡〕
阖〔闔〕
鹖〔鶡〕
颌〔頜〕
饸〔餄〕
合〔閤〕
纥〔紇〕
鹤〔鶴〕
贺〔賀〕
吓〔嚇〕

heng

鸻〔鴴〕

hong

轰〔轟〕
黉〔黌〕
鸿〔鴻〕
红〔紅〕
荭〔葒〕
讧〔訌〕

hou

后〔後〕

（第二栏 hu / hua / huai / huan）

鲎〔鱟〕

hu

轷〔軤〕
壶〔壺〕
胡〔鬍〕
鹕〔鶘〕
鹄〔鵠〕
鹘〔鶻〕
浒〔滸〕
沪〔滬〕
护〔護〕

hua

*华〔華〕
骅〔驊〕
哗〔嘩〕
铧〔鏵〕
*画〔畫〕
婳〔嫿〕
划〔劃〕
桦〔樺〕
话〔話〕

huai

怀〔懷〕
坏〔壞〕

huan

欢〔歡〕
还〔還〕
环〔環〕
缳〔繯〕
镮〔鐶〕
锾〔鍰〕
缓〔緩〕
鲩〔鯇〕

（第三栏 huang / hui / hun / huo）

huang

鳇〔鰉〕
谎〔謊〕

hui

挥〔揮〕
辉〔輝〕
翚〔翬〕
诙〔詼〕
回〔迴〕
*汇〔匯〕
〔彙〕
贿〔賄〕
秽〔穢〕
*会〔會〕
烩〔燴〕
荟〔薈〕
绘〔繪〕
诲〔誨〕
殨〔殨〕
讳〔諱〕

hun

荤〔葷〕
阍〔閽〕
浑〔渾〕
珲〔琿〕
馄〔餛〕
诨〔諢〕

huo

钬〔鈥〕
伙〔夥〕
镬〔鑊〕
获〔獲〕
〔穫〕

（第四栏）

祸〔禍〕
货〔貨〕

J

ji

齑〔齏〕
跻〔躋〕
击〔擊〕
赍〔賫〕
缉〔緝〕
积〔積〕
羁〔羈〕
机〔機〕
饥〔饑〕
讥〔譏〕
玑〔璣〕
矶〔磯〕
叽〔嘰〕
鸡〔雞〕
鹡〔鶺〕
辑〔輯〕
极〔極〕
级〔級〕
挤〔擠〕
给〔給〕
*几〔幾〕
虮〔蟣〕
济〔濟〕
霁〔霽〕
荠〔薺〕
剂〔劑〕
鲚〔鱭〕
际〔際〕
绩〔績〕
计〔計〕
〔穊〕
系〔繫〕

（第五栏）

骥〔驥〕
觊〔覬〕
谫〔譾〕
蓟〔薊〕
鲫〔鯽〕
记〔記〕
纪〔紀〕
继〔繼〕

jia

家〔傢〕
镓〔鎵〕
*夹〔夾〕
浃〔浹〕
荚〔莢〕
蛱〔蛺〕
铗〔鋏〕
郏〔郟〕
贾〔賈〕
槚〔檟〕
钾〔鉀〕
价〔價〕
驾〔駕〕

jian

鹣〔鶼〕
鳒〔鰜〕
缣〔縑〕
*戋〔戔〕
笺〔箋〕
坚〔堅〕
鲣〔鰹〕
缄〔緘〕
鞯〔韉〕
*监〔監〕
歼〔殲〕
艰〔艱〕

（第六栏）

间〔間〕
笕〔筧〕
茧〔繭〕
检〔檢〕
捡〔撿〕
睑〔瞼〕
俭〔儉〕
裥〔襇〕
简〔簡〕
谏〔諫〕
渐〔漸〕
槛〔檻〕
贱〔賤〕
溅〔濺〕
践〔踐〕
饯〔餞〕
*荐〔薦〕
鉴〔鑒〕
*见〔見〕
觇〔覘〕
舰〔艦〕
剑〔劍〕
键〔鍵〕
涧〔澗〕
锏〔鐧〕

jiang

姜〔薑〕
*将〔將〕
浆〔漿〕
缰〔繮〕
讲〔講〕
桨〔槳〕
奖〔獎〕

（第七栏）

蒋〔蔣〕
酱〔醬〕
绛〔絳〕

jiao

胶〔膠〕
鲛〔鮫〕
䴔〔鵁〕
浇〔澆〕
骄〔驕〕
娇〔嬌〕
鹪〔鷦〕
饺〔餃〕
铰〔鉸〕
绞〔絞〕
侥〔僥〕
矫〔矯〕
搅〔攪〕
缴〔繳〕
觉〔覺〕
较〔較〕
轿〔轎〕
峤〔嶠〕

jie

阶〔階〕
疖〔癤〕
讦〔訐〕
洁〔潔〕
诘〔詰〕
撷〔擷〕
颉〔頡〕
结〔結〕
鲒〔鮚〕
*节〔節〕
借〔藉〕

（第八栏）

诫〔誡〕

jin

谨〔謹〕
馑〔饉〕
觐〔覲〕
紧〔緊〕
锦〔錦〕
仅〔僅〕
劲〔勁〕
*进〔進〕
琎〔璡〕
缙〔縉〕
*尽〔盡〕
〔儘〕
浕〔濜〕
荩〔藎〕
赆〔贐〕
烬〔燼〕

jing

惊〔驚〕
鲸〔鯨〕
䴖〔鶄〕
泾〔涇〕
茎〔莖〕
经〔經〕
颈〔頸〕
刭〔剄〕
镜〔鏡〕
竞〔競〕
痉〔痙〕
劲〔勁〕
胫〔脛〕
径〔徑〕
靓〔靚〕

jiu
纠〔糾〕 鸠〔鳩〕 阄〔鬮〕 鹫〔鷲〕 旧〔舊〕

ju
*车〔車〕 驹〔駒〕 鶋〔鶋〕 锔〔鋦〕 *举〔舉〕 龃〔齟〕 榉〔櫸〕 讵〔詎〕 惧〔懼〕 飓〔颶〕 窭〔窶〕 屦〔屨〕 据〔據〕 剧〔劇〕 锯〔鋸〕

juan
鹃〔鵑〕 镌〔鐫〕 卷〔捲〕 绢〔絹〕

jue
觉〔覺〕 镢〔鐝〕 谲〔譎〕 诀〔訣〕 绝〔絕〕

jun
军〔軍〕 皲〔皸〕 钧〔鈞〕 骏〔駿〕

K

kai
开〔開〕 恺〔愷〕 垲〔塏〕 剀〔剴〕 铠〔鎧〕 凯〔凱〕 闿〔闓〕 锴〔鍇〕 忾〔愾〕

kan
龛〔龕〕 槛〔檻〕

kang
钪〔鈧〕

kao
铐〔銬〕

ke
颏〔頦〕 轲〔軻〕 钶〔鈳〕 颗〔顆〕 *壳〔殼〕 缂〔緙〕 克〔剋〕 课〔課〕 骒〔騍〕 锞〔錁〕

ken
恳〔懇〕 垦〔墾〕

keng
铿〔鏗〕

kou
抠〔摳〕 眍〔瞘〕

ku
库〔庫〕 裤〔褲〕 绔〔絝〕 喾〔嚳〕

kua
夸〔誇〕

kuai
㧟〔擓〕 *会〔會〕 浍〔澮〕 哙〔噲〕 郐〔鄶〕 侩〔儈〕 脍〔膾〕 鲙〔鱠〕 狯〔獪〕 块〔塊〕

kuan
宽〔寬〕 髋〔髖〕

kuang
诓〔誆〕 诳〔誑〕 矿〔礦〕 圹〔壙〕 旷〔曠〕 纩〔纊〕 邝〔鄺〕 贶〔貺〕

kui
窥〔窺〕 亏〔虧〕 岿〔巋〕 溃〔潰〕 馈〔饋〕 愦〔憒〕 聩〔聵〕 匮〔匱〕 蒉〔蕢〕 篑〔簣〕

kun
鲲〔鯤〕 锟〔錕〕 壸〔壼〕 阃〔閫〕 困〔睏〕

kuo
阔〔闊〕 扩〔擴〕

L

la
蜡〔蠟〕 腊〔臘〕 镴〔鑞〕

lai
*来〔來〕 涞〔淶〕 莱〔萊〕 崃〔崍〕 铼〔錸〕 徕〔徠〕 赖〔賴〕 濑〔瀨〕 癞〔癩〕 籁〔籟〕 睐〔睞〕 赉〔賚〕

lan
兰〔蘭〕 栏〔欄〕 拦〔攔〕 澜〔瀾〕 谰〔讕〕 斓〔斕〕 镧〔鑭〕 褴〔襤〕 蓝〔藍〕 篮〔籃〕 岚〔嵐〕 懒〔懶〕 览〔覽〕 榄〔欖〕 揽〔攬〕 缆〔纜〕 烂〔爛〕 滥〔濫〕

lang
锒〔鋃〕 阆〔閬〕

lao
捞〔撈〕 劳〔勞〕 崂〔嶗〕 痨〔癆〕 铹〔鐒〕 铑〔銠〕 涝〔澇〕 唠〔嘮〕 耢〔耮〕

le
鳓〔鰳〕 *乐〔樂〕 餎〔餎〕

lei
镭〔鐳〕 累〔纍〕 缧〔縲〕 诔〔誄〕 垒〔壘〕 类〔類〕

li
*离〔離〕 漓〔灕〕 篱〔籬〕 缡〔縭〕 骊〔驪〕 鹂〔鸝〕 鲡〔鱺〕 礼〔禮〕 逦〔邐〕 里〔裏〕 锂〔鋰〕 鲤〔鯉〕 鳢〔鱧〕 *丽〔麗〕 俪〔儷〕 郦〔酈〕 厉〔厲〕 励〔勵〕 砺〔礪〕 *历〔歷〕 〔曆〕 沥〔瀝〕 坜〔壢〕 疬〔癧〕 雳〔靂〕 枥〔櫪〕 苈〔藶〕 呖〔嚦〕 疠〔癘〕 粝〔糲〕 砾〔礫〕 轹〔轢〕 隶〔隸〕

lia
俩〔倆〕

lian
帘〔簾〕 镰〔鐮〕 联〔聯〕 连〔連〕 涟〔漣〕 莲〔蓮〕 鲢〔鰱〕 琏〔璉〕 奁〔奩〕 怜〔憐〕 敛〔斂〕 蔹〔蘞〕 脸〔臉〕 恋〔戀〕 链〔鏈〕 炼〔煉〕 练〔練〕 潋〔瀲〕 殓〔殮〕 裣〔襝〕 裢〔褳〕

liang
粮〔糧〕 *两〔兩〕 俩〔倆〕 啢〔唡〕 魉〔魎〕 谅〔諒〕 辆〔輛〕

liao

鹠〔鷚〕 缭〔繚〕 疗〔療〕 辽〔遼〕 了〔瞭〕 钌〔釕〕 镣〔鐐〕

lie

猎〔獵〕 鴷〔鴷〕

lin

辚〔轔〕 鳞〔鱗〕 临〔臨〕 邻〔鄰〕 蔺〔藺〕 躏〔躪〕 赁〔賃〕

ling

鲮〔鯪〕 绫〔綾〕 龄〔齡〕 铃〔鈴〕 鸰〔鴒〕 *灵〔靈〕 棂〔欞〕 领〔領〕 岭〔嶺〕

liu

飗〔飀〕 *刘〔劉〕

浏〔瀏〕 骝〔騮〕 镏〔鎦〕 绺〔綹〕 馏〔餾〕 鹨〔鷚〕 陆〔陸〕

long

*龙〔龍〕 泷〔瀧〕 珑〔瓏〕 聋〔聾〕 栊〔櫳〕 砻〔礱〕 笼〔籠〕 茏〔蘢〕 咙〔嚨〕 胧〔朧〕 垄〔壟〕 拢〔攏〕 陇〔隴〕

lou

瞜〔瞜〕 *娄〔婁〕 偻〔僂〕 喽〔嘍〕 楼〔樓〕 漊〔漊〕 蒌〔蔞〕 髅〔髏〕 蝼〔螻〕 耧〔耬〕 搂〔摟〕 嵝〔嶁〕

篓〔簍〕 瘘〔瘻〕

lu

噜〔嚕〕 庐〔廬〕 炉〔爐〕 芦〔蘆〕 *卢〔盧〕 泸〔瀘〕 垆〔壚〕 栌〔櫨〕 颅〔顱〕 鸬〔鸕〕 胪〔臚〕 鲈〔鱸〕 舻〔艫〕 *卤〔鹵〕 〔滷〕 *虏〔虜〕 掳〔擄〕 鲁〔魯〕 橹〔櫓〕 镥〔鑥〕 辘〔轆〕 辂〔輅〕 赂〔賂〕 鹭〔鷺〕 陆〔陸〕 *录〔錄〕 箓〔籙〕 绿〔綠〕 轳〔轤〕 氇〔氌〕

lü

驴〔驢〕 闾〔閭〕 榈〔櫚〕 屡〔屢〕 偻〔僂〕 褛〔褸〕 缕〔縷〕 铝〔鋁〕 *虑〔慮〕 滤〔濾〕 绿〔綠〕

luan

娈〔孌〕 栾〔欒〕 滦〔灤〕 峦〔巒〕 孪〔孿〕 銮〔鑾〕 挛〔攣〕 鸾〔鸞〕 孪〔孿〕 乱〔亂〕

lun

抡〔掄〕 *仑〔侖〕 沦〔淪〕 轮〔輪〕 囵〔圇〕 纶〔綸〕 伦〔倫〕 论〔論〕

luo

骡〔騾〕 脶〔腡〕 *罗〔羅〕 啰〔囉〕 逻〔邏〕 萝〔蘿〕 锣〔鑼〕 箩〔籮〕 椤〔欏〕 猡〔玀〕 荦〔犖〕 泺〔濼〕 骆〔駱〕 络〔絡〕

M

m

呒〔嘸〕

ma

妈〔媽〕 *马〔馬〕 蚂〔螞〕 玛〔瑪〕 码〔碼〕 犸〔獁〕 骂〔罵〕 吗〔嗎〕 唛〔嘜〕

mai

*买〔買〕 *麦〔麥〕 *卖〔賣〕

迈〔邁〕 荬〔蕒〕

man

颟〔顢〕 馒〔饅〕 鳗〔鰻〕 蛮〔蠻〕 瞒〔瞞〕 满〔滿〕 螨〔蟎〕 谩〔謾〕 缦〔縵〕 镘〔鏝〕

mang

铓〔鋩〕

mao

锚〔錨〕 铆〔鉚〕 贸〔貿〕

me

么〔麼〕

mei

霉〔黴〕 镅〔鎇〕 鹛〔鶥〕 镁〔鎂〕

men

*门〔門〕 扪〔捫〕 钔〔鍆〕 懑〔懣〕

闷〔悶〕 焖〔燜〕 们〔們〕

meng

蒙〔矇〕 〔濛〕 〔懞〕 锰〔錳〕 梦〔夢〕

mi

谜〔謎〕 祢〔禰〕 弥〔彌〕 〔瀰〕 猕〔獼〕 谧〔謐〕 觅〔覓〕

mian

绵〔綿〕 渑〔澠〕 缅〔緬〕 面〔麵〕

miao

鹋〔鶓〕 缈〔緲〕 缪〔繆〕 庙〔廟〕

mie

灭〔滅〕 蔑〔衊〕

min

缗〔緡〕 闵〔閔〕 悯〔憫〕 闽〔閩〕 *黾〔黽〕 鳘〔鰵〕

ming

鸣〔鳴〕 铭〔銘〕

miu

谬〔謬〕 缪〔繆〕

mo

谟〔謨〕 馍〔饃〕 蓦〔驀〕

mou

谋〔謀〕 缪〔繆〕

mu

亩〔畝〕 钼〔鉬〕

N

na

锋〔鋒〕 钠〔鈉〕 纳〔納〕

nan
*难〔難〕

nang
饢〔饢〕

nao
挠〔撓〕　蛲〔蟯〕　铙〔鐃〕　恼〔惱〕　脑〔腦〕　闹〔鬧〕

ne
讷〔訥〕

nei
馁〔餒〕

neng
泞〔濘〕

ni
鲵〔鯢〕　铌〔鈮〕　拟〔擬〕　腻〔膩〕

nian
鲇〔鯰〕　鲶〔鯰〕　辇〔輦〕　撵〔攆〕

niang
酿〔釀〕

niao
*鸟〔鳥〕　茑〔蔦〕　袅〔裊〕

nie
*聂〔聶〕　颞〔顳〕　嗫〔囁〕　蹑〔躡〕　镊〔鑷〕　啮〔嚙〕　镍〔鎳〕

ning
*宁〔寧〕　柠〔檸〕　咛〔嚀〕　狞〔獰〕　聍〔聹〕　拧〔擰〕　泞〔濘〕

niu
钮〔鈕〕　纽〔紐〕

nong
*农〔農〕　浓〔濃〕　侬〔儂〕　脓〔膿〕　哝〔噥〕

nu
驽〔駑〕

nü
钕〔釹〕

nüe
疟〔瘧〕

nuo
傩〔儺〕　诺〔諾〕　锘〔鍩〕

O

ou
*区〔區〕　讴〔謳〕　瓯〔甌〕　鸥〔鷗〕　殴〔毆〕　欧〔歐〕　呕〔嘔〕　沤〔漚〕　怄〔慪〕

P

pan
蹒〔蹣〕　盘〔盤〕

pang
鳑〔鰟〕　庞〔龐〕

pei
赔〔賠〕　锫〔錇〕　辔〔轡〕

pen
喷〔噴〕

peng
鹏〔鵬〕

pi
纰〔紕〕　罴〔羆〕　鲏〔鮍〕　铍〔鈹〕　辟〔闢〕　䴙〔鷿〕

pian
骈〔駢〕　谝〔諞〕　骗〔騙〕

piao
飘〔飄〕　缥〔縹〕　骠〔驃〕

pin
嫔〔嬪〕　频〔頻〕　颦〔顰〕　贫〔貧〕

ping
评〔評〕　苹〔蘋〕　鲆〔鮃〕　凭〔憑〕

po
钋〔釙〕　颇〔頗〕　泼〔潑〕　钹〔鈸〕　钜〔鉅〕

pu
铺〔鋪〕　扑〔撲〕　仆〔僕〕　镤〔鏷〕　谱〔譜〕　镨〔鐠〕　朴〔樸〕

Q

qi
缉〔緝〕　桤〔榿〕　*齐〔齊〕　蛴〔蠐〕　脐〔臍〕　骑〔騎〕　骐〔騏〕　鳍〔鰭〕　颀〔頎〕　蕲〔蘄〕　启〔啟〕　绮〔綺〕　*岂〔豈〕　碛〔磧〕　*气〔氣〕　讫〔訖〕

qian
骞〔騫〕　谦〔謙〕　悭〔慳〕　牵〔牽〕　*佥〔僉〕　签〔簽〕〔籤〕　千〔韆〕　*迁〔遷〕　钎〔釺〕　铅〔鉛〕　鹐〔鵮〕　荨〔蕁〕　钳〔鉗〕　钱〔錢〕　钤〔鈐〕　浅〔淺〕　遣〔譴〕　缱〔繾〕　堑〔塹〕　椠〔槧〕　纤〔縴〕

qiang
玱〔瑲〕　枪〔槍〕　锖〔錆〕　墙〔牆〕　蔷〔薔〕　樯〔檣〕　嫱〔嬙〕　锵〔鏘〕　羟〔羥〕　抢〔搶〕　炝〔熗〕　戗〔戧〕　跄〔蹌〕　呛〔嗆〕

qiao
硗〔磽〕　跷〔蹺〕　锹〔鍬〕　缲〔繰〕　翘〔翹〕　*乔〔喬〕　桥〔橋〕　硚〔礄〕　侨〔僑〕　鞒〔鞽〕　荞〔蕎〕　谯〔譙〕　*壳〔殼〕　窍〔竅〕　诮〔誚〕

qie
锲〔鍥〕　惬〔愜〕　箧〔篋〕　窃〔竊〕

qin
*亲〔親〕　钦〔欽〕　嵚〔嶔〕　骎〔駸〕　寝〔寢〕　锓〔鋟〕　揿〔撳〕

qing
鲭〔鯖〕　轻〔輕〕　氢〔氫〕　倾〔傾〕　请〔請〕　顷〔頃〕　庼〔廎〕　庆〔慶〕

qiong
*穷〔窮〕　䓖〔藭〕　琼〔瓊〕　茕〔煢〕

qiu
秋〔鞦〕　鹙〔鶖〕　鳅〔鰍〕　鳛〔鰼〕　巯〔巰〕

qu
曲〔麴〕　*区〔區〕　驱〔驅〕　岖〔嶇〕　躯〔軀〕　诎〔詘〕　趋〔趨〕　鸲〔鴝〕　龋〔齲〕　觑〔覷〕　阒〔闃〕

	纫〔紉〕	徽〔徽〕	骟〔騸〕	肾〔腎〕	shou	硕〔碩〕	*肃〔肅〕

quan

权〔權〕
颧〔顴〕
铨〔銓〕
诠〔詮〕
绻〔綣〕
劝〔勸〕

que

悫〔愨〕
鹊〔鵲〕
阙〔闕〕
确〔確〕
阒〔闃〕

R

rang

让〔讓〕

rao

桡〔橈〕
荛〔蕘〕
饶〔饒〕
娆〔嬈〕
扰〔擾〕
绕〔繞〕

re

热〔熱〕

ren

认〔認〕
饪〔飪〕
纴〔紝〕
轫〔軔〕

韧〔韌〕

rong

荣〔榮〕
蝾〔蠑〕
嵘〔嶸〕
绒〔絨〕

ru

铷〔銣〕
颥〔顬〕
缛〔縟〕

ruan

软〔軟〕

rui

锐〔銳〕

run

闰〔閏〕
润〔潤〕

S

sa

洒〔灑〕
飒〔颯〕
萨〔薩〕

sai

鳃〔鰓〕
赛〔賽〕

san

毵〔毿〕

伞〔傘〕

sang

丧〔喪〕
颡〔顙〕

sao

骚〔騷〕
缫〔繅〕
扫〔掃〕

se

涩〔澀〕
*啬〔嗇〕
穑〔穡〕
铯〔銫〕

sha

鲨〔鯊〕
纱〔紗〕
*杀〔殺〕
铩〔鎩〕

shai

筛〔篩〕
晒〔曬〕
酾〔釃〕

shan

钐〔釤〕
陕〔陝〕
闪〔閃〕
镨〔鐥〕
鳝〔鱔〕
缮〔繕〕
掸〔撢〕

镐〔鎬〕
禅〔禪〕
讪〔訕〕
赡〔贍〕

shang

殇〔殤〕
觞〔觴〕
伤〔傷〕
赏〔賞〕

shao

烧〔燒〕
绍〔紹〕

she

赊〔賒〕
舍〔捨〕
设〔設〕
滠〔灄〕
慑〔懾〕
摄〔攝〕
厍〔厙〕

shei

谁〔誰〕

shen

绅〔紳〕
*参〔參〕
糁〔糝〕
*审〔審〕
谂〔讅〕
婶〔嬸〕
沈〔瀋〕
谂〔諗〕

渗〔滲〕
瘆〔瘆〕

sheng

声〔聲〕
渑〔澠〕
绳〔繩〕
胜〔勝〕
*圣〔聖〕

shi

湿〔濕〕
诗〔詩〕
浉〔溮〕
狮〔獅〕
鸤〔鳲〕
实〔實〕
埘〔塒〕
鲥〔鰣〕
识〔識〕
*时〔時〕
蚀〔蝕〕
驶〔駛〕
铈〔鈰〕
视〔視〕
谥〔諡〕
试〔試〕
轼〔軾〕
势〔勢〕
莳〔蒔〕
贳〔貰〕
释〔釋〕
饰〔飾〕
适〔適〕

shou

兽〔獸〕
*寿〔壽〕
绶〔綬〕

shu

枢〔樞〕
摅〔攄〕
输〔輸〕
纾〔紓〕
书〔書〕
赎〔贖〕
*属〔屬〕
数〔數〕
树〔樹〕
术〔術〕
竖〔豎〕

shuai

帅〔帥〕

shuan

闩〔閂〕

shuang

*双〔雙〕
泷〔瀧〕

shui

谁〔誰〕

shun

顺〔順〕

shuo

说〔說〕

si

锶〔鍶〕
飔〔颸〕
缌〔緦〕
丝〔絲〕
咝〔噝〕
鸶〔鷥〕
蛳〔螄〕
驷〔駟〕
饲〔飼〕

song

松〔鬆〕
怂〔慫〕
耸〔聳〕
㧐〔㩳〕
讼〔訟〕
颂〔頌〕
诵〔誦〕

sou

馊〔餿〕
锼〔鎪〕
飕〔颼〕
薮〔藪〕
擞〔擻〕

su

苏〔蘇〕
〔囌〕
稣〔穌〕
谡〔謖〕
诉〔訴〕

sui

虽〔雖〕
随〔隨〕
绥〔綏〕
*岁〔歲〕
谇〔誶〕

sun

*孙〔孫〕
荪〔蓀〕
狲〔猻〕
损〔損〕

suo

缩〔縮〕
琐〔瑣〕
唢〔嗩〕
锁〔鎖〕

T

ta

铊〔鉈〕
鳎〔鰨〕
獭〔獺〕
挞〔撻〕
挞〔撻〕
闼〔闥〕

tai

台〔臺〕
〔檯〕
〔颱〕
骀〔駘〕
鲐〔鮐〕

态〔態〕　　滕〔滕〕

钛〔鈦〕

tan

滩〔灘〕

瘫〔癱〕

摊〔攤〕

贪〔貪〕

谈〔談〕

坛〔壇〕

　〔罎〕

谭〔譚〕

昙〔曇〕

弹〔彈〕

钽〔鉭〕

叹〔嘆〕

tang

镗〔鏜〕

汤〔湯〕

傥〔儻〕

镋〔钂〕

烫〔燙〕

tao

涛〔濤〕

韬〔韜〕

绦〔縧〕

焘〔燾〕

讨〔討〕

te

铽〔鋱〕

teng

誊〔謄〕

腾〔騰〕

ti

锑〔銻〕

鹈〔鵜〕

䏲〔綈〕

缇〔緹〕

题〔題〕

体〔體〕

tian

阗〔闐〕

tiao

*条〔條〕

鲦〔鰷〕

龆〔齠〕

调〔調〕

粜〔糶〕

tie

贴〔貼〕

铁〔鐵〕

ting

厅〔廳〕

烃〔烴〕

听〔聽〕

颋〔頲〕

铤〔鋌〕

tong

铜〔銅〕

鲖〔鮦〕

统〔統〕

恸〔慟〕

tou

头〔頭〕

tu

图〔圖〕

涂〔塗〕

钍〔釷〕

tuan

抟〔摶〕

团〔團〕

　〔糰〕

tui

颓〔頹〕

tun

饨〔飩〕

tuo

饦〔飥〕

驼〔駝〕

鸵〔鴕〕

驮〔馱〕

鼍〔鼉〕

椭〔橢〕

萚〔蘀〕

箨〔籜〕

W

wa

娲〔媧〕

洼〔窪〕

袜〔襪〕

wai

喎〔喎〕

wan

弯〔彎〕

湾〔灣〕

纨〔紈〕

顽〔頑〕

绾〔綰〕

*万〔萬〕

wang

网〔網〕

辋〔輞〕

wei

*为〔為〕

沩〔潙〕

维〔維〕

潍〔濰〕

*韦〔韋〕

违〔違〕

围〔圍〕

涠〔潿〕

帏〔幃〕

闱〔闈〕

伪〔偽〕

鲔〔鮪〕

诿〔諉〕

炜〔煒〕

玮〔瑋〕

苇〔葦〕

䠙〔躛〕

伟〔偉〕

纬〔緯〕

砀〔磑〕

谓〔謂〕

卫〔衛〕

wen

鳁〔鰮〕

绞〔絞〕

闻〔聞〕

阌〔閿〕

稳〔穩〕

问〔問〕

wo

涡〔渦〕

窝〔窩〕

莴〔萵〕

蜗〔蝸〕

挝〔撾〕

龌〔齷〕

wu

诬〔誣〕

*乌〔烏〕

呜〔嗚〕

钨〔鎢〕

邬〔鄔〕

*无〔無〕

芜〔蕪〕

妩〔嫵〕

怃〔憮〕

庑〔廡〕

鹉〔鵡〕

坞〔塢〕

务〔務〕

雾〔霧〕

鹜〔鶩〕

骛〔騖〕

误〔誤〕

X

xi

牺〔犧〕

饩〔餼〕

锡〔錫〕

袭〔襲〕

觋〔覡〕

习〔習〕

鳛〔鰼〕

玺〔璽〕

铣〔銑〕

铣〔鉨〕

*献〔獻〕

线〔綫〕

苋〔莧〕

阋〔鬩〕

细〔細〕

阅〔閱〕

戏〔戲〕

xiá

虾〔蝦〕

辖〔轄〕

硖〔硤〕

峡〔峽〕

侠〔俠〕

狭〔狹〕

吓〔嚇〕

xian

鹇〔鷳〕

坞〔塌〕

纤〔纖〕

跹〔躚〕

锨〔鍁〕

莶〔薟〕

贤〔賢〕

咸〔鹹〕

县〔縣〕

宪〔憲〕

馅〔餡〕

xiang

骧〔驤〕

镶〔鑲〕

*乡〔鄉〕

芗〔薌〕

缃〔緗〕

详〔詳〕

鲞〔鯗〕

响〔響〕

饷〔餉〕

飨〔饗〕

向〔嚮〕

项〔項〕

xiao

骁〔驍〕

衔〔銜〕

挦〔撏〕

闲〔閑〕

鹇〔鷴〕

娴〔嫻〕

痫〔癇〕

藓〔蘚〕

蚬〔蜆〕

显〔顯〕

险〔險〕

猃〔獫〕

铣〔銑〕

晓〔曉〕

销〔銷〕

绡〔綃〕

嚣〔囂〕

袅〔裊〕

鸮〔鴞〕

萧〔蕭〕

潇〔瀟〕

蟏〔蠨〕

箫〔簫〕

晓〔曉〕

啸〔嘯〕

xie

颉〔頡〕

撷〔擷〕

缬〔纈〕

协〔協〕

挟〔挾〕

胁〔脅〕

谐〔諧〕

*写〔寫〕

亵〔褻〕

泻〔瀉〕

绁〔紲〕

谢〔謝〕

xin

锌〔鋅〕

䜣〔訢〕

衅〔釁〕

xing

兴〔興〕

荥〔滎〕

钘〔鈃〕

铏〔鉶〕

xiong
讻〔訩〕　诇〔詗〕

xiu
馐〔饈〕　鸺〔鵂〕　绣〔繡〕　锈〔銹〕

xu
须〔須〕　〔鬚〕　谞〔諝〕　许〔許〕　诩〔詡〕　顼〔頊〕　续〔續〕　绪〔緒〕

xuan
轩〔軒〕　谖〔諼〕　悬〔懸〕　选〔選〕　癣〔癬〕　旋〔鏇〕　铉〔鉉〕　绚〔絢〕

xue
学〔學〕　峃〔嶨〕　鳕〔鱈〕

xun
谑〔謔〕　勋〔勳〕　埙〔塤〕　驯〔馴〕　询〔詢〕　*寻〔尋〕　浔〔潯〕　鲟〔鱘〕　训〔訓〕　讯〔訊〕　逊〔遜〕

Y

ya
压〔壓〕　鸦〔鴉〕　鸭〔鴨〕　钘〔鈃〕　哑〔啞〕　氩〔氬〕　*亚〔亞〕　垭〔埡〕　挜〔掗〕　娅〔婭〕　讶〔訝〕　轧〔軋〕

yan
阏〔閼〕　阉〔閹〕　恹〔懨〕　颜〔顏〕　盐〔鹽〕　*严〔嚴〕　阎〔閻〕　厣〔厴〕　黡〔黶〕　魇〔魘〕　俨〔儼〕　谳〔讞〕　谵〔譫〕　餍〔饜〕　赝〔贗〕　艳〔艷〕　滟〔灔〕　砚〔硯〕　觃〔覎〕　酽〔釅〕　验〔驗〕

yang
鸯〔鴦〕　疡〔瘍〕　炀〔煬〕　杨〔楊〕　扬〔揚〕　旸〔暘〕　钖〔鍚〕　阳〔陽〕　痒〔癢〕　养〔養〕　样〔樣〕

yao
*尧〔堯〕　峣〔嶢〕　谣〔謠〕　铫〔銚〕　轺〔軺〕　疟〔瘧〕　鹢〔鷁〕　钥〔鑰〕　药〔藥〕

ye
爷〔爺〕　靥〔靨〕　*页〔頁〕　烨〔燁〕　晔〔曄〕　*业〔業〕　邺〔鄴〕　叶〔葉〕　谒〔謁〕

yi
铱〔銥〕　医〔醫〕　鸷〔鷙〕　祎〔禕〕　颐〔頤〕　遗〔遺〕　仪〔儀〕　诒〔詒〕　贻〔貽〕　饴〔飴〕　蚁〔蟻〕　钇〔釔〕　谊〔誼〕　瘗〔瘞〕　镒〔鎰〕　缢〔縊〕　勚〔勩〕　怿〔懌〕　译〔譯〕　驿〔驛〕　峄〔嶧〕　绎〔繹〕　*义〔義〕　议〔議〕　轶〔軼〕　*艺〔藝〕

yin
铟〔銦〕　*阴〔陰〕　荫〔蔭〕　龈〔齦〕　银〔銀〕　饮〔飲〕　*隐〔隱〕　瘾〔癮〕

ying
应〔應〕　鹰〔鷹〕　莺〔鶯〕　罂〔罌〕　婴〔嬰〕　璎〔瓔〕　樱〔櫻〕　撄〔攖〕　嘤〔嚶〕　鹦〔鸚〕　缨〔纓〕　荥〔滎〕　莹〔瑩〕　茔〔塋〕　萤〔螢〕　萦〔縈〕　营〔營〕　赢〔贏〕　蝇〔蠅〕　瘿〔癭〕　颖〔穎〕　颍〔潁〕

yo
哟〔喲〕

yong
痈〔癰〕　拥〔擁〕　佣〔傭〕　镛〔鏞〕　鳙〔鱅〕　颙〔顒〕　踊〔踴〕

you
忧〔憂〕　优〔優〕　鱿〔魷〕　*犹〔猶〕　莸〔蕕〕　铀〔鈾〕　邮〔郵〕　铕〔銪〕　诱〔誘〕

yu
纡〔紆〕　舆〔輿〕　欤〔歟〕　余〔餘〕　觎〔覦〕　谀〔諛〕　*鱼〔魚〕　渔〔漁〕　*与〔與〕　语〔語〕　龉〔齬〕　伛〔傴〕　屿〔嶼〕　誉〔譽〕　钰〔鈺〕　吁〔籲〕　御〔禦〕　驭〔馭〕　阈〔閾〕　妪〔嫗〕　郁〔鬱〕　谕〔諭〕　鹆〔鵒〕　饫〔飫〕　狱〔獄〕　预〔預〕　滪〔澦〕　蓣〔蕷〕　鹬〔鷸〕

yuan
渊〔淵〕　鸢〔鳶〕　鸳〔鴛〕　鼋〔黿〕　园〔園〕　辕〔轅〕　员〔員〕　圆〔圓〕　缘〔緣〕　橼〔櫞〕　远〔遠〕　愿〔願〕

yue
约〔約〕　哕〔噦〕　阅〔閱〕　钺〔鉞〕　跃〔躍〕　*乐〔樂〕　钥〔鑰〕

yun
*云〔雲〕　芸〔蕓〕　纭〔紜〕　涢〔溳〕　郧〔鄖〕　殒〔殞〕　陨〔隕〕　恽〔惲〕　晕〔暈〕　郓〔鄆〕　运〔運〕　酝〔醞〕　韫〔韞〕　缊〔縕〕　蕴〔蘊〕

Z

za
臜〔臢〕　杂〔雜〕

zai
载〔載〕

zan
趱〔趲〕　攒〔攢〕　錾〔鏨〕　暂〔暫〕　赞〔贊〕　瓒〔瓚〕

zang
赃〔贓〕　脏〔臟〕　〔髒〕　驵〔駔〕

zao
凿〔鑿〕　枣〔棗〕　灶〔竈〕

ze
责〔責〕　赜〔賾〕　啧〔嘖〕　帻〔幘〕　箦〔簀〕　则〔則〕　泽〔澤〕　择〔擇〕

zei
贼〔賊〕

铡〔鍘〕

zen
谮〔譖〕

zeng
缯〔繒〕　赠〔贈〕　锃〔鋥〕　胀〔脹〕

zha
铡〔鍘〕　闸〔閘〕　轧〔軋〕　鲝〔鮺〕　鲊〔鮓〕　诈〔詐〕

zhai
斋〔齋〕　债〔債〕

zhan
鹯〔鸇〕　毡〔氈〕　谵〔譫〕　斩〔斬〕　崭〔嶄〕　盏〔盞〕　辗〔輾〕　绽〔綻〕　颤〔顫〕

栈〔棧〕　战〔戰〕

zhang
张〔張〕　*长〔長〕　涨〔漲〕　帐〔帳〕　账〔賬〕　胀〔脹〕

zhao
钊〔釗〕　赵〔趙〕　诏〔詔〕

zhe
谪〔謫〕　辙〔轍〕　蛰〔蟄〕　辄〔輒〕　詟〔讋〕　折〔摺〕　锗〔鍺〕　鹧〔鷓〕

zhen
针〔針〕　贞〔貞〕　浈〔湞〕　祯〔禎〕　桢〔楨〕　侦〔偵〕　缜〔縝〕　诊〔診〕　轸〔軫〕　赈〔賑〕　镇〔鎮〕　赈〔賑〕　陈〔陳〕

zheng
钲〔鉦〕　征〔徵〕　铮〔錚〕　症〔癥〕　*郑〔鄭〕　证〔證〕　帧〔幀〕　净〔淨〕　阐〔闡〕

zhi
只〔隻〕　〔祇〕　织〔織〕　职〔職〕　踯〔躑〕　*执〔執〕　絷〔縶〕　纸〔紙〕　挚〔摯〕　贽〔贄〕　鸷〔鷙〕　掷〔擲〕　滞〔滯〕　栉〔櫛〕　轾〔輊〕　致〔緻〕　帜〔幟〕　制〔製〕　*质〔質〕　踬〔躓〕　锧〔鑕〕　骘〔騭〕

zhong
终〔終〕　钟〔鐘〕　〔鍾〕　种〔種〕　肿〔腫〕　众〔眾〕

zhou
诌〔謅〕　赒〔賙〕　鸼〔鵃〕　轴〔軸〕　纣〔紂〕　荮〔葤〕　骤〔驟〕　皱〔皺〕　绉〔縐〕　㤘〔㥮〕

伫〔佇〕　昼〔晝〕

zhu
诸〔諸〕　槠〔櫧〕　朱〔硃〕　诛〔誅〕　铢〔銖〕　烛〔燭〕　嘱〔囑〕　瞩〔矚〕　贮〔貯〕　驻〔駐〕　铸〔鑄〕　筑〔築〕

zhua
挝〔撾〕

zhuan
*专〔專〕　砖〔磚〕　䏝〔膞〕　颛〔顓〕　转〔轉〕　啭〔囀〕　赚〔賺〕　传〔傳〕　馔〔饌〕

zhuang
妆〔妝〕　装〔裝〕　庄〔莊〕　桩〔樁〕　戆〔戇〕　壮〔壯〕　状〔狀〕

zhui
骓〔騅〕　锥〔錐〕　赘〔贅〕　缒〔縋〕　缀〔綴〕　坠〔墜〕

zhun
谆〔諄〕　准〔準〕

zhuo
锗〔鐯〕　浊〔濁〕　诼〔諑〕　镯〔鐲〕

缁〔緇〕　鲻〔鯔〕　渍〔漬〕

zong
综〔綜〕　枞〔樅〕　总〔總〕　纵〔縱〕

zou
诹〔諏〕　鲰〔鯫〕　驺〔騶〕　邹〔鄒〕

zu
镞〔鏃〕　诅〔詛〕　组〔組〕

zuan
钻〔鑽〕　躜〔躦〕　缵〔纘〕　赚〔賺〕

zun
鳟〔鱒〕

zuo
凿〔鑿〕

説　明

[cai] 才纔——才，始，僅；又才能。纔，僅。二字本通用；但才能的才，決不與纔通用。

[chong] 冲衝——冲的意義是幼小，空虛；用作動詞時表示一直向上（冲天）。衝的意義是突擊、衝撞；用作名詞時表示交叉路口。這兩個字在古書裏一般是區別得很清楚的。

[chuo] 丑醜——二字古不通用。丑是地支名。醜是醜惡的醜。

[chu] 出齣——齣是近代産生的字，來歷不明。

[dan] 淀澱——淀，淺水泊。澱，沉澱，滓泥。

[dou] 斗鬥——斗，升斗。鬥，鬥争。

[fa] 发發髮——發，發射，出發。髮，頭髮。

[fan] 范範——范，姓。範，模範。

[feng] 丰豐——丰，丰滿，丰采（風采，風度）。豐，豐富。二字在古書裏一般不通用。丰字比較罕用。

[fu] 复復複覆——反復的復本作复，但是復和複覆并不是同義詞。複只用於重複和複雜的意義；復字等於現代的"再"，它不表示複雜，一般也不用作形容詞來表示重複。覆用於覆蓋、顛覆的意義，而這些意義決不能用復或複。

[gan] 干幹乾——干是干戈的干，讀 gān，和讀 gàn 的幹没有什麼關係。乾枯的乾和干戈的干也絶不相通。乾枯的乾，近時有人寫作干，但古書中没有干字。特别應該注意的是乾坤的乾（qián），讀音完全不同，規定不能簡化爲干。

[gu] 谷穀——谷，山谷。穀，百穀（稻麥等）。二字不通用。

[hou] 后後——后，君王，皇后。後，先後。有些古書曾經以后代後，但用得很不普遍，後代一般不再通用。至於君王、皇后的后，則絶不寫作後。

[hua] 画畫，划劃——古代計畫的畫不寫作劃。劃是後起字，并且只表示錐刀劃開。划是划船的划（也是後起字），與計畫的畫更是没有關係。

[hui] 汇匯彙——匯，匯合。彙，種類。

[huo] 伙夥——伙，伙伴，傢伙。夥，很多。
获獲穫——獲，獲得。穫，收穫。二字不通用。

[ji] 几幾——几是几案的几。幾是幾何的幾。二字絶不相通。
饥饑——饥，饥飽。饑，饑饉。上古一般不相通，後代漸混。

[jia] 价價——价，善。價，價格。二字不通用。

[jian] 荐薦——説文："荐，席也"；又："薦，獸之所食草。"二字古通用，都有重複、陳獻、推薦等義。

[jie] 借藉——借，借貸。藉，憑藉。二字一般不通用。注意：狼藉的藉（ji）不能簡化爲借。

[jin] 尽盡儘——盡，完全，竭盡。儘，達到極限。儘是後起字，本寫作盡。

［juan］卷捲——卷，卷曲；又書卷。捲，收捲。上古捲多寫作卷。

［ke］克剋——克，能，勝。剋，剋制。

［kua］夸誇——夸，奢侈，夸大，自大。誇，大言，自大。在自大、夸大的意義上，二字古通用。

［kun］困睏——困，勞倦，窮困。睏是困的後起字，專用於勞倦的意義。

［la］腊臘——腊（xī），乾肉。臘，陰曆十二月。

　　蜡蠟——蜡，即蛆；又音 zhà，古祭名。蠟，油脂中的一種，蠟燭。

［lei］累纍——累，積累，牽累，纏縛。纍，連綴，纏縛。在“纏縛”這個意義上，二字古通用。

［li］里裏——里，鄉里。裏，衣內，《詩經·邶風·綠衣》：“綠衣黃裏”；內，《左傳·僖公二十八年》：“表裏山河。”二字古不通用。

　　历曆歷——曆，曆數。歷，經歷。曆歷一般是有分別的。在古書中，曆數的曆可以用歷，但經歷的歷絕不用曆。

［lian］帘簾——帘，酒家幟（後起字）。簾，門簾。

［liao］了瞭——了，了解。瞭，眼睛明亮。後來又有雙音詞“瞭望”。

［me］么麽——么（yāo），幺的俗體，細小，與麽沒有關係。

［meng］蒙濛懞矇——蒙，披蓋，遭受。濛，微雨的樣子。懞，懞懂，不明白。矇，矇矓，眼力不好。

［mi］弥彌瀰——彌，滿，更。瀰，瀰漫，水大的樣子。

［mian］面麵——面，臉部。麵（麪的後起字），糧食磨成的粉。二字不通用。

［mie］蔑衊——蔑是蔑視的蔑。衊是誣衊的衊。

［ning］宁寧——宁是貯的本字，與寧沒有關係。

［pi］辟闢——辟，法，刑，君。闢，開闢。二字上古曾經通用，後代不通用。

［ping］苹蘋——苹，草名，蒿的一種，《詩經·小雅·鹿鳴》：“食野之苹”；又同萍。蘋，草名，一名田字草；蘋果的蘋是後起字，舊寫作苹。

　　凭憑——憑依的凭本作凭，又作馮、憑。

［qi］气氣——依文字家說，氣本作气，但是現在簡化爲气的字，一般古書都寫作氣。

　　启啓——開啓的啓本作启。

［qian］千韆——千，數目。韆，鞦韆。

　　签簽籤——簽與籤意義相近，但簽押不能作籤押；竹籤、牙籤不能作竹簽、牙簽。

［qiu］秋鞦——秋，四季中的第三季。鞦，鞦韆。

［she］舍捨——舍，客館，居室；又放弃。捨，放弃。捨本作舍。

［shen］沈瀋——沈，沉（chén）的本字；又沈（shěn），姓。瀋，汁；又地名（瀋陽）。

［shi］适適——适，讀（kuò），《論語》有南宮适，人名。適，到［某地］去，正巧。

［shu］术術——术（zhú），原寫作朮，植物名，有白朮、蒼朮，與術不相通。

［song］松鬆——松鬆古代不同音。松，松樹。鬆，鬆緊。

[tɑi] 台臺檯颱——這四個字的意義各不相同。台（yí），我；又三台（tái），星名。臺，樓臺。檯（後起字），桌子。颱，颱風。

[wɑng] 网網——网是網的本字。

[wu] 无無——二字古代通用。但一般只寫作無。

[xi] 系係繫——這三個字意義相近，上古往往通用。後代逐漸分工，世系、系統、體系作系，關係和"是"的意義作係，縛的意義作繫。

[xiɑn] 咸鹹——咸，皆。鹹，鹹淡。不通用。

[xiɑng] 向嚮——嚮與向意義相近，但嚮導不作向導。在上古，嚮可通響，向不通響。

[xin] 芯蕊——二字古代通用。

[yɑng] 痒癢——痒，病，《詩經·小雅·正月》："癙憂以痒。"在這個意義上，痒癢不相通。

[ye] 叶葉——叶（xié），同協："叶音"，"叶韵"。叶與葉音義皆不同。

[yong] 踊踴——二字古代通用。

[yu] 余餘——余，我。餘，剩餘。二字不通用。

　　御禦——御，駕馭車馬。禦，阻擋，防禦。

　　吁籲——吁（xū），嘆聲："長吁短嘆"。籲（yù），呼："籲天"，"呼籲"。

　　郁鬱——二字古不同音。郁郁，有文采的樣子；馥郁，香氣濃。鬱，草木叢生；又憂鬱。按郁鬱有相通之處，但憂鬱的鬱決不作郁。

　　与與——賜與的與本作与。

[yun] 云雲——依《說文》，云是雲的本字。但是在古書中，云謂的云和雲雨的雲已經有了明確的分工，決不相混。

[zhe] 折摺——二字古不同音，亦不通用。折，折斷，屈折。摺，摺叠。

[zheng] 征徵——二字古不同音。征，行，征伐，征稅。徵，徵召，徵求，徵信。按：只有征稅的意義古書偶然用徵，其餘意義都不相通。特別要注意的是宮商角徵羽（五音）的徵，讀音是 zhǐ，不能簡化爲征。

　　症癥——症（zhèng），病症。癥（zhēng），癥結。

[zhi] 只祇隻——只，語氣詞，這個意義不能作祇或隻。只在中古以後與祇通，表示"單只"的意思。副詞只與量詞隻在古書中絕不通用。

　　致緻——緻是密的意思："細緻"；古與致通。當然，這只是說用緻的地方可以用致，不是說用致的地方可以用緻。

　　制製——制，制裁，法度，君命。製，製造。製造的意義在古代也可以用制。

[zhong] 钟鐘鍾——鐘，樂器。鍾，酒器；又聚，《國語·周語》："澤，水之所鍾也。"上古鐘多作鍾，但酒器的鍾、鍾聚的鍾及姓鍾的鍾不作鐘。

[zhu] 筑築——筑，樂器名。築，建築。二字不通用。

[zhun] 准準——准是準的俗體，但近代有了分工：准字只用於允許、決定等近代意義，而水準、準繩等古代意義則寫作準。一般古書只有準字，沒有准字。

（據王力《古代漢語》上册第二分册，中華書局 1962 年版）

二、异體字整理表

本表據中華人民共和國文化部、中國文字改革委員會於 1956 年發布的第一批异體字整理表，按漢語拼音順序重新編排。

表內所列异體字共 810 組，每組最少 2 字，最多 6 字，合計 1865 字。經過整理後共精簡去 1055 字。各字組中的選用字未采用簡化字。

根據 1986 年 10 月 10 日重新發表《簡化字總表》的説明，確認《簡化字總表》收入的"䜣、䜲、晔、㭎、诃、鲟、绌、划、鲙、诓、雠"11 個類推簡化字爲規範字，不再作爲淘汰的异體字。

根據 1988 年 3 月 25 日國家語言文字工作委員會與中華人民共和國新聞出版署"關於發布《現代漢語通用字表》的聯合通知"中的規定，確認《印刷通用漢字字形表》收入的"冀、邱、於、澹、骼、彷、菰、溷、徼、薰、黏、桉、愣、晖、澗"等 15 個字爲規範字，不再作爲淘汰的异體字。

A

an
庵〔菴〕
暗〔闇晻〕
案〔桉〕
鞍〔鞌〕
岩〔喦〕

ao
坳〔坳〕
鰲〔鼈〕
翱〔翺〕

B

ba
霸〔覇〕

bai
柏〔栢〕
稗〔粺〕

ban
坂〔岅〕

bang
幫〔幇帮〕
膀〔髈〕
榜〔牓〕

bao
刨〔鉋鑤〕
褓〔緥〕
寶〔寶〕
褒〔襃〕

bei
背〔揹〕
備〔俻〕
悖〔誖〕
杯〔盃桮〕

ben
奔〔犇奔〕

迸〕

beng
繃〔繝〕

bi
痹〔痺〕
逼〔偪〕
斃〔獘〕
秘〔祕〕
弊〔獘〕
秕〔粃〕

bian
遍〔徧〕

biao
膘〔臕〕

bie
鱉〔鼈〕
癟〔癟〕

bing
冰〔氷〕
并〔併並竝〕
稟〔稟〕

bo
鉢〔缽盋〕
博〔愽〕
駁〔駮〕
脖〔頸〕

bu
布〔佈〕

C

cai
睬〔保〕
踩〔跴〕

采〔寀採〕
彩〔綵〕

can
慚〔慙〕
參〔叅〕

cao
草〔艸〕
操〔撡摷〕

ce
册〔冊〕
厠〔廁〕
策〔筴箣〕

cha
磋〔鹺〕
查〔査〕
察〔詧〕
插〔挿〕

chan
鏟〔剷剗〕

chang
嘗〔嚐甞〕
腸〔膓〕
場〔塲〕

che
扯〔撦〕

chen
嗔〔瞋〕
趁〔趂〕

cheng
乘〔乘椉〕
撑〔撐〕
澄〔澂〕
塍〔堘〕

gang

杠〔槓〕
扛〔摃〕
肛〔疘〕

gao

皋〔皐皐〕
槁〔槀〕
糕〔餻〕
稿〔稾〕

ge

閣〔閤〕
胳〔肐骼〕
歌〔謌〕
個〔箇〕

gen

亘〔亙〕

geng

耕〔畊〕
粳〔稉秔〕
鯁〔骾〕

gong

躬〔躳〕

gou

够〔夠〕
鈎〔鉤〕
構〔搆〕

gu

崮〔㠜〕
菇〔菰〕

鼓〔皷〕

gua

挂〔掛罣〕
括〔捪〕

guai

拐〔枴〕
怪〔恠〕

guan

管〔筦〕
館〔舘〕
罐〔鑵〕

gui

規〔槼〕
瑰〔瓌〕

guo

果〔菓〕
椁〔槨〕

H

han

函〔圅〕
悍〔猂〕
焊〔釬銲〕
捍〔扞〕

hao

嗥〔嘷獆〕
皓〔皜暠〕
蚝〔蠔〕

he

呵〔訶〕
盍〔盇〕
核〔覈〕
和〔龢咊〕

heng

恒〔恆〕

hong

哄〔閧鬨〕

hou

糇〔餱〕

hu

呼〔虖嘑
　　謼〕
糊〔粘餬〕
胡〔衚〕

hua

話〔譮〕
嘩〔譁〕
花〔苍蘤〕

huan

獾〔貛豲〕
歡〔懽讙
　　驩〕

huang

恍〔怳〕
晃〔榥〕

hui

毁〔燬譭〕
蛔〔蛕蚘
　　痐蝐〕
輝〔煇暉〕
匯〔滙〕
迴〔廻迴〕
徽〔幑〕

hun

魂〔䰟〕
混〔溷〕
昏〔昬〕

huo

禍〔旤〕

J

ji

羈〔羇〕
鷄〔雞〕
楫〔檝〕
績〔勣〕
迹〔跡蹟〕
期〔朞〕
賫〔賷齎〕

jia

假〔叚〕
夾〔袂袷〕

jian

箋〔牋椾〕
劍〔劎〕
鑒〔鑑鉴〕

絨〔械〕
奸〔姦〕
鹼〔鹻〕
碱〔堿〕
剪〔翦〕
減〔减〕
繭〔蠒〕

jiang

繮〔韁〕
僵〔殭〕
獎〔奬〕

jiao

僥〔儌傲〕
叫〔呌〕
剿〔勦剿〕
脚〔腳〕

jie

秸〔稭〕
届〔屆〕
階〔堦〕
潔〔絜〕
劫〔刦刧
　　刦〕
杰〔傑〕
捷〔捷〕

jin

斤〔觔〕
晋〔晉〕
緊〔緊緊〕

jing

阱〔穽〕
徑〔逕〕

净〔淨〕
脛〔踁〕

jiong

炯〔烱〕
迥〔逈〕

jiu

韭〔韮〕
救〔捄〕
糾〔糺〕
揪〔揫〕
厩〔廐廄〕

ju

巨〔鉅〕
矩〔榘〕
局〔偈跼〕
據〔攄〕
舉〔擧〕
颶〔颺〕

juan

狷〔獧〕
眷〔睠〕
倦〔勌〕

jue

橛〔欚〕
撅〔噘〕
決〔决〕

jun

俊〔儁儁〕
浚〔濬〕
隽〔雋〕

K

kai

概〔嘅〕

kan

刊〔栞〕
瞰〔矙〕
侃〔偘〕
坎〔埳〕

kang

糠〔穅粇〕
炕〔匟〕

kao

考〔攷〕

ke

咳〔欬〕
疴〔痾〕
剋〔尅〕

ken

肯〔肎〕

keng

坑〔阬〕

kou

寇〔宼冦〕
叩〔敂〕
扣〔釦〕

ku

褲〔袴〕

kuai

膾〔鱠〕

kuan

款〔欵〕

kuang

況〔况〕
礦〔礦〕
誆〔誑〕

kui

饋〔餽〕
愧〔媿〕
窺〔闚〕

kun

昆〔崑崐〕
捆〔綑〕
坤〔堃〕

kuo

闊〔濶〕

L

la

辣〔辢〕
臘〔臈〕

lai

賴〔頼〕

lan

懶〔嬾〕
婪〔惏〕

lang

螂〔蜋〕
琅〔瑯〕

lei

泪〔淚〕

leng

棱〔稜〕
楞〔愣〕

li

厘〔釐〕
裏〔裡〕
歷〔厤歷〕
曆〔厤〕
苈〔藶苈〕
犁〔犂〕
狸〔貍〕
梨〔棃〕
隸〔隸隷〕
藜〔蔾〕
栗〔㮚慄〕
璃〔瓈璢〕
荔〔荔〕

lian

廉〔廉亷〕
鐮〔鎌鎌〕
奩〔匳匲籢〕
煉〔鍊〕
斂〔歛〕

liang

梁〔樑〕

凉〔涼〕

lin

麟〔麐〕
吝〔恡〕
鄰〔隣〕
淋〔痳〕
磷〔燐粦〕

ling

菱〔蔆〕

liu

留〔畱畱〕
〔畱〕
琉〔瑠璢〕
瘤〔癅〕
柳〔栁桺〕

long

弄〔挊挵〕

lu

櫓〔艣艪橹〕
〔艣樐〕
碌〔磟〕
戮〔剹勠〕
爐〔鑪〕

lü

綠〔菉〕

lüe

略〔畧〕

lun

侖〔崘崙〕

luo

裸〔躶臝〕
骡〔贏〕
虜〔虜〕

M

ma

罵〔罵傌〕
麻〔蔴〕
蟆〔蟇〕

mai

脉〔脈衇〕
〔衇〕

mang

虻〔蝱〕

mao

冒〔冐〕
帽〔㡌〕
卯〔夘戼〕
猫〔貓〕
牦〔犛氂〕

mei

梅〔楳槑〕

mi

幂〔羃〕
眯〔瞇〕
覓〔覔〕

mian

綿〔緜〕

麵〔麪〕

miao

眇〔䏚〕
渺〔淼森〕
妙〔玅〕

mie

咩〔哶哔〕

min

泯〔冺〕

ming

命〔㝥〕
冥〔冥冥〕

mo

饃〔餑〕
謨〔暮〕

mu

幕〔幙〕
畝〔㽖畮畂畝畞畆〕

N

na

拿〔拏拏拏〕

nai

奶〔嬭妳〕
乃〔迺廼〕

nan

楠〔柟枏〕

nao	nuan	pu	qie	rao	san
鬧〔閙〕	暖〔煖暵煗〕	鋪〔舖〕	愜〔愶〕	繞〔遶〕	傘〔傘繖〕
					散〔散〕

ni　**Q**　**qin**　**ren**　**sang**

霓〔蜺〕			寢〔寑〕	韌〔靭靱〕	桑〔桒〕
你〔妳〕	**nen**		勤〔懃〕	靭〔 〕	
昵〔暱〕	嫩〔嬾〕	**qi**	琴〔琹〕	靭〔靭〕	**se**
擬〔儗〕		戚〔慼慽〕	撳〔搇〕	餁〔飪〕	澀〔溮濇〕
	nuo	啓〔啟啓〕		衽〔袵〕	
nian	糯〔穤稬〕	棋〔碁棊〕	**qiu**	妊〔姙〕	**shan**
拈〔撚〕	挪〔捼挼〕	栖〔棲〕	丘〔坵邱〕		鱔〔鱓〕
念〔唸〕		凄〔淒悽〕	虬〔虯〕	**rong**	删〔刪〕
粘〔黏〕	**P**	旗〔旂〕	鰍〔鰌〕	冗〔宂〕	姗〔姍〕
年〔秊〕		弃〔棄〕	秋〔烌穐〕	絨〔羢毧〕	栅〔柵〕
	pao	憩〔憇〕	球〔毬〕	熔〔鎔〕	珊〔珊〕
niang	疱〔皰〕			融〔螎〕	膳〔饍〕
娘〔孃〕	炮〔砲礮〕	**qian**	**qu**		膻〔羶羴〕
		鉛〔鈆〕	麯〔麴〕	**ruan**	
niao	**pei**	潛〔潜〕	驅〔駆歐〕	蝡〔蝝〕	**shao**
裊〔嫋嬝	胚〔肧〕	慫〔愘〕		軟〔輭〕	筲〔籍〕
嬶〕			**quan**		
	peng	**qiang**	券〔劵〕	**rui**	**she**
nie	碰〔掽踫〕	強〔彊强〕		蕊〔蕋蘂	蛇〔虵〕
嚙〔齧囓〕		襁〔繦〕	**que**	蘃〕	射〔躰〕
捏〔揑〕	**pi**	牆〔墙〕	榷〔推攉〕	睿〔叡〕	
涅〔湼〕	毗〔毘〕	檣〔艢〕	却〔卻卻〕		**shen**
孽〔孼〕	匹〔疋〕	羌〔羗羌〕		**ruo**	深〔湥〕
		槍〔鎗〕	**qun**	箬〔篛〕	慎〔昚〕
ning	**piao**		群〔羣〕		參〔葠蓡〕
寧〔甯寜〕	飄〔飃飈〕	**qiao**	裙〔帬裠〕	**S**	
		憔〔顦癄〕			**sheng**
nong	**ping**	蹺〔蹻〕	**R**	**sa**	升〔陞昇〕
農〔辳〕	憑〔凴〕	峭〔陗〕		颯〔颭〕	剩〔賸〕
	瓶〔缾〕	蕎〔荍〕	**ran**		
nü		鍬〔鏊〕	冉〔冄〕	**sai**	
衄〔衂衊〕	**po**		髯〔髥〕	腮〔顋〕	
	迫〔廹〕				

shi

虱〔蝨〕
是〔昰〕
尸〔屍〕
濕〔溼〕
謐〔謐〕
實〔寔〕
時〔旹〕
視〔眂眎〕
柿〔柹〕

shu

倏〔倐儵〕
庶〔庻〕
竪〔豎〕
漱〔潄〕
疏〔疎〕
薯〔藷〕

si

飼〔飤〕
祀〔禩〕
厮〔廝〕
俟〔竢〕
似〔佀〕

sou

嗽〔嗽〕
搜〔蒐〕

su

溯〔泝遡〕
宿〔宿〕
訴〔愬〕
蘇〔蘓甦〕

sui

歲〔歳〕

sun

笋〔筍〕
飧〔飱〕

suo

瑣〔璅〕
鎖〔鎻〕
蓑〔簑〕
挲〔挱〕

T

ta

塔〔墖〕
拓〔搨〕
它〔牠〕

tan

嘆〔歎〕
罎〔罈壜〕
袒〔襢〕

tang

趟〔逿蹚踼〕
糖〔餹〕

tao

掏〔搯〕
縧〔絛縚〕

teng

藤〔籐〕

ti

剃〔薙髲〕
啼〔嗁〕
蹄〔蹏〕

tiao

眺〔覜〕

tong

筒〔箇〕
同〔仝衕〕
峒〔峝〕

tou

偷〔婾〕

tu

兔〔兎兔〕

tui

腿〔骽〕
頹〔穨〕

tun

臀〔臋〕

tuo

馱〔馱〕
托〔託〕
駝〔駞〕
拖〔扡〕

W

wa

蛙〔鼃〕
襪〔韤韈〕

wan

挽〔輓〕
浣〔澣〕
玩〔翫〕
碗〔盌椀垸〕

wang

亡〔亾〕
望〔朢〕
往〔徃〕
罔〔罓〕

wei

喂〔餵餧〕
猬〔蝟〕

wen

吻〔脗〕
蚊〔螡蟁〕

weng

翁〔螉罋〕

wu

污〔汙汚〕
塢〔隖〕
忤〔牾〕

X

xi

嘻〔譆〕
溪〔谿〕
晰〔晢晣〕
席〔蓆〕

熙〔煕熈〕
戲〔戯〕
膝〔厀〕

xia

厦〔廈〕
狹〔陿〕

xian

銜〔衘啣〕
弦〔絃〕
仙〔僊〕
鮮〔尠尟鱻 尠〕
閑〔閒〕
嫻〔嫺〕
涎〔次〕
綫〔線〕
粓〔秈〕

xiang

享〔亯〕
餉〔饟〕
嚮〔曏〕
厢〔廂〕

xiao

笑〔咲〕
效〔効傚〕

xie

脅〔脇〕
邪〔衺〕
蟹〔蠏〕
燮〔爕〕
蝎〔蠍〕
泄〔洩〕

紲〔絏〕
鞋〔鞵〕
携〔攜擕 攜攜〕

xin

欣〔訢〕

xing

幸〔倖〕

xiong

洶〔洶〕
凶〔兇〕
胸〔胷〕

xiu

修〔脩〕
綉〔繡〕
銹〔鏽〕

xu

叙〔敘敍〕
勖〔勗〕
恤〔卹賉 卹〕
婿〔壻〕

xuan

喧〔誼〕
楦〔楥〕
萱〔菱蘐 蕿蕿〕
璇〔璿〕

xue

靴〔鞾〕

xun

熏〔薰燻〕
徇〔狥〕
勛〔勳〕
塡〔壎〕
尋〔尋〕
巡〔廵〕

Y

ya

鴉〔鵶〕
丫〔椏椏〕

yan

贗〔贗〕
雁〔鴈〕
驗〔譣〕
烟〔煙菸〕
胭〔臙〕
燕〔鷰〕
鼴〔鼹〕
腌〔醃〕
咽〔嚥〕
檐〔簷〕
岩〔巖巖
　　嵒〕
焰〔燄〕
艷〔豔豓〕
宴〔讌醼〕

yang

揚〔颺敭〕

yao

淆〔殽〕
肴〔餚〕
耀〔燿〕
咬〔齩〕
拗〔抝〕
窑（窰窯）
夭〔殀〕

ye

野〔埜壄〕
夜〔亱〕
燁〔爗曄〕

yi

翳〔瞖〕
异〔異〕
咿〔吚〕
移〔迻〕
以〔吕㠯〕

yin

因〔囙〕
殷〔慇〕
飲〔飮〕
淫〔婬滛〕
暗〔瘖〕
堙〔陻〕
陰〔隂〕
吟〔唫〕
蔭〔廕〕
姻〔婣〕

ying

罃〔甖〕
穎〔頴〕

zai

映〔暎〕
鶯〔鸎〕

yong

咏〔詠〕
涌〔湧〕
惠〔憑恩〕
雍〔雝〕

you

游〔遊〕

yu

于〔於〕
寓〔庽〕
欲〔慾〕
逾〔踰〕
愈〔癒瘉〕
鬱〔鬱欝〕

yuan

冤〔寃寃〕
猿〔猨蝯〕

yue

岳〔嶽〕

yun

韵〔韻〕

Z

za

雜〔襍〕
匝〔帀〕

zai

灾〔災烖
　　菑〕
再〔冄冉〕

zan

咱〔喒喒
　　偺偺〕
贊〔賛讚〕
簪〔簮〕

zang

葬〔塟莚〕

zao

唣〔唕〕
糟〔蹧〕
噪〔譟〕
皂〔皁〕

zha

札〔剳劄〕
閘〔牐〕
榨〔搾〕
扎〔紮紥〕
咤〔吒〕

zhai

寨〔砦〕
齋〔亝〕

zhan

盞〔琖醆〕
氈〔氊〕
占〔佔〕
嶄〔嶃〕

zhang

暫〔蹔〕
沾〔霑〕

璋〔麞〕

zhao

照〔炤〕
棹〔櫂〕

zhe

浙〔淛〕
輒〔輙〕
謫〔讁〕
哲〔喆〕
懾〔慴聾〕

zhen

針〔鍼〕
鴆〔酖〕
砧〔碪〕
珍〔珎〕
偵〔遉〕

zhi

厄〔戹〕
袟〔袠袠〕
址〔阯〕
置〔寘〕
跖〔蹠〕
栀〔梔〕
祇〔祇祇〕
志〔誌〕
纸〔帋〕
稚〔稺穉〕
侄〔姪姪〕

zhong

冢〔塚〕
衆〔眾〕

zhou

周〔週〕
咒〔呪〕
帚〔箒〕

zhu

煮〔煑〕
箸〔筯〕
亻〔疒伫〕
注〔註〕
猪〔豬〕

zhuan

磚〔甎塼〕
撰〔譔〕
專〔耑〕
饌〔籑〕

zhuang

妝〔粧〕

zhuo

斫〔斮斵
　　斲〕
桌〔槕〕

zi

姊〔姉〕
資〔貲〕
眦〔眥〕

	zong	踪〔蹤〕	zu	zuan	樽〔罇〕
		棕〔椶〕			zui
傯〔傯〕	稯〔糭〕	卒〔卆〕	纂〔籑〕	
鬃〔騌騣			鑽〔鑚〕	最〔冣冣〕
髲〕				罪〔辠〕

教材与教学配套用书

新世纪全国高等中医药院校规划教材

注：凡标〇号者为"普通高等教育'十五'国家级规划教材"；凡标★号者为"普通高等教育'十一五'国家级规划教材"

（一）中医学类专业

1	中国医学史（常存库主编）〇★	19	中医急诊学（姜良铎主编）〇★
2	医古文（段逸山主编）〇★	20	针灸学（石学敏主编）〇★
3	中医各家学说（严世芸主编）〇★	21	推拿学（严隽陶主编）〇★
4	中医基础理论（孙广仁主编）〇★	22	正常人体解剖学（严振国 杨茂有主编）★
5	中医诊断学（朱文锋主编）〇★	23	组织学与胚胎学（蔡玉文主编）〇★
6	内经选读（王庆其主编）〇★	24	生理学（施雪筠主编）〇★
7	伤寒学（熊曼琪主编）〇★		生理学实验指导（施雪筠主编）
8	金匮要略（范永升主编）★	25	病理学（黄玉芳主编）〇★
9	温病学（林培政主编）★		病理学实验指导（黄玉芳主编）
10	中药学（高学敏主编）〇★	26	药理学（吕圭源主编）
11	方剂学（邓中甲主编）★	27	生物化学（王继峰主编）〇★
12	中医内科学（周仲瑛主编）〇★	28	免疫学基础与病原生物学（杨黎青主编）〇★
13	中医外科学（李曰庆主编）★		免疫学基础与病原生物学实验指导（杨黎青主编）
14	中医妇科学（张玉珍主编）〇★	29	诊断学基础（戴万亨主编）★
15	中医儿科学（汪受传主编）★		诊断学基础实习指导（戴万亨主编）
16	中医骨伤科学（王和鸣主编）〇★	30	西医外科学（李乃卿主编）★
17	中医耳鼻咽喉科学（王士贞主编）〇★	31	内科学（徐蓉娟主编）〇
18	中医眼科学（曾庆华主编）★		

（二）针灸推拿学专业（与中医学专业相同的课程未列）

1	经络腧穴学（沈雪勇主编）〇★	5	推拿手法学（王国才主编）〇★
2	刺法灸法学（陆寿康主编）★	6	针灸医籍选读（吴富东主编）★
3	针灸治疗学（王启才主编）	7	推拿治疗学（王国才）
4	实验针灸学（李忠仁主编）〇★		

（三）中药学类专业

1	药用植物学（姚振生主编）〇★	6	中药鉴定学（康廷国主编）★
	药用植物学实验指导（姚振生主编）		中药鉴定学实验指导（吴德康主编）
2	中医学基础（张登本主编）	7	中药药剂学（张兆旺主编）〇★
3	中药药理学（侯家玉 方泰惠主编）〇★		中药药剂学实验
4	中药化学（匡海学主编）〇★	8	中药制剂分析（梁生旺主编）〇
5	中药炮制学（龚千锋主编）〇★	9	中药制药工程原理与设备（刘落宪主编）★
	中药炮制学实验（龚千锋主编）	10	高等数学（周喆主编）

新世纪全国高等中医药院校规划教材配套教学用书

（一）习题集